《中医外治法丛书》

脊柱病中医外治法

主　编　徐三文　徐立刚　汪劲生
编　委　（按姓氏笔画排列）
　　　　许佩丰　张仲源　张继红
　　　　周乐翔　周寿昌　梁佳树

科学技术文献出版社
Scientific and Technical Documents Publishing House
北　京

(京)新登字 130 号

内 容 简 介

　　脊柱病是现代社会的普发疾病,发病率极高。中医诊治脊柱病有着十分悠久的历史,千百年来所积累的丰富经验和方法,仍被广泛而卓有成效地应用于现代临床,并深得广大患者的欢迎。本书从中医外治法的角度来探讨,大量参考国内相关文献,并结合作者自身的临床经验,博采众说为一体,以指导临床诊治为宗旨,突出脊柱病治疗中以中医外治为核心的方案。全书从【病因病理】、【诊断要点】、【外治方法】、【现代研究】四个部分系统介绍了颈椎疾病、胸椎疾病、腰椎疾病、骶椎疾病等 19 种常见病证。是一部较为完善和实用的中医外治方法临床用书。可供从事骨伤、软组织损伤、针灸、推拿、康复专业的临床、教学、科研工作者参考,也为广大中医爱好者提供了一本好的读物。

　　科学技术文献出版社是国家科学技术部系统惟一一家中央级综合性科技出版机构,我们所有的努力都是为了使您增长知识和才干。

编写说明

中医外治是最能体现中医学特色的传统医学体系重要组成部分,历史悠久,源远流长。千百年来以其系统的整体观念、独特的理论体系、丰富的治疗方法、切实的临床疗效、灵巧的医疗手段、安全的施治途径令中外医学界刮目,尤其是近现代,西医药诸多弊端的日渐显露,医源性、药源性疾病的大量出现,使数千年自然疗法的中医学在全世界掀起热潮,具有简、便、廉、验等特点,无胃肠道反应及肝肾损害等毒副作用的中医外治在此热潮中起着决定性作用。有鉴如此,我们特组织相关专家、教授,集体编撰中医外治方法系列丛书,其目的旨在系统总结中医外治历年来所积累的丰富经验和方法,使之得到更广泛的推广和应用,以供临床、教学、科研同道及广大患者参考、借鉴,以期进一步推动中医外治法的发展。

本系列丛书分若干分册,对中医外治法疗效理想的疾病进行分述,如颈肩腰腿痛、骨与关节病、风湿病、皮肤病、妇科病、常见外科病、常见内科病、脊柱病、常见脑病、筋伤病、损容疾病、五官病等。

总的编写原则是：诊断以西医为主，治疗以中医为主；略于基础理论，详于防治方法。每病按【病因病理】、【诊断要点】、【外治方法】、【现代研究】四个部分进行逐一分述，力争使整个内容突出科学性、先进性、实用性，更进一步贴近临床和科研。

本书第二主编徐立刚为江苏灌云骨病研究所所长，该所集科研、临床、保健、咨询为一体，运用现代医学理念结合家传秘方治疗骨关节病，取得良好疗效（地址：江苏灌云县盐河东路 114 号；电话：051888824215；网址：WWW.gzzs.net）。

本系列书的编辑和出版，始终得到了科学技术文献出版社的大力支持和帮助，借此深表谢意！丛书中所述的外治方法包含了原作者及编著者的智慧和心血，凝聚了他们大量的汗水和艰辛，于此一并表示衷心的感谢！由于我们水平有限，加之时间仓促，不足乃至谬误之处在所难免，祈望广大同仁及读者关心她、批评她，使之为中医外治事业的发展、为广大民众的身体健康做出应有的贡献。

主编　徐三文　徐立刚　汪劲生

目 录

一、颈椎小关节紊乱 …………………………………… (1)

二、颈椎病……………………………………………… (19)

三、颈椎间盘突出症 …………………………………… (58)

四、颈性头痛 …………………………………………… (85)

五、颈性眩晕 …………………………………………… (106)

六、颈性视力障碍 ……………………………………… (131)

七、颈性血压异常 ……………………………………… (145)

八、颈肩综合征 ………………………………………… (156)

九、颈心综合征 ………………………………………… (181)

十、胸椎小关节紊乱症 ………………………………… (197)

十一、第三腰椎横突综合征 …………………………… (215)

十二、腰椎间盘突出症 ………………………………… (239)

十三、腰椎管狭窄症 …………………………………… (279)

十四、腰椎后关节紊乱症 ……………………………… (302)

十五、退行性腰椎滑脱 ………………………………… (321)

十六、骶髂关节错位 …………………………………… (344)

十七、增生性脊柱炎 …………………………………… (366)

十八、强直性脊柱炎 …………………………………… (390)

十九、骨质疏松症 ……………………………………… (418)

参考文献 ………………………………………………… (435)

一、颈椎小关节紊乱

颈椎小关节紊乱又称颈椎小关节错缝、颈椎关节突关节错缝。是指颈椎关节突关节发生超过正常范围的侧向微小移动,不能自行复位而产生的颈椎功能障碍。本病于上颈段发病较多,好发于40岁以下的年轻患者。本病一般属中医学"头颈痛"、"骨错缝"等范畴。

【病因病理】

颈椎的关节突较短,上关节面朝上偏于后方,下关节面朝下偏于前方,关节囊较松弛,可以滑动,横突之间往往缺乏横突韧带。因此,颈椎的稳定性较小。若颈部肌肉扭伤、撞伤或受风寒侵袭发生痉挛;或乘车时头颈部前后摆动,汽车急刹车时,颈部尤如"挥鞭"而致伤;或睡眠时枕头过高,或在肌肉放松的情况下于梦中突然翻身;或工作中姿势不良,颈部呈慢性劳损;或舞台表演或游泳时头部作快速转动等特技动作时,均可使颈椎关节突关节超出正常活动范围而发生侧向滑移。一侧椎间关节的滑膜嵌顿在关节突前后,左右略微移位,使关节突关节面的排列失去正常的关系。棘间和棘上韧带紧张,周围有关肌肉失去平衡协调,将移位的错缝关节突关节交锁在移位后的不正常位置上。但颈部肌肉、黄韧带等具有回弹作用,关节突关节错缝后可自行复位。上述的各种病理改变难在普通的X线摄片中被发现,临床上易误诊为颈部扭伤。

【诊断要点】

1. 症状

一般起病较急,颈部疼痛,转动不便,活动时疼痛加剧,可出现斜颈样外观。可伴有两侧上肢麻木、无力,感觉与肌力减退。严重病例还有头昏、视物模糊、复视等,系由颈椎病变局部的自主神经末梢受刺激后产生的症状。

2. 体征

颈部肌肉稍痉挛、僵硬,活动受限,头歪向一侧略前倾。病变颈椎关节突关节、棘突有压痛,棘突向一侧隆起或呈现明显偏歪。此外,风池穴或肩胛内缘有压痛。

3. 辅助检查

颈椎正位片可有侧弯畸形,有时有局部棘突偏歪;侧位片可见关节突与椎体后缘有双影现象,脊柱颈段生理性前凸变小或消失;斜位片可见椎间关节间隙相对增宽或变窄。

4. 鉴别

注意与下列疾病鉴别:①心血管疾患,如原发性高血压、冠心病等;②神经官能症或自主神经功能紊乱;③眩晕症,如梅尼埃综合征。

【外治方法】

(一)中药外治方

1. 舒筋膏

(1)处方:川乌、草乌、川芎、独活、木瓜、路路通、苏木、红花、生南星各 30 g,肉桂、血竭、生半夏、白芷、紫荆皮各 25 g。

(2)方法：以上方药共研粉，过120目筛，混匀后密封备用。每取适量药粉，用醋与蜂蜜调匀后，外敷患处。

2. 跌仆膏

(1)处方：乳香、没药、生马钱子、五灵脂、冰片各40 g，生大黄60 g，生川乌、生草乌、生半夏、生南星、樟脑各50 g，细辛、肉桂各30 g。

(2)方法：上方药除冰片、樟脑外，其他药共研极细面，过120目筛。将冰片、樟脑溶解于150 ml松节油内，并加入适量皮肤助透剂氮酮，然后将前药拌匀后，用适量蜂蜜调制成稀稠适度软膏。使用时根据损伤范围大小，剪取膏药布，取软膏均匀摊于布上2～3 mm厚，敷贴伤处，用胶布或绷带固定，隔日换药1次。

3. 活络膏

(1)处方：乌药、威灵仙、木通、苍耳叶、桂枝、木瓜、杜仲、金银花、泽兰、大黄、地榆皮、五倍子、补骨脂、炮山甲各30 g，白芷、何首乌、穿山龙、当归、五加皮、生川乌、生草乌各60 g，生地黄、怀牛膝各90 g，郁金、生半夏、小茴香各15 g，川芎45 g。

(2)方法：以上方药研粉末，用茶油3000 g，桐油1375 g，同入锅内熬炼，滤去药渣，再加入血竭、三七、朱砂、楠香各60 g，肉桂、沉香、川黄连、白芥子各30 g，乳香45 g，红花15 g（诸药研细末），炒黄丹2000 g，收膏。用时将膏药摊在布上，温贴患处。

4. 导入方

(1)处方：当归100 g，川芎、泽泻、牛膝、没药各60 g，三七、土元、血竭各90 g，红花120 g，大黄、麻黄各80 g。

(2)方法：以上方药加入20 kg纯粮食白酒中，装缸密封。夏季1个月，冬季2个月，启封后滤汁装瓶备用。用略大于肿胀范围的纱布块蘸取适量药酒放置患处，加红外线灯照射，照射距离20～30 cm，每次15分钟，每日1次。

5. 外擦剂

(1)处方:当归、丹参、苏木各 300 g,川芎、制草乌、大黄、地龙各 150 g,红花 200 g,冰片 50 g,元胡、三七各 100 g,白花蛇 1 条。

(2)方法:以上方药共研粗末,置 80%酒精 10000 ml 中,搅匀密闭。治疗时外擦患处,每日 2～3 次。

(二)针灸治疗法

1. 毫针法

(1)取穴:颈膀胱经、后溪。颈膀胱经穴定位:天柱穴至第六颈椎棘突下正中线旁开 1 寸,共分 6 段 7 穴。临床可再将此 6 段分上、中、下 3 段。

(2)操作:根据病变情况选择上、中、下段穴位或全部穴位,颈膀胱经穴向上斜刺,后溪穴直刺,捻转泻法,留针 15 分钟。每日 1 次,7 次为 1 个疗程。

2. 电针法

(1)取穴:主穴取阿是穴;累及斜方肌者取肩井穴,颈项强直、外感风热者取大椎穴,头痛目眩者取风池穴。

(2)操作:穴位常规消毒后先针阿是穴,用 2～3 寸不锈钢毫针行指切进针法,针尖向颈椎成 45°斜向小关节突间关节囊,当触及小关节骨膜或针下有透刺感为度,行捻转泻法,针感向头顶放射为佳;之后再针配穴,行平泻平补法,得气后留针。接 G6805-2A 电针仪,用连续波,频率 120 次/分,强度以病人能耐受为限,每次 30 分钟。每天 1 次,5 天为 1 疗程,休息 1 周后再行下 1 疗程。

3. 针刀法

(1)定位:患者反坐在靠背椅上,双手平放在椅靠背上,低头使前额放在双手上;或取俯卧位,胸前垫一高枕,使颈部向前伸,以充分暴露颈项部。依据 X 线提示及结合临床体征,在病变部位触按寻找压痛条索或结节等阳性反应点。

(2)操作:局部常规消毒,铺无菌洞巾,术者戴一次性帽、口罩及无菌手套,选4号或3号小针刀。按针刀疗法的四部进针法,刀口线与神经、血管、肌纤维平行,针刀垂直于皮肤进针,用针刀松解棘间韧带和相应的肌肉、韧带筋膜。先纵行切开或剥离,再横行剥离,如有结节需切开剥离。出针后压迫针孔片刻,不出血为止,再用创可贴敷针眼。7天治疗1次。

(三)推拿治疗法

1. 二步法

(1)第1步:用揉法、㨰法和弹拨法放松颈肩部的肌肉,尤其是斜方肌和胸锁乳突肌等要重点放松。

(2)第2步:用仰卧位颈椎旋转定位扳法和俯卧位颈肩推拉扳法进行整复后,再进行轻柔手法放松。①仰卧位颈椎定位扳法:患者仰卧,术者立于头顶后,将患者颈椎屈曲10°~15°,术者一手顶住患椎的同侧,另一手勾住下颌部,在旋转颈椎的同时,使头部后仰,感到有阻力时发力,听到"喀嗒"声后,自然松手。②俯卧位颈肩推拉扳法:患者俯卧,胸与颈交界处垫枕头1个,颈椎前屈10°~15°,以患者头部左旋为例,用右手勾住患者下颌,前臂沿颌与头顶连线压住头部,左手推肩峰部,缓缓推拉,感觉有阻力时发力,听到"喀嗒"声后,自然松手。

2. 三步法

(1)第1步:拔伸牵引。患者仰卧床上,局部麻醉下行头环颅骨牵引。床头抬高,用踝套或骨盆牵引带保持对抗牵引。牵引开始时,颈椎取中立位或轻度屈曲位(约20°左右),不可过屈,严防过伸。起始重量按每一椎体牵引重量约2.5 kg估算,通常选择10~15 kg,不低于7 kg,严密观察生命体征及四肢活动情况,在不加重神经症状条件下,逐步增加重量,每次2~4 kg,每隔20~30分钟拍摄1次颈椎侧位片,了解绞锁关节突牵开情况。

（2）第2步：端提按压。若关节突已牵开或处于对顶状态，椎体未复位，依下手法试行复位：术者立于患者右侧，将气管推向左侧，双手拇指抵于脱位椎体之前下缘向后下方用力，产生矢状位旋转力，同时，置于颈部后侧脱位椎体下位颈椎棘突的双手其余四指向前端提。听到弹响或患者自觉有弹跳复位感，触摸颈部台阶样改变消失，提示复位成功。

（3）第3步：旋转复位。若摄片证实未复位或仅一侧复位，则施行旋转手法：术者握住头环两侧，在持续牵引下将头部向一侧侧屈并缓慢旋转30°～45°，复位时往往听到响声。同法，复位另一侧。遇有阻力，立即停止旋转，否则可能导致关节突骨折和神经损伤。

3. 牵引正骨法

（1）牵引：牵引重量3～10 kg，时间20分钟以内，每1～2天1次。

（2）正骨：①先用手指的指腹沿颈部肌纤维走行方向施以揉、捏、提、拿法，以放松紧张僵持的颈部肌肉；再点按风池、肩髃、肩井等穴位，以疏通经络；对C_2棘突、枕区、肩胛冈上区给予重点放松。待颈部肌肉充分放松后，实施复位手法。②患者取坐位，嘱其放松颈肩部肌肉。术者立于患者身后，一手托患者枕部，用另一侧肘夹持患者下颌部，顺肘势向上、向后牵提旋转，闻及"咯"声即表示复位。依法整复对侧。如1次未闻及响声待第2～3日重复上法继续治疗。

4. 角度牵复法

（1）颈椎牵引：患者取坐位，坐靠舒适，嘱其颈腰部肌肉放松。采用后伸0～15°角度牵引，每日1次，每次20～25分钟，每10次为1疗程。牵引重量根据年龄、性别、体质、病情、颈部肌肉状况、情绪及牵引反应而定，一般3～6 kg。

（2）复位：患者端坐特制矮凳上，全身放松，医者站其后。双手触摸上颈段,判断移位脊椎及移位方向,结合 X 线片确定复位方向。颈椎微屈,向健侧旋转,使患侧上颈段皮肤有拉紧感为度,再俯身用胸部压住患者头部,使其保持此角度,用肘弯勾托患者下颌部,前臂及手抱住患者头面部,医者带动向健侧旋转,当转至最大限度时,另一手拇指顶推患椎椎弓,稍一加力使其复位,即可听到复位声或感到患椎移动。复位前后需做颈部手法放松。若患者精神紧张或配合不佳可行仰卧位复位。此体位有利于全身肌肉放松,以提高手法复位成功率。复位后嘱其避免超出生理范围旋转或带升降围领,颈托 4~6 周,以增强寰枢关节稳定。

5. 颈牵松动法

先行颈椎牵引,采用颈椎自动牵引机,牵引重量一般 15~20kg,持续 20 分钟。牵引后让患者去枕俯卧于治疗床上行关节松动治疗:①患者双手五指交叉,掌心向上放在前额,下颌内收,治疗者面向患者头部站立,双手拇指并排放在同一椎体棘突上,借助上肢力量垂直向腹侧推动 3~5 次,每次持续 3~5 秒;②治疗者站在病人患侧,双手拇指并排放在相邻棘突的一侧,指尖相对,其余 4 指分别放在枕后或颈背部,一手固定,一手将棘突推向对侧 3~5 次,每次 3~5 秒;③治疗者双手拇指并排放在同一椎间的一侧横突上,双手将横突垂直向腹侧推动 3~5 次,每次 3~5 秒;④患者头部向患侧旋转约 30°,治疗者双拇指放在横突与棘突之间,相当于钩椎关节处,其余手指放在颈部前后,双手拇指固定,双上肢同时向腹侧推动 3~5 次,每次持续 3~5 秒。

6. 定位旋扳法

让患者坐于低凳上,术者立于患者背后,让患者头部与术者前胸部位相平。术者先沿颈椎两侧棘突旁检查,找出棘突旁的压痛点或棘突侧偏部位。以左侧为例,术者左手拇指按住棘突左旁的痛点或棘突侧偏部位,右手用小鱼际部固定患者下颌骨,同时使患者枕部靠住术者前胸,将下颌骨缓慢向左旋转至适当位置,一般以旋转 35°～45°为好,此时固定下颌骨的手突发用力向上端提,听到"咯嗒"清脆响声后即可。必要时向反方向再施一次旋扳,复位后用推拿轻手法舒顺一下颈椎棘突两侧颈肌。如 1 次治疗效果不理想,可隔日再次试行手法治疗。

7. 端提旋扳法

患者坐于凳上,医生站患者背后。先在颈肩部用点穴法、按法及㨰法作准备性治疗 5 分钟,以缓解颈部疼痛和肌肉紧张感。然后用双手托住头部,双拇指扶住枕粗隆处,食指、中指放于患者颞侧,无名指和小指放于下颌下部,用腕上部作支点放于患者的双肩上,双手同时用力向上端提头部,在维持端提姿势下,使患者头前倾、后伸和左右侧屈,力求使紧张的肌肉、韧带放松,椎间关节活动。尔后,一手扳住下颌,另一手扶住颈部后缘,拇指推项颈椎棘突,向相反方向旋转推扳,当旋转到 30°左右时可听到"喀喀"一声响,提示手法成功。同法再作对侧旋扳 1 次。最后用捋顺法、捏拿法、劈打法、分推法作善后处理。手法治疗后,让患者戴颈托 3～4 周,以维持颈部一定姿势,以利于韧带的修复和水肿的吸收。待解除颈托后,颈部适当作前屈、后伸、侧屈动作,以巩固疗效。

8. 定向旋推法

患者坐位,颈部稍前屈。医者立于其后方,先以推、揉、按摩等手法放松颈部两侧肌肉。若寰椎向右侧脱位,则术者立于患者左后方,左手托住患者下颌右侧,右手拇指放在枢椎棘突左侧,手掌及其余四指自然扶住颈后部起保护作用。双手用力向上牵引,左手向左提拉下颌,使头部向左侧旋转,右手拇指同时用力向右推枢椎棘突,当感到一定阻力时,再稍稍放松。然后突然用力旋推下颌与枢椎棘突,此时常听到"咔嗒"弹响,右手拇指可感到枢椎棘突移动,则表明复位成功。复位后应立即停止发力,并按摩颈后及两侧肌肉。左侧脱位整复手法与右侧相同,但方向相反。复位后用颈托固定 2 周。

9. 抱头顶推法

患者正坐,颈部自然放松,向旋转活动受限侧主动旋至最大限度。术者一手拇指顶推高起棘突,其余四指挟住颈部。另一前臂掌侧紧贴下颌骨,手掌抱住后枕部。然后术者抱患者头部之手向上提牵和向受限侧旋转头颅,同时另一手拇指向颈前方轻轻顶推棘突高隆处,多可听到响声,指下棘突有轻移感。嘱患者头颈部处中立位,用拇指触摸无异常。术后嘱患者限制颈部活动,勿睡过高过硬枕头。

10. 线穴区手法

采用三线九穴两区推拿法。三线即颈后线、颈侧线(左右各1条),用一指禅推法、按揉法、拿法治疗;九穴为风府、风池、肩井、颈臂、肩外俞,采用点按、揉法、拨法治疗,以有酸胀感为度;两区为肩胛区(左右各1区),采用滚法、一指禅推法、按揉法、拿法治疗。伴有上肢放射性痛、麻,椎体移位、椎间隙变窄者配合坐式电子牵引,重量为 5~10 kg,持续牵引,每次 30 分钟左右。

11. 布带牵引法

患者俯卧,戴好枕颌带。术者站在患者头侧,将枕颌带的牵引绳系于腰间,两手分别扳患者枕部及下颌处。助手双手扳按患者双肩,持续稳定用力作对抗牵引,待肌肉松弛,关节间隙拉开后行手法复位。前后脱位者,用双拇指重叠按在后凸的棘突上,在维持牵引下突然向下按压约 2 cm;旋转脱位者,术者双手拇指相对放在偏歪棘突和下位棘突的侧方。然后在维持牵引下用力向颈中线对挤,幅度不超过颈中线,复位时均可听到复位声。

12. 双向牵引法

患者取仰卧位,采用枕颌带纵向牵引,重量 5 kg,在此基础上同时加用垂直向上牵引,用较宽的牵引带置颈后,牵引时肩部稍离床面,通过自身重量垂直牵引,使颈椎接近前凸,呈后伸位。尽量维持生理前屈。对于症状较重不能耐受垂直向上牵引者,则先在颈部垫一软支撑物,维持前凸位,适应后再改用牵引带牵引。每次牵引45～60分钟。每日1～2次,2周为1疗程。牵引治疗的同时辅以颈围固定、颈部理疗、中药熏蒸、活血化瘀药物治疗及颈项肌功能锻炼。

【现代研究】

1. 广西柳州地区医院廖善军报道运用针刺为主治疗寰枢关节紊乱症184例。①方法:针刺前在肩胛提肌、头夹肌、椎枕肌施以5～10分钟分筋手法,要求力度要深透、均匀、持久,以病人能忍受为度,若有寰枢关节半脱位者行定点旋转复位手法。然后取风池、天柱、百劳穴,选30号1.5寸毫针,快速进针1～1.2寸,手法捻转幅度适度,平补平泻,每日1次,每次留针20分钟。②结果:治愈101例,显效57例,好转23例[中国针灸,2000;(11):655]。

2. 广东省化州市中医院陶琪彬等报道运用针刺治疗急性寰枢关节半脱位100例。①方法:取双侧风池、肩中俞、肩外俞、合谷、外关、肩井。以毫针快速进针1寸,手法捻转幅度适度,平补平泻,留针40分钟,同时加用全日康治疗仪。针刺理疗后,用擦、揉、搓、捏、提等活筋手法推拿10分钟,要求力度要深透、均匀、持久,以患者能承受为度,然后行定点旋转复位手法。②结果:痊愈60例,显效28例,好转10例[上海针灸杂志,2005;(4):14]。

3. 广西平乐县人民医院黄志国报道运用针刺加穴位注射治疗颈椎小关节紊乱综合征50例。①针刺:取风池、颈夹脊(患椎相应夹脊穴)、肩井穴为主穴,配取秉风、天宗、肩髃、曲池穴。以上主穴每次必取,配穴分成两组轮换使用,使用的毫针为40 mm。患者取俯伏坐位,夹脊穴斜刺用输刺法,行提插法得气后用平补平泻行针3分钟,加上G6805型治疗仪通电(连续波)30分钟,每日1次。②穴位注射:患者取伏卧位,取穴同针刺法,用5号齿科针头及一次性 5 ml 注射器抽取复方当归注射液 4 ml,常规消毒后进针 1 cm,回抽无血缓慢注射,每次取 2 穴,每穴注射 2 ml,隔日 1 次。③结果:治愈 30 例,显效 15 例,好转 5 例[上海针灸杂志,2005;(7):26]。

4. 湖北省荆门市康复医院孙玉英等报道运用针推结合治疗颈椎小关节错缝 61 例。①针刺:取双侧风池、天柱、$C_{3\sim6}$ 颈夹脊、大椎及列缺穴。风池向鼻尖方向刺入 1.2 寸许,天柱直刺 0.8 寸许,颈夹脊直刺 0.8 寸许,大椎 1 寸许,不提插不捻转。接电针行疏密波治疗 40 分钟后起针。②推拿:患者取俯卧位,先用轻柔的小鱼际揉法施治于颈项部及肩背部 5 分钟;用拿法由轻渐重从风池到大椎水平线反复施治于颈项部 5 分钟;医者改用双拇指重叠后反复向下用力点推 $C_{2\sim7}$ 颈夹脊穴 5 分钟,从左右两侧向中间用力点振 $C_{3\sim6}$ 棘突各 2 次,在项后沿督脉从大椎到 C_2 向下用力点振各棘间隙 2 次;一手托下颌,一手抱枕后,向前用力牵引至最大程度后振动一下,再缓缓放下,如此反复 2~3 次;最后用轻柔的揉法、拿法、擦法施治于项背部 3 分钟;患者转换为侧卧位休息 10 分钟后可离去。③结果:痊愈 42 例,有效 19 例[上海针灸杂志,2004;(4):16]。

5. 广州中医药大学针灸推拿学院许舜沛等报道运用针推并治寰枢椎错缝 19 例。①针刺:治疗以解痉止痛为法,取穴风池(双)、风府、哑门、天柱(双)、后溪(双),进针后捻转得气而缓慢出针,不留针。②推拿理筋复位:患者取坐位,医者在颈部寰齿关节邻近痛点及斜方肌、项韧带等处作小鱼际侧擦、点按、指揉、弹拨及分筋手法,力度以患者能承受为宜,反复交替进行,约 10 分钟。理筋松解后,患者改换仰卧位,双肩与床边缘平齐。医者立于患者头顶侧,一手托住下颌部,另一手托住后枕部,在头颅中立位作纵轴方向对抗牵拉 2~3 分钟。在持续牵引下作头部的旋转摆动后,左右各作 1 次小幅度而轻巧的侧扳手法。当托枕之手有跳动感或听到"咔嗒"响声时,患者自觉轻松,证明复位正确。复位后改换坐位,医者站其后,在颈项部用轻柔的手法,进行揉、按和侧滚于双侧颈肌和项韧带2~3分钟。③结果:痊愈13例,好转6例[新中医,2001;(5):42]。

6. 云南省思茅地区中医院许晓斌报道运用针刺加推拿治疗陈旧性颈椎小关节错缝17例。①针刺:取双侧手背之落枕穴,用1寸毫针直刺,得气后行泻法。同时让患者主动活动颈部,5分钟后可观察到颈部活动度明显改善。然后取颈部之华佗夹脊穴,用1.5寸毫针直刺1寸,得气后轻度提插,使整个颈部有酸胀感,留针20分钟。②推拿:患者坐位,颈部自然放松。施轻揉滚法5~10分钟,然后用一指禅法使颈部肌肉充分放松。再让患者向旋转活动受限侧转头,转至最大角度时,术者一手拇指顶住高起之棘突,其余四指扶持颈部,另手掌心对准下颌,握住下颌角,抱住患者头部向上牵提,并向受限侧旋转头部,同时按住棘突之拇指向颈部前方轻轻顶推棘突隆起处,此时多可听到"嗒"的响声并感到手下棘突轻微移位。然后让患者头处于中立位,用拇指触摸检查无异常后,以充气颈托固定2周。③结果:痊愈12例,有效5例[中国民间疗法,2003;(3):16]。

7. 四川省蓬安县人民医院陈宏伟等报道运用电针结合推拿治疗寰枢关节紊乱症79例。①电针:取穴风池(双)、天柱、百劳、大椎、百会。各穴常规消毒后,选用30号2寸毫针,快速进针1~1.2寸(除百会向枕后平刺外,余穴均直刺),手法捻转幅度适度,平补平泻,然后将G6805-1针灸治疗仪的输出端分别接在以上各穴的针柄上,开启开关,用连续波,电流大小以病人能耐受为度,留针30分钟后出针。②推拿:电针治疗结束,嘱患者坐位,先以一指禅法、滚法和拿法在颈项、肩胛、上背部常规松解10分钟,紧接着在肩胛提肌、头夹肌、椎枕肌施以10分钟分筋手法,要求力度深透、均匀、持久,以病人能忍受为度。寰枢关节半脱位者行抑头摇正法:嘱患者仰卧、低枕,术者一手托其下颌,另一手托枕部,将其头作上仰、侧转、缓慢摇动2~3次;嘱患者放松颈部后,将头转到较大幅度时稍加有限度的"闪动力",多可听到关节复位时弹响的"咯得"声。复位后检查C_1、C_2横突,两侧压痛明显减轻。③结果:治愈45例,显效27例,好转6例[四川中医,2006;(2):97]。

8. 中国人民解放军188医院黄勇等报道运用综合疗法治疗颈椎小关节紊乱28例。①电针治疗:主穴取阿是穴;累及斜方肌者取肩井穴,颈项强直、外感风热者取大椎穴,头痛目眩者取风池穴。穴位常规消毒后,先针阿是穴,用2~3寸不锈钢毫针行指切进针法,针尖向颈椎成45°斜向小关节突间关节囊,当触及小关节骨膜或针下有透刺感为度,行捻转泻法,针感向头顶放射为佳;再针配穴,行平泻平补法,得气后留针。接G6805-2A电针仪,用连续波,频率为每分钟120次,强度以病人能耐受为宜,每次30分钟。②手法治疗:电针治疗完毕后即进行手法治疗。患者取坐位或俯卧位,先对肩背部施以揉、捏、点、按等手法,继而拿捏颈肌及弹拨患侧胸锁乳突肌(拿桥弓),最后揉按压痛点。充分放松颈肩部肌肉后,行定点低头摇正法复位,当听到钝性弹响时证明已复位。或行拔伸牵引和头颈部摇正法。以上治疗每天1次,5天为1疗程。③结果:经治2个疗程后,治愈26例,好转2例[人民军医,2005;(11):656]。

9. 河南省郑州市第一人民医院许国新等报道运用小针刀加手法复位治疗寰枢关节半脱位59例。①针刀疗法:先剃去后枕部头发备皮,骑坐在治疗椅上。根据颈椎正侧位片测量双侧寰枢外侧关节内侧缘的位置,确定进针点。用4号针刀向外倾斜5°~10°进针刀,达寰枢外侧关节,在枢椎后方上缘切割2刀,切割厚度不超过2 mm。②手法矫治:以右偏为例。患者取端坐位,医者站于患者身后。左手扶持患者下颌部,前胸贴在患者的后头部,右手拇指触及偏移的颈$_2$棘突。医者前胸和左手轻轻用力稍向上提,并使患者头部缓缓向左转动,转到 10°～15°时,右手拇指会感到颈$_2$棘突稍有活动,右手拇指轻轻向左推动,指下感到椎体移动,并听到清脆的"咔叭"声,说明复位成功。用颈托固定 7 天。③结果:痊愈 49 例,有效 7 例[针灸临床杂志,2006;(8):35]。

10. 浙江省金华市中医院叶青泉报道运用针刀治疗环齿关节错位型颈椎病 35 例。①针刀:患者取骑坐靠背椅上,低头位,靠背椅顶部设置平板,放枕头,嘱患者额部贴在枕头上,使其舒适,术者站于患者身后。在枕骨下线、环枢椎棘突旁或横突末端寻找压痛点和结节作为进刀点,作好标记。在进针刀点周围常规消毒,铺洞巾,术者戴手套。在进针刀点作皮下麻醉,刀口线与颈椎纵轴平行,对肌痉挛索处提插 2～3 刀,切开结节,作左右分离 2 次。出刀后贴上创口贴,并按压以防止出血。②手法:嘱患者仰卧,头顶平放治疗床边。术者双手置于患者颈部两侧作上下按摩 3 遍,然后左手放在患者后脑部,右手托扶下颌处,助手拉压患者双肩,进行对抗牵引 1～2 分钟,术者突然加力牵引一下,然后作两点一面复位手法。颈围固定。③结果:治疗后随访 1 月,疗效优良 26 例,良好 7 例,有效 2 例[中国中医急症,2005;(7):688]。

11. 河南省洛阳市第二中医院牛锋峰报道运用综合疗法治疗颈椎小关节紊乱症 72 例。①旋转复位法:术者立于患者身后,术者一手拇指指腹用力顶推偏歪棘突,另一手肘关节托住下颌部提拉牵引,可感到拇指下椎体棘突有轻微移动,并伴有"喀哒"的响声。检查偏歪棘突是否已纠正,上下棘突间隙是否等距,间日行手法治疗 1 次。②端正牵引:术者一手掌托患者下颌部,另一手掌托患者头枕隆突部,持续上下牵引 5 分钟。③局部封闭:用曲安奈德 40 mg,2%利多卡因 2 ml,维生素 B_1 针 100 mg,混合后在肿胀关节囊处封闭,7 天 1 次。④结果:显效 60 例,有效 12 例[河南中医,2005;(9):56]。

12. 广东省肇庆市第一人民医院张坤全等报道运用局部阻滞

加手法治疗重症颈椎小关节错位36例。①局部阻滞:患者坐位略低头,脊柱中线旁开1.5~2.0 cm找出压痛点为穿刺点。用5号长针垂直皮肤快速进针2.5~4.0 cm,遇骨质感回抽无血液及脑脊液,注入阻滞液(2%利多卡因3 ml,维生素B_{12} 1 mg,地塞米松5 mg),观察5~10分钟,无异常行手法治疗。②手法:医者以拇指指腹在压痛点及附近揉推1~2分钟,再以滚法和拿法按摩两侧颈肩肌群2~3分钟;医者立于患者后方,双手掌根分别托住两侧下颌,虎门及拇指紧贴枕后,行颈椎间歇牵引,牵拉2~3秒,放松1~2秒,反复3~5遍;以左侧为例,医者立于患者左侧后方,右手拇指顶紧患椎偏歪棘突,左手托其下颌向左侧旋转至遇阻力时,再使巧劲作一快速而有控制地扳动,同时顶住棘突的拇指使劲向右侧推压,听到弹响即可,作右旋转扳法时与此动作方向相反。③结果:全部病例均1次治愈[中国临床康复,2002;(24):3722]。

13. 河南省新乡市康复医院毛德身等报道运用综合推拿手法配合火罐疗法治疗颈椎后关节紊乱60例。①常规手法:患者取坐位,术者立于患者后方,做轻柔舒缓的推、摩、揉、拿、滚、压法,使患者放松。②定位旋转扳法:患者取坐位,以右侧C_5、C_6患病为例,术者立于患者后方,用左手拇指压在偏歪棘突旁,然后用右侧肘窝卡夹固定在患者下颌部,右手扶在患者后枕部。肘窝卡紧患者的下颌后,在其保持前屈位的姿势下缓缓向右扳拉旋转至弹性固定位。当术者感觉左手拇指有相应阻力时,即可做一轻巧的旋转扳动。此时术者多可听到"咯嗒"响声,并可感到指下有轻微错动,示复位成功。若患者仍感到比较紧张难以配合术者行施此手法,可令其进行几次深呼吸,通常在最后1次呼气末时行扳法。③理筋法:患者取坐位,术者立于其后,进行理筋手法。在理筋的同时,让患者配合仰头、低头、旋转。④火罐法:患者取俯卧位,术者在患者的颈、项部痛点、肩井、肩中俞等穴及颈背部两侧膀胱经路线上拔火罐,造成皮下瘀血。⑤结果:痊愈47例,好转13例[新乡医学院学报,2005;(3):280]。

14. 江西省横峰县中医院张共兴报道运用推拿治疗颈椎小关节紊乱1000例。①牵引:患者仰卧位,用牵引带套在下颌与后枕部,然后挂在床差别架滑轮上,下面挂上3~6 kg的秤砣,时间35~45分钟即可。②放松手法:用轻推、揉、拿、捏手法在偏歪颈椎部位操作,使其解除痉挛,消除疼痛,为下步手法做准备。③旋转顶推法:患者坐位,医者立于其后。用大拇指对准偏歪颈椎,从患侧向健侧顶推,在发力同时,医者另一手扶患者前额头部,做旋转配合,复位瞬间可感觉"咔嚓"声,同时按在棘突旁的拇指下有颈椎松动的移位感,表示复位成功。④仰头摇正法:患者坐位,医者立其后,双手放于患者下颌与后枕部,使患者头颈后抬起,先向患侧,后向健侧轻轻摆动,左右即中立位,反复10次即可。⑤徒手拔伸法:患者坐位,医者立其后,双手放于下颌与后枕部,做直上、直下拔伸3~5次,同时配合头颈屈伸运动。此法可加宽颈椎间隙,松动关节。⑥点穴:点风池、风府穴,按陶道、大椎穴,拿肩井、合谷、外关穴。⑦结果:痊愈980例,好转20例[按摩与导引,2007;(2):19]。

15. 山东省肥城市中医院王启存报道运用牵引及手法复位治疗颈椎椎间关节错位168例。①牵引治疗:首先采用坐位重力牵引法,注意牵引时勿压迫颈旁血管,除椎体后缘骨压迫脊髓时牵引角度保持平直外,一般牵引顶端滑车在平面与垂直力的夹角应为30°~40°,使牵引力主要作用于颈椎后关节上,重量应以10~15 kg为宜。每日1次,每次15~30分钟。②手法复位:一般在牵引7~10天后,实施手法复位。手法复位的关键在于触摸准确。颈椎棘突、横突之间为推力点,以拇指推按此点,随着头颈之旋转即告复位。注意旋转幅度宜在颈椎正常活动范围内,绝不可强行过伸、过屈旋转。手法复位一般3~5天1次,10次为1个疗程,一般连续治疗不超过10次,以防颈椎失稳。在病情稳定10~14天后,教会患者做颈部自我按摩,坚持颈部功能锻炼,以改善局部血液循环,增强颈肩肌力和颈椎的稳定,防止复发。③结果:治愈102例,显效36例,有效22例[甘肃中医,2003;(5):26]。

16. 四川省成都军区峨眉疗养院江西龙报道运用按摩与正骨结合治疗环枢关节错位86例。①方法:病人取坐位,术者站立患者侧后方。以按摩、点穴手法松解全颈部,重点突出,要点加强。缓解手法后,再以拇指触摸枢椎两侧横突尖部,另一手掌插下颌部,作前屈、后仰、左右旋转头颈部,使环枢各关节得到充分的活动。然后再作正骨定点旋转复位手法。若枢椎横突向左侧突出,术者以右手拇指点按紧左侧隆突的横突,左手托下颌抬高使患者仰视约30°,向右侧偏头约30°,嘱病人向左转头到最大限度时,术者左手顺时轻扳,右手拇指合力推动。以右手拇指腹弹动或听"咔"的响声操作结束。向右隆突者,操作相反,方法相同。操作时要注意掌握准、巧、轻、旋这四个字,禁止以粗暴行为。如果让患者倾听音乐或交谈,分散注意力更佳。②结果:1次复位成功,症状完全消失者63例;2次治疗后,枢椎横突两侧对称,部分症状消失,其他症状逐渐减轻者20例[按摩与导引,2000;(1):15]。

17. 浙江中医学院姚新苗等报道运用手法配合中药治疗寰枢椎错缝87例。①手法整复:患者取低坐位,颈部自然放松。医者立于患者背后,先以按、揉、推、滚法,使颈部周围肌肉充分放松。然后点按两侧风池穴,以镇静止痛。寰椎向右侧错位者,术者以左前臂环抱患者下颌部,右手托其枕部,沿颈椎生理弯曲弧的方向提拉牵引1~3分钟,以不加重原有症状为度。然后右手拇指指腹用力按于患者枢椎棘突左侧,在维持牵引下,左手提拉下颌,使头部前倾并向左侧旋转,右手拇指同时用力向右推按枢椎棘突,双手交叉用力,常可听到"喀嚓"声,按枢椎棘突之拇指常可感到有错动之落空感。接着术者改用右手环抱患者下颌,用左手拇指指腹按住患者寰椎右侧横突,以同样方法向右旋转。术毕,颈部周围行理筋手法,缓解软组织痉挛、粘连。然后 X 线摄片检查复位情况,不理想者,隔日再治疗 1 次。②中药辨证施治:本病的中医辨证主要按新久虚实辨之。基本方为黄芪、川芎、地龙各 30 g,当归、钩藤各 12 g,葛根、泽泻各 20 g,玄胡 10 g,天麻 15 g,甘草 6 g。并随症加减,如病之初,有明显外伤史者,加红花、五灵脂等;反复发作,病久入深,耗及气血肝肾亏虚者,加党参、鸡血藤、杜仲、山萸肉等。③结果:痊愈 38 例,显效 28 例,有效 14 例[中国骨伤,2002;(5):309]。

18. 浙江省中医院易立明报道运用手法中药并用治疗寰枢关节错缝 18 例。①手法治疗:病人仰卧,去枕。术者站在病人头侧端,用双手指触摸上颈段,判断移位的脊椎及移位的方向。一般患椎单侧的椎板或横突隆起并有明显压痛,结合 X 线片可决定手法复位的方向。定位后,让病人头部稍移出床沿外,颈椎轻度后伸,嘱患者放松,头自然悬垂于医者手中,向患侧侧弯,再向健侧旋转,术者一手用食指桡侧面紧贴患椎,另一手托住头部,双手稍一加力,即可听到复位声或感到患椎的移动。注意食指顶推患椎的方向应自下方斜向上方,自外侧向内侧。复位前、后均需用手法松解,理顺颈部软组织,以提高复位成功率。②中药治疗:葛根 30 g,桂枝、白芍、柴胡各 12 g,天麻、半夏各 6 g,桑寄生、大枣各 15 g,钩藤、牛膝各 9 g,甘草 5 g,生姜 10 g。每日 1 剂,水煎温服。③结果:疗效优 11 例,良 5 例,进步 2 例[中医正骨,2000;(3):37]。

二、颈椎病

颈椎病又称颈椎综合征,是中老年人的常见多发病,亦为临床疑难病。是在颈椎间盘退行改变的基础上,受应力(包括急性损伤、慢性劳损的压力与张力)的作用,发生椎体及其附件的骨质增生和肌肉、肌腱、韧带、关节囊等软组织的病理改变,引起颈神经根、颈段脊髓、椎动脉、颈交感神经等受刺激或/和压迫,以至发生损伤及继发性改变,出现一系列复杂的临床症候群。其临床依据病变部位、受压组织及压迫轻重的不同,常分为颈型、神经根型、椎动脉型、脊髓型、交感型、混合型6型。本病一般属中医学"痹证"、"痿证"、"颈肩痛"、"头痛"、"眩晕"等范畴。

【病因病理】

1. 病因

(1)内因:椎间盘退行性改变是本病的普遍内因,是其发生的基础;颈椎的各种先天性畸形是特殊的内因。

(2)外因:常见外在因素有以下几种。①急性颈椎外伤:临床上5%~15%的颈椎病患者有急性外伤史,常见有头颈外伤,挥鞭损伤,颈部击打、扭挫伤,医源性颈部损伤;②慢性颈椎损伤:长期低头或低头伏案工作是其主要原因,高枕与不良的睡姿、生活习惯亦为常见因素;③咽部及颈部感染:颈项部有丰富的淋巴系统,咽喉部炎症很易扩散到后部,发生颈肌炎性浸润、肌肉痉挛,随之张力降低,其余软组织亦发炎、水肿,内部张力升高,压迫神经根、脊髓,椎间关节发炎、水肿,关节囊疏松,关节不稳,颈椎失衡,当诸炎症消退后颈椎病亦得以缓解;④气候环境影响:寒冷可使机体的疼痛阈降低,使人体对痛觉敏感度增加,同时可刺激局部的血管和肌肉,使之收缩,风、潮湿可使疼痛加剧,空气中的有效元素对骨质的影响。

2. 病理

(1)颈椎间盘变性:其退变大多从发育成熟后开始,由软骨板逐渐骨化,其通透性逐渐降低,而造成髓核逐渐脱水,以致纤维化,椎间盘厚度减小,椎间隙变窄,脊柱稳定性下降。

(2)小关节及韧带的改变:因椎间盘的退行性改变而致后关节囊及钩椎关节松弛,关节腔减小,关节面易发生磨损而增生;前后纵韧带松弛及项韧带肥厚、钙化、骨化等,使椎体稳定性下降,促使代偿性变;黄韧带皱褶压迫或肥厚、钙化压迫脊髓。

(3)椎体骨刺形成:由于椎间盘退行性改变、小关节及韧带的改变而致椎体代偿性变,形成骨赘,或直接或间接压迫神经、血管。

(4)椎动脉改变:多种病理改变激压椎动脉出现痉挛、塌陷、迂曲、管腔狭窄,久之管壁纤维化,血栓形成,血管闭塞,导致血流动力学改变,椎-基底动脉供血不足,出现脑及颅神经症状。

(5)颈脊神经根改变:椎间孔狭窄,初期根袖渗出、水肿、无菌性炎变;后期根袖纤维化,加剧对神经根压迫,使之缺血、退变,甚至出现华氏变性。

(6)脊髓改变:因其直接压迫、间接激压、血运障碍等而致脊髓出现功能障碍,甚至脊髓变性、软化及空洞形成。

【诊断要点】

诊断颈椎病主要从临床表现与颈部 X 线片两方面综合分析,一般原则有以下 4 点:①临床表现与 X 线片所见均符合颈椎病者,可以确诊;②具有典型颈椎病的临床表现,而颈部 X 线片上尚未出现明显异常者,应在除外其他疾病的前提下,方可诊断为颈椎病;③对临床上无主诉与体征,而在颈部 X 线片上出现异常者,不应诊断为颈椎病,但可对颈部 X 线片上所见的阳性征在病历上加以描述;④对颈椎病的诊断一定要注明属于哪一类型。

除上述原则外,各型颈椎病的诊断标准如下。

1. 颈型

(1)主诉为头、颈、肩、臂疼痛等异常感觉,并伴有相应的压痛点。

(2)X 线片示:颈椎生理弧度改变,或椎间关节不稳,具有"双边"、"双突"、"切凹"、"增生"等征。

(3)除外颈部扭伤(落枕)、肩周炎、风湿性肌纤维织炎、神经衰弱及其他非因椎间盘退行性变所致的肩颈部疼痛。

2. 神经根型

(1)具有典型的根性症状(一侧上肢麻木、疼痛),且其范围与颈脊神经所支配的区域相一致。

(2)椎间孔挤压试验、神经根牵拉试验阳性,棘突旁侧压痛伴患侧上肢放射痛。

(3)X 线片示:颈椎生理弧度改变,病变椎体节段骨赘形成,失稳,椎间隙狭窄,椎间孔缩小。

(4)痛点封闭无明显效果(诊断明确者可不作此试验)。

(5)临床表现与 X 线片上的异常所见在节段上相一致。

(6)除外颈椎结核、肿瘤等颈椎骨实质性病变、胸廓出口综合征、肩周炎、网球肘、肱二头肌腱鞘炎等以上肢疼痛为主要症状的疾患。

3. 椎动脉型

(1)曾有猝倒发作,并伴有颈性眩晕。

(2)旋颈试验阳性。

(3)X线片示:椎间关节失稳或钩椎关节骨质增生。

(4)除外耳源性和眼源性眩晕。

(5)除外椎动脉Ⅰ段(进入C_6横突孔以前的椎动脉段)和椎动脉Ⅲ段(出颈椎进入颅内以前的椎动脉段)受压所导致的基底动脉供血不全。

(6)除外神经官能症、颅内肿瘤等。

(7)椎动脉血流图及脑电图仅有参考价值。

(8)确诊本型颈椎病,尤其是手术之前的定位,应根据椎动脉造影检查结果。

4. 脊髓型

(1)临床上有脊髓受压表现,分为中央及周围两型。症状从上肢开始,波及全身的称中央型;症状从下肢开始,波及全身的称周围型。各型又分轻、中、重三度。

(2)X线片示:椎体后缘多有骨质增生,椎管矢状径出现狭窄。

(3)除外肌萎缩型脊髓侧索硬化症、脊髓肿瘤、脊髓损伤、继发性粘连性蛛网膜炎、多发性末梢神经炎。

(4)对个别鉴别诊断有困难者,可作脊髓造影检查。

(5)CT、MRI检查对确诊本病意义重大。

5. 交感型

(1)临床表现有头晕、眼花、耳鸣、手麻、心动过速、心前区疼痛等一系列交感神经方面的症状。

(2)X线片示:椎节有失稳或退变迹象。

(3)椎动脉造影阳性。

6. 其他型

(1)有吞咽困难及声音嘶哑症状。

(2)X线片示:颈椎椎体前缘有鸟嘴样增生。

(3)食管钡剂检查有利于证实。

【外治方法】

(一)中药外治方

1. 五子散

(1)处方:吴茱萸、菟丝子、白芥子、莱菔子、苏子各60 g。

(2)方法:将以上5种药物用布包裹,再用家庭用微波炉加热,敷于颈项部,每次45分钟,每日2～3次。

2. 颈痛散

(1)处方:①颈痛散1号(适用于风寒湿滞型)药用骨碎补、苍术、威灵仙、海风藤各30 g,苍耳子、川乌、草乌各20 g,续断、杜仲、白芷、玄驹各15 g,马钱子、全蝎各6 g,乌梢蛇、僵蚕、黄明胶各10 g,松香2 g,麝香0.2 g;②颈痛散2号(适用于血瘀阻滞型)药用自然铜、苏木、乳香、没药、鹿角胶、蟾酥各20 g,降香、虻虫、片姜黄、龟板胶各10 g,守宫5 g,三棱、莪术、虎杖各15 g,赤芍30 g,血竭1 g,儿茶6 g。

(2)方法:颈痛散1号方制备方法,取骨碎补、苍耳子、川草乌、续断、杜仲、马钱子、苍术、全蝎、乌梢蛇、僵蚕、白芷、玄驹、威灵仙、海风藤烘干粉碎过100目筛,取上药粉混合装袋备用,黄明胶分包烊化,松香研末,麝香均分包。颈痛散2号方制备方法同上。治疗时用沙锅熬食醋500 ml,煮沸后1号方加黄明胶烊化,2号方将龟板胶、鹿角胶烊化后再加入生药粉搅拌,取文火熬约45分钟,待药熬至用木筷挑起不流为止,后加少量白酒拌均匀,然后摊在双层白布中间(长26 cm,宽20 cm),再撒上分包药粉(1号方松香、麝香,2号方血竭、蟾酥粉),趁热敷在颈部,再覆盖塑料布,绕颈包扎。每次治疗3天,敷后有轻微刺痒感,3天后取下,局部组织稍发红或少量红点有白头,为效果最佳。3天后继续做第二次,连续4次为 1 疗程。有皮肤刺激较重者可提前取下。

3. 穿白散

(1)处方:穿山甲 30 g,白芥子、三七、乳香、没药各 10 g。

(2)方法:将以上方药研末,过 100 目筛,以适量姜汁调匀备用。治疗时用纱布将上药包裹,外敷颈部,上垫热水袋。每日 1 次,每次 1~2 小时,连用 7 天为 1 个疗程。

4. 消痛散

(1)处方:当归、川芎、葛根、红花、白芷、羌活、乳香、没药、伸筋草、大腹皮、泽泻、丹参、透骨草、威灵仙、熟地各 100 g,桂枝、麻黄、白芍、川乌、马钱子各 90 g,细辛 50 g,全蝎 20 g。

(2)方法:以上方药共为细末混匀。每次取 50~100 g,陈醋调匀放置 20~30 分钟后外敷于颈后部,敷药后用神灯照射 30~40 分钟。每日 1 次,治疗 7~12 天。

5. 舒颈散

(1)处方:当归、川芎、红花、桃仁、乳香、没药各 30 g,千年健、独活、秦艽、威灵仙各 20 g,明天麻、细辛各 15 g,木防己、赤芍、地龙、鸡血藤各 25 g。

(2)方法:以上方药晾干或烘干,共研细末,装瓶备用。治疗时先取医用胶布 1 块,胶面向外呈斜形卷紧,呈条索并两端对接成环,环大小视颈椎病变个数而定,黏附颈后患部,压紧黏牢。取舒颈散适量置于换药碗内,用优质食醋调成稠糊状,填入颈后备好的胶布环内与环口平,然后用胶布块封住并黏牢,敷药后嘱患者热敷患部。每 2 天换药 1 次,10 天为 1 疗程。

6. 络通灵

(1)处方:急性子 50 g,草乌、川乌各 10 g,白芷 25 g,三七、冰片各 20 g,马钱子、川椒各 15 g。

(2)方法:以上方药加 1000 ml 80 度酒精,同入净容器内混合制成药液。使用时直接在患处涂擦,保鲜膜遮盖,每日涂擦 1~2

次。用药后局部有明显的烧灼感,持续数小时不等,这是药力通过毛孔逐渐渗透的物理反应,对皮肤无损害。

7. 消瘀通络散

(1)处方:葛根、透骨草、威灵仙、鹿衔草各60 g,白花蛇3条,穿山甲、乳香、没药、骨碎补各30 g,防风、当归各45 g,川乌、草乌、血竭各18 g。气滞血瘀型加香附、土元各30 g;肝肾亏虚型加熟地30 g;风寒湿痹型加白芥子30 g,细辛15 g。

(2)方法:将上药精选烘干,粉成细粉,过80目筛,封装大口瓶备用。治疗时视颈椎病变部位大小,取药散20～30 g,用适量黄酒、陈醋(温热)各半,调药粉成糊状,装入白布袋内,缝合袋口,贴敷于颈椎病位,覆盖用白布装入的黄酒与陈醋各半炒热(40 ℃左右)的麦麸200 g,再用塑料薄膜覆盖在麦麸袋上,布条捆绑固定,每次热敷治疗4～8小时,每日1次(每次热敷后的药可掺入麦麸内再用)。10天为1疗程。如热敷过程中颈部痒甚,起小水泡多者,可减少敷药时间或慎用,少者为正常。

8. 通络舒筋散

(1)处方:葛根20 g,羌活、桂枝、当归、土鳖虫、千年健、川椒、没药、大黄、血竭各15 g,片姜黄、威灵仙各30 g,儿茶、乳香各10 g。

(2)方法:将上药研为粗末,装入布袋内。放入清水中浸泡10分钟,再煎熬15分钟左右,取出药袋备用。待药袋温度适宜,将药袋放置颈部,再加热水袋保温,热熨敷之,每次热敷1～2小时,每天1～2次为宜。

9. 活血镇痛膏

(1)处方:红花、秦艽、独活、川芎、草乌、当归、伸筋草、蒲公英、透骨草各30 g,细辛、白芥子、花椒、穿山甲、沉香各20 g,乳香、没药、磁石(火煅)各25 g,威灵仙60 g,羌活10 g。

(2)方法:将红花、秦艽、独活、灵仙、川乌、川芎、草乌、当归、伸筋草、透骨草、羌活、蒲公英(每 0.5 kg 植物油内所用药物剂量)，用植物油按传统的熬膏药方法加热，炸取粗药料，去渣炼油加铅丹成膏。待温度不高于 100 ℃时，另将细辛、乳香、没药、白芥子、磁石、花椒、穿山甲、沉香研粉入上膏，贮存备用。用时加温贴于患者颈部，每 3 天 1 换。

10. 五龙威灵膏

(1)处方：威灵仙、穿山甲、穿山龙、凤仙草、伸筋草、乳香、没药、秦艽各 30 g，川乌、草乌、羌活、独活各 20 g，山楂 60 g，五味子 40 g，血竭 25 g，麝香 10 g，黄丹适量。

(2)方法：上方药中除麝香、血竭、没药、乳香外，其余药物均浸入植物油内，浸泡 1 周，然后把药和油全部置锅内，文火熬，至药为焦黑色，去渣，把油入锅内熬到滴水成珠，下黄丹，边下边搅拌，离火降温到 60 ℃左右，下麝香、乳香、没药、血竭，冷却后将药膏置于冷水中去火毒。用时把药膏平摊于牛皮纸上，贴于患处。每 10 天更换 1 次，3 贴为 1 个疗程。

11. 通络颈椎膏

(1)处方：羌活、川芎、葛根各 45 g，蔓荆子 30 g，鹿角霜、细辛、桂枝、白芷、秦艽各 25 g，柴胡、防风、全蝎、高良姜各 20 g，透骨草 10 g。

(2)方法：以上方药共研细末，用米醋调成膏状备用。用时取 2～4 g 药膏摊在纱布上，贴于大椎穴，用肤疾宁固定。每次贴 24 小时，隔日 1 次。

12. 活络舒筋膏

(1)处方：川乌、草乌、威灵仙、川芎、乳香、没药、全虫、白花蛇、桃仁、续断各 150 g，当归、赤芍、桂枝、狗脊各 200 g，三棱 250 g，麻黄 50 g，白芷 100 g，香油 2500 ml，樟丹 1250 g。

(2)方法：以上方药放入锅内，油浸 2 日后，煎至深黄色，去渣，用 5 层纱布过滤后，加樟丹。将膏药摊在约 5 cm^2 小布块上备用。

以颈部疼痛为主贴阿是穴、大椎穴;颈部疼痛伴上肢疼痛麻木贴大椎、肩井穴。5日换药1次,10日为1疗程。

13. 骨刺停贴膏

(1)处方:猪牙皂400 g,生川乌、生草乌、威灵仙、羌活、独活各300 g,淫羊藿200 g。

(2)方法:以上方药按常规制成膏药备用。治疗时将绿豆大小膏药置于胶布上,压平,撒少许粉末(麝香5 g,珍珠、香白芷各15 g,炮甲珠10 g,冰片2 g;共研成极细末),贴于增生改变的椎体部位脊柱旁开5分,及肩井、肩髃、手三里、曲池穴,再用胶布密封固定。每周更换1次,10次为1疗程。糖尿病、骨结核、恶性肿瘤、骨髓炎患者禁用。

14. 温散通活酊

(1)处方:当归、川芎、五加皮、桂枝、鸡血藤、三七各30 g,地龙、全蝎、地鳖虫、红花、生川乌、生草乌各20 g,蜈蚣10条。

(2)方法:以上方药共研粗末,用75%酒精2000 ml密闭浸泡4周,用纱布过滤制成酊剂备用。治疗时将市售普通毛巾裁剪成7 cm×10 cm大小,2层合在一起,均匀浸润药液,以挤压不滴水为宜。患者俯卧,将浸药毛巾置于患者颈部正中,上敷塑料薄膜(面积略大于浸药毛巾),将温度适宜之热水袋(水温45~50 ℃)置于其上。每天2次,每次约20分钟,7天为1个疗程。

15. 龙马二乌酊

(1)处方:制马钱子15 g,地龙、生川乌、生草乌、蜈蚣、全蝎各10 g,冰片3 g。

(2)方法:以上方药加95%酒精750 ml浸泡1周,过滤提取药液备用。治疗时以8 cm×6 cm大小的棉纸浸药液15 ml左右,外敷颈部压痛明显处。每日1次,5次为1个疗程。发现个别病人有皮肤过敏现象,如红斑、水泡、瘙痒等,应立即停用,外用抗过敏药可缓解。

16. 灵蜈消痛酊

(1)处方:威灵仙 100 g,当归、细辛、生乳香、姜黄、丹参、白芷、透骨草、自然铜、木瓜各 30 g,三七参 15 g,冰片、紫草各 10 g,蜈蚣 6 条。

(2)方法:将以上诸药浸泡于 75% 酒精 4000 ml 中,4 天后过滤,药液装瓶收贮,滤后药渣再用 75% 酒精 4000 ml 浸泡 4 天过滤,将 2 次药液混合搅匀即可。用时取灵蜈消痛酊适量揉擦病椎颈部两侧及肩背部软组织,每天 4 次。

17. 杂症膏药方

(1)处方:丹参、威灵仙、续断各 200 g,制川乌、制草乌、乳香、没药各 150 g,当归、骨碎补、桑寄生、乌梢蛇、土鳖虫、地龙、玄参各 100 g,延胡索、白芷、天麻、穿山甲、红花各 50 g,血竭 40 g,全蝎 30 g,麝香、蜈蚣各 15 g。

(2)方法:取麻油 10 kg 置锅中,微热后先将乌梢蛇、蜈蚣、全蝎、穿山甲等动物药投入炸至枯黄,再投入丹参、当归、桑寄生等药料炸至表面深褐色内部焦黄色为度,捞去药渣继续熬炼药油至滴水成珠。将炼好的药油连锅离火放于平稳处,加入黄丹撒布均匀,并不停地往一个方向搅拌,以防丹沉聚锅底。待药油由棕褐色变为黑褐色时,徐徐倾入冷水中 7 日,每日换 1 次水。治疗时取膏药团块置锅中熔化,将血竭、麝香等细料药兑入搅匀,取 20 g 摊于 15 cm×15 cm 的帆布块上,外贴患处。7 日换药 1 次,4 帖为 1 个疗程。

18. 消骨膏药方

(1)处方:川断、牛膝、狗脊各 60 g,鹿角胶、川乌、草乌、伸筋草、秦艽、独活、乳香、没药各 30 g,血竭 40 g,西红花、鹿角霜各 10 g。

(2)方法:将鹿角胶、川断、牛膝、狗脊、川乌、草乌、伸筋草、秦艽、独活等药物与香油按传统比例的熬膏药方法加热,炸取粗药料加铅丹成膏,待温度降到 30~40 ℃时,将成膏摊于 10 cm×15 cm 的白布上备用,另将血竭、西红花、鹿角霜、乳香、没药研成细粉,装入玻璃瓶中备用。运用时将成膏在温火上加热,细粉均匀撒在成膏上,贴于患处,间隔 2 周更换 1 贴,一般换药 2 次。

19. 逐瘀醋药方

(1)处方:秦艽、桃仁、红花、当归、牛膝各 30 g,川芎 24 g,没药、五灵脂、甘草各 10 g,羌活、香附、地龙、白芥子、延胡索、透骨草各 15 g。

(2)方法:以上方药共研制成药粉,过 40~60 目筛,用食醋浸泡 10 分钟,加热至 43~45 ℃,装入 10 cm×16 cm 的纱布袋内(不滴药液为宜),置于颈部压痛点,将体积 2.5 cm×15 cm×20 cm、温度 40~48 ℃、具有可塑性好的石蜡饼放在纱布袋上,然后盖上保温棉垫 30~40 分钟。每袋药用 4 次,12 次 1 个疗程。

20. 穴位敷贴方

(1)处方:生川乌、独活、秦艽、川椒、地龙、白花蛇、红花各 10 g,寄生 15 g,川芎 6 g,细辛 3 g。

(2)方法:将上药共研细末,储瓶备用。临用时将药粉用 38 度白酒调成糊状,平铺于 1 寸见方医用纱布上,并贴于所选穴位上(颈部夹脊穴或根据 X 线、CT 提示的病变颈椎或压痛点,配大椎、肩井、悬钟、中渚等穴),胶布固定。并用艾条悬灸其敷药处 10~15 分钟,每次敷药 2~4 小时取下。每周 2~3 次,一般 10~15 次为 1 疗程。

21. 中药导入方

(1)处方:防己、秦艽、牛膝、白芷各 15 g,制乳香、制没药、杜仲、草乌、川草、蒲公英、桃仁、羌活、独活各 20 g,白芍 60 g,木瓜、干姜、威灵仙、鸡血藤、当归、葛根各 30 g,制马钱子 10 g。

(2)方法:以上方药加水 3000 ml,浸泡 30 分钟后煎 1 小时,取汁 1500 ml,加防腐剂冷藏。用时取 500 ml 加热,行离子导入治疗。每日1~2次,每次25分钟。

22. 药导热敷方

(1)处方:①药导方为两面针、穿破石、透骨草各30 g,莪术、红花、大黄、没药、乌药、冰片各20 g,乳香15 g,过江龙、大力王各50 g,泽兰10 g;②热敷方为威灵仙、鸡血藤、鹿衔草、伸筋草各50 g,南星、天仙藤、路路通各30 g,独活、羌活、黄柏各20 g。

(2)方法:①药导方混合碾成粉末,装瓶密封备用。用厚6~8层的消毒棉垫剪制成6 cm×4 cm的小棉垫,使用前将上方药末倒进药碗中加适量的水搅匀成稀糊状,然后把棉垫放入浸透而成药垫待用。使用时取出药垫适当挤压去除多余药液,以不滴水为度。治疗时病人端坐或卧位,在病变部位或压痛明显处的颈椎两旁分别放置一块药垫,把电极板压放于药垫上,用专用固定带或砂袋压实固定,开启Skg速效康复仪电源,根据患者感觉情况及耐受能力调节电流强度和温热度,一般以最大耐受量为佳,治疗过程中可随时调整,每次30分钟。②热敷方药混和研碎成粉,装入20 cm×20 cm的布袋中,制成薄饼状药袋,加适量水煮热后置于颈项部病变处进行热敷,每天1次,每次30~40分钟。治疗次序先后不限,两法之间间隔30~60分钟以上为宜。治疗早期适当减少颈部活动,注意休息;后期则逐渐加强颈部功能锻炼。

23. 颈康药枕方

(1)处方:薄荷、荆芥、艾叶、紫苏、白芷各50 g,红花、丁香、桂枝、甘松、茯苓、防风、川芎各30 g,冰片、樟脑各20 g。

(2)方法:将上述中药(冰片、樟脑另包于10 cm×7 cm塑料布小袋中,以针刺孔备用)粗粉碎后,装入纱布袋中,厚约1 cm。用木板、三合板制成三角形的高6 cm,底边8 cm,长30 cm的上角成拱形的木枕,木枕外用1.5 cm厚的海绵包裹固定,海绵外罩以金丝绒布套,把装有中药粉的布袋放置在木枕拱形面上,缝合即成。患者取平卧位,将药枕置于颈部,有小药袋的一侧置于颈背部,每日 2 次,每次 1 小时。每次在进行药枕治疗的前后,均用双手搓、揉、抓、提后颈部 3～5 分钟。

24. 中药托敷剂

(1)处方:透骨草、当归、赤芍各 12 g,五加皮、五味子、山楂各 15 g,红花、羌活、独活、防风各 10 g,炮附子 6 g,花椒 30 g。

(2)方法:以上方药装入纱布袋内扎紧放盆内,加水煎煮 15 分钟,稍凉,托敷患部,每次 30 分钟,每天 2 次。每剂药连用 4 次,10 天为 1 疗程。

25. 中药雾化剂

(1)处方:威灵仙、桑枝、五加皮、防风、荆芥、丹参各 20 g,葛根 35 g,桂枝 15 g,当归 25 g。疼痛重者加茜草、赤芍各 20 g;麻木重者加细辛、天麻各 15 g;偏于寒者加艾叶 10 g。

(2)方法:以上方药加水 2000 ml,浸 20 分钟,分 2 次浓煎至 500 ml,反复过滤后取药液 100 ml,置于超声雾化器中。将雾化器置于特制的中间有圆形孔的床下,患者躺在雾化床上,充分暴露病变部位,然后进行中药雾化治疗,每次 30 分钟。每日 1～2 次,10 天为 1 个疗程。

26. 顺强骨刺搽剂

(1)处方:生川乌头、生草乌头、透骨草、当归、藏红花各 10 g,马钱子、威灵仙各 40 g。

(2)方法:以上方药浸泡于浓度为 40%的酒精 1000 ml 中备用。治疗步骤:第 1 疗程采用江苏镇江原瓶食用陈醋 250～300 ml 煮沸后即用毛巾蘸热醋外敷患处 15～20 分钟后,再用纱布叠成 5 层 4 cm×5 cm 方块,以顺强骨刺搽剂将纱布方块蘸湿后外敷患处,外面盖塑料薄膜,绷带加压固定。每日 2 次,每次 1 小时,第 2～第 4 疗程用棉签蘸以顺强骨刺搽剂涂搽患处,搽药范围以病灶向四边延伸 1 cm,仅需来回搽擦 1 次。10 日为 1 个疗程。

(二)针灸治疗法

1. 穴位埋线法

(1)取穴:选取颈穴$_1$和颈穴$_2$(均为笔者经验穴,分别位于C_5和C_7棘突旁开1.5寸处),均为双侧。

(2)操作:先令患者俯伏坐位,标定颈穴$_1$,常规消毒后,带上消毒手套,用2%利多卡因作穴位局部浸润麻醉。剪取0~1号铬制羊肠线3 cm,用小镊子将其穿入制作好的9号腰椎穿刺针管中。垂直快速进针,当针尖达皮下组织及斜方肌之间时,迅速调整针尖方向,以15°角向枕部透刺,寻找强烈针感向头部或肩臂部放射后,缓慢退针,边退边推针芯,回至皮下后拔针,用干棉球按压针孔片刻,再用创可贴固定。颈穴2及对侧两穴埋线,操作同上。埋线1次即为1疗程,一般15天左右行第2疗程。

2. 针刀治疗法

第一,颈型颈椎病。

(1)定点:反应点的表现形式有压痛、硬结、条索。反应点常发生在枕骨隆凸、枕骨上项线、枕骨下项线、各颈椎棘突、棘突旁、关节突、横突、棘突间、上段胸椎棘突、颈后肌群、胸锁乳突肌、项韧带、环枕筋膜等部位。

(2)操作:每次选取3~4个反应点,用碘酒、酒精皮肤消毒,用朱氏Ⅰ型小针刀在各反应点处进刀,深达反应点基部。根据各个解剖层次实施纵疏横剥2~3刀,刀口线与神经血管平行。对骨面上的反应点,针刀要到达骨面。对附着于颈椎棘突上的项韧带要纵疏、横行铲剥。对与骨相连的肌腱、筋膜、韧带要实施切割分离。5天松解1次,术后配合手法治疗。

第二,神经根型颈椎病。

(1)定点:根据脊神经受累部位,在对应颈椎骨相关部位定点。①在病变对应棘突上下缘为第1点,旨在切开部分棘间韧带;②在病变对应颈椎棘下缘距棘突正中线 2 cm 处为第 2 点,旨在切开关节突关节囊和椎间孔周围软组织以及切断部分横突韧带;③颈部、肩部、背部反应点为第 3 点,旨在协同前两点之治疗效果。

(2)操作:在预选点处常规碘酒、酒精消毒。用平刃针刀先在第 1 点处进刀,紧贴棘上下缘,刀口线与脊柱纵轴平行,刀身与皮肤垂直,达到皮下后调转刀口线 90°切断部分棘间韧带 4~5 刀。之后,于第 2 点处进刀,刀口与脊柱纵轴平行,针体与皮肤垂直,深达骨面后,调转刀口线 90°切割关节突关节囊 3~4 刀,再将针刀水平方向顺骨面向外探及椎间孔缘,刀口线可至与脊柱纵轴平行,紧贴孔缘 3~4 刀。再将针刀退回原位,但不出刀,朝外下方向顺骨面探及横突,在横突上缘,刀口线与脊柱纵轴垂直,紧贴横突,小幅度切割 2~3 刀,出刀,5 天松解 1 次,术后配合手法治疗。

第三,脊髓型颈椎病。

(1)定点:在病变部位对应颈椎棘下缘为第 1 点,旨在切开部分棘间韧带;在病变部位对应颈椎棘突下缘,距棘突正中线约 2 cm 处为第 2 点,旨在切开关节突关节囊。

(2)操作:在定点处常规碘酒、酒精消毒,用平刃针刀先在第 1 点进刀,刀口线与脊柱纵轴平行,针体与皮肤垂直,在达到骨面后,调转刀口线,切割关节囊 3~4 刀出刀。每次治疗 4~6 个点,5 天 1 个疗程,术后配合手法治疗。

第四,椎动脉型颈椎病。

(1)定点:①枕骨隆凸直下 1~2 cm 为第 1 点;②风池穴为第 2 点;③第 1 点与第 2 点连线中点为第 3 点,第 1 点和第 3 点旨在切开部分环枕筋膜;④第二颈椎棘突上下缘为第 4 点;⑤第 2~5 颈椎棘突尖为第 5 点。

(2)操作:在定点处常规碘酒、酒精消毒,用平刃针刀,先在 1~3 点处进刀,刀口线与神经血管走向平行,针体始终与颅骨垂直,达骨面后,提插切割,分离 3~4 刀,出刀。然后在第 4 点进刀,

此时一定要摸准 C_2 棘突,紧贴棘突上下缘浅刺切割 2~3 刀出刀。在 $C_{2,3}$ 棘突尖治疗时,针刀与皮肤垂直,刀口线与脊柱纵轴平行达棘突尖后纵疏、横行铲剥 2~3 刀。每次治疗 3~5 个点,5 天治疗 1 次,术后配合手法治疗。

第五,交感神经型颈椎病。

(1)定点:①风池穴为第 1 点;②枕骨隆凸直下 1~2 cm 为第 2 点;③颈、背部反应点为第 3 点。

(2)操作:在定点处常规碘酒、酒精消毒,用平刃针刀先在第 1 点处进刀。针体与颅骨垂直,刀口线与神经血管走向平行刺入皮肤、皮下,达骨面,调转刀口 90°,切割铲剥 2~3 下出针刀,刀口线与脊柱纵轴平行,针体与颅骨面垂直,铲剥切割 2~3 下后出刀。在颈部、背部各反应点进刀时,直达反应点基部,按解剖层次纵行疏通,横行剥离。每次选 4~5 个点,5 天治疗 1 次,术后配合手法治疗。

3. 小宽针疗法

(1)取穴:选取主穴颈灵、大杼,配穴天宗。

(2)操作:选用三号小宽针,消毒备用。颈灵乃经验穴,居督脉第四、第五颈椎之间,进针至棘突;配穴原则是,肩臂疼痛麻木配天宗,取患侧。用小宽针刺后拔罐,放出瘀滞。每隔 10 日针治 1 次。

4. 银质针疗法

(1)取穴:选取患侧曲垣、天宗、巨骨、秉风、肩髃、臂臑、颈夹脊 4~6。

(2)操作:选用的银质针由 86% 白银制成,针柄用细银丝作紧密的螺旋形缠绕,针端尖而不锐,针身直径 1 mm,针身长度为 8 cm、10 cm、12 cm、15 cm、18 cm 五种规格。患者采取俯卧位,上述穴位皮肤消毒后,作 0.25% 利多卡因皮内注射,皮丘直径约 1 cm,选 8 cm 长度的银质针分别刺入皮丘,直达软组织病变区,在每一枚银质针的针尾上装一艾球点燃,艾球直径约 2 cm,燃烧时患者自觉深层组织有温热感,此刻并不觉疼痛,艾火熄灭后,待针身余热冷却后方可起针,起针后的针眼涂以2%碘酒,让其暴露,3天内不接触水或不洁物。所取穴位可根据疼痛恢复情况,每隔3天针1次,一般针4次。

5. 挑刺治疗法

(1) 用具:自制挑刺针(针全长15 cm,针柄长10 cm,针尖长5 cm,柄宽2 cm,厚0.3 cm)、火罐、5 ml注射器、无菌纱布、胶布、鲜姜、刀片(放入75%酒精内备用)。

(2) 选穴:让患者反坐在有靠背的椅子上,头向前低屈,充分暴露颈背部,在自然光线下寻找患椎部位表皮上的阳性反应点,亦称党参切片花样斑,其形态不规则,边缘整齐,呈暗红色,压之褪色。反应点不明显时可将治疗点选在患椎椎体相应的督脉上和患侧颈夹脊穴,每次挑刺3~4穴。

(3) 操作:选择好治疗点或穴位后,局部常规消毒,用2%利多卡因做直径1 cm左右的浸润麻醉,铺洞巾,戴无菌手套,用挑刺针从麻醉的皮丘处刺破表皮,然后再挑刺肌纤维,用力挑提,弹拨,最后挑断穴下肌纤维,尽量把纤维挑净,各穴挑刺完毕,在挑刺穴上拔火罐5~10分钟,出血5~10 ml,取罐,擦净血迹,挑口处敷酒精浸泡过的薄鲜姜片,无菌纱布覆盖,胶布固定。治疗期间禁食辛辣刺激性食物,7天治疗1次,5次为1个疗程。

6. 项九针针法

(1) 选穴:于左完骨、风府、右完骨这条线上分成8等分,每1个等分点上各取1穴,共9穴,从左至右分别为穴$_1$至穴$_9$。

(2) 操作:令患者俯伏坐位或俯卧双手重叠枕头位。针刺顺序为穴$_5$(风府)→穴$_1$(左完骨)→穴$_9$(右完骨)→穴$_3$→穴$_7$→穴$_2$→穴$_8$→穴$_4$→穴$_6$。常规消毒后,用30号1.5寸毫针针刺,针刺角度基本与穴位表面皮肤垂直,先行提插手法,有酸、胀、重、麻、痛或放射感后,再小幅度捻转(180°以内)7~10次留针,进针深度为

1.2~1.4寸。静留针30分钟后不提插不捻转出针。

7. 颈八针疗法

(1)取穴:选取双侧天宗、肩井、$C_{6~7}$夹脊、C_7~T_1夹脊。

(2)操作:先取4个夹脊穴,垂直或稍向脊柱方向倾斜进针,深度达颈椎横突,一般进针1.0~1.5寸;肩井穴斜向肩关节方向进针1.0~1.5寸;天宗穴直刺达肩胛骨,一般进针1.5寸左右。每日针1次,留针30分钟,每隔10分钟行针1次。留针期间用TDP或频谱仪照射颈椎(以大椎穴为中心)30分钟。10日为1疗程。

8. 项丛刺疗法

(1)取穴:选取下脑户、风府、哑门,横向自风府至完骨作6等分,每1个等分为1个穴位,左右两侧为12个穴,共计15穴。风寒湿型选取数穴加温针2壮,针后拔罐;气滞血瘀型加针少海、大陵;肝肾不足型加针太溪、委中。

(2)操作:局部常规消毒,采用夹持进针法,然后缓缓进入,达适当深度后小幅度提插捻转,病人有酸胀重等感觉即可,留针30分钟。隔日治疗1次,10次为1个疗程。

9. 夹脊温针法

(1)取穴:选取$C_{3~7}$的双侧颈夹脊穴为主。颈型配养老、后溪;椎动脉型配风池、天柱、完骨、四神聪、太阳;神经根型配风池、天柱、肩髃、臂臑、曲池、手三里、外关、养老、八邪;脊髓型配气海俞、大肠俞、关元俞、殷门、委中、承山;交感型配内关、足三里、三阴交、太冲、太溪。

(2)操作:颈型、交感型、椎动脉型针颈夹脊穴时针尖向脊柱方向斜刺,用30号1.5寸毫针刺入1.3寸;神经根型、脊髓型针刺的方向相同,但用2.5寸毫针刺入2.3寸,针感传向肩背及手臂。得气后在针柄末端套置约1.5 cm长的艾条施灸,其余诸穴按常规操作。起针后在痛点用三棱针点刺出血后拔罐,出血量可达5 ml,直到瘀血流尽起罐。针刺每天1次,每次留针30分钟;刺络放血隔天1次。10次为1个疗程。

10. 远近配穴法

(1)取穴:选取天牖、天容、天窗、天鼎、列缺为主穴,均为患侧。风寒湿型加大椎(拔罐)、风门;气滞血瘀型加血海和局部刺络出血;伴偏头痛加头维、后溪;背部沉重压痛加肩中俞、肩外俞;头晕、恶心加人迎;颈部转动受限加申脉;腰骶部痛加昆仑。

(2)操作:取40~50 mm毫针,穴位常规消毒。天牖穴针尖向下颌或沿着胸锁乳突肌后缘向锁骨方向而刺,进针0.5~1寸,得气后小幅度快频率捻转约2分钟,针感可达肩关节;天容、天窗穴针尖指向颈椎直刺1~1.2寸,少提插多捻转,行针2分钟,针感向肩关节、上臂及手放射,并可有多方位的触电样感觉;天鼎穴直刺,针尖指向颈椎,深约0.8寸,得气后做小幅度捻转;列缺穴针尖向肘关节方向斜刺,进针1寸,得气后小幅度捻转2分钟。各穴均以得气后向病变部位传导为佳,诸穴留针30分钟,每日或隔日1次,9次为1个疗程。

11. 运动针刺法

(1)取穴:根据治病"宁失其穴,勿失其经"的原则,在足太阳膀胱经颈部的经脉,即天柱穴至大杼穴的连线上取3个点,将其分成4等分,这3个点与天柱、大杼两穴共同作为治疗的5个穴位。每次治疗根据患者的症状选取其中3个作为治疗取穴。如以头昏眩晕、头痛、耳鸣等症状为主者,取上面3个点(穴);以肩胛区酸胀、颈项不适、口干、咽部异物感等症状为主者,取中间3个点(穴);以上肢麻木、发冷感、心慌胸闷及心前区隐痛为主者,取下面3个点(穴)。

(2)操作:患者端坐,两手放在大腿上,自然放松。根据辨证,左右对称各取3穴,酒精消毒后以28号或30号1.5寸毫针,垂直微向下进针1.0寸,共6针。进针得气后,嘱患者颈项缓慢前后运动、左右摆动及左右旋转或站立行走,以加强针感,留针30分钟后拔针即可。每天1次,10天为1疗程。

12. 三穴钩针法

(1)取穴:颈$_1$穴:第7颈椎横突下缘,督脉旁开1寸(1.5 cm左右),左右各一;颈$_2$穴:第6颈椎横突下缘,督脉旁开1寸,左右各一;颈$_3$穴:第5颈椎横突下缘,督脉旁开1寸,左右各一。

(2)操作:取自制钩针一把,消毒后备用。让患者平俯卧手术台,胸下垫一薄枕与肩部平,双手垫于前额部,完全暴露颈部。根据骨性标志定位,用紫药水做标记,皮肤常规无菌消毒,铺无菌巾,戴无菌手套。取1%利多卡因在标点处做一皮丘,行局部浸润麻醉,每点2~3 ml,深1~2 cm(即毫针的深度),按定点部位,左手持无菌敷料,固定皮肤,右手持钩针自外而里刺入皮肤、肌肉,钩断部分韧带。在钩针两侧横突下缘时,钩针顺肌肉走行刺入皮肤、肌肉,然后钩针转向椎间孔的方向钩提,疏通钩断部分横突上、下缘肌纤维韧带,依次为斜方肌的上部、斜角肌、头夹肌、头半棘肌、黄韧带,钩断黄韧带的1/3,使紧张的肌纤维韧带部分断裂回缩,钩针达到横突下缘时,手法能够触及钝感,钩提要彻底,钩提4~6次不等,有落空感即可,但一定注意其深度,不能到达横突后结节的前方。术毕用氢化泼尼松2 ml,维生素B$_{12}$ 1 ml混合液各针眼封注0.8 ml,加压包扎,防止再粘连,观察15分钟。7天后除去敷料,15天为1疗程。

13. 热针治疗法

(1)取穴:选取主穴坤柱(第4颈椎旁开1.5寸),颈灵$_5$(第5颈椎旁开1寸),颈灵$_6$(第6颈椎旁开1寸)。颈型配风池、天柱、风门、肩井;神经根型配天柱、大杼、肩中俞、肩髃、曲池、外关;椎动脉型配风池、天柱、定喘、四神聪、太阳;交感型配翳明、心俞、脾俞、内关;脊髓型配颈夹脊$_{2\sim5}$、曲池、合谷、髀关、伏兔、足三里、三阴交、太冲。

(2)操作:每次取1对主穴,根据辨证与辨病相结合配4~5

穴,热针温度在 40~50 ℃。部分病人配合当归注射液 2 ml,维生素 B_{12} 0.5 mg 于主穴穴位注射,每次选用 2 穴,每日或隔日 1 次,10 次为 1 疗程。

14. 扬刺排刺法

(1)取穴:选取颈夹脊、天柱、大杼、百劳、风池、肩井、肩髃、曲池、外关、合谷、阿是穴为主。

(2)操作:采用扬刺(在阿是穴正中刺一针,然后在距阿是穴 1.5 cm 的上下左右各浅刺一针)、排刺(沿受压神经通路等距离排刺,均进针 1 寸左右,两针相距 1 寸,平补平泻法)为主,配合穴位注射(以 0.9% 生理盐水 4 ml,来比林 0.9 g,两药混合后穴位注射,每穴注射 2 ml,取穴以阿是穴为主,一般 3~5 次)及温针灸。

15. 针刺火针法

(1)取穴:天柱(双)、上星、风池(双)、颈段夹脊穴(双)。

(2)操作:选用 28 号 1.0 寸毫针,针刺天柱、上星穴,得气(以局部有麻、胀感为度)后以 180~200 次/分的频率捻转 2 分钟,留针 30 分钟,留针期间每间隔 5 分钟行针 1 次;选用 28 号 1.5 寸毫针,针刺风池、颈段夹脊穴,在行针得气基础上运针以紧按慢提、小角度捻转后留针,留针期间每 10 分钟重复上述手法 1 次,留针 30 分钟后出针。隔日 1 次。针刺出针后,以火针点刺颈段夹脊穴,每周 2 次。4 周为 1 疗程。

16. 电针围刺法

(1)取穴:选取大椎、大杼、夹脊颈$_{5～7}$。头晕配风池、百会;失眠配百会、印堂;耳鸣配听宫、听会、翳风;肩痛配肩髃、肩髎;手部疼痛配外关、中渚、合谷。

(2)操作:用 0.38 mm×(40~50)mm 毫针,主穴以大椎穴为中心围刺 6~8 针,均周边向中心斜刺 0.8~1.2 寸。配穴风池向下斜刺 1~1.5 寸;百会、印堂平刺 0.8~1 寸;其余配穴直刺 0.5~1.5 寸。行平补平泻手法,有针感后,连接电针治疗仪,采用疏密波,电量以患者感到有麻胀感为宜,每日1次。

17. 芒针针刺法

(1)取穴:肩背、风池、大椎。

(2)操作:病人取卧位,刺肩背穴时,针尖向后下方,相当于第二、第三胸椎横突部刺入,缓缓按压推进,并可捻转,进针深度为3~4寸,使局部产生酸胀感,有时可有麻电感向背部放散。刺风池穴可进针1.5~2寸,使感应缓缓下行,以病人患侧麻胀快感为度。

18. 双针合灸法

(1)双针治疗:①选取颈椎棘突旁周围压痛点或有放射痛的敏感点,局部消毒后,将两支毫针同时刺入,针尖经斜方肌前向椎间孔方向透刺,得气后行龙虎交战手法,10分钟1次,留针30分钟。②选取上肢痛觉及麻木所在经脉的郄穴行双针治疗,如疼痛及麻木在手臂外侧下缘,可选取手太阳郄穴养老,在手臂外侧上缘可选取手阳明郄穴温溜,在手臂外侧中间可选手少阳郄穴会宗,如疼痛及麻木在两条经脉以上,可同时选取2个以上的阳经郄穴治疗,得气后,10分钟行龙虎交战手法1次,留针30分钟。

(2)实按灸治疗:将多张麝香风湿膏分别放于患者颈部及上肢痛点及麻木处,将市售无药灸条点燃后,不断地快速按压在风湿膏上,来回熨烫直至痛处皮肤发红发烫为止。注意:按压灸条时手法要轻柔,并要求快速不断,以免把艾火压熄,并避免烫伤皮肤。

19. 针刺走罐法

(1)取穴:选取颈椎夹脊穴、百会、风池。神经根型加配曲池、外关、合谷;椎动脉型加配太阳;脊髓型加配曲池、外关、合谷、环跳、足三里、悬钟;交感神经型加配后顶、内关、合谷。

(2)操作:穴位常规消毒,取28号1.5寸毫针,针刺深度0.6~1.2寸,主穴进针后,以有麻胀触电感为佳;配穴取患侧。得气后以G6805治疗仪主穴接负极,配穴接正极,选用断续波脉冲,电流强度以病人忍受为度,留针30分钟,每日1次,10次为1疗程。

起针后稍稍休息,暴露颈背部,沿脊柱两侧从风池穴至肺俞走罐,以医用甘油为润滑剂,取中号玻璃罐,用闪火法将罐吸附在风池穴下,随即在风池和肺俞间上下来回推动玻璃罐20个来回。玻璃罐吸附力的强度以受治者无疼痛为度,先一侧,后另一侧,隔日1次。

20. 刮痧刺络法

(1)定位:刮拭经络以督脉、手足太阳、手足少阳经为主,路线分主线和配线,主线有风府→身柱、风池→肩井,配线有天柱→膈俞、大椎→巨骨、肩中俞→臑俞。

(2)操作:先经络刮痧后刺络拔罐,经络刮痧采用水牛角制成的长方形刮痧板,介质采用中国中医研究院研制的刮痧油。一般主线为必刮线,再根据酸痛所在部位选取相应的配线,操作时先在所刮部位涂少许刮痧油,然后用刮痧板与皮肤成45°角,由上而下,先主线后配线,先中线后旁线,刮拭力量以患者可耐受为宜,先轻后重,缓缓而行,刮至皮肤明显见痧,即皮肤出现红色粒状、片状潮红、紫红色或暗红色的血斑、血疱即可,酸痛处及风池、百劳、肩井、肩中俞、肩外俞、曲恒、天宗等可重点刮拭。刺络拔罐是从痧斑中寻找紫红色或暗红色的血斑或血疱,常规消毒,用三棱针刺破皮肤,每次3~5个,然后用闪火法在其上拔罐10分钟,可有瘀血拔出。每隔5~7天1次,也可待痧退后再治疗。

21. 穴位注射法

(1)取穴:头疼头晕取风池穴,颈椎骨质增生部位及痛点取颈夹脊穴(参考X线片),肩背及上肢痛取肩中俞、肩外俞、心俞、肺俞穴。

(2)药物:丹参注射液10 ml,10%葡萄糖液6 ml,维生素B_{12} 1 ml,1%利多卡因注射液4 ml,疗程首日加醋酸氢化泼尼松25 mg。

(3)操作:取20 ml一次性注射器,6号半注射针头,抽取上述药液均匀混合。令患者取坐位,暴露颈背部,皮肤常规消毒。风池穴,术者持注射器近皮肤垂直方向,快速刺入皮下组织,缓慢推进

0.5寸,回抽无血,将药液缓慢推入;颈夹脊穴、肩外俞、肩中俞、心俞、肺俞,术者右手拇指捏起皮肤,将针与皮肤呈30°人体纵轴方向快速刺入皮下,缓缓沿皮下进针0.8寸,回抽无血,将药液缓慢推入形成皮丘。每次选用两穴,每穴注入上述混合药液各半,每日1次,7日为1个疗程。

22. 腹针治疗法

(1)取穴:以腹针中天地针(中脘、关元)为主穴;配以双侧商曲,患侧滑肉门,患侧上风湿点(位于腹中线脐上1.5寸,旁开2.5寸),患侧上风湿外点(位于腹中线脐上1寸,旁开3寸)。

(2)操作:先测准腹针穴位,以确保疗效。然后常规消毒,先用40～60 mm长的38号毫针,进针时首先应避开毛孔、血管,然后施术要轻、缓。如针尖抵达预计深度时,一般采用只捻转不提插或轻捻转、慢提插的手法,使腹腔内大网膜有足够的时间游离,避开针体,以避免刺伤内脏。施术时一般采用三部法,即候气、行气、催气手法。进针后停留3～5分钟,谓之候气;然后再捻转使局部产生针感,谓之行气;再隔5分钟行针1次,加强针感,使之向四周或远处扩散,谓之催气。留针30分钟后起针,每日1次,10日为1个疗程。

23. 头针治疗法

(1)取穴:选取顶枕带(百会至脑户的条带)上1/3(双侧)(条带是指百会至脑户的连接左右各旁开0.5寸的治疗带)、顶后斜带(络却至百会的条带)(病灶对侧)、额中带(神庭起向下1寸的条带)、顶中带(前顶至百会的条带);头晕重加颞后带(率谷至角孙的条带),痰湿盛加额顶带(神庭至前顶的条带中1/3(右侧))。

(2)操作:常规消毒后,取30号1.5寸毫针斜刺,均用小幅度提插法泻法。肝肾亏虚加额顶带后1/3(双侧),用小幅度提插法补法。行针时配合颈部松懈,患者头部前后左右自主运动,每次行针3～5分钟,间隔15分钟再行针1次,留针2～12小时,隔天1

次,6 天为 1 疗程。

24. 浮针治疗法

(1)定位:首先明确阳性反应点(痛点或压痛点),距离阳性反应点上下左右 6～10 cm 处确定一比较平坦、便于进针的进针点,进行标记。颈椎病的患者进针点多选在颈椎两旁压痛点下方,因其病根源在颈椎,颈部压痛点消失了,其他部位压痛可迎刃而解。

(2)操作:局部常规消毒后,取特制专用针具(约 4 cm 长的塑料套管针),在进针点快速刺入皮下,然后针尖直对痛点,将针身平贴皮下向前推进。力求无酸麻胀痛等感觉,进针完毕后,手握针座左右摇摆,使针体作扇形运动 2～3 分钟,直到病人的疼痛和头晕症状完全消失或减轻为止。抽出针芯,用胶布黏附于针座,以固定留于皮下的软套管。留针 24 小时,部分病例可适当延长留针时间。出针后间隔 1～2 天,再行浮针治疗。

25. 耳穴压籽法

(1)选取耳穴:皮质下、肾上腺、交感和神门。伴视力减退加睛明、攒竹;伴恶心呕吐加内关、中脘;伴有神经衰弱症状加神门、百会;伴突然摔倒加百会。

(2)操作:①耳穴取穴法:均采用火柴棒以轻、慢、均匀的手法找出这些敏感点。②操作方法:耳穴常规消毒后,用王不留行籽贴附于小方块胶布中央,然后贴敷于耳穴上,按压王不留行籽,产生酸胀感,嘱患者自行每天按压 5～7 次。5 天换籽 1 次。

26. 温通药灸法

(1)处方:黄芪、当归、威灵仙、附子各 1 份,细辛 2 份,艾绒 3 份。

(2)方法:以上诸药经制剂室烘干研细制成。治疗时取上述药灸散 30 g 放于特制容器中,加姜酊(以 75% 酒精 100 ml 加入鲜姜片 20 g 密封浸泡 5 天后应用)混匀点燃,放于颈部大椎穴局部熏灸,每次 30 分钟,每天 1 次。10 天为 1 疗程。

(三) 正骨推拿法

1. 仰头摇正法

适用于枕寰关节、寰枢关节的旋转式错位。患者仰卧,低枕。术者一手托其枕部,一手托其下颌,使病人头部上仰(仰头可使2～7颈椎后关节闭锁成"定点")、侧转,嘱病人放松颈肌(缓慢动2～3下),待头转到最大角度时,稍加有限度的"闪动力",即可使错位的关节复位,此操作中有时还可听到关节复位的弹响"咯得"声。此法亦可取坐位操作。

2. 低头摇正法

适用于2～6颈椎后关节旋转式错位。患者侧卧,平枕,低头(中段颈椎前屈约20°,下段颈椎前屈大于30°),术者一手轻拿其后颈,以拇指按压于错位的横突后隆起处下方作为"定点",另一手托其面颊部作为"动点",以枕部为支点,转动头部,当摇头至最大角度时,"动点"的手用有限度的"闪动力","定点"的拇指按压成阻力,使关节在动中因"定点"的阻力而复位。根据需要(缓慢复位法)可重复2～5次。

3. 侧头摇正法

适用于2～6颈椎钩椎关节旋转式错位和侧弯侧摆式错位。患者侧卧,低枕,头前屈,术者一手托其耳区头部,另一手轻拿其后颈,拇指"定点"于错位之横突下方,将头搬起呈侧屈状作摇头活动,动作同低头摇正法。

4. 侧卧摇肩法

适用于第5颈椎至第2胸椎间的旋转式错位。患者侧卧,平枕,患侧上肢垂直,手置臀部,术者立其后,用拇、食指钳夹于错位关节的横突前后方,另一手扶于肩部,作向前推、向后拉的摇动,"定点"作对抗阻力,使旋转错位在摇动中复正。此法与低头摇正法原理及适应证相同,只是"动点"在下,改为摇肩,使作用力易于达到颈胸交界处。尤其对上位颈椎失稳的患者,可避免因低头摇正角度过大而损伤上颈段。注意摇肩时先将其肩向下推,以免关节闭锁难以复正。

5. 侧向搬按法

适用于 $C_{2\sim6}$ 侧弯侧摆式错位和钩椎关节错位。患者仰卧,术者立于床头,一手拿其后颈并以拇指按住患椎横突侧向隆起处按压(侧摆者只按一点,侧弯者由下而上逐点按压),另一手托住下颌并以前臂贴其面颊部,两手合作将患者头向上牵引并屈向健侧再屈向患侧(让错位关节先开后合),当颈屈向患侧至最大角度时,拇指"定点"不放松,并与"动点"手协同作扳、按、牵联合"闪动力"以使错位关节复位。有时病人可听到关节弹响声,术者拇指亦可有关节复位的弹跳感,多可成功。此法亦可改用侧卧位,去枕,用抬头作侧扳按动作,与侧头摇正法同用,抬头角度加大,$C_6 \sim T_2$ 侧摆侧弯式错位者,可将"动点"改为推肩拉肩,此法必须使错位椎间侧屈活动度加大些才易成功。

6. 挎角搬按法

适用于 $C_{2\sim4}$ 后关节错位,或关节滑膜嵌顿松解后关节肿胀者。患者取健侧卧位,低枕,将头偏向健侧前屈,充分展开患椎关节,术者双手拇指轻力弹拨其颈部紧张肌腱(提肩胛肌、夹肌多见),作滑膜嵌顿的诱导松解,使嵌顿的滑膜退出,并揉捏颈肌使之放松,然后一手拇指"定点"于肿胀隆起的偏下方,另一手扶对侧头面部,将头搬起屈向健侧前外 45°,再斜扳往后外侧 45°,如此斜向扳按压该隆突关节,重复 2～3 次即可复平。

7. 俯卧冲压法(旋转分压法)

适用于颈胸交界区($C_6 \sim T_3$)的关节错位。以 C_7 棘突左偏、T_1 棘突右偏伴压痛为例,患者俯卧于软枕上,头向床边悬空,面向右颈部放松。术者立于床头,右手掌根部按于 C_7 棘突左侧,力点落在椎板(棘突根)部,左手掌根部按于 $T_{1\sim3}$ 棘突右旁作定点。令患者深呼吸,当其呼气时,术者双手用有限度的冲压力下按,右手"动点力"稍加大,可重复 2～3 次。由于术者双手作用力方向不同,对旋转式错位较易复正。对滑脱式错位,可改为双拇指同按于后突的椎旁两侧,在双掌牵拉头颈时双拇指加按压力,以达到牵引推正的目的。本法亦常用于胸椎段错位。

8. 侧卧推正法

适用于各颈椎前后滑脱式错位,对颈轴变直、反张者有效。患者侧卧,平枕,低头。术者用拇食二指夹持后突棘突两旁椎板处作"定点",另一手托其下颌,使头作前屈后仰活动。当仰头时,"定点"之手稍加力向前推动,使反张的椎体在运动中被推正。滑脱较重者,用牵引下推正较易成功,或取仰卧位于推正时加牵引力,亦可复正。

9. 牵引下正骨法

适用于颈椎椎间盘突出(膨出)、椎间盘变性并发错位(徒手复位困难者)、多关节多型式错位、倾位仰位式错位及骨质增生合并错位者。利用牵引使椎间隙相应增宽,加大三条纵韧带拉压力,有利于前后滑脱式错位的复位,牵引后选用摇正法、推正法、侧向搬按法复位,对小关节有交锁和滑脱嵌顿者较为安全和适用。实验证明,对于尚未硬化的椎间盘变性(早、中期)椎间隙变窄,牵引能使椎间隙增宽,故对老年人的椎间盘变性并发错位,用牵引下正骨法复位,较安全、舒适(无痛),而且疗效显著。本法对于重症颈椎病病人,可以减少其手法复位的副损伤或免除手术之苦。对于 C_1、C_2 错位有眩晕者,应先用卧位徒手复位,再用本法治疗中下段颈椎错位,以避免因牵引刺激椎动脉而致眩晕加重。牵引下正骨法与上述徒手正骨法原理相同。

患者坐于 QY-4 型牵引椅上(牵引力及角度同牵引疗法),术者站其后,双手扶病人双肩缓慢向后拉至一定角度,再缓慢向前推回中立位,嘱患者双手随身体做前后摆动,颈肌放松。此为预备

（放松）手法。

牵引下推正法：适用于前后滑脱式、倾位仰位式和左右旋转式错位者。术者双手拇指"定点"于后突之棘突旁椎板处（滑脱、倾仰者"定点"于同一棘突旁，旋转者"定点"于棘偏处左右不同棘突部），向后拉到最大角度，向前推动时双手拇指加力推正之。若颈椎为前滑脱（暴力性损伤者），则改为由前向后推，拇指"定点"于前脱的横突前侧，左右侧分别进行，术者站于病人的侧方。

牵引下摇正法：适用于 C_3、T_2 旋转式错位者，或作为颈椎关节紊乱的常规调整法。手法与徒手低头摇正法及摇肩法相同。选用复位角度后，让患者双手抓住坐椅后部以保持颈部前屈位，术者一手拇指按压于选好的"定点"隆起横突后侧，另一手用摇头或摇肩法完成正骨。以 C_4、C_5 椎间左右旋转式错位为例，触诊横突部 C_4 右侧后突，C_5 左侧后，取 30°牵引角度，术者拇指"定点"于 C_4 右侧后突的横突，右手扶下颌作摇头动作，在头右转达最大活动度时，左手拇指加阻力，以迫使 C_3、C_4 椎间复位，可重复 2～3 次（缓慢复位法），或加"闪动力"（快速复位法）。术者改用右手拇指"定点"C_5 左后隆起之横突后侧，左手托扶下颌作摇头活动，当左转头达最大角度时，右手拇指加阻力，迫使 C_4、C_5 椎间关节复位，可加"闪动力"或重复 2～3 次。如错位在颈胸交界处（C_6～T_6），则改用摇肩法，以拇指按于横突后侧或棘突偏歪处为"定点"，另一手掌由前向后推肩（单侧肩后旋使上体活动），重复 3～5 次，再如法做另一侧。

牵引下扳按法：适用于侧弯侧摆式错位（钩椎关节错位）。术者一手虎口扶于错位椎旁隆起之横突侧方（加点以第 2 指掌关节处为主）作"定点"，另一手握患者对侧肘部或腕部，徐徐用力向下拉，使患者颈部侧屈 20°左右，此时"定点"手加力推按，然后还原，重复 3～5 次，侧摆椎关节复正即告完毕。若为系列"C"形侧弯或"S"形侧弯，则应按序列逐个按压复位，先作健侧（无症状侧），后作患侧(有症状侧),效果较佳。

10. 反向运动法

适用于松解肌痉挛、肌性牵涉性痛和肌挛缩,例如颈椎病正骨后屈颈仍感颈连背有牵拉性痛者,患者坐于凳上,术者立于其后,用同侧拇指或屈肘按住病人背部痛点(稍上),另一手扶其肩部,嘱患者头先仰,然后用力前屈,在病人前屈头时,术者用力按住痛点,力的方向与屈头方向相反,使痛点肌肉(最长肌)因两人作用力相反而得以松解,反复1~3次,常可使顽固性痛点消失;又如钩椎关节错位引起斜角肌痉挛,用牵引下正骨法复位后,触诊时仍有肌紧张者,亦可应用牵引下反向运动法使之松解;颈肩综合征和老年性肩周炎患者,如触诊时有后斜角肌紧张,可以触及$C_{5\sim7}$横突前方隆突压痛处,作头手对抗或肩手对抗法,也常可收到立竿见影的效果。

【现代研究】

1. 广西省苍梧县人民医院吕汉华报道运用威灵散外敷加穴位注射治疗颈椎病53例。①处方:威灵仙、山楂各100 g,羌活、苍术、川乌、大茴香、川芎、姜黄、白芷各50 g,桂枝、吴茱萸各30 g。②方法:以上方药搅匀后碾粉。选用透气性能好的棉布,制成约30 cm×20 cm×5 cm布袋,把上药粉纳入布袋中,再缝成药枕。白天或晚上环枕外敷颈项患处,每日至少敷10小时。同时配合穴位注射:取患侧颈夹脊穴4~7个,双侧百劳穴、肩井穴及阿是穴。每次交替使用5~6个穴位,用10 ml注射器抽吸野木瓜注射液8 ml,准确穴位定位,常规消毒皮肤后,快速注入药液1~1.5 ml,每日1次。③结果:痊愈36例,好转13例[中医外治杂志,2000;(3):15]。

2. 甘肃中医学院附属医院徐克武等报道运用中药熏洗配合

手法治疗神经根型颈椎病 158 例。①处方:五加皮、红花各 15 g,五味子 30 g,独活、羌活、威灵仙、当归、川芎、桑枝各 10 g,桂枝 9 g。②方法:以上诸药装布袋,加水 1500 ml,陈醋 500 ml,沸后煎 20 分钟,从火上取下,用蒸汽熏颈项部,待水温降至不烫皮肤时,用药袋托敷颈项肩、背部 30 分钟,水凉时,可置火上温热后再洗。然后做颈部大幅度的屈伸、旋转活动 200 次。同时配合二步二位法:第 1 步为准备手法,患者取坐位,术者先以揉、滚、拿、捏等手法放松颈、项、肩、背部肌肉约 10 分钟,再用拇指弹拨颈项的痛点、结节,点揉哑门、风池,并按大椎、大杼 8 分钟;第 2 步为治疗手法,患者取俯卧位,头伸出床头,一助手固定患者双肩,向下牵引,术者一手扣患者下颌,一手扣住枕部,对抗牵引 1～2 分钟,并最大限度的左右旋转、前屈、后伸各 2 次,拿肩井结束。③结果:痊愈 44 例,显效 85 例,好转 24 例[中医正骨,2000;(12):30]。

3. 山西省乡宁县台头煤矿职工医院连春龙等报道运用小针刀加中药外敷治疗颈椎病 50 例。①处方:透骨草、伸筋草、海桐皮、木瓜、桂枝、防风、川乌、草乌、骨碎补各 30 g,红花、牛膝、川椒、乳香、钻地风、赤芍、白芷各 20 g。②方法:以上方药分两等分,用纱布缝制成两个约 20 cm 大小的药袋,将药装入后,用陈醋浸透,放于锅中蒸热,外敷患处。两袋交替使用,每日 2 次,每次 20 分钟。并运用针刀治疗。③结果:临床治愈 43 例,显效 5 例,好转 2 例[中医外治杂志,2000;(1):8]。

4. 四川省大竹县中医院周道平报道运用针刺加中药热透治疗颈椎病 58 例。①处方:川乌、草乌、生南星各 100 g,松节、威灵仙、海桐皮、木瓜、秦艽各 50 g,川芎、乳香、没药各 40 g,麻黄、白芥子、姜黄各 20 g。②方法:上药焙干打粉备用。治疗时嘱患者端坐治疗桌前,将头平放桌上,使颈部保持水平,在颈部铺一层润湿纱巾,将药粉用温水调成泥状,敷于纱巾上,再用一层润湿纱巾盖上,用 TDP 灯照射,温度以患者能够耐受为宜,让药热力能透达入里。

热透30分钟后针刺:取颈椎3~7夹脊穴为主,进针深度1~1.5寸,斜刺,针尖指向脊柱,针感局部酸胀为佳。神经根型配大椎、肩井、天宗、肩三针、曲池等,椎动脉型配风池、百会、太阳,各穴均采用平补平泻手法,进针深度视部位而定,得气后留针30分钟。③结果:痊愈35例,好转22例[针灸临床杂志,2002;(5):25]。

5. 安徽省建委医院王木杉报道运用手法推拿配合中药熏蒸治疗混合型颈椎病368例。①处方:川乌、草乌各24 g,防风、川牛膝各60 g,杜仲30 g,千年健90 g,伸筋草20 g,血竭15 g。②方法:将上方药放入熏蒸治疗仪熏蒸罐中,浸泡加热30分钟,熏蒸颈部。同时配合推拿:患者坐位,医者立于患者背后,用轻度揉捏手法在颈项肩背部反复操作,使肌肉放松,再用拇指指腹沿胸锁乳突肌的"桥弓"穴由上而下抹揉数次;一手扶患者前额,一手拇指按风池穴由轻到重,待有酸胀感再重而复轻,反复数次,点按毕,双手屈指对称张开,从头维沿发际到风池,轻揉抓搓手法,反复数次,使头皮有热感,紧接着用双掌抱住头两侧,并斜向上用力揣提正营穴;一手托住患者下颌,另一手提捏患者后枕部,可提捏5~10次;两手扶住患者脸部,斜扳可听到喀喀响声,注意椎动脉供血不足者,一般以上述手法治疗3~5次,眩晕、头昏症状有所改善后方采用;以拇指点按揉搓背部硬节条块或酸胀点,大片僵硬现象则用掌根、鱼际揉按,然后重点按风府、大杼、肩井、阳白、听会、缺盆、极泉、合谷、手缺盆、曲池、内关等。③结果:痊愈198例,好转122例[安徽中医临床杂志,2002;(4):186]。

6. 湖南省常德市第一中医院夏乃年等报道运用中药隔姜灸治疗颈椎病100例。①处方:乳香、麝香各2 g,没药1.5 g,威灵仙、续断、山甲珠各3 g,五加皮、青木香各5 g。②方法:将上药共研细末,过80目筛2次,然后加3年陈艾250 g,搅匀,做成0.6 cm×0.6 cm颗粒,用管口瓶装好备用。根据患者所患增生的节段多少直接将厚薄适中的姜片放在所增生部位的表皮上,再将中药灸壮置于姜片上面,每次灸 10~20 壮,每壮燃烧时间约为 3 分钟,大约在 1 小时内完成。待整个过程完成后,若局部起水泡,即用消毒针刺破水泡,后擦上红花油,外贴创可贴,保护创面,每日更换 2 次,待创口结痂后再行第 2 次药灸。③结果:显效 68 例,有效 21 例[湖南中医杂志,2002;(4):19]。

7. 浙江省温州市中医院吴惠明报道运用小针刀配合埋线治疗神经根型颈椎病 128 例。①小针刀松解剥离术:患者俯卧在治疗床上,充分暴露颈部。术者仔细寻查患者颈部棘突间、脊椎旁的压痛点及条索状肌硬结等病理阳性反应物,常规消毒。用小针刀在压痛点或阳性反应物处进针,刀口线与人体纵轴平行,进针深度据病情而定,待患者感觉针处有酸胀感后,先纵向剥离 3 次,再横向松解剥离 3 次后出针。②埋线:用龙胆紫标定相关颈夹脊穴,局部常规消毒,在穴位两旁的进针、出针处注射 2% 利多卡因 0.5 ml。将大号三角缝皮针穿 0 号或 1 号羊肠线(双线),用持针器夹住三角针,垂直进针穿入穴位深层(皮肤与肌肉之间)后出针,将羊肠线拉出,用剪刀剪去露在皮肤外两端的羊肠线,使之缩回至皮下。用碘酒消毒针孔,敷无菌纱布,胶布固定。③结果:痊愈 64 例,显效 48 例,好转 12 例[浙江中西医结合杂志,2004;(9):585]。

8. 湖南中医学院第一附属医院欧广升等报道运用挑刺埋线治疗颈椎病 98 例。①选穴:以大椎、病变椎体夹脊穴为主穴,大杼、肩外俞、肩井、压痛点为配穴。②方法:患者取俯卧位,每次取 1 个主穴和 2 个配穴,局部常规消毒后,用 2% 利多卡因作穴位局部浸润麻醉;用消毒的三棱针挑破皮肤,挑断穴位内白色纤维,并左右摇拨,再用火罐吸拔,吸出血 2~3 ml。再将创口常规消毒,将长约 2 cm 1 号铬制羊肠线装入无菌的 9 号注射针头内,从挑刺创口内斜刺 1.5~2 寸,寻找强烈针感向头部或肩臂部放射后,缓慢退针,边退边用 9 号腰穿针针芯内推,回到皮下后拔针,用碘酊棉球按压创口片刻,外用创可贴固定。③结果:临床痊愈 61 例,显效 21 例,有效 13 例[湖南中医药导报,2000;(4):24]。

9. 南京军区福州总医院林木南等报道运用针刀治疗神经根型颈椎病 50 例。①针刀治疗:患者反坐在靠背椅上,双手平放在椅靠背上,低头使前额放在双手上;或取俯卧位,胸前垫一高枕,使颈部向前伸,以充分暴露颈项部。依据 CT 和 MRI 提示及结合临床体征,在病变部位触按寻找压痛条索或结节等阳性反应点,在阳性点用龙胆紫作标记后,常规消毒,铺无菌洞巾,术者戴一次性帽、口罩及无菌手套,选 4 号或 3 号小针刀。按针刀疗法的四部进针法,刀口线与神经、血管、肌纤维平行,针刀垂直于皮肤进针,用针刀松解棘间韧带和相应的肌肉、韧带筋膜。先纵行切开或剥离,再横行剥离,如有结节需切开剥离。出针后压迫针孔片刻,不出血为止,再用创可贴敷针眼。②推拿治疗:针刀松解后观察 20 分钟,若无晕针等不良反应时,用点、揉、按、滚等手法推拿风池、大椎、颈区软组织病灶处,适当拔伸牵引颈椎,最后推拿肩、背及上肢痛区。若为环枕筋膜挛缩或项韧带损伤所致神经根型颈椎病,患者俯卧位,采用颈部对抗牵引加弹压手法;若颈椎移位型神经根型颈椎病,患者仰卧位,采用颈部对抗牵引加两点一面复位法。③结果:痊愈 16 例,显效 25 例,有效 8 例[中国中医骨伤科杂志,2003;(1):42]。

10. 天津传统医药研究所薛战礼等报道运用针刺配合整脊治疗神经根型颈椎病 120 例。①针刺:患者坐位,双臂微屈,放于两膝关节上,虎口向前位置。用 1.5 寸毫针,风池穴向鼻尖方向刺入,针感向颞部放射;颈夹脊穴直刺 0.5 寸,针感上下传导;曲池直刺 1.2 寸,使针感向拇指、中指传导;外关直刺 1 寸,针感上下传导。各穴均用平补平泻手法,留针 15 分钟。②舒筋:在针刺后进行,患者取坐位,术者站于患者身后一侧,一手扶患者前额部,一手拇指、食指揉捏双侧风池、颈夹脊,然后用弹拨法沿颈椎两旁自上而下垂直肌纤维放松肌肉 8~10 遍,压痛点旁可稍加重手法,再拿双侧肩井,点按天宗穴,拔伸颈项,手法由轻到重,由重到轻,用搓抖法治疗患肢数次,起到舒筋活血的作用。③整脊:在放松肌肉之后用拇指、食指、中指三指触诊法,触摸出偏歪棘突或压痛点,然后用颈椎旋转定位复位法,术者一手拇指顶住病变部位,另一手扶住对侧面部,令患者颈部前屈30°,然后将头向患侧旋转到最大限度,突然施力的同时,顶住病变部位的拇指顺势向对侧推挤,听到关节弹响声后,示复位成功,对侧用同样方法。复位完毕再用搓、抖法治疗患肢数次,稍歇片刻即可。④结果:痊愈95例,显效19例,好转4例[中医外治杂志,2003;(3):25]。

11. 江苏省溧阳市中医院段卫平报道运用针刺加药导治疗椎动脉型颈椎病106例。①选穴:取双侧耳迷根、风池。肝阳上亢配双侧太冲、外关;痰浊上蒙配人中、丰隆;气血亏虚配百会、足三里;肝肾阴虚配双侧太溪、三阴交。②方法:患者取坐位,穴位常规消毒后,取0.40 mm×40 mm毫针。耳迷根穴针尖与耳轮脚相对应,直刺0.5~0.8寸;风池穴针尖向对侧口角方向斜刺0.5~0.8寸,使局部酸胀感向面部、肩部扩散,尤以面部出现烘热感效佳。配穴以得气为度,行平补平泻法,留针20分钟。同时配合离子导入:羌活、桂枝、川芎、葛根、蒲公英、胆南星、生川乌、生草乌、乳香、没药、片姜黄、红花、威灵仙、当归各30 g,煎取药汁100 ml,配成pH 7.5~8的药离子备用;治疗仪为南京炮苑电子研究所生产的NPD-4AS型骨质增生治疗仪,治疗时将药垫放于正极,置于颈部,负极垫置于背部,仰卧睡,接通电源,调节电流,使患者颈部出现针刺样感为度,治疗25分钟。③结果:痊愈32例,好转65例[四川中医,2003;(5):75]。

12. 湖北省丹江口市第一医院瞿群威等报道运用电针加推拿治疗颈椎病256例。①选穴:取颈部5线:棘上线1条,从风府至大椎,属督脉;棘旁线2条,从天柱至大杼,属足太阳膀胱经;横突线2条,从完骨至天鼎,属手三阳和足少阳4经。头枕部痛或眩晕配风池;肩臂上肢部麻木疼痛配肩井、曲池、外关等穴。②方法:在颈部仔细触摸按压,根据症状、体征及 X 线片或 CT 检查结果确定病变椎间隙,在病变间隙及其相邻上下两椎间隙或对应横突水平与上 5 线相交点为进针点,若该点附近有经穴分布,则以该经穴为进针点,如颈$_1$横突处完骨,颈$_2$横突处天髎,颈$_4$横突处天窗,颈$_6$横突上缘天鼎,颈$_2$棘突上缘哑门等穴。棘中线进针 1 寸,棘旁线以抵住关节突骨质,有酸麻胀感觉为度;横突线针尖抵住横突结节或进针 1 寸,调整进针方向,使有胀麻感或放电感向枕部或肩臂部放散为准。然后接 G6805 电针仪。同时配合推拿治疗。③结果:临床治愈 154 例,显效 62 例,有效 32 例[上海针灸杂志,2003;(10):35]。

13. 上海市普陀区中心医院姜玲珍等报道运用电针加耳压治疗神经根型颈椎病 47 例。①电针:患者取坐位,穴位常规消毒后,取 0.40 mm×40 mm 毫针。风池穴针尖向对侧口角方向斜刺 0.5 寸;天柱穴直刺 0.5 寸,使局部酸胀感向肩部扩散;颈夹脊针尖向脊椎斜刺 0.8 寸;肩井穴直刺 0.5 寸,使针感向颈肩臂部放射;曲池、外关、合谷针刺 0.5 寸;中渚要求针感至手指。然后在针柄上接 G6805-2 型电针仪,采用疏密波,以患者能耐受为度,留针 20 分钟。针后加拔罐。②耳压:耳穴取颈、颈椎、神门、皮质下,常规消毒耳廓后,用王不留行籽 1 粒,置于 0.5 cm×0.5 cm 胶布中央,交替贴压耳穴,隔日一换。③结果:痊愈 14 例,好转 27 例[上海针灸杂志,2001;(3):20]。

14. 安徽省淮北市中医院孙钰等报道运用齐刺加牵引治疗神经根型颈椎病 260 例。①齐刺:患者俯卧位,在患侧颈椎棘突旁开 0.5~1 cm 最明显压痛处直刺 1 针,再在上下两旁各 1 cm 处针尖对着痛点方向各刺 1 针,2 针以 1.5 寸长为宜,提插捻转,以泻法为主,针感以向患者肩部及上肢放射为佳,留针 20~25 分钟,中间行针 1~2 次。②牵引:采用天津产 SS-168 型微电脑牵引床,患者取坐位,牵引力 8~15 kg,可由轻到重,逐渐加大牵引力,以患者无其他不适为原则,时间 15~25 分钟。③结果:痊愈 203 例,好转 53 例[中医药信息,2003;(1):27]。

15. 黑龙江省中医院麻虹等报道运用穴位注射配合刮痧治疗颈椎病 33 例。①刮痧:部位选后颈部从风府穴到大椎穴,颈两侧从风池穴经肩井至肩上,从肩外俞经秉风至肩贞。在治疗部位均匀涂上红花油,手握刮痧板与皮肤约成 30°~40°角,从上至下顺经而刮,力度以患者可以耐受为度,每次以皮肤出现紫红色或暗红色斑块或斑点(即痧)即可,隔日 1 次。②穴注:常用穴位为颈夹脊、阿是穴、天宗、肩髃、曲池。取 5 ml 注射器抽取风痛宁注射液 2 ml,选好穴位 2~4 个,常规消毒,快速刺入,出现针感后回抽无血即可缓慢注入药液,每日 1 次。③结果:显效 25 例,有效 7 例[针灸临床杂志,2003;(2):27]。

16. 山西省长治市第二人民医院赵晓梅等报道运用絮刺火罐疗法治疗颈椎病 141 例。①方法:患者俯卧位,胸部垫高 25 cm 左右或坐在靠背椅上,面朝靠背,上肢和头伏在椅背上,之后用七星针从颈项沿督脉、颈夹脊三线叩打,达大椎穴和风门穴为止,明显的压痛部位重点叩打,加拔火罐多个,共吸血 2~3 ml。另用 0.45 mm×25 mm 毫针刺风池、风府、志室(加罐)、后溪,每次 15 分钟。②结果:痊愈 72 例,显效 39 例,好转 19 例[上海针灸杂志,2004;(3):16]。

17. 四川省雅安市人民医院陈子前报道运用推罐加手法治疗椎动脉型颈椎病 65 例。①推罐:先在颈部皮肤上涂上 3~5 ml 跌打万花油,减轻病人的痛苦,然后选用大小适中的玻璃罐,从第七颈椎棘突下拔罐,向上推至发际,颈椎棘突左右旁开 2~5 cm 范围内上下推动 5~8 次,以皮肤出现瘀斑为度。②手法:医者站于患者背后,患者坐位,先全掌紧贴项部,以右手为例,拇指和四指分开,捏揉和捏拿项部约 20 次,再用左手重复前述动作,然后分别点压大椎、风池、风府、百会、太阳穴,以局部酸胀为度,风池穴点按以头颞部酸胀为度。再对掌前后、左右挤压头部,以头微发胀为度。再双拇指推夹脊穴,推督脉从第七颈椎下推至前额部,反复3～5次。最后用手指指腹轻叩头皮1～2次。每天1次。如有颈椎失稳者,用手牵提头部,然后左右旋转头部1次,头贴于医者前胸壁,防止过度,常听到"咯"一声,手法告毕。③结果:治愈63例,好转1例[四川中医,2003;(1):79]。

18. 浙江大学医学院附属第一医院李进报道运用"三步法"推拿治疗神经根型颈椎病52例。①方法:采用一"松"、二"动"、三"拉"三步法依次进行推拿手法治疗:第一步:松,即放松颈肩部肌肉。病人坐位,用轻柔的㨰法、一指禅推法、揉法、搓法、抖法等手法在患侧颈肩部及上肢部来回往返治疗,其间辅以稍重的点、拿手法,重点刺激压痛点及风池、肩井、天宗、曲池、外关、合谷诸穴,持续15～20分钟。第二步:动,即活动颈椎关节。病人坐位,头前倾约30°,医者一手托握病人下颌部,另一手抵握病人枕部,缓缓作相反方向用力,活动病人颈部,此即摇法。必要时可在此基础上进一步行颈椎斜扳法。第三步:拉,即牵引颈椎。病人仰卧,放松颈肩部肌肉,医者立于病人头侧,以双手除拇指外余四指并拢,轻揉病人双侧颈项部肌肉30秒,然后以双手交叠置于病人枕后,双侧大鱼际轻挟下颌部,双手向头侧持续牵引颈椎2分钟,揉法与牵引交替操作3～5次。②结果:显效27例,好转20例[上海中医药杂志,2002;(4):20]。

19. 上海市华东医院高翔等报道运用卧位整脊疗法治疗椎动脉型颈椎病134例。①方法:患者仰卧,头垫薄枕,颈部完全放松;术者站在床头端,将患者头部抬起呈微微后仰位,并顶靠在术者腹部。术者以双手抚患者颈旁,手指张开放在颈部后方及侧面,以手指的指腹轻柔上下揉动,直到肌肉明显松弛,再在同一处或临近肌肉上施压。以手指垂直肌肉纤维方向,施以稳定、缓慢而有节奏的力量进行按揉,双手并用,以增加力量及运动的协调和节奏。患者仰卧,双腿伸直,双手平放于身旁。术者坐在头前面,用一手在患者枕骨处托住,大拇指与食指分别置于患者双侧乳突,另一手托住患者的下颌稳稳地向前牵引,同时嘱患者完全放松。经牵引后,术者一手轻托患者下颌,一手于后枕骨以缓慢但稳定的力量向一侧旋转颈部,重复数次,逐渐增加范围(最大90°),有时可听到"咔嚓"声;然后以同样方法向另一侧旋转复位。患者俯卧,让颈部稍微悬空,术者坐在床头,双臂置于患者头部两侧,拇指放在颈胸区域的斜方肌、提肩胛肌处(肩井穴),其余手指轻贴于斜方肌区域,以两拇指旋转按揉肩部局部软组织。患者俯卧,术者分别站于两侧按揉同侧的肩胛带肌肉。②结果:痊愈95例,好转36例[中医正骨,2003;(8):14]。

20. 浙江中医学院袁相龙报道运用牵引下旋转手法治疗颈椎病420例。①点穴放松手法:患者端坐凳上,医者立于其背后,先点肩中穴、肩外穴、天宗穴、肩井穴各10秒钟,再在颈椎两侧及颈肩部用㨰法、一指禅法、拿揉法治疗约20分钟。②牵引下旋转手法:病人低坐位,自然放松,医者立于背后,让患者前屈颈约15°,医者一手拇指指腹按在压痛明显之棘突下方,另一手以屈曲的肘部托住患者颏部,且让其头部紧贴医者前胸,轻缓垂直向上提起头部,作持续牵引数秒钟,紧接着旋转头部,旋转幅度一般控制在60°以内,在旋转的同时,另一手拇指用力顶按棘突,在极短的时间内,旋转与顶按力熟练地配合完成。可闻及"喀喀"响声,或觉手下有滑动感,且患者自觉轻松感,即表示手法成功。此手法每隔2～3天1次,不可滥用。③理筋顺肌手法:复位后在患者颈椎两侧作轻柔一指按揉法数分钟,再用按摩霜或冬青油作擦法,以透热为度。④结果:痊愈340例,好转55例[浙江中医学院学报,2002;(4):64]。

三、颈椎间盘突出症

颈椎间盘突出症是由于颈部突然的、无防备的过度活动,或椎间盘发生退行性改变而出现急慢性压迫性颈神经根病变或脊髓病变表现为主的一类疾患。其发病率约为全部椎间盘突出症的 4%~6%,为腰椎间盘突出症的 10%。发病年龄较颈椎病小,发病时间短者数小时,长者数年。本病一般归属中医学"痿证"、"痹症"、"头颈痛"等范畴。

【病因病理】

颈部椎间盘共有 6 个,因其本身为无血供结构,故易发生退变而致突出。其纤维环以 Sharpy 纤维附着于颈椎骨骺环,因其较薄,当突然颈椎过度屈、伸或头部受压外力,则易发生颈椎间盘突出。此类不受退变因素影响,因外力所致的椎间盘突出,在腰椎间盘和胸椎间盘很少发生。其突出可为纤维环部分破裂突出或为纤维环破裂后髓核突出压迫神经根或颈髓。突出椎间盘开始为软性组织,以后纤维化或骨化,则进一步减少了椎管容积。由于椎间盘突出减少了椎间高度,使关节突活动度增加,可出现颈椎不稳,进而可发生骨性关节炎,尤其钩椎关节、关节囊及黄韧带增厚,可进一步压迫脊髓或脊神经根。此时已由颈椎间盘突出症发展为颈椎病。若颈椎间盘急性突出,则颈椎管的继发病理改变不明显,主要表现为颈椎间盘突出压迫脊髓和脊神经根的症状。

【诊断要点】

1. 症状

(1)侧方突出型：由于颈脊神经受到刺激或压迫,轻者可以出现麻木感,重者可以出现受累神经节段支配区的剧烈疼痛,该疼痛可因咳嗽而加重。此外尚有痛性斜颈、肌肉痉挛及颈部活动受限等症状。

(2)旁中央突出型：除有侧方突出型的症状体征外,尚可出现不同程度的单侧脊髓受压症状,表现为同侧运动障碍,对侧感觉障碍。

(3)中央突出型：此型没有颈脊神经受累的症状,在脊髓受压的节段或在该节段以下有不同程度的长束症状,严重者可因瘫痪而卧床不起。

2. 体征

病人颈部活动受限,头偏于患侧,被动活动颈部或从头部向下作纵轴方向加压时均可引起放射性疼痛症状加重,但肩部、上肢活动不受影响。受累神经节段有运动、感觉及反射的改变与相应肌力减退和肌肉萎缩等现象。

3. 辅助检查

颈椎 X 线正位片可显示有颈脊椎侧弯畸形；侧位片可显示有生理曲度减少、颈椎发直或反前弯曲,个别病例可见病变椎间隙有狭窄,反复发作或迁延日久的病例于椎体边缘有唇样增生的现象。CT、MRI 能直接准确地了解颈椎骨性或软组织病理情况。脑脊液检查可帮助诊断有无脊髓受累症状。

4. 鉴别

注意与脊髓空洞症、颈椎管内肿瘤、胸廓出口综合征等相鉴别。

【外治方法】

(一)中药外治方

1. 腰颈熏蒸散

(1)处方:伸筋草、川乌、草乌、透骨草、三棱、莪术、杜仲各 20 g,黑豆、寄生各 30 g,急性子 35 g。

(2)方法:熏蒸治疗前,将本散剂倒入电饭锅(600~750 W)内,加水 2000~2500 ml,煮沸后利用其蒸汽直接熏蒸病变部位,并保持药液在沸点状态。每晚睡前熏蒸治疗 1 次,每次 120 分钟。第一次熏蒸完后要保留锅内的药物,第二次熏蒸时适量加水,10 天为 1 个疗程。

2. 通络焗敷方

(1)处方:伸筋草、冬瓜皮、透骨草各 30 g,木瓜、五加皮各 15 g,花椒、红花各 9 g。

(2)方法:以上方药共研细末,装一布袋备用。使用前先用凉水把药袋洒湿,放入锅内蒸 20 分钟,药袋取出后用一层干布包裹,放在颈部进行焗敷,每次 20 分钟,每日 2 次。每袋药可反复使用 3~5 天。每次焗敷前枕头上面要铺一层塑料布,防止药汁流出污染枕头褥垫。焗敷药袋温度要以患者能耐受为度,防止皮肤出现烫伤。

3. 三味外敷方

(1)处方:白芥子、白芷、炮山甲各 3 g。

(2)方法:以上方药共研细末,鸡蛋清调敷患处,外覆塑料薄膜,绷带固定,再以热水袋热敷之,药干后揭下,每日外敷 1 次。

4. 中药透入方

(1)处方:川乌、草乌、三七、赤芍、乳香、没药、当归各 20 g,威灵仙、桑枝各60g。

(2)方法：将上述药物分别粉碎过40目筛，用40%酒精浸泡半月，过滤制成50%酊剂备用。选用北京产YPD-Ⅱ型音频电疗机，其输出频率为3000Hz的等幅正弦电流。操作：部位选择颈椎间盘突出相应的颈椎皮肤两侧旁开2cm处及颈部、肩背部、上下肢不适处，将酊剂浸透滤纸，将滤纸放于4～6层布袋状衬垫上，将两极的橡胶板插入衬垫中，放于上述部位，用胶袋或沙袋固定，接通电源，强度以病人能耐受为度，每次30分钟，每天1次。

5. 熨风散

(1)处方：羌活、白芷、防风、当归、细辛、芫花、白芍、吴茱萸各3g，官桂6g，生赤皮葱240g，醋适量。

(2)方法：将葱捣烂，各药共为细末，与葱和匀共为细末，加醋炒热，用布包裹，热熨患处，稍冷即换。

6. 消痛膏

(1)处方：木瓜、蒲公英各60g，栀子、地鳖虫、乳香、没药各30g，大黄150g。

(2)方法：将以上方药共为细末，治疗时以饴糖或凡士林调配，外敷颈项部，每日1换。

(二)针灸治疗法

1. 毫针法

(1)取穴：主穴取风池、天柱、风府、曲池、天井、尺泽、合谷、后溪，配穴取肩中俞、大椎、大杼、肩井、天宗、曲泽、少海、悬钟。

(2)操作：每次选用3～5穴，常规消毒后，采用中等刺激或强刺激。风池穴向对侧眼睛方向斜刺0.5～1寸，使局部有酸胀感；风府穴向下颌方向缓慢刺入0.5～0.8寸，使局部感觉酸胀，针尖不能向上；其余穴位常规针刺。每日1次，10次为1疗程。

2. 电针法

(1)取穴:主穴取颈椎间盘突出部位的相应夹脊穴,配穴取患侧肩髃、曲池、手三里、后溪。

(2)操作:主穴选用 0.35 mm×40 mm 的毫针,针尖向脊柱方向斜刺;配穴常规针刺。得气后接 G6805 型电针治疗仪,颈部夹脊穴连接一对导线,肩髃、后溪穴连接一对导线,输出频率选用高频、连续波,刺激强度以患者能耐受为宜,留针 30 分钟。每日 1 次,10 次为 1 疗程。

3. 深刺电针法

(1)取穴:患侧颈部夹脊穴,即突出椎间盘相应椎体的夹脊穴。

(2)操作:穴位常规消毒,用 0.35 mm×60 mm 毫针垂直进针,刺至椎板后针下有触及骨样硬物的感觉,遂改变针尖方向,向上下关节突内侧间隙方向缓慢轻巧进针,待患者产生向头部放射感或向手臂、手指放射感或抽动后,停止进针,并把针体略上提。然后行电针治疗,选择连续波,频率为每分钟 80～100 次,刺激强度以患侧颈部肩臂肌肉轻微抖动及患者可耐受为度。留针 40～60 分钟,每日 1 次,10 次为 1 疗程。

4. 针刺照射法

(1)取穴:选主穴相应夹脊、肩外俞、肩井、风池等;头痛头晕配百会、太阳,肩背酸痛配天宗、风门,上肢痛麻配曲池、肩髃、外关、合谷,下肢无力配阳陵泉、足三里、绝骨。

(2)操作:可据疼痛放射线和感觉异常区的走向、分布选穴。除百会穴用平刺法外,其余各穴均用直刺法,平补平泻,每日 1 次,留针 30 分钟,针刺后即在病变局部用神灯照射。10 天为 1 疗程。

5. 定位针刀法

(1)定位:依据 MRI 显示,定位相应颈椎棘突间压痛点(阿是穴)。

(2)操作:局部常规消毒,术者戴口罩、无菌手套,选准痛点,垂直迅速进针刀,切割并左右剥离1~4次,粘连组织被切开,术者针刀下无明显阻力感即可出针刀,术后用创可贴贴之。每次治疗可选取2~4个痛点,如果肩背部有痛点,也同时治疗。10天治疗1次。针刀治疗后,可用气囊颈椎牵引器围在颈部后充气,减轻颈椎间盘的刺激作用,有利于颈椎间盘突出症的恢复。

6. 穴位温灸法

(1)取穴:风池、突出椎间盘相对应的夹脊穴、阿是穴、肩髃、大椎、肩井、天宗;排尿困难者加百会。

(2)操作:①将艾绒用单层细纱布包裹自制成艾袋;②根据灸头大小,将附子、细辛、川草乌各等量,用95%酒精适量调和,制成黏稠药饼;③将艾袋置于灸头腔内,灸头分别置于上述穴位行温灸。疼痛剧烈者在阿是穴上加用药饼。每天2次,每次30分钟。同时配合颈椎牵引,急性发病者牵引间隙期加用颈围保护,连续治疗20天。

7. 硬膜外封闭法

(1)定位:患者取患侧卧位;颈部屈曲,充分暴露C_6~T_1棘突间隙。

(2)操作:常规消毒局麻后,选择C_7~T_1棘突间刺入针头,针尾向骶侧适当倾斜,当针头有黄韧带突破感后,拔出针芯,回吸无脑脊液,注气无阻力,将导管向颈上段送入硬膜外腔3~4 cm,上肢有异感则止,退针留管,经导管注入封闭液(康宁克通1 ml加1%利多卡因5 ml)2 ml,观察5分钟,无脊髓麻醉征象时,将余药推完后拔管,观察15分钟,无任何不适反应可允许患者离开。封闭疗法一般只在首次治疗时施行,若疗效不佳则7天后再行1次即止。

8. 关节囊封闭法

(1)定位:术者首先用单拇指在距患者颈部后正中线旁开2~3 cm皮肤处,沿颈椎两侧关节柱由上而下触诊检查确定肿大关节囊,肿大关节囊多呈半圆形,如杏核大小,有压痛,两侧多交叉出现。

(2)操作:嘱患者颈部先向前屈曲约35°,颈部再向有关节囊肿大侧旋转20°～30°,此时患者用双手掌扶持前额部,双肘支撑在桌面上固定住这个位置。用蘸有龙胆紫的棉签在关节囊肿大的皮肤投影处作一标记,局部皮肤常规消毒后,持注射器(针头常用5号细针头)由标记处向肿大关节囊刺入,针尖方向朝向颈椎中央线,抵达骨质后,回抽无血液或脑脊液流出,加压注入所备药物(20%利多卡因 1 ml,泼尼松龙混悬液 25 mg/次/个关节囊)。术毕,针眼敷上无菌棉球即可。3～5天封闭1次,每个肿大关节囊可封闭3次。两侧肿大关节囊可同时进行封闭,亦可先封闭关节囊肿胀及压痛明显的一侧,再封闭另一侧。

(三)推拿治疗法

1. 多位旋扳法

(1)放松手法:患者取坐位,颈肩部自然放松,医生立其后方,首先以轻柔手法,顺肌肉走行方向点揉拿捏颈肩部肌肉,对颈肩部肌肉进行放松;然后稍加力度,对颈肩部的条索状、结节状硬结进行弹拨,力量由轻到重,以患者能耐受为度。施术5～8分钟,手法要求持久、有力、均匀、柔和。

(2)颈椎拔伸定位旋转复位法:此手法适宜单个椎间盘突出,间盘向一侧突出,相应椎体棘突偏向对侧者。以 C_4、C_5 椎间盘向左突出,C_4 棘突偏向右侧为例。患者取坐位,医生立其后方,腹部顶住患者背部,左手托住患者后枕部,右肘屈曲夹住患者下颌,反复用力,缓慢向上方垂直牵引患者颈椎,并维持一定的牵引力度,然后左手拇指轻轻向下滑动,顶住 C_4 棘突右侧,嘱患者颈前屈30°,至所要扳动的椎体开始运动时,再使患者头向左侧屈,头颈向右旋转至最大限度,在维持牵引力下,做一个有控制的、稍增大幅度的、瞬间的旋转扳动,同时左手拇指向左推顶偏歪的棘突,听到弹响即表明复位。

(3)颈椎侧屈曲扳法:此手法适宜单个或多个椎间盘突出,间盘向一侧突出,相应椎体棘突偏向同侧者。以 C_3、C_4、C_4、C_5 椎间盘向左突出,C_4 棘突偏向左侧为例。方法一:患者取坐位,医生立其右侧,以左肘压住患者右肩,左手从头后钩住患者的颈部,右手置于患者头部右侧耳上方,先使患者头颈向左侧屈曲至最大限度,然后突然瞬间用力,加大侧屈曲 $5°\sim10°$,听到弹响即表明复位;方法二:患者取坐位,医生立其后方,左手虎口叉开,以左手第二掌骨桡侧缘顶住 C_4 椎体水平的左侧,以此为支点,右手置于患者头部右侧耳上方,先使患者头颈向左侧屈曲至最大限度,双手用腕力向相反方向扳动,听到弹响即表明复位。

(4)俯卧位颈椎定位旋扳法:此手法适宜多个椎间盘突出者。以 C_4、C_5、C_5、C_6、C_6、C_7 椎间盘向左突出,C_4 棘突偏向左侧,C_6 棘突偏向右侧为例。第一步:患者俯卧床上,一助手扶患者双肩,医生一手托患者下颌,一手扶后枕部,两人向相反方向用力,中立位拔伸颈椎;第二步:另一助手用双手拇指分别顶住 C_4 棘突的左侧和 C_6 棘突的右侧,在维持牵引力下,医生向左旋转患者颈椎至最大限度,然后突然加大 $5°\sim10°$,同时助手双手拇指向中线方向推顶 C_4 和 C_6 偏歪的棘突。

(5)整理手法:患者取坐位,颈肩部自然放松,医生立其后方,轻揉颈部,理顺肌肉,同时在术者配合下,患者作颈部前屈、后伸、侧屈、旋转运动。

2. 松解复位法

(1)点穴麻醉止痛法:患者低凳坐位,嘱其挺胸微低头,双肩臂下垂,自然放松,术者站于患者侧后面,先以指针法点按风池、肩井、大椎、陶道、缺盆穴,必要时加合谷及内关透外关各 $1\sim3$ 分钟,以"得气"为度。

(2)颈肩肌筋按摩松解法：患者坐势同前，术者以一手扶托患者前额部，另一手以指腹从乳突以下顺胸锁乳突肌、颈直肌、斜方肌施以点按、分理、弹拨、推揉等多种手法，以松解颈项部、肩背部肌肉、肌腱、筋膜的粘连，解除其紧张、痉挛和挛缩。一侧完成后两手交换，重复以上动作，并顺势往下行术，直至肩及上背部，此时不用扶持前额部，可双手同时施术，主要对肩胛提肌、冈上肌、冈下肌等行术。因操作术野较大，可加上平推手法，手法宜交替重复进行，时间约5～10分钟，以颈项部、双肩背部组织松软弛缓，肌筋柔顺为度。

(3)牵引摇晃转侧松解法：患者原坐势不变，术者半蹲站桩式站稳，宁神提气，左肘弯固定患者下颌，上臂前臂分别固贴患者双颊，左手五指固定患者右颞耳部，右手虎口扶托患者颈枕部，双手同时用力向上悬吊牵引。嘱患者精神放松，用力下坐自坠，3～5分钟后，术者在维持牵引下将患者头颈部作缓慢而有力的左右摇晃、旋转、多方向偏斜，以求松解颈椎周围组织及椎间粘连，增大病灶椎间隙的宽度，增大患椎周围各组织，尤其是颈部后纵韧带的张力，以利于突出髓核的顺利回纳。摇晃、旋转、偏斜的强度、力度、角度和持续时间则根据患者的年龄、体质、病程的长短、病情的轻重程度不同而有所差别。

(4)旋转复位法：复位前要仔细阅读CT或MRI片，熟记确诊的患病颈椎和间盘突出的方向，分清属于屈曲型还是伸直型。然后在患者颈部以拇指指腹从各个不同方向、不同位置(曲颈或伸颈)触摸，找准患椎棘突及其轻微位移的方向，并以位移的方向来决定施术的方法和步骤。以颈3/4椎间盘突出后中央型为例，后中央型突出为屈曲型，若颈$_3$椎棘突偏右移位，颈$_4$椎棘突偏左移位，则患者原坐姿不变，术者原悬吊、拔伸、牵引姿势不变，惟右手从托枕后改为右拇指指腹紧贴左偏的颈$_4$椎棘突扣紧，余4指紧贴颈部。此时术者左手、前臂及肘部向上向左用力，使患者头部在牵引下稍向后仰,并向左侧旋转至患者下颌近肩时,突然发力斜扳,右拇指侧同时向右向前发力扣顶,此时可闻及响声及右拇指下有复位滑动感。然后双手交换位置,左手拇指改扣顶颈$_3$椎棘突,重复以上动作,完成后即告复位成功。此时嘱患者抬头挺胸,颈部过伸位相对固定。其余颈部各椎均可举一反三,依次类推处理。此法为治疗的关键手法,应因势利导,一气呵成,太过易出危险,不及则不能复位。

(5)颈肩肌筋理顺复平通络止痛松解法:患者低凳,抬头挺胸坐位,术者站于患者身后,用双手指指腹、掌根部对颈后斜方肌、头颈夹肌、头颈半棘肌、冈上肌、冈下肌、肩胛提肌等,顺序进行拿捏、弹拨、点按、推揉、梳理。肩胛部等术野宽广者,可行平推等手法,并以术者双手分扣患者双肩,膝部顶住患者颈$_7$、胸$_1$和胸$_2$椎棘突,反向用力,使患者被动扩胸抬头,颈部后伸。再分别被动活动患者双肩和牵抖双上肢,借以广泛松解粘连,疏通气血,通络止痛。

3. 牵引顶晃法

(1)颈椎牵引法:应用电动牵引器,颈部保持中立位,每次持续牵引35分钟,每日1～2次,30天为1疗程。

(2)颈部按摩法:牵引20分钟后开始行手法治疗。先点、按、揉、拨手法在患者颈项两侧反复操作5～10分钟,力量中等,宜轻不宜重,宜慢不宜快,充分放松颈部肌肉,然后根据CT或MRI提示,选择突出较明显的椎间盘。术者的拇指抵住患椎棘突间隙(如$C_{5\sim6}$椎间盘突出则抵拉$C_{5\sim6}$棘突之间),轻而稳地、有节律地向前顶推,使颈椎呈轻度伸展位(头稍后仰),并保持2～3秒钟,而后缓慢放松,使颈椎恢复中立位,如此反复操作6～8次,最后术者再以拇食二指分别抵住双侧椎横突间隙,左右轻微晃动颈椎6～8次,术毕。

4. 牵推锻炼法

(1)颈椎牵引法:应用手摇式牵引器,颈部保持中立位,牵引重量 2.5～5 kg,每次牵引 20 分钟。

(2)推拿手法:牵引后即行手法治疗。先点、按、滚、揉患者颈肩部,反复 3～5 次,使之充分放松;然后一手扶住患者前额,另一手用拇指向前顶推患椎棘突间隙,使颈椎呈轻度伸展位,再缓慢放松,让颈椎恢复中立位,如此反复操作 3～5 遍;术者再以双手拇指分别抵住患椎双侧横突间隙,其余 4 指置于面颊部,左右轻微晃动颈椎 3～5 次;然后术者双手抱住患者下颌,胸部紧贴患者后枕部,使患者颈部保持中立位,向上牵拉,持续 15～30 秒后,用一指禅放松双侧胸锁乳突肌;最后在受累神经根支配区域点按相关穴位。

(3)功能锻炼:①立地望月:患者站立,双足分开平肩宽,足尖朝前,调匀呼吸,深吸气时慢慢抬头仰望(头部尽量后仰),同时双手后伸手指呈交叉状向下向后用力伸直,呼气时慢慢还原,双手自然下垂,重复 4～8 遍;②顶天探海:姿势同前,深吸气时头颈往前伸,尽量低头望足下,同时双手上举,手指交叉状向上向前用力伸展,呼气时慢慢还原,重复 4～8 遍;③环顾旋转法:患者站立,双足并拢,双手叉腰,深吸气时头部慢慢向左(或右)转动,眼睛尽量向左(或右)侧视,呼气时头部还原,然后头部向左(或右)环绕旋转 1 周,重复 4～8 遍;④摩胸锁乳突肌法:患者站立,双足分开与肩同宽,足尖朝前,双手手指交叉抱头后枕部,同时头稍向后用力,头、手呈对抗状,持续 15～30 秒,然后双掌擦热,轻摩双侧胸锁乳突肌 15～30 秒,重复 4～8 遍。

5. 牵推松解法

(1)坐位牵引:患者配戴颌枕套进行颈椎牵引,重量 5～10 kg,每次 20 分钟,牵引角度应根据病情及体征需要辨证实施,如颈椎生理弧度反弓或平直者,可采用下颌抬高位,头部后仰,症状较重患者可采用自然较舒适位。

(2)推拿手法:①患者取坐位,术者站于患者背侧,以滚、揉法自颈肩背部由上到下往返操作 2 次,点按阿是穴、风池、大椎、肩井、天宗诸穴1～2分钟；②术者一手托住患者一侧下颌，另一手拇指、食指拿住枕骨两侧下方，向上徐徐用力拔伸，同时轻轻摇颈部3～4次，再用一手扶住头顶部，另一手拇指及四指从枕部颈项两侧捏拿至大椎穴，往返2次；③推左侧桥弓穴，术者右手操作，四指按住颈项部，以拇指偏峰自翳风穴单向直推至缺盆穴10～20次，推右侧桥弓穴时左手操作方法同；④医者用拇指指腹擦两侧颈项肌及中间项韧带部，频率慢约70次/分，至皮肤潮红；⑤点按曲池、合谷穴1～2分钟，搓抖肩及上肢，拔伸5指指间关节；⑥患者仰卧治疗床上，头部出床沿，助手拉两肩部作对抗牵引，术者位于患者头顶相对位，一手托住枕后，另一手抱住下颌，在头颅中立位作沿躯干纵轴向远端拔伸牵引，持续片刻后，停留片刻逐步放松；⑦按揉足三里、解溪穴2分钟。

6. 提旋侧扳法

①提旋法：患者端坐，全身放松，术者站于患者后侧，先按摩患者颈肩部软组织10分钟，然后嘱患者低头，术者一手托患者下颌，顺患侧弧形向上提旋，同时另手拇指按压于偏离中线的患椎棘突旁，向健侧按压患椎棘突，余四指按在枕部向前下推压。②侧扳法：患者保持原坐姿，术者一手拇指按原位不动，余四指按肩，嘱患者抬头平视前方，另手扶患侧顶部向患侧侧扳。此二法施法过程中均可听到小关节松动的弹响声，拇指可感到患椎棘突轻度位移。③牵引治疗：手法整骨后进行，患者戴颈牵套，俯卧在JQ-Ⅰ型脊柱牵引机上，固定肩部及颈牵套，根据患者颈椎长度调好拉距，进行慢速持续机械牵引，牵引时间10分钟，持续牵引时间2分钟，放松休息时间6秒，牵引重量10～20 kg，角度向上倾斜5°～10°。牵引同时术者站患者患侧旁边点压患者颈部和肩背部肌肉的起止点，使小关节松动，把患侧的小关节推向脊柱方向，在牵引的状态下对排列紊乱的小关节进行整复。

7. 卧牵侧扳法

①颈部传统推拿操作。②卧位牵引侧扳法：患者取仰卧位，全身放松，医者站在床前，右手扶其下颌部，左手托其枕骨粗隆部，持续用力牵引约 30 秒，同时轻度摇动头部；然后，右手托其右侧颊部，使其颈部稍前倾 10°～15°，并向右侧转至病理限度，左手放在其左耳后部，在保持一定牵引力的情况下，左手施短促压力，使其超过病理限度 3°～5°。左侧亦然。每日 1 次，无响声出现为止，2～5 次。③随症加减手法：神经根型加点揉缺盆穴，弹拨极泉穴，理五指，搓、抖上肢；椎动脉型加头面部操作 15 分钟，点按百会穴 1 分钟；交感神经型加头面部操作 15 分钟，施掌根推法于桥弓穴，左右交替进行；脊髓型加㨰、拿、点、按等手法作用背部的膀胱经、督脉及双下肢，施扳、摇法于髋、膝、踝关节。④辅助治疗：患者把枕头做成圆柱体，直径 10～15 cm，软硬适中，取仰卧位，圆枕放于颈部，可起到自身牵引的作用，每晚用此枕头至少 2 小时。

8. 垂直提拉法

患者正坐，术者位于患者身后，以轻柔的拿揉手法使患者颈部痉挛肌肉放松。施术 3～5 分钟后，患者疼痛稍减，再予以指压患侧肩井、合谷、落枕等穴，进一步促使患者颈部周围肌肉放松，为作关键性手法创造条件。再令患者端坐于 20 cm 高的矮凳上，微屈颈，颈椎间盘向右突出者，术者则以右手掌托住其下颌骨（反之则用左手掌托之）。然后术者另手掌协助托住右手掌背，嘱患者上半身自然放松，轻缓持续提拉患者颈部 1～2 分钟，借术者的暴发力突然用力垂直向上提拉，此时可闻及颈椎弹响声，在持续牵引下令患者自我上下抬举或旋转患侧上肢 4～5 次，以缓解颈椎间盘对神经根的粘连，舒通肢体气血。然后缓缓放松患者颈部，禁忌突然松下，以避免患者一过性不适头晕等症状的出现。手法的全过程都是在轻度、持续、垂直提拉牵引下进行，惟有在突然垂直向上提拉时才使用术者的暴发力，此时用力务必做到："机触于外，巧生于内,手随心转,法从手出"。

9. 颈牵点按法

患者取坐位,术者站立于患者背后。①针刺:取2寸半毫针,穴位取 CT 或 MRI 定位相应椎体椎间盘突出的一侧,中央型突出者取相应椎体两侧,棘突旁开1寸进针,得气后强刺激半分至1分钟即出针。②按摩颈后部:取捏揉手法,理筋,解除痉挛的颈部肌肉及软组织,按摩10分钟左右。③牵引下点按:患者垂直坐位,上半身向前倾 $15°\sim30°$,颈部轻度前屈,一助手站立于患者后面,双手把住患者双肩,另一助手站立在患者前面,一手托住患者下颌,一手把住患者枕部。二助手做对抗牵引,牵引力量 $10\sim15$ kg,持续牵引 $1.5\sim2$ 分钟,术者此时双拇指叠按在患者颈部椎间盘突出侧,双手其余四指放在突出对侧颈部,然后进行点按,每点按一次约5秒钟,间歇 $1\sim2$ 秒,共点按10次,然后放松牵引。休息 $2\sim3$ 分钟再重复治疗一次。中央型突出者点按双侧。注意在二助手放松对抗牵引之前,术者的拇指应用力点按在定位点上,放松牵引之后,点按结束,然后轻揉颈部,放松颈部的肌肉,在术者的配合下做颈前屈后仰,屈和旋转运动,动作要轻柔。

10. 关节松动术

患者取俯卧位,术者站立患者病侧,一手拇指及其余四指分别置于两侧颈肌或胸锁乳突肌处,拇指由上而下反复按揉数次,再用另一手拇指按上法操作另一侧,使颈部肌肉放松,然后行以下手法。①松动棘突:垂直松动,术者用双手拇指并排放在患者同一椎体棘突上节律性地自后向前按压棘突,松动上段颈椎时双拇指背相对,其余八指分别放在颈两侧或同一侧颈部,松动下段颈椎时双拇指重叠或自上而下逐个对患椎进行按压,每椎体 $3\sim5$ 遍;侧方松动,术者站于患者侧方,双手拇指并排放在棘突一侧,自上而下对患椎节律性地向对侧推动 $3\sim5$ 遍。②松动横突:术者双手拇指重叠放在同一侧椎体横突上自上而下对患椎横突节律性地由后向前按压3~5遍。③按压椎间隙:患者取仰卧位,头部露出床头外,术者站于其头端,一手扶持其下颌部作拔伸,一手拇指放于颈椎间盘突出间隙一侧,自后向斜前侧用力顶,回复原位再重复2~3遍。松动手法强度分为Ⅰ~Ⅳ级,以椎间盘突出节段的上下椎体为主,每次治疗15~20分钟。施术后患者觉颈部活动受限及上肢麻木减轻,为手法强度正确,否则需调整手法强度。

【现代研究】

1. 黑龙江省佳木斯市中医院宫振兴等报道运用综合治疗颈椎间盘突出症86例。①药物热敷:艾叶、防风、木瓜、杜仲、桂枝、苍术、羌活、独活、伸筋草、苏木、透骨草、千年健、红花、桃仁、䗪虫、穿山甲、川椒各10 g,乳香、没药各5 g。以上方药以细布包之水煎,热敷颈项部、肩背部10分钟左右,每天1次。②牵引:颈部牵引的重量应根据患者的临床病情体质及对牵引重量的耐受能力来制定,一般以8~14 kg为宜,每日1~2次,每次20分钟。③推拿:患者坐位,医者以揉、摩、拔、按压、一指禅、弹拨、拿捏等轻柔、缓慢、深透手法于患肩部、颈项部、背部、上肢部顺序施之,每天1次,每次15分钟,15天为1疗程。④针刺:取穴风池、风府、新设、玉枕、肩井、大杼、肩髃、曲池、极泉、三间透合谷、肩胛内缘压痛点等处,中度刺激手法,留针15分钟。⑤结果:痊愈73例,好转8例[现代康复,2001;(2):114]。

2. 河北省石家庄市解放军第260医院李伟等报道运用牵引下正骨加中药熏蒸治疗颈椎间盘突出症50例。①牵引下正骨法:采用广州市器械研究所生产的QY-6型牵引椅,在使用正骨手法前先行牵引5~10分钟,牵引重量为15 kg,而后将重量减少2~4 kg,再进行手法复位,复位方法采用龙氏正骨法。使颈部肌肉放松,椎间隙扩大,便于患者的椎间盘及椎间关节失稳的纠正。推正法:术者双拇指按于其后的棘突两旁,向前推动时双拇指加力推正之,反复5~6次;摇正法:选定好复位角度,先将患者向后拉至一角度,嘱患者双手抓住牵引椅后脚上,保持颈椎前屈角度,选好"定点",进行摇头或摇肩手法复位;扳按法:术者一手虎口扶于患者错位椎旁隆起处作"定点",另一手握患者对侧手腕,徐徐用力向下推(拉),使患者颈部侧屈约20°左右,然后轻轻还原,重复上述动作2~3次,先作健侧,使绞锁关节易于松解,然后作患侧,复正较易成功。松开牵引带,患者坐位,术者位于患者背后点按风池、风府、缺盆、肩井穴各1分钟,用推拿、按揉等手法对颈肩部施术约5分钟,手法治疗结束。每天1次,10次为1个疗程。②中药熏蒸法:采用大连腾达商贸公司生产的SZ-88ⅢG熏蒸治疗仪。药用川乌、草乌、透骨草、牛膝、五加皮、威灵仙、防风、红花、苍术、千年健、杜仲各10 g,海桐皮15 g。将上述中药共研细末装袋。将药袋放入蒸发器内,注入适量清水,盖好蒸发器上盖。开启电源,并将"强度调节"调至最大,使加热器迅速加热。当蒸发器出现雾化蒸汽(水温保持在100 ℃)时,适当降低"强度调节",保持适当的雾化流量和雾化温度。患者仰卧治疗床上,露出颈椎位置,并对准蒸汽孔,治疗开始,每次30~40分钟。每天1次,10天为1个疗程。③结果:显效35例,有效14例[按摩与导引,2006;(3):32]。

3. 河南省郑州市中医院张虎修报道运用中西医结合手法复位治疗颈椎间盘突出症167例。①颈椎牵引法:患者取坐位,头前倾10°~30°。通过枕颌吊带持续牵引,牵引重量一般为体重的10%~15%,或以病人感到能耐受和舒适为度。牵引持续时间每次30分钟左右,每2天1次,10天为1个疗程,一般牵引1~3个疗程。若患者牵引时出现头昏加剧、胸闷、心慌、呕吐、出冷汗,应立即停止牵引治疗。②手法复位:在进行颈椎间盘突出症手法复位治疗之前,病人应先做CT或MRI检查,了解颈椎间盘突出的部位、体积、形状,判断颈椎间盘突出属于哪种类型以及手法复位时应采取的力度、角度,才能做到准确无误地完成每个操作。患者取坐位,术者站在身后。让病人全身放松,双上肢自然下垂,根据CT或MRI检查,在病变部位进行体表标志。一般在两个颈椎之间距棘突旁0.5～2 cm处病变部位进行体表标志。术者双手放在棘突两边(一手放在健侧,一手放在病变部位),助手站在患者侧位。瞬间上提3～5 cm的同时,术者用拇指用力向下向内侧挤压3～6次,手法复位即可。并根据病变情况确定复位时的力度和角度。患有三期高血压、心脏病、有出血倾向的疾病、重度骨质疏松症、颈椎结核或肿瘤等疾病的病人,禁用此手法复位治疗。③中药:金不换60 g,三七草、木鳖子、川乌、草乌、威灵仙、姜黄、冰片各50 g,鸡血藤100 g。将上药打成粗粉,用95%酒精2000 ml浸泡7～10天即可使用。治疗时以上药剂喷洒患部,局部不干不喷雾,每天3～4次,每次10～15分钟。患部用药水喷雾后,不能用手搓;凡对酒精过敏的患者要慎用。④西药:5%葡萄糖注射液250 ml加丹参注射液20 ml或抗生素类,20%甘露醇250 ml静脉点滴,每天1次,7天为1个疗程;用维生素B_1注射液100 mg、维生素B_{12}注射液0.5 mg,肌肉注射,每天1次,10天为1个疗程。⑤结果:治愈91例,显效43例,好转24例[中国医药导报,2007;(20):86]。

4. 黑龙江省齐齐哈尔市中医院关玉波等报道运用针刺、拔罐、膏贴治疗颈椎间盘突出症65例。①针刺:颈夹脊为主取穴法:选取病灶局部颈夹脊穴施行针刺,是针灸治疗颈椎间盘突出症的常用方法。单用颈夹背,根据CT所提示的颈椎间盘突出病变部位及临床症状,取颈夹脊进行针刺,强调针感传至患侧肩背、前臂、手指时立即出针,不留针(亦可留针)。颈夹脊配合其他穴位,主穴取颈夹脊$C_{3\sim7}$,配穴取肩髃、曲池、外关、合谷、肩井、风池、悬钟。每日1次,留针15～30分钟,10次为1疗程,连续2个疗程。辨证选主穴天柱、大椎、大杼、颈夹脊、阿是穴;气滞血瘀配大椎、后溪,气虚血瘀配颈百劳、足三里、列缺,痰瘀交阻配膈俞、丰隆、外关。用1～1.5寸毫针斜刺,得气后留针30分钟,其间行针1次,用平补平泻法。每天1次,10次为1疗程,连续2～3个疗程。②拔罐:拔罐穴位第一组为背部督脉、膀胱经第一侧线,第二组为华佗夹脊、膀胱经第二侧线,每日1次,任选一组,轮流交替拔火罐。10天为1疗程。③膏药:采用中医传统膏药陀僧膏外敷,主要药物有蜈蚣、天麻、僵蚕、全虫、生草乌、生川乌、穿山甲、乳香、没药、桃仁、红花等。穴位贴敷取大椎、颈夹脊。每2天换1次。④结果:显效53例,有效9例[黑龙江中医药,2007;(1):37]。

5. 浙江省奉化市第二医院李补常报道运用小针刀加电针治疗颈椎间盘突出症100例。①小针刀:选取针剥治疗点,一般选取椎间盘突出的棘突旁开1.5寸部位,压痛较明显,而且有索条状结节作为进针点。术区做好标点,常规消毒。然后注射2～3ml利多卡因,5分钟后,小针刀沿颈椎横突方向进入,一般由内向外剥离5～6次,个别患者的病变部位结节硬而广,最多剥离10～15次。出针,清洁创口面,用创可贴覆盖针孔。术毕,术者用手轻轻按摩颈部的肌腱,上下3～5次,做1次颈椎旋转复位法。嘱患者保持术区干净,3日后复诊。②电针:患者正坐,前胸紧靠桌沿,双目平视,两足与两肩同宽,胸腰椎保持垂直,颈部微微向前屈。穴位取大椎、双侧肩井、颈夹脊穴。颈夹脊穴的定位以突出椎间盘的棘突旁开1.5寸,取1～2对,以病变局部夹脊穴为主。头晕头痛为主者加风池穴,肩背酸痛、手指麻木为主者加天窗穴。电针分为4组:双侧风池穴或天窗穴;大椎、肩井同侧;大椎、肩井同侧;病变局部夹脊穴双侧。电针每次30分钟,电针机采用G6805-2型治疗仪,频率调至每分钟120次,选用连续波型,刺激量以针轻度跳动或以患者感觉适宜为度。风池、天窗穴以轻跳为主。每日1次,10天为1疗程,休息3天后继续下1疗程。治疗期间嘱患者保护好颈部,严禁长时间伏案作业或躺在床上看电视。每次电针后用揿法或一指禅推法,推滚颈胸夹脊部位10分钟。③结果:治愈60例,好转40例[针灸临床杂志,2006;(2):22]。

6. 山东省寿光市中医院侯会周等报道运用大重量牵引加针刺治疗颈椎间盘突出症260例。①颈椎大重量牵引:采用无锡产JQ-Ⅱ型坐立两用颈椎牵引机,患者取坐位,头前倾15°,用股骨固定带将下肢及臀部固定于牵引凳上,用颈颌牵引带置于患者后枕及下颌部,牵引前先用点、揉、捏、扳等手法充分放松颈部肌肉,然后摇动牵引手柄,将颈椎缓慢持续牵拉,牵引拉力首次可达20 kg,每次牵引持续1～5分钟,并在牵引过程中,适时应用点压痛点等手法。牵引5分钟后,松动牵引手柄,使颈椎逐渐恢复原位,休息10分钟,再牵引第2次。两次牵引后,嘱病人颈部垫枕仰卧休息20分钟。牵引拉力每日逐渐增加,从20 kg开始,7～10天后逐渐可增至每次相当于患者自身体重的重量。②针刺:以颈部夹脊穴为主,用泻法。若上肢麻痛配曲池、肩髎、外关、合谷;头痛眩晕配百会、风池、天柱;下肢麻木配环跳、昆仑、委中等穴位。③结果:痊愈153例,好转89例[山东中医杂志,2002;(8):479]。

7. 中国人民解放军石家庄陆军指挥学院门诊部王忠善等报道运用综合治疗颈椎间盘突出症178例。①牵引:采用悬吊牵引法,躯体与前垂直线呈15°～20°夹角,牵引力一般7～10 kg,每日1次,每次20分钟。②按摩:牵引完毕,分别用滚、揉、推、拿、分筋、理筋等手法,待患者肌肉松弛,采用旋椎上提法:术者一手拇指顶住患椎关节突,嘱患者全身放松,头与背部靠在术者胸前,术者另一肘部环绕患者下颌及面颊。用力上提头部,拇指同时上顶颈椎关节突,此时可闻及关节弹响声,每日1次。③穴位注射:常规消毒后,将丹参注射液4 ml分别注入$C_{5\sim6}$及$C_{6\sim7}$患侧椎体旁、肩井、天宗、曲池、阿是穴,每穴0.5～1 ml,隔日1次。④结果:疗效优102例,良71例[现代中西医结合杂志,2001;(16):1555]。

8. 东风汽车公司花果医院刘傲霜等报道运用穴位注射并推

拿治疗颈椎间盘突出症30例。①方法：先在病变椎间隙水平患侧夹脊穴注射,注射液为泼尼松龙1 ml与2%利多卡因4 ml混合液,要求得气,最好出现患侧上肢放散样胀麻感。如无不良反应,可于20分钟后施颈部推拿手法：后颈部揉法,至皮肤泛红,局部有热感；由肩峰经肩井至风池施以滚法,两侧各30遍；提拿两侧肩井6次；点按双侧风池及颈夹脊穴3遍；牵拉拔伸颈部6次,注意慢拔慢松；上肢内收牵张斜方肌10遍；仿臂丛神经牵拉法10遍；扳颈；颈肩部拍法收功。②结果：痊愈22例,好转6例[中国中医骨伤科杂志,1997；(6)：34]。

9. 陕西省人民医院侯晓桦等报道运用牵引按摩和超短波综合治疗颈椎间盘突出症52例。①超短波治疗：将输出功率为250W,频率为40.6Hz的连续超短波治疗机的中号电极两个放在患者的颈肩部,对置,间距3 cm,急性期患者用无热量治疗,亚急性、慢性期患者用微热量治疗,时间为12～15分钟/次,每天1次。②牵引治疗：患者取坐位,采用枕颌头带牵引法,头前屈15°,首次牵引重量为4 kg,渐增至体重的1/4,每天1次,每次30分钟。③颈部传统推拿操作。④结果：痊愈16例,显效26例,有效8例[陕西中医,2003；(3)：256]。

10. 广州中医药大学针推学院许舜沛报道运用提抻牵引法治疗颈椎间盘突出症55例。①颈部疼痛区松解法：患者正坐,医者站其后方。在颈部以椎间盘突出部为中心,对压痛点进行轻柔和缓的㨰揉法放松治疗,约10分钟。㨰揉时用力从轻到重,逐渐加压,使深层肌肉温热酸胀得气为度。施术时以制动手固定头颅,操作手施术。操作过程中,防止颈椎前后左右摆动幅度过大而加重疼痛,引起颈肌过度痉挛。②颈肩部㨰动点按法：颈肩部施以小鱼际㨰法,并交替点按颈部夹脊、风池、肩井、缺盆、天宗、秉风穴等,每穴点按3～5次,每次点按以得气为度,约10分钟。③颈部痛点和夹脊穴弹拨法：在以上穴位的颈段竖脊肌和斜方肌点按之后,另在痛点、硬结处、脊上韧带施行弹拨法,5分钟左右,弹拨力度以患者能耐受为宜。④肘托颈提抻法:患者正坐,头呈中立位或稍前倾位。医者站其后侧方,一手从颈前穿过,用肘弯托住患者的下颌,另一手掌托扶住患者枕部,然后两手同时发力缓慢向上,使颈椎受到缓慢拔抻提拉而拉长患者颈部,操作时以患者拔抻至臀部稍离座凳为度。然后配合用后仰抻展法,即操作手向后缓慢用力,使颈椎沿其额状轴后仰至疼痛阻力点时,将颈椎保持此位置,同时制动手向前用力,令患者放松并配合呼吸,片刻后,待颈椎产生松弛效应,操作手再缓缓发力使颈椎后仰的范围小幅度增大。此法可重复数次操作。用力提抻牵引时宜轻拔慢提缓抻,忌用猛力和旋转手法,避免肘弯压迫气管和颈动脉,防止角度不当损伤脊髓。⑤仰卧牵引整复法:令患者仰卧位,将10 cm高枕头置于头部。医者制动手托住患者的后枕部,操作手在颈部,做轻揉点按、点压颈部及肩背肌肉的起止点,在人工牵引状态下对小关节错缝行整复治疗,使小关节松动后,把小关节推向脊柱方向,一般能感到小关节松动的响声,患者也自觉舒适。以上手法隔天1次,10次为1疗程。每天早晚进行1次自身牵引颈椎和金龟望月、公鸡啼鸣等动作,以锻炼颈部。⑥结果:经治2个疗程后,临床痊愈24例,显效15例,好转13例[新中医,2007;(7):51]。

11. 浙江省杭州市中医院吴芝兴报道运用推拿并足部按摩治疗颈椎间盘突出症37例。①推拿:采用托推法、按揉法、点按法、㨰法等施于颈项背部及上肢部,若有颈椎棘突偏歪可施于拔法,时间为15分钟左右。②足部按摩:应用按揉法、拇指推法、单食指扣拳法、搓法、摇法等,按照佘雄文编《足部反射区健康法学习手册》规定的顺序按摩双足。重点加强颈椎、胸椎、大小脑、斜方肌、三叉神经、肩胛骨、肝、肾及上下身淋巴结等。然后重点拔伸颈椎反射区,具体操作:医者一手抓住患者足背部,另一手抓住患者足踇趾相对用力,由轻而重,持续3分钟左右,最后运用摇法,此法相当于常用的颈椎牵引法。推拿后饮水 300 ml 左右。③牵引：采用坐式或卧式，颈椎牵引处于垂直 20～30 分钟/次。④结果：临床痊愈 25 例，好转 12 例[按摩与导引，2000；(2)：13]。

12. 广州军区广州总医院吕晓宇等报道运用牵引下推拿法并颈椎保健操治疗颈椎间盘突出症 35 例。①牵引下推拿法：采用 QY-7 型颈椎正骨牵引椅，牵引重量初始常用 16～18 kg，适应后可酌情增加至 18～20 kg，最大为 24 kg。正骨时选择角度 10°～30°。患者牵引固定后，医者站于其后方实施手法治疗。手法的操作程序分为四步进行，放松手法；正骨手法；强壮手法；痛区手法。放松手法：酌情选用揉法、按法或振法放松椎旁软组织。正骨手法：后推正法适用于"前后滑脱式"和"倾位仰位式"旋转式错位者；左右摇正法适用于中、下段颈椎"左右旋转式错位"者；侧按扳正法适用于"侧弯侧摆式错位"（钩椎关节错位）和"混合式错位"者。重复上述手法 2～5 次。强壮手法：是调理整体经络、气血的手法。包括弹拨、拿捏、拍打和点穴法，根据病情选用。痛区手法：痛区手法作为结束手法，可根据不同症状，选用兴奋或镇静手法。以上治疗 10～15 分钟，每天 1 次，10 天为 1 疗程。②颈椎保健操：伸屈颈练习，颈前屈（低头）、后伸（仰头）各 3～5 次，动作以慢为宜，每个动作都要回到颈椎中立位；低头转颈肩练习，左右各 3～5 次；侧屈舒颈练习，左手拉椅边，头用力向右侧屈，右手拉椅边，头用力向左侧屈，各 2～3 次；伸腰挺胸练习，双手向腰背伸互握，慢而用力作伸腰挺胸，仰头左、右各转达头动作，做 2～3 次。以上操作每次 10～15 分钟，每天 2～3 次。③结果：痊愈 16 例，显效 8 例，有效 7 例[颈腰痛杂志，2007；(3)：242]。

13. 四川成都骨科医院何若冰报道运用牵引后旋转复位法治疗根型颈椎椎间盘突出症 79 例。①牵引：用电动程控颈椎牵引机牵引。根据患者年龄、性别、体质状况确定牵引力度，一般在 6～10 kg 观察确定。牵引时间每次 20～30 分钟，每天 1 次，10 次为 1

疗程。牵引时要求患者全身放松,颈前屈10°。②旋转复位法:在放松患侧颈、肩、背部肌肉以后施用此法。以患者$C_{4\sim5}$椎间盘向左后突出为例。患者取坐位,医者立于患者身后。开始缓慢轻柔地将其颈部向右旋转,在头部沿矢状轴上仰时,加大旋转幅度作扳法,同时左手拇指协调地向右推动,有时可听到复位的响声。纠正颈椎生理弧度:颈椎生理弧弓消失甚呈反弓样改变是颈椎椎间盘改变的重要影像征兆,故纠正颈椎生理弧度,具有十分重要的临床意义。医者用拇指按压患侧棘突间隙旁,另一手抚住患者双颊协调用力,使颈部尽量后伸,反复数次,每次至少持续30秒。点揉穴位:依次用拇指指腹点揉患者风池、肩井、缺盆、曲池、肩髃、肩髎诸穴,如伴上肢麻木者,还需加上臂拔伸、抖动上肢等手法。③结果:治愈53例,好转22例[光明中医,2007;(1):53]。

14. 广东省佛山市中医院朱干等报道运用推拿手法治疗颈椎间盘突出症66例。①颈椎牵引:患者仰卧位,采用枕颌带牵引,保持头部前屈位20°～30°。牵引力重量因人而异,一般牵引从3 kg开始,逐渐加至10 kg。牵引时间每次30分钟,每天2次。颈椎牵引后进行推拿手法治疗。②手法治疗:先放松颈枕部软组织,用按揉、拿揉、滚法等。患者取坐位,术者站其侧后方,用按揉法按揉颈部肌肉及棘突旁;用拿揉法拿揉颈肩部肌肉,用滚揉法滚揉颈背部肌肉,对棘突痛点进行点压及弹拨,10～12分钟。端提法:患者取端坐位,术者用双手分别端托住患者两侧颌下或枕部及前下颌,用力做向上或前屈后伸的拔伸,双拇指按压风池穴,约5分钟。坐姿定点旋转复位法:患者取端坐位,术者站立于患者背后,先用拇指触诊法来确定偏歪棘突的节段位置,使病人头部及胸背部紧贴术者前胸,再用左手拇指尖按压、顶住偏歪棘突右侧,其余四指贴于左侧颈根部,嘱病人头颈前屈,术者右肘关节屈曲,前臂及肘窝夹病人的下颌部,在对患者头颈施加纵向拔伸力量下引导患者头颈向患侧旋转,觉患者颈部肌肉放松,与医者手法操作协调的前提下,医者托患者下颌部之手先将其向上提托,突然加大头颈旋转运动幅度,左手拇指同时向上、向外推冲关节突,即可整复。以上方法每天1次。2周为1个疗程,疗程间休息3天。③结果:经治2个疗程后,显效51例,有效9例[中医正骨,2006;(5):19]。

15. 浙江省温州市卫生学校杨书生报道运用整脊疗法治疗颈椎间盘突出症88例。①松脊:提拿颈项部肌群、斜方肌、提肩胛肌、冈上肌及其深层肌肉、韧带。②压脊:术者以拇指抵住患椎间隙,轻而稳地顶推。③拨脊:术者以拇食二指分别抵住双侧患椎横突间隙左右轻微晃动。④拉脊:术者一手扶患者头部前额二侧,一手拇食二指叉开抵于双侧风池穴处,缓缓上提,间歇进行。⑤结果:疗效优良70例,好转13例[颈腰痛杂志,2000;(3):209]。

16. 广西江滨医院李昌柳报道运用后仰牵引治疗颈椎间盘膨出症21例。①松解手法:患者坐位,医者立于患者身后,先用一指禅、滚、捏拿等松解手法松解颈肩部,配以点按风府、风池、肩井、天宗等穴。②后仰牵引:患者仰卧位,头探出床头边,助手用双手扳住患者两肩部,医者坐在床头,左手托住患者后枕部,右手扶住下颏部,患者头稍后仰,与助手沿颈椎纵轴稍向后方做对抗牵引,力量由小到大,牵引颈部30秒~1分钟,然后在持续牵引的情况下将头右转至最大限度,其间可有关节弹响,再缓慢放松牵引,术者手势相反,令患者头向左转,重复上述动作。③最后患者取坐位,以一指禅、滚等手法放松颈肩部。④结果:痊愈9例,好转10例[广西医学,2000;(2):386]。

17. 浙江省立同德医院沈肖军报道运用推拿手法治疗颈椎间盘突出症32例。①颈部推拿放松手法:患者端坐,医者站立于患者背后。在颈部以椎间盘突出的部位为中心的竖脊肌和斜方肌上作滚法、揉法、点按法,手法操作时间10~15分钟。②短杠杆微调复位手法:患者平卧,面向上。依X线摄片所示,对存在有棘突旋转位移者,施行短杠杆微调复位手法。医者手掌向上,一手大拇指抵于有旋转移位的棘突的移位侧,另一手大拇指抵住下一椎体棘突处,采用对抗用力的方法,双手拇指同时短促对抗用力。手法后,检查棘突偏移情况,可重复2~3次。③拔伸手法:患者端坐,医者站立在患者背后。双手掌心向上托住患者的下颌骨及枕骨向上提升患者的头颅,拉长患者的颈部,操作时医者用力须由轻到重,忌用暴力,以患者能耐受为度。每次提升时间30~60秒,可反复1~3次。④牵引治疗:患者取四头带坐位牵引法,重量为5~10 kg,视患者耐受程度增减重量。每天1次,每次30分钟,10次为1个疗程。牵引后用颈托固定颈部。⑤结果:经治20天后,临床治愈15例,有效14例[浙江中医药大学学报,2007;(3):369]。

18. 中国医科大学第二附属医院蒋建多报道运用手法治疗颈椎间盘突出症36例。①方法:患者取坐位或俯卧位,首先行颈项、肩及上背部常规操作5~10分钟,手法以拿、揉、小鱼际㨰法为主,使颈肩部肌肉逐层放松;然后重点用指揉和鱼际揉、㨰法在枢椎、寰枢椎及第2~5颈椎后关节突、寰椎、枢椎横突及风池穴等部位进行操作,使颈部组织充分放松;患者取坐位,双足前伸,医者用右臂肘关节环提患者下颌,左手轻抚患者后脑,让患者低头,颈部弯曲与垂直线成15°~30°角,缓缓提起,左右各转30°~45°角,慢慢放下,重复2~3次。②结果:痊愈20例,显效9例,有效5例[辽宁中医杂志,2001;(8):493]。

19. 新疆医科大学中医学院王新军等报道运用推拿结合动态牵引治疗颈椎间盘突出症(周围型)62例。①推拿手法:舒筋类手法:依据患者具体情况选择坐位、侧卧位,或是仰卧位。先对颈肩上臂部的软组织运用一指禅、㨰法、指揉法及拿法,操作3~5分钟,以解除颈、肩、上臂部及上肢部软组织痉挛,改善血液循环。正骨类手法:触诊检查时可发现相应椎体节段有椎体滑脱、旋转、侧摆等错位改变,同时在X片上得到相应的印证,需要用相应的正骨手法予以纠正,常用方法有以下几种。低头摇正法:用于$C_{2\sim6}$

颈椎后关节"旋转式错位"。病者侧卧(先作健侧,后作患侧),平枕,低头位(中段颈椎,前屈约 20°,下段颈椎,前屈 30°以上)。术者一手轻托后颈,拇指按于错位横突隆起处略下方作为"定点",另手托扶患者下方面颊部作为"动点",以枕部作为支点,将头颈部转动,当摇至最大角度时,托面颊之手用有限度的"闪动力","定点"的拇指同时加力按压,使关节在动中因"定点"有压力而复位。缓慢复位法,不加"闪动力",重复 2~5 次。侧头摇正法:用于 $C_{2\sim6}$ 钩椎关节"旋转式错位"。患者侧卧(凸侧在上,凹侧在下),低枕,颈前屈度如上述。术者一手托其枕侧耳部,另手拇指"定点"于患椎后关节下方,将头抬起作侧屈并转动摇正(动作如低头摇正法)。侧弯者,先治健侧,后治患侧,由下而上逐个复位。也可以在牵引下做侧向推正法给以纠正。侧卧摇肩法:用于 $C_{2\sim7}$、$T_{1\sim2}$ "旋转式错位"。术者一手拇指、食指夹置于其横突隆起处前、后方作为"定点",另一只手扶其肩部做向前推向后拉的摇动,定点要配合用阻力,使关节在摇动中复正。每做完 1 次整复后,需要用两手触诊来检验颈椎整复的效果,如感觉不到位可以在牵引下继续调整。②动态牵引:选用 Q-7 型颈椎牵引椅,患者取坐位用颈椎枕领吊带牵引,选用重量 10~14 kg(依据患者病变节段,一般上颈段重量轻,下颈段重量稍大),牵引 2~3 分钟。术者立于患者身后,用一指禅、指揉、拿捏法再操作 1~2 分钟。用双手拇指抵住病变椎体棘突,作牵引下颈椎的屈伸运动 5~10 次,主要目的是调整颈椎前后滑脱式错位。之后用一手按住患者患侧的肩部,另一手拇指抵住病变棘突,手掌扶于颈部,做颈椎部患侧侧屈运动 5~10 次,运动过程中调整颈椎之侧摆式错位。再做侧后屈 45°运动 5~10 次。最后用指揉法、擦法操作 1~2 分钟,手法结束后缓慢放下牵引器。依据患者病情及需要每日 1 次,10 次为 1 疗程。并嘱患者作颈部"米"字操锻炼运动,改善软组织缺血症状,提高脊柱稳定性,促进自体康复。③结果:最短治疗 1 个疗程,最长 5 个疗程。痊愈 35

例,好转 25 例[河南中医学院学报,2007;(3):71]。

20. 四川省达州市第二人民医院谢福德等报道运用推拿配合牵引治疗颈椎间盘突出症 58 例。①牵引:采用枕颌带牵引,患者端坐将枕颌带固定于下颌及枕部,牵引重量根据患者的病情和体质情况,适当调整,一般在 6~15 kg,牵引时间根据患者的忍耐控制在 20~30 分钟内。②松颈:患者取坐位,术者站其侧后方,用按揉法按揉颈椎颈部肌肉及天柱、风府、风池等穴,用拿揉法拿揉颈肩部肌肉,用㨰揉法揉颈肩部肌肉,从而使紧张痉挛的肌肉放松,加强局部气血运行,时间约 10 分钟。③舒筋:用拿揉法拿揉双上肢,并用拇指按压相应穴位,如天鼎、缺盆、中府、极泉、肩髃、曲池、手三里、外关、合谷等穴,使上肢肩臂有酸胀沉重窜麻感,松手后患者感到轻松舒适,时间约 10 分钟。④提颈:以一手拇指放在风府穴处,另一手肘部托住下颌,患者头稍前倾,再同时向上拔伸约 1 分钟,然后令患者头稍偏向左侧或右侧,拇指、食指放在风池穴处向上拔伸各 1 分钟。⑤拍击颈肩:用双手空掌有节奏地拍击颈肩,时间约 5 分钟。⑥结果:痊愈 27 例,显效 20 例,好转 7 例[按摩与导引,2004;(3):37]。

四、颈性头痛

由颈椎间盘、椎间关节等骨性病变及软组织损伤引起的头痛，统称为颈性头痛。据观察，中年后慢性头痛相当多为颈椎病所致。本病一般属中医学"头痛"、"颈项痛"等范畴。

【病因病理】

因颈椎病骨质增生，颈椎的正常位置发生改变，内外平衡失调，肌肉、韧带、关节囊等软组织损伤，肌肉紧张或痉挛继发的无菌性炎症，导致：①刺激、压迫、牵拉头部敏感软组织；②刺激、压迫、损伤第Ⅰ、第Ⅱ、第Ⅲ对颈神经，甚至影响到第Ⅴ、第Ⅸ、第Ⅹ对颅神经；③刺激、压迫椎动脉周围的交感神经丛或颅内外动脉痉挛，肌肉血液循环障碍，可游离出并积蓄 K^+、P^{5+}、5-HT 等致痛物质，而致头痛等症状出现。

【诊断要点】

1. 症状

多数病人有颈部不适感（酸、胀、沉紧等）。主要为后枕部疼痛，常为两侧性，并向头顶部放射，严重时还可向眼部、颞部放射，在咳嗽、打喷嚏或大笑时可加重疼痛。伴随有头昏、眩晕、走路不稳，并有同侧肩膀或上肢疼痛或麻木，头痛与上肢痛一起加剧或减轻，有时伴有耳鸣、听力下降、视力减退等。

2. 体征

颈部活动受限，颈肌紧张，严重者有强直性伸颈出现；颈椎棘突有不同程度的偏移，偏移侧有饱满感；颈椎旁有压痛点，病久者可摸及条索状或硬结状反应物。

3. 辅助检查

颈椎 X 线检查可见颈椎生理曲度有不同程度的改变；颈椎的钩突有 2～4 个不等的变尖且密度增高，齿状突不居中，寰齿间隙及寰枢间沟左右不对称；齿状突顶点超越腭枕连线，亦可能有寰椎的侧块与枕骨髁融合在一起。以上异常的 X 线改变并非全部具备，一般以 2～3 项存在居多。脑血流图检查常提示血管紧张度增高（病久者则降低），血流量左右不对称。脑电图检查无异常发现。

4. 鉴别

颅内外检查排除其他器质性疾患，注意与颅内外病变、颅腔邻近器官以及神经血管疾病引起的头痛相鉴别。

【外治方法】

（一）针灸治疗法

1. 穴位埋线法

(1) 取穴：选取双侧夹脊 C_5 透 C_3 和 C_7 透 C_5。

(2) 操作：先令患者俯伏坐位，标定夹脊 C_5，常规消毒后，带上消毒手套，用 2% 利多卡因作穴位局部浸润麻醉，然后剪取 0～1 号铬制羊肠线 3 cm，用小镊子将其穿入制作好的 9 号腰椎穿刺针管中。再作垂直快速进针，当针尖达皮下组织及斜方肌之间时，迅速调整针尖方向，以 15°角向枕部透刺，当针尖达夹脊 C_3 时，寻找强烈针感向头部或肩臂部放射后，缓慢退针，边退边推针芯，回至夹脊 C_5 后拔针，用干棉球按压针孔片刻，再用创可贴固定。完后

行夹脊 C_7 透夹脊 C_5 及对侧两穴埋线,操作同上。埋线 1 次为 1 疗程,一般 15 天左右行第 2 疗程。

2. 注射针刀法

(1)定位:病人骑坐在治疗椅上,双前臂交叉重叠放在椅背枕上,额部置于前臂上,在枕大神经出筋膜点即枕骨粗隆与乳突连线中点(相当于风池穴)和/或颈$_2$横突后结节为治疗点。

(2)枕大神经针刀治疗:在上述进针点用 5 号牙科针垂直皮面进针,直达枕骨,注射镇痛液(曲安奈德 20 mg,维生素 B_{12} 0.5 mg,维生素 B_6 100 mg,2% 利多卡因 2.5 ml,注射用水 3～5 ml);然后左拇指尖在上述进针点与神经平行并垂直皮面用力按压针刀紧贴指甲刺透皮肤,缓慢进针达上述进针深度后,纵行松解分离神经周围组织,解除其对神经的卡压,针刀松解后,协助病人使头尽量前屈,以使枕后组织进一步松解。

(3)颈$_2$横突针刀治疗:在颈$_2$横突水平患侧,头半棘肌隆起的外侧缘,可触到颈$_2$横突后结节,压痛明显并向枕及背部放射处,用 5 号牙科针垂直皮面由进针点缓慢进针遇到骨质即为颈$_2$横突后结节,注射镇痛液 5 ml,退针时稍浸润皮下;然后用左拇指尖用力按压标记点,并用指腹向内推移深层肌肉,右手持 4 号针刀,沿指甲纵行刺透皮肤,探索前进,达原穿刺深度即可触到骨质,沿身体纵轴方向松解横突尖端。注意实施注射和针刀松解时,针(刀)必须不离开横突骨面,避免向前、向内滑入过深,刺激或损伤椎动脉。术后根据病人情况作颈椎旋转复位手法进一步松解和矫正颈椎后关节的错位、错缝。

3. 小针刀疗法

(1)定位:阿是穴,此类患者多在枕外隆突、项韧带、肩胛骨内上角等处有明显压痛点。

(2)操作:患者坐位低头,先用 2% 普鲁卡因在进针部位作皮内麻醉(也可不麻醉)。痛点在枕外隆突下缘或项韧带上,则应摸准枕骨隆突或相应的棘突等骨性标志。刀口和身体纵轴平行,针体和局部皮肤垂直,深度直达枕骨平面、棘突尖或棘突两侧,沿骨面作纵横剥离。如痛点在肩胛骨内上角,则刀口和提肩胛肌平行,垂直刺入肩胛骨内上角,作纵向剥离,然后针体倾斜作横向铲剥。术毕对一些敏感痛点用1‰普鲁卡因2 ml,地塞米松2 mg,糜蛋白酶2000单位局部封闭,以减少粘连。施术时患者可有酸、胀感,并向上肢脊柱两侧或经头部两侧循太阳经向前额及两颞侧放散。操作完后针眼处以无菌纱布敷盖。每次选用2~3个部位,5~7天1次。

4. 颈枕八穴法

(1)定位:颈1穴在枕外隆凸下,C_2棘突上最凹陷处旁开1.5 cm左右,压之最痛点处;颈$_2$穴、颈$_3$穴、颈$_4$穴分别在C_2、C_3、C_4棘突上缘旁开1.5~2.0 cm压之最痛点处。枕$_1$穴在枕外隆凸下缘凹陷中,压之最痛点;枕$_4$穴在乳突后缘凹陷中,压之最痛点;枕$_2$穴在枕$_1$穴与枕$_4$穴连线内1/3与中1/3交界处,压之最痛点;枕$_3$穴在枕$_1$穴与枕$_4$穴连线中1/3与外1/3交界处,压之最痛点。

(2)选穴:根据疼痛部位,在颈部4穴及枕部4穴中各选2穴。其中前额痛选颈$_1$、颈$_2$、枕$_2$、枕$_3$;侧顶痛选颈$_3$、颈$_4$、枕$_3$、枕$_4$;眶上痛选颈$_1$、颈$_2$、枕$_3$、枕$_4$;颞部痛选颈$_2$、颈$_3$、枕$_4$、枕$_3$;正顶痛选颈$_2$、颈$_4$、枕$_2$、枕$_4$;枕部痛选颈$_1$、颈$_2$、枕$_1$、枕$_2$。

(3)操作:患者伏卧位,胸及额下各垫一枕,头部无侧歪和扭转。颈部4穴以30号、2.0寸针垂直于皮肤刺入1.0~1.5寸,针尖抵达同椎体关节突端部位时停止进针,轻提插,不捻转;枕部4穴以30号、1.5寸针垂直于穴处枕骨面刺入0.5~1.0寸,抵达骨面后停止进针,轻提插,不捻转。各穴得气后通以适度连续波型脉冲电流,留针30分钟,每日1次,10次为1疗程。

5. 调节针刺法

(1)取穴:取病变对应部位颈椎夹脊穴1~2对、大椎、风池、太阳、后溪透合谷。

(2)操作:令患者取坐位,穴位局部常规消毒,颈夹脊穴向脊柱方向斜刺1~1.5寸,大椎穴向上斜刺1~1.5寸,风池穴向鼻尖方向直刺1~2寸,太阳穴直刺1~1.5寸,后溪透合谷刺1.5~2.0寸,留针30分钟,每间隔10分钟行针1次。每日1次,10日为1疗程。

6. 六穴针刺法

(1)取穴:脑空、风池、列缺、合谷、太渊、解溪。前头痛加阳白、上星;后头痛加大杼、后顶;偏头痛加阳陵泉、率谷。

(2)操作:先刺脑空、风池,用泻法,留针,稍停片刻,再刺列缺、合谷、太渊、解溪,均用平补平泻法。以上各穴均取双侧,并留针30分钟,每隔10分钟捻针1次,要求酸麻胀重感向头颈部放射。每日1次,10次为1疗程。

7. 天柱傍刺法

(1)取穴:选天柱穴,头晕加风池、百会、行间,上肢麻木明显者加颈椎$_{4\sim7}$夹脊穴、曲池、合谷。

(2)操作:天柱穴用傍针刺法,并使针感向枕部传导,余穴施提插捻转补泻法。每日1次,10次为1疗程。

8. 滞针治疗法

(1)取穴:风池、天柱。

(2)操作:患者俯卧或侧卧,侧卧时患侧朝上。皮肤常规消毒,用1.5寸30号毫针,根据体形差异直刺0.8~1.2寸,得气后,把针朝一个方向旋转,使肌纤维缠绕针身至旋转不动为止,然后快速小幅度提插50下左右,再把针身向反方向旋转至旋转不动为止,同样行小幅度提插50下左右,如此反复3~5次。最后旋转针身,使滞针松解,接电针,疏密波,留针20分钟。每天1次,5次为1疗程,疗程间隔2天。

9. 夹脊温针法

(1) 取穴：风池、颈夹脊$_{2\sim6}$、率谷、太阳、百会、四神聪。

(2) 操作：患者俯卧，穴位常规消毒。选取 30 号 1～2 寸华佗牌不锈钢毫针，风池穴向鼻尖方向斜刺 1 寸，率谷穴呈 30°刺向太阳穴，进针 1.5 寸，得气后均快速捻转，每分钟 200 次左右，捻转持续 5 分钟，静留 10 分钟后再重复捻转 1 次；百会、四神聪均由前向后平刺 0.5 寸，颈夹脊穴均直刺 1 寸。颈夹脊穴针柄末端套置 1.5 cm 长的艾条，在近穴位端点燃，待艾条熄尽，针柄冷却后，去除艾条灰烬，再灸，共灸 3 壮起针。每日 1 次，10 次为 1 疗程。

10. 电针照射法

(1) 取穴：选取风池、颈部夹脊为主穴，太阳、肩中俞、肩外俞、肩井、合谷为配穴。

(2) 操作：选用 28 号 2 寸不锈钢毫针，穴位常规消毒。风池穴进针后，先直刺 1 寸，紧提慢按数次，待针下得气，病人有针感扩散时将针微退出向病所方向斜刺 2 分许，并令病人吸气数口，使针感向病所放射；其余穴位进针得气后施平补平泻法。接 G6805 电针仪，电量 6 V，疏密波型，频率 3 Hz，调节至患者能耐受而穴位局部皮肤肌肉抽动为度。TDP 神灯治疗仪垂直照射风池及颈部夹脊穴，距离约 30 cm，以患者有温热感为宜。每天 1 次，6 次为 1 疗程。

11. 针罐并用法

(1) 取穴：选取天柱、颈夹脊、风府、百会、攒竹、后溪、申脉、项肩穴（大椎旁开 3 寸）。伴肩痛者加天宗、秉风、肩髃；伴手臂麻木者加曲池、支沟、外关、合谷。

(2) 操作：患者取坐位，全身放松，在所选穴位常规消毒，用 32 号 1 寸毫针行针刺，头项部穴位宜轻刺，平补平泻，小幅度提插捻转，得气即止；四肢远端穴位在行针得气后，用提插泻法，如特殊敏感者，仍行平补平泻法。留针 20 分钟。针后于项背肩胛肌肉紧张处行拔罐治疗,先沿项背部肌肉及肩胛上部肌肉行闪罐法,待局部皮肤充血后,于项肩穴部留罐5~10分钟。

12. 钩针松解法

(1)定位:患者俯卧于手术台,胸部下垫枕,双手平放,颈部屈曲,使额头置于双手背上,充分暴露颈椎。取 C_6、C_7 椎间隙旁开 1.5 cm 处为治疗点。

(2)操作:定位后,用龙胆紫作标记。皮肤常规消毒,铺无菌巾,戴无菌手套。取1％利多卡因在标点处作一皮丘,行局部浸润麻醉,每点2~3 ml,深约1~1.5 cm。取已消毒钩针1把,按定点部位,左手持无菌敷料,固定皮肤,右手持钩针自表向里刺入皮肤、筋膜、肌肉,钩断部分筋膜、肌肉,特别是对筋膜的钩治要彻底,钩提4~6次,手感有韧性阻力时顺势切断,至无阻力有落空感即可。然后出针,压迫止血完全后用无菌敷料包扎,3天后拆除。

13. 阻滞注射法

(1)局部痛点阻滞:用2％利多卡因3 ml,维生素 B_{12} 0.5 mg,氟美松5 mg 混合液,行颈部、耳后、枕部痛点注射,隔日1次,5次为1个疗程。

(2)颈后肌肉松解注射:用颈宁A 10 ml加专用稀释液10 ml于病椎两侧夹脊穴处注射,每天1次,10次为1疗程。

14. 风池穴注法

(1)定位:患者坐位,取患侧风池穴。

(2)操作:常规消毒后,用一次性5 ml 注射器抽取2％利多卡因2 ml,地塞米松5 mg,盐酸川芎嗪40 mg,刺入并调整针头方向,待局部有酸沉且有向上放射后,缓慢推入,注射后患者休息5~10分钟,观察病人有无不良反应,每日1次。双侧风池穴压痛患者则两侧风池穴交替治疗,每日1侧。

15. 神聪鼎灸法

(1)取穴:四神聪、百会。

(2)操作:令患者坐位,头顶部严格消毒后,取直径 0.35 mm、长 50 mm 毫针,与头顶呈 15°～20°斜刺入四神聪,针尖均向百会,针刺深度 20 mm。每穴捻转 2～3 分钟,频率 150～180 次/分,使局部产生沉胀感并保持 3～5 分钟。然后将针柄尾部折弯与刺入平面呈 70°角,在距百会 2 cm 水平使四针尾端形成"::"形。在互为对角的两根针的针柄环内各穿插一根针,形成"十"字交叉状,然后将底径为 1.5 cm、高 1.5 cm 的圆锥形艾炷放置于交叉中心,以头顶部温热无痛感为度,每次连续灸 7 壮,留针 60 分钟。隔日 1 次,10 次为 1 疗程。

(二)推拿治疗法

1. 牵引推拿法

(1)颈椎牵引:采用自制的坐式颌枕带牵引,牵引力量根据患者体重的 10% 左右给予,可结合患者的病情适量增减,牵引角度一般以 15°～30°为佳,并根据 X 线提示而确定角度。每次 30 分钟,每日 1 次,10 次为 1 疗程。

(2)手法推拿:①患者取仰卧位,医者坐其头侧,以一指禅法通印堂、攒竹、阳白、鱼腰,点揉迎香、睛明、攒竹、太阳、率谷、风池,并用大鱼际外侧端按住前额,随后分向两旁,边揉边抹,经阳白、太阳、头维放松于两侧面颊部。②体位同上,医者以一指禅偏峰揉百会穴,并点揉头顶督脉诸穴,再以五指拿头顶督脉和两旁太阳经、少阳经,自前发际经头项向后到枕部止于两侧风池穴,并点揉风池穴。③患者取坐位,医者用拿法自上而下拿捏颈项部并对颈部压痛点行揉按法,点揉风府、风池,拨天柱穴,待肌肉松解后,以坐位推正法纠正错位的关节突,以左侧为例,医者用左手拇指抵住侧凸的颈椎棘突左侧,右手掌指面扶按在头部右侧方前半部分,右手缓缓地使患者头部向前后左右晃动,待至一定角度,左手拇指下有明显阻力时,随即两手协同用力推动头颈及拇指下棘突,一般常有弹响声和拇指下棘突的滑动感,示手法成功。而后以滚揉法施于肩背部及上肢,并点揉肩井、天宗,拨揉合谷,再抖动上肢结束治疗。

2. 通络止痛法

(1)解痉缓痛法:患者俯卧位,施以滚揉、按揉、推按、提拿、叩击等组合手法,重点放松肩背部和颈项部肌群,手法柔和、深沉,以局部热感和肌肉松弛富有弹性为宜。

(2)活络定痛法:患者坐位,医者用拇指指端点按风池、风府、天柱、完骨穴,用拇指和中指指腹按揉天牖、天容、头维、太阳、率谷穴,用拇指与余四指相对之拿劲,以拇指远端指骨关节腹面按揉列缺穴,用同样手法以食指指端点按后溪穴,用拇指指腹沿患侧颔厌、悬颅、悬厘、曲鬓一线反复推按,再沿患侧天冲、浮白、头窍阴、完骨一线反复推按。手法由轻入重,得气,适度。

(3)颈牵解痛法:患者仰卧,头身正直,手臂置于体侧,目闭,唇合,心静,意专,息匀,体松。医者立其头侧,一手置其枕部,一手扶其下颌,调整其头颈前屈角度约20°,令患者深呼吸,当其呼气时,医者双手臂缓缓用力,沿纵轴线方向作颈椎牵引,以手感稍有阻力为度,当其吸气时,维持牵引力不变,当再次呼气时,又随之适度增加牵引力度缓缓牵引,待其呼气将尽时,医者缓缓松劲,让患者颈项肌肉、韧带等逐步松弛,并使头颈回缩成自然状态。此时,应询问患者有无不良反应,如无异常,再如法重复操作1~2遍。临床切忌操之过急或使用蛮力,以患者感觉轻松舒适为宜。

(4)结束手法:用五指拿揉颈项部肌群,用三指拿揉和双手小鱼际对揉胸锁乳突肌,用多指抓梳和散扫法沿两颞至后枕部反复操作,用双手指腹沿胆经及膀胱经在头部循行路线交替叩击,最后按压、提拿、叩击肩井穴结束治疗。

3. 四步推拿法

(1)第一步:松解法。患者坐位,施手法前详细检查颈项部软组织压痛点分布,以确定病变部位及范围。①以手掌或指腹广泛抹摩病变侧颈项部软组织，使局部产生热感；②病变部位采用揉法从上至下逐一进行，每处1～2分钟；③与软组织走向成垂直方向持续推移病变部位软组织，每处持续推移30～45秒，上下3次；④各压痛部位给予点按，从上到下逐一进行，每处持续点按2～4分钟；⑤以手掌广泛拍打病变侧颈项部软组织，从上至下4～5遍；⑥再从上至下作放松软组织手法3遍。

(2) 第二步：托颈手法。患者坐位，术者站其后。双手固定于病人双肩上，双手托住病人的两侧下颌角，相对用力，托头向上牵伸，持续2分钟。然后双手抱头，在轻度牵引下缓缓由健侧向患侧旋转45°，再至中立位将头稍前屈，再做左右侧弯和旋转各1次。牵引拔伸可增加手法效果，整个手法都要贯穿向上牵伸头的动作。

(3) 第三步：定位旋转手法。病人低头，头向健侧弯，下颌由对侧向上旋，同时逐渐仰头。术者弯腰，胸部压病人头部，帮助病人侧弯以利旋转，另手掌托住病人下颌，拇指推病人下颌关节部位，四指向下拉下颌，借助腕力沿矢状轴旋转头面部，这时下颌会继续向上抬，另一手的拇指同时在健侧推偏歪之棘突或患处的压痛点，在感到头旋转之力达拇指时，再适当突然加力，常可听到"咯哒"声。该手指在旋转复位时起定位和支点的作用。应用本法时要稳、轻柔，不可粗暴，旋转要适度，力量不宜过大。

(4) 第四步：善后手法。患者坐位，术者一手扶持固定头部，另一手拇指或食指根据需要选择枕大神经、枕小神经、面神经、眶上神经等部位体表投影点，以中等偏重的力度用力点按，以麻胀感向头顶传导为度，每次点按1～3秒钟放开，持续操作1～2分钟。也可以用拇指顺足少阳胆经、足太阳膀胱经头部走行路线推顺数遍。再将四指并拢微屈，用指尖轻叩头部反应点20～30次。最后用小鱼际揉按、颤摩颈肩部肌肉数遍。

4. 龙氏正骨法

先用揉、按、滚法松弛颈项部周围肌肉，然后根据不同部位和错位形式用龙氏正骨手法进行复位。

(1)仰头摇正法:用于枕寰、寰枢关节错位。患者仰卧,术者一手托其下颌,另一手托枕,将其头上仰转,慢摇 2~3 下,将头转到 60°左右时稍加有限度"闪动力"向上拉。

(2)低头摇正法:用于 $C_{2~4}$ 颈椎后关节旋转式错位。患者侧卧低头 20°,术者一手轻拿后颈,拇指按错位横突隆起处下方作为"定点",另一手托面颊作为"动点",当摇至最大角度时,托面颊之手用有限度的"闪动力","定点"的拇指同时加力按压。

(3)仰卧推正法:用于颈轴反张和颈椎前后滑脱式错位。患者去枕仰卧,术者用拇、食指夹持向后突起的棘突两旁作"定点",另一手托其下颌,将其头作前屈后仰动作,当仰头时,"定点"的手用力向上推,使向后移位的椎体复正。

(4)侧向扳按法:用于 $C_{2~6}$ 侧弯侧摆错位。患者仰卧,术者一手拿颈,并以拇指按患椎横突侧向隆起处,另手托下颌,并用前臂贴其面颊,将患者头先牵引并渐屈健侧后屈向患侧,当扳至最大角度时,拇指"定点"与"动点"手同时作扳、按、牵联合"闪动力"。

5. 提颈舒椎法

患者取端坐位,颈部放松,双眼平视,上肢自然下垂,手掌放于大腿内上侧。术者站在患者后方,双手四指指尖相对,围患者颈部呈近似圆柱形轻轻将头颈固定,用双拇指指尖端从枕骨隆突下起,沿 C_1 棘突区和两侧横突区向下连续轻轻按压至 C_7 下,寻找压痛点和异常感觉区的准确位置并作标记。特别是位于颈后中央的督脉和两侧的足太阳膀胱经、足少阳胆经感传线上的压痛点。当各个压痛点位置确定后,即可用双手掌和手指用力均匀地、缓慢地沿下颌两侧将头颅向上托起,使颈部被牵引拉长,此时双手拇指从 C_7 两侧沿足太阳膀胱经向上提压滑动,当滑动到压痛点时,可适当加力,不停顿地连续提压滑至 C_1 两侧上的足太阳膀胱经的天柱穴或足少阳胆经的风池穴后,即行缓慢减压、放松。使头颈各关节的灵活性、平衡性与稳定性得到恢复,症状多能得到缓解。整个手法检查和治疗过程一般在30秒左右完成。尤其是"托颅、提颈、舒椎"等手法一气呵成,时间为5~8秒。

【现代研究】

1. 中国人民解放军德州军分区医院任建增等报道运用推拿加小针刀疗法治疗颈源性头痛69例。①小针刀疗法:患者俯卧于治疗床上,上胸垫高15~20 cm,头伸于床外,或反坐于椅上,双手叠放于椅背,两种体位均呈颈前屈位,然后于枕后、椎旁及肩胛内角触摸压痛点或阳性反应物。以龙胆紫做标记,剃除术野毛发,常规消毒,用Ⅰ型Ⅳ号针刀按小针刀操作规程操作,出针后压迫针孔1~2分钟,创可贴包扎施术点。②推拿治疗:点按风池、大椎、肩井、曲池、合谷等穴;滚揉颈项部和肩部肌肉;垂直弹拨颈部肌肉;按冯天有手法行颈椎旋转复位。③结果:28例治疗1次后症状完全消失,36例治疗2~3次后症状完全消失,5例治疗3次后症状明显减轻[现代中西医结合杂志,2003;(22):2438]。

2. 福建省霞浦县中医院胡伏存报道运用松解复正综合疗法治疗颈性头痛30例。①点按压痛点:垂直按压,力度大于9 kg,每点按压30~60秒,1个点的按压时间分3次完成,按压时加适当的揉动。②针刀松解术:对于手法难以松解的,较大的硬结索条状物应用针刀松解。以痛性硬结物为进针点,刀口方向与颈部纵轴平行,应用汉章牌小针刀,在常规消毒铺巾下,按朱氏"四步进针法"进针刀,针刀直达病灶时,针刀难以通过,病人有强烈的酸胀感,即行纵行切割,横行铲剥各2~3下,至刀下有松动感即出针刀。术后常规按压创口5分钟,并用创可贴外敷。③手法复正:枕寰关节、寰枢关节错位者用仰头摇正法;2~6颈椎关节错位用卧位成角定点复位法。④结果:痊愈13例,显效14例,好转3例[中国民间疗法,2000;(9):22]。

3. 北京中医药大学东方医院郜志广报道运用手法加针刺治疗颈性头痛58例。①手法:松解　一指禅按揉风池、风府、天柱、颈部夹脊穴、缺盆、曲池、合谷,肘压肩井,施滚法于肩颈部,治疗过程中重点对颞筋区、枕筋区及颈筋区查找病灶并以弹拨点穴等除灶。复位　坐位颈椎定点复位法、仰卧位枕颌牵引旋转复位法、俯卧位颈椎定点斜板法,基本以触摸到椎体有偏歪并在颈部肌肉放松的情况下施术。②针刺:以足少阳胆经为主,所有病例均手法治疗后施以针法。病人俯卧位,胸下垫枕。取穴风池、风府、天柱、完骨、头窍阴、颈部夹脊穴、大椎、缺盆、曲池、合谷、肩井、侠溪,得气后留针20分钟。上述疗法隔日治疗1次,10次为1个疗程,疗程间休息1周。③自我锻炼:患者自我按摩,锻炼颈椎,配合治疗,预防复发,长期坚持。与项争力:头后伸看天,使前额尽量保持最高位置,然后还原;头前屈看地,闭口使下颌尽量紧贴前胸,然后还原。哪咤探海:头颈伸向左前方,双目注视左前方6尺许处,使颈部尽量保持伸长位置,然后还原;再使头颈伸向右前方,方法同前。犀牛望月:头颈向左后方尽力旋转,双目视左后上方天空,然后还原;再使头颈转向右后上方,方法同前。④结果:治愈40例,显效10例,好转6例[北京中医药大学学报,2001;(4):68]。

4. 黑龙江省大庆市中医院于玉华等报道运用针刺推拿治疗颈性头痛56例。①针刺:主穴取风池、大椎、天柱。额顶痛加上星、印堂、合谷;偏头痛加率谷、太阳、外关;后枕痛加后顶、昆仑、后溪;全头痛加百会、风府、昆仑。常规消毒,针刺得气后用中等刺激,平补平泻,留针20分钟。②推拿:患者取坐位,点按印堂、太阳、率谷、百会、风府、风池、天柱、大椎、合谷、后溪;再从印堂推向上星,由上星推向百会,由百会推向风府;接着用轻柔的滚法、拿法在颈肩部治疗,再用颈椎扳法和手法牵引颈部;最后在颈椎两侧施揉擦法结束。③结果:头痛完全消失46例,头痛症状减轻10例

[针灸临床杂志,1999;(4):11]。

5. 空军86001部队医院张涛报道运用点穴针刺结合治疗颈源性头痛60例。①方法:患者正坐位,头稍向前屈,医者站于患者左后方,左手固定其头部,右手拇、中指沿手少阳三焦经在颈段的循行路线上左右对照查找压痛点及条索状硬结,然后先在三焦经颈项段轻轻推拿,松解局部肌肉,后用拇指指尖对准风池、天牖、天容、肩井等四穴依次点压,完后针刺百会、大椎、上星、合谷四穴,手法分强、中、弱三种,因人体质而异。②结果:痊愈48例,显效12例[中国针灸,1994;(2):22]。

6. 山东省聊城市第二人民医院郭建中等报道运用针刺治疗颈性头痛60例。①方法:选取风池、大椎、天柱、颈椎夹脊穴及阿是穴。常规消毒,风池穴针尖向对侧眼球方向斜刺0.5寸,产生酸胀感;天柱穴直刺1寸;大椎穴斜刺1寸;颈部夹脊穴及阿是穴向脊柱斜刺至得气,采用平补平泻法。然后接中频治疗仪,电流强度以患者感到舒适为度,一次治疗20分钟。②结果:痊愈54例,好转5例[广西中医学院学报,2004;(2):50]。

7. 遵义医学院附院杨廷辉等报道运用针推结合治疗颈源性头痛100例。①电针:取颈夹脊穴、风池穴、阿是穴,患侧率谷、翳风、头维、外关穴。针刺得气后接G6805-ⅡA型电针仪,电针波型选用高频连续波,刺激强度以患者有针麻感且能耐受为宜,每次留针30分钟,每日1次。②推拿:患者坐位,医者用一指禅推法自印堂穴开始向上推至神庭穴,然后沿前发际到头维、太阳、鱼腰,再回至印堂,往返3~5遍,再用拇指按揉攒竹、太阳、头维、率谷穴,每次1~2分钟;用㨰法作用于患侧头部及颈项部,时间10分钟,在颈项部作㨰法的同时,配合颈部的屈伸、旋转活动;拔伸颈项部,医者一手肘关节屈曲并托住下颌,向上缓缓用力拔伸,并做颈部左右旋转活动;用拇指偏峰端及四指螺纹面扫散头颞部,每侧2~3分钟,最后五指拿法从前发际至风池穴,拿到风池穴时改用三指拿法，并沿颈项两侧向下拿至肩井穴，结束手法。③结果：痊愈80例，好转20例[中医外治杂志，2004；(2)：34]。

8. 天津中医学院第一附属医院门杰报道运用温针灸结合按摩手法治疗颈源性头痛50例。①温针灸：患者坐位，取颈椎压痛明显处，配取太阳、头维、率谷、风池、天柱、大椎、四神聪、后溪透合谷。每次主穴用2.5寸毫针向椎体方向进针0.5～1寸，得气后针尾点燃1.5 cm长艾条，配穴用1～1.5寸毫针快速进针，常规深度，施以小幅度快速的提插捻转手法，以有酸、胀、麻、放散感为得气，留针30分钟，间隔10分钟行针1次。②按摩手法：出针后，令患者仰卧位。医者坐其头侧，首先以一指禅法点印堂、攒竹、阳白，点揉迎香、睛明、太阳、率谷、风池，并用大鱼际外侧端按住前额，随后分向两旁，边揉边抹，经阳白、太阳、头维放松于两侧面颊部。其次以一指禅偏峰揉百会穴，并点揉头顶督脉诸穴，再以5指拿头顶督脉和两旁太阳经、少阳经，自前发际经头项向后到枕部止于两侧风池穴，并点揉风池穴。然后令患者端坐位，医者用拿法自上而下拿捏颈项部，并对颈项压痛点行揉拨法，点揉风府、大椎，拨天柱穴。待肌肉松解后，以坐位推正法纠正错位的关节突。后以滚揉法施于肩背及上肢，并点揉肩井、天宗，拨揉合谷。最后以抖动上肢结束治疗，每次20分钟。以上方法每日1次，10次为1个疗程。③结果：痊愈34例，好转14例[针灸临床杂志，2005；(2)：48]。

9. 湖北省京山县中医院吴垚报道运用针推结合治疗颈性偏头痛120例。①针刺：取病侧太阳、率谷、风池、外关。太阳用2.5寸毫针向率谷穴透刺，使针感扩散至半侧头部；风池穴向对侧内眼角进针1.5寸，使针感向额颞部放射；外关直刺1寸，使针感上下传导。各穴皆用平补平泻法，得气后留针20分钟，5分钟行针1次。②推拿：在针刺之后进行。患者取坐位，全身放松，两臂自然下垂或双手放膝上。术者站其后，一手扶患者额部，另一手拇指桡侧面触摸颈椎棘突顺位情况，扪按棘上及棘突两旁，可发现棘突错缝之处，且该处亦多有明显的压痛点。然后用轻手法揉、拿、捏、搋，使椎旁肌肉充分放松，施术10分钟后，用颈椎旋转定位拔伸法使错骨缝得以矫正。顺压棘突，若仍有偏歪可重复施术。最后再用震颤法点按风池、风府、太阳、印堂、百会等穴，病侧头皮用扫散法按摩，若伴有躯体偏麻酸痛不适者，可配合一般推拿手法治疗患侧局部即可。③结果：痊愈41例，显效68例，好转11例[针灸临床杂志,2000;(7):15]。

10. 安徽中医学院附属针灸医院戴宁报道运用针推结合治疗颈性偏头痛33例。①方法：选取风池、翳明为主穴，配合太阳、头维、率谷、阳陵泉、大椎、病变椎体夹脊穴等。用1~1.5寸毫针快速进针，常规深度，施以小幅快速的提插捻转手法，以有酸、胀、麻、放散感为得气，留针30分钟，间隔10分钟行针1次。取针后，患者先取坐位，术者用点、揉、按、搋等手法推拿风池、翳明、大椎、病变椎体肌反应压痛处，然后令患者仰卧位，用拇指点揉太阳、风池、翳明，手法由轻转重，持续3~5分钟，再从印堂揉推向太阳，经率谷揉推向风池，经风池柔推向天柱，后推向肩井，沿此线路揉推5~8遍，继用大鱼际揉按两颞部3分钟，拿揉颈夹脊3分钟，反复5次，最后作端提拔伸旋转颈部手法结束。②结果：痊愈4例，显效20例，有效7例[安徽中医学院学报,2003;(5):40]。

11. 广东省顺德市第一人民医院邱文克等报道运用针刺推拿治疗颈源性偏头痛83例。①针刺：患者取坐位，头稍前倾。取患侧风池、颈夹脊、天柱、太阳、列缺穴，额部或眉眶疼痛者加攒竹。常规消毒后，用30号1寸或1.5寸毫针在所选穴位上针刺，风池穴、颈夹脊、天柱穴时应向鼻尖方向针刺，使针感向患侧头部扩散；太阳穴以3寸毫针透向率谷，以尾部酸胀为度；列缺穴则向上沿手臂平刺，使针感沿上肢向上传导。留针15~20分钟。②推拿：患者坐位，术者以一指禅推法沿颈项部两侧膀胱经上下往返治疗3

~4分钟；拿风池，并沿项两侧膀胱经自上而下操作4～5遍。患者坐位，术者用一指禅推法从印堂开始，向上沿前额发际至头维、太阳，往返3～4遍，配合按揉印堂、睛明、鱼腰、百会、太阳等穴；拿五经，从头顶拿至天柱、风池，改用三指拿法，沿膀胱经拿至大椎两侧，往返4～5遍；分抹前额、眉弓各3～5次。患者仰卧，术者按揉两侧太冲，以酸胀为度，再擦两侧涌泉穴，以透热为度。仰头拔伸旋转正骨法，对有棘突偏歪者，嘱患者仰卧，低枕，术者一手托其下颌，一手托患者枕部，并用托枕部之中指扣住偏歪之棘突缓缓拔伸，同时将其头作上仰、侧转。③结果：痊愈52例，显效17例，好转11例[颈腰痛杂志,2000;(4):346]。

12. 上海市普陀区中心医院周成功等报道运用针推疗法治疗颈性头痛38例。①推拿捏脊法：脊柱正中督脉棘突自枕骨以下至尾椎，以一指禅按及手捏各3次；脊柱棘旁0.5寸及3寸之膀胱经以一指禅分别弹拨推拿3次。②针刺：百会、风府、大椎、风池、夹脊穴，以上穴位分别以直刺或斜刺30°角，深0.5～1寸；大杼、风门、肺俞、心俞、膈俞、肝俞、脾俞、胃俞、肾俞、膏肓、志室等穴，以30°角浅斜刺1.5寸左右。③拔火罐：督脉、膀胱经1线、膀胱经2线针刺后分别分批拔罐15分钟。④结果：痊愈37例，好转1例[中医外治杂志,2002;(3):40]。

13. 山西省孝义市中医院马生莲等报道运用按摩配合针灸治疗颈性头痛眩晕200例。①方法：取穴四神聪、百会、头维、太阳、合谷、列缺、足三里、三阴交。伴鼻塞者加印堂、迎香；伴高血压者加太冲。患者仰卧于治疗床上，运用平补平泻手法针刺上述腧穴，辅以红外线灯烤头顶部，留针40分钟，中间行针1次，每日1次。针灸完毕后让患者端坐于方凳子上，医者立于患者后侧，先用滚法在肩背部滚5分钟左右，让患者觉肩背部有热或松的感觉，再用拿法在颈部拿5分钟左右，以患者觉颈部有发热或松的感觉为佳，点压风池、肩井各1～2分钟，然后运用颈部旋转扳法，左右各扳1

次,以听到弹响为佳,最后运用天女散花手法轻击头部和拍打肩部2～3分钟,每天1次。②结果:痊愈142例,好转44例[按摩与导引,2004;(3):28]。

14. 甘肃省中医院陈国廉报道运用针刺推拿治疗颈性偏头痛168例。①方法:取患侧风池、太阳、列缺穴。眉框痛者加攒竹穴。诸穴常规消毒后进行针刺,其中针刺风池穴针尖向鼻尖方向,使针感向患侧头部扩散;针太阳穴以3寸毫针透向率谷,以局部酸胀为度;针列缺穴向上沿手臂平刺,使针感沿上肢向上传导。留针15分钟,出针后施手法治疗。患者取坐位,术者站立其后,用拇指推法、揉法及三指捏法、拿法交替在颈部两侧,重点在患侧推拿,使紧张的颈项部肌肉放松,点揉太阳、风池,然后一手托患者下颌,一手托患者后枕部向上垂直牵引颈椎1～2分钟,继用旋转复位手法,使失稳的患椎得以平复。②结果:痊愈121例,显效29例,好转13例[中国针灸,1995;(2):9]。

15. 河南省辉县市54800部队医院段军安等报道运用中西医结合治疗颈性头痛156例。①推拿:以拇指与其余四指相对捏住颈部两侧,逐渐用力内收,并作持续的揉捏动作,左右手交替进行,持续4分钟;以食中环小指指腹或小鱼际在颈部作环旋转动,力透皮下深处,频率每分钟40次,持续4分钟;手呈半握拳状,用手背在肩上、颈部两侧连续往返滚动,每分钟40次,持续4分钟,患侧颈部重用力;术者立于患者侧方,一手扶颞顶部,另一手托住对侧下颌部,两手协同动作,使头向左或向右慢慢旋转,当转到较大幅度时,随加"闪动力"快速扳动,此时常可听到颈椎关节复位的"咯嗒"声,错位关节达到复位。②药物注射:以0.5%利多卡因注射液5 ml,曲安舒松注射液5 mg,维生素B_{12}注射液0.5 mg,当归注射液4 ml混合;注射部位为痛点及颈$_2$～颈$_4$椎体两侧,选2～4个注射点,每点注射2～3 ml,于治疗第1天注射一次即可。③结果:痊愈141例,显效6例,好转7例[颈腰痛杂志,1998;(4):

302]。

16. 湖南省石门县中医院覃仕华等报道运用牵引配合穴位注射治疗颈性头痛40例。①牵引治疗：行坐位颌枕带持续牵引，牵引角度、重量根据患者的病情、颈椎 X 线片生理曲度改变进行选择，采用颈前屈 $10°\sim20°$，按病变在颈椎上段以小角度牵引，病变在下段颈椎以较大角度牵引的原则，结合病情适当调整牵引角度。牵引重量从 $3\sim5$ kg 开始，慢慢增加到 $8\sim10$ kg，以病人着力感强、无明显不适感为宜。每次牵引 20 分钟，每天 1 次，10 天为 1 疗程。②穴位注射：选双侧风池穴及压痛点为注射点，每次不超过 4 处。患者取坐位，头颈部严格消毒后，用一次性 5 ml 注射器抽取灯盏花注射液 4 ml，将针头换成牙科针头，在上述选取的注射点注射。风池穴针尖向对侧眼球方向斜刺约 1.5 寸，压痛点视情况行垂直刺入或斜刺约 1 寸，局部出现酸、麻、胀或放射感后，回抽无回血则可缓慢注药液，每处注射 1 ml，每天 1 次。③结果：经治 2 个疗程后，痊愈 24 例，显效 8 例，有效 5 例[湖南中医杂志，2006；(3)：13]。

17. 河南省南乐县第二人民医院杨俊国报道运用手法与穴位注射治疗颈性头痛 180 例。①手法矫治：患者仰卧诊查床上，去枕，医者右手托住项枕部，左手托住下颌，双手用力拔伸颈椎，同时稍作左右旋转，$1\sim3$ 分钟后，向患侧慢慢旋动，至有阻抗时，稍加力，立即卸力，即顿挫法，常可听到"咯嗒"声，错动的小关节即可复位。然后，沿环枕韧带，用大拇指尖用力点按一遍，手法结束。②水针疗法：选取风池、太阳、阳陵泉穴，用 10 ml 针管抽取维生素 B_{12} 0.5 mg，维生素 B_1 50 mg，地塞米松 4 mg，当归注射液 2 ml，利多卡因 3 ml，645-2 注射液 10 mg，换用 5 号牙科针头（长 3.5 cm）。风池穴向对侧眼眶上缘刺入 $2.5\sim3.5$ cm，以针感传至头顶或前额为佳；太阳穴针尖向对侧稍下方斜刺 $2.5\sim3.5$ cm，以针感传至颞顶部为佳；阳陵泉常规注射。注射完毕后各穴按摩 $3\sim5$ 分钟。③结果：痊愈136例，显效29例，有效10例[中医研究，2002；(2)：35]。

18. 山西焦煤集团公司古交矿区总医院杨云霞报道运用强刺激推拿配合刮痧治疗颈源性头痛38例。①方法：针对项韧带、斜方肌、头半棘肌、头夹肌、胸锁乳突肌等在枕骨附着处、颈椎后关节附着处、颞骨乳突附着处、提肩胛肌、前斜角肌的颈椎横突、肩胛内上角、锁骨上窝及胸锁乳突肌的胸骨头及锁骨头、颈椎旁肌肉及筋膜本身的软组织损害性压痛点上，施以强刺激滑动按压，开始时以轻推拿操作滑动按压，随压痛程度的减轻，不断加重滑动按压的力度，操作中进行滑动按压的拇指尖需有间歇性放松，以避免发生皮肤的损伤。每个压痛点上进行上述推拿操作1分钟左右，对所有压痛点强刺激推拿结束后，再施以刮痧疗法。沿斜方肌走行方向从上向下，从中间至两侧，至皮肤发红或见明显痧点为止。上述措施每周1次，3～4次为1个疗程。②结果：治愈28例，显效8例。1次治愈3例，2～4次治愈12例，4～8次治愈13例[山西医药杂志，2007；(2)：118]。

19. 中国人民解放军第69332部队卫生队郭彦军等报道运用电围颈热渗透疗法加针刺治疗颈性头痛症276例。①电围药热渗透疗法：雪莲透骨液的配制：新疆野生雪莲花200 g加白酒1000 ml，密封1周备用，另用透骨草、伸筋草、红花、当归、川芎、白芍、天麻等十余味中药煎制过滤后与上述药液等量混合；电围颈治疗仪：为自行研制的医用加热仪器，14 cm×20 cm，输出功率为70～120W，散热面积同颈部吻合；步骤：患者取俯卧位，用纱布棉垫浸药液敷痛处，外敷塑料膜，再敷电围颈治疗仪发热装置，开启电源，温度以患者耐受为宜。每次治疗60分钟，每天1次，12天为1疗程，疗程间隔3天。②针灸治疗：患者取坐位，头稍前倾，取患侧风池、颈夹脊、天柱、太阳，额部或眉眶疼痛者加攒竹。常规消毒后，用1.5寸毫针针刺。针刺风池穴时，针尖向对侧眼睛；针颈夹脊、天柱应刺向鼻尖方向,使针感向头部扩散;针刺太阳穴时,用3寸毫针透向率谷,以局部酸胀为度。留针15~20分钟,每天1次,7天为1疗程,疗程间隔2天。③推拿治疗:手法放松头颈部肌肉和软组织后,使患者头颈前屈20°~30°,用一手拇指按在偏歪的棘突上,另一手屈肘以肘部托住患者的下颚部,行颈椎旋转复位,当旋转到一定角度后,施加有限的闪动力,常可听到关节的弹响声,手指可触及偏歪的棘突被纠正,且有松动感。每周治疗1次。④结果:治愈226例,好转43例[西北国防医学杂志,2006;(1):68]。

20. 广西中医学院附属瑞康医院滕居赞等报道运用手法配合中药熨疗治疗颈源性头痛88例。①一般手法:取心俞、肝俞、胆俞、肩中俞、肩井、天宗、合谷、曲池、太阳等穴,分别采用推、拿、揉、按、捏手法。②揉按风池穴:患者坐位,术者一手扶头,另一手拇指、食指分开由轻至重揉按两侧风池穴,重复2分钟。③颈肌松解法:患者坐位。在患侧颈肩部寻找压痛点、结节或条索状物,用拇指在痛点处稍用力按压3~5次,由轻到重,每次持续3~5秒,然后在条索状物上用拇指做与肌纤维垂直方向来回推法10~15次。再以指揉、拿捏等手法,沿颈部脊柱正中和旁开2 cm处,从上向下松解颈肩部痉挛的软组织,以充分放松颈部肌肉。④颈椎旋转复位法:参照冯天有手法施行。以上一般手法、重点揉按风池穴和颈肌松解法,每天1次,10次为1疗程,疗程间隔3天。复位手法1~2次成功,头痛及伴随症状体征或明显减轻者,一般不做第三次;如症状无明显改善或有反复者,应重新仔细触诊,明确位移方向后,可行第三次复位。手法要求准确无误,熟练轻巧,切忌盲目与暴力。⑤颈部中药熨疗:用瑞康医院生产的烫疗中药包(主要成分为川续断、独活、宽筋藤等),在微波炉中加热3分钟后,熨烫中药包热敷颈项部。每天2次,每次30分钟,10天为1个疗程。⑥结果:治愈52例,好转28例。其中头痛消失最快3天,最慢30天;治疗最少2次,最长3个疗程[广西中医药,2007;(1):37]。

五、颈性眩晕

颈性眩晕又称椎动脉压迫综合征、椎动脉缺血综合征,是因颈椎肥大、椎间孔狭窄、骨刺增生等压迫椎动脉或颈部交感神经受刺激引起椎-基底动脉痉挛,而出现的因椎动脉供血不足所致的以眩晕为主症的病证。本病一般属中医学"眩晕"、"头晕"等范畴。

【病因病理】

①颈椎骨赘直接压迫椎动脉;②骨赘激压颈部交感神经,形成椎动脉痉挛,不少学者证明,这种间接因素较直接压迫更为多见;③若与脊髓型并存,则可能与颈髓交感神经之受累有关;④寰枢椎移位,多数在睡眠中或刚起床时发病,部分病人为寰椎先天畸形所致,如椎动脉沟桥形成等;⑤医源性损伤,以推拿整复手法不当多见。上述诸因素可造成椎动脉缺血,亦可因血管壁受挤压,导致血栓形成,使脑干、颈脊髓上段、大脑后部缺血,尤其脑干和颈脊髓内的网状结构功能障碍,可能是引起症状的重要原因。

【诊断要点】

1. 症状

一般有颈部活动障碍,或活动时颈部有摩擦音,局部疼痛或疼痛不明显,或局部有冷热感。眩晕为首发症状,有时为早期惟一症状。眩晕与颈部转动有关,其表现为旋转感、倾斜感、摇动感、失稳感等,发作时间多为数秒或数分钟或 2～3 周才缓解,缓解期症状仍有轻度存在,严重眩晕者当颈部体位改变时出现突然晕倒,但意识清楚,视听力正常,数秒或数分钟即完全恢复。伴随有头痛,多在枕部或两颞部,位置较深在,多有胀痛、困重感,并有恶心、出汗等;严重时有运动障碍;听觉与视觉障碍。

2. 体征

颈部活动受限,局部压痛,或触及肌痉挛、钝厚感,或棘突或横突偏移,头颈部体位改变时眩晕加剧。

3. 辅助检查

X 线检查可有颈椎病的表现,病变部位多发生于寰椎、第 5 颈椎等。有条件进行椎动脉造影可有梗阻现象。脑血流图可有枕乳导联异常改变。脑电图可有电压降低,颞区有移动性慢波。血脂正常或增高等。

4. 鉴别

注意与梅尼埃综合征、良性阵发性位置性眩晕、大脑(颞叶)中枢型眩晕等疾病相鉴别。

【外治方法】

(一)中药外治方

1. 通络外敷方

(1)处方:威灵仙、刘寄奴、葛根、鸡血藤、川芎、桂枝、细辛、红花各 30 g,骨碎补、五加皮、丹参、补骨脂、狗脊、桑寄生、鹿衔草各 35 g。

(2)方法:将上述诸药装入布袋中,放入凉水中稍加浸泡,以半湿为度,取出放锅中,隔水蒸 40 分钟后取出,置于颈部热敷,温度太高时为避免烫伤皮肤,可在药袋外包几层干纱布,待稍温后除去包布,局部用小被子盖好保温。一般热敷1小时左右,每日2次。每次热敷后用干毛巾将汗水擦净,继续卧床休息片刻,严防着凉。袋中药物5日1换,疗程1个月。

2. 活络透骨方

(1)处方:当归、川芎、葛根、丹参、威灵仙、透骨草、元胡、天麻、穿山甲各等量。

(2)方法:以上方药等量研为细末,以纱布外包,每袋5 g。治疗时以药袋贴于颈夹脊、扶突、风池、风府、天宗穴处,外用关节止痛膏固定,使药包封闭在内,再按摩贴药部位,促进药物吸收。3天换药1次,5次为1疗程。

3. 中药熏蒸方

(1)处方:当归、羌活、独活、防风、前胡、生乳香、生没药、海桐皮、五加皮各30 g,寄生18 g,桃仁、生大黄、生山栀各20 g,红花、红辛各10 g,苏木、桂枝各15 g,荆芥、千年健、透骨草、伸筋草、艾叶各50 g,生黄柏、白芷各25 g,冰片3 g。

(2)方法:以上方药夏季每日一换,冬季可用2~3天一换。采用大连鹏达医疗器械公司SZ-88Ⅱ型熏蒸治疗仪,温度45~60 ℃,时间30~40分钟,每天1次,10次为1疗程。

4. 离子导入方

(1)处方:透骨草、制川乌、制草乌、赤芍、羌活、乳香、没药、川芎、当归、苏木各等分。

(2)方法:以上方药加清水浸泡30分钟后,滤出浑水,再加适量清水煎煮30~40分钟,过滤后放置冰箱待用。采用上海医疗器械厂生产的58-7-1型直流电治疗仪,主电极(120 mm×50 mm)置于颈椎段接阳极,负电极(100 mm×80 mm)置于手或前臂、前额,接阴极。电极采用铅板,外套直流电中药导入专用衬垫,在主电极衬垫置一张大小与衬垫相近的浸湿有中药煎剂的卫生纸。输出电流强度4~16 mA,以患者能耐受程度为限,每次20分钟,每日1

次。

5. 中药导入方

(1)处方:当归100 g,地龙、木瓜、川芎、泽泻、牛膝、没药各60 g,三七、土元、血竭各90 g,红花120 g,大黄、麻黄各80 g。

(2)方法:以上方药加入20 kg纯粮食白酒中(或适量75%酒精),装缸密封。夏季1个月,冬季2个月,启封后滤汁装瓶备用。用略大于患处范围的纱布块蘸取适量药酒放置颈椎处,加红外线灯照射,照射距离20～30 cm,每次15分钟,每日1次。

(二)针灸治疗法

1. 穴位埋线法

(1)取穴:选取双侧夹脊C_4透C_2和C_6透C_4。

(2)操作:先令患者俯伏坐位,标定夹脊C_4,常规消毒后,带上消毒手套,用2%利多卡因作穴位局部浸润麻醉,然后剪取0～1号铬制羊肠线3 cm,用小镊子将其穿入制作好的9号腰椎穿刺针管中。再作垂直快速进针,当针尖达皮下组织及斜方肌之间时,迅速调整针尖方向,以15°角向枕部透刺,当针尖达夹脊C_2时,寻找强烈针感向头部或前额部放射后,缓慢退针,边退边推针芯,回至夹脊C_4后拔针,用干棉球按压针孔片刻,再用创口贴固定。完后行夹脊C_6透C_4及对侧两穴埋线,操作同上。埋线1次即为1疗程,一般15天左右行第2疗程。

2. 小针刀疗法

(1)定位:患者取坐位,双手相叠放在桌上,头垫枕于手上。在后枕部、颈部、肩背部寻找最明显的压痛点,并与患者自诉之疼痛部位相结合,每次选3～4点进行治疗。用龙胆紫做标记,常规消毒铺巾(枕部头发应部分剃除)。

(2)枕部痛点施术法:左手拇指于痛点深按直达骨面,右手持汉章小针刀自左手拇指指甲边缘快速刺破皮肤,缓缓深入直达骨面,刺入时要求小针刀与枕骨面垂直,与颈成20°~30°夹角,刀刃与肌纤维平行,小针刀在骨面进行纵行摆动,横行铲掀,注意小针刀不离开骨面,小针刀稍退出骨面并用针尖探查各层软组织的松紧,对其紧张痉挛、粘连之处分别进行纵行或横行切割数刀,使针下有松动感,切割时注意避开枕大神经和枕小神经,刀刃只能在小范围之硬结处切割,严禁操作幅度过大。

(3)横突痛点施术法:于胸锁乳突肌后缘准确定位后,用左手拇指深压按住横突,右手持小针刀沿左拇指指甲边缘刺入,缓慢探索进针到达横突后,对横突周围紧张挛缩之硬结或条索状物进行纵行或横行剥离,并行纵行和横行切割数刀,使针下有松动感。

(4)棘突旁痛点施术法:左手拇指深压痛点,小针刀与颈椎纵轴垂直进针,用小针刀探查各层软组织中变性痉挛、粘连之硬结或条索状物,对其进行纵行切割和横行切割,小针刀到达棘突尖,在其边缘和下缘切割2~3刀,小针刀到达椎板骨面,在椎板间韧带横切2~3刀出针。

3. 醒脑开窍法

(1)取穴:大醒脑针刺法选取内关、人中、风池、完骨、天柱、合谷、颈椎夹脊穴,不用极泉、委中、三阴交;小醒脑针刺法选取印堂、上星透百会、四神聪、风池、完骨、天柱、颈椎夹脊穴。

(2)操作:①大醒脑针刺法:患者取仰卧位,常规消毒后,先针双侧内关,直刺1.67~3.33 cm,施捻转提插复式泻法,施术1分钟;继刺人中,向鼻中隔下斜刺1.0 cm,施雀啄泻法,以眼球湿润或流泪为度;风池、完骨、天柱直刺1.0 cm,小幅度高频率捻转补法各1~3分钟;颈椎夹脊穴直刺1.67~3.33 cm,施捻转补法各1~3分钟。②小醒脑针刺法:患者取仰卧位,常规消毒后,上星透向百会进针1.0 cm,施小幅度高频率捻转补法1分钟;印堂横刺1.0 cm,施雀啄手法1分钟;四神聪直刺0.9~1.6 cm,施捻转补法半分钟;风池、完骨、天柱直刺3.33 cm,小幅度高频率转捻补法各1分钟；颈椎夹脊穴直刺1.67~3.33 cm,施捻转补法各1~3分钟。眩晕急性发作时先采用大醒脑针刺法,程度减轻后采用小醒脑针刺法。每日1次,10次为1个疗程。

4. 颈三针疗法

(1)取穴:选取双侧天柱、百劳、大杼。

(2)操作:患者取坐位或俯卧位,天柱穴稍向后正中线倾斜进针,深度达1~1.5寸,刺激量以局部有酸胀感并向后枕部放射为度;百劳穴稍向内侧直刺0.8~1寸,以局部有酸胀感为度;大杼穴向内斜刺0.5~0.8寸,以局部酸胀为度。上述三穴均行平补平泻手法,留针20分钟,其间每隔10分钟行针1次。每日1次,针5次休息2日,2星期为1个疗程。

5. 傍针刺治法

(1)取穴:选取颈部夹脊穴为主,配以风池、百会、外关、天柱。

(2)操作:主穴先直刺一针,再于其外侧近傍斜向加刺一针;配穴均施以普通刺法,以进针后酸麻胀感为度。留针30分钟,行针3次。10次为1疗程,疗程间歇3天。

6. 电针治疗法

(1)取穴:玉枕、四神聪、风池、颈椎夹脊、肩井、肩外俞。

(2)操作:令患者取俯卧位,头稍前倾10°~20°,标定穴位,用75%酒精棉球在穴位区消毒后,常规针刺。针刺风池穴时针尖向鼻尖方向直刺1.5~2寸,颈椎夹脊穴在椎间隙旁开0.3寸处直刺1.5~2寸,肩井、肩外俞向外直刺1.5~2寸(不宜深刺,免伤肺尖)。以上穴位均施捻转、平补平泻手法,诸穴必须"针下得气"良好,能"气至病所"则疗效更佳。运针1分钟后接多功能针灸治疗仪,根据病人的病情,选择不同波型,一般选用连续波,脉冲频率每分钟30次。每日1次,15次为1疗程,休息2周后开始第2疗程。

7. 夹脊温针法

(1)取穴:颈椎$_{3~6}$夹脊穴、风池、大椎、头针晕听区,均为双侧。

(2)操作:患者取坐位,两臂自然下垂,两手放于大腿上,头稍前倾,皮肤常规消毒,用 0.38 mm×(40～50) mm 毫针双手进针,针尖向脊椎方向斜刺 1.5 寸,行针至有麻胀触电感后,切取 2 cm 长的一段艾条置于大椎及颈椎$_{4,6}$夹脊穴的针柄上,采用温针灸,同时每隔 10 分钟对颈椎$_{3,5}$夹脊穴、风池及晕听区行针 1 次,其中晕听区采用头针行针方法,捻转速度要快,200 次/分,其他穴位行捻转手法。每日 1 次,5 次为 1 个疗程,休息 2 天后行下 1 个疗程。

8. 头针治疗法

(1)取穴:额中带、顶中带、顶枕带、颞后带、颅底带。

(2)操作:选 28 号长 1.5 寸毫针,针体与头皮成 30°夹角快速刺入头皮下,然后使针与头皮平行继续捻转进针至 1.2 寸,快速运针 5 分钟。每日 1 次,7 次为 1 疗程。

9. 腹针治疗法

(1)取穴:选取天地针(中脘、关元)、下脘、商曲、气海、气穴(关元旁开 5 分);风阳上扰型加双侧大横,伴有恶心呕吐加梁门,伴有自主神经症状(心悸、汗出等)加双侧气旁(气海旁开 5 分),伴有肩部酸痛加双侧滑肉门,根据颈椎诸椎体增生程度加下脘上(下脘上 5 分),其位置根据椎体增生的多少可以适当进行调整。

(2)操作:针刺前首先明确无肝脾肿大等阳性体征再施治。患者取仰卧位,选用 40～60 mm 长度的毫针,避开毛孔及血管,轻缓刺入,行轻捻转的手法。其中中脘、关元、气海、梁门、气旁、气穴深刺(达地部),调理脏腑之气;下脘、滑肉门中刺(达人部),调运经脉之气;商曲、下脘上浅刺(达天部),以达刺至病所。每穴针刺过程中均须首先候气 3～5 分钟,行针捻转使局部产生憋胀样的感觉,再行催气手法,每隔 10 分钟行针 1 次,加强针感使之向四周或远处扩散,留针 20 分钟。为加强针刺效果,神阙穴可加艾条熏灸。每日 1 次,针 5 次休息 2 日,2 星期为 1 个疗程。

10. 多头火针法

(1)针具:多头火针共有 3 个粗、短、钝针头,不同于一般火针,仅可作浅刺。

(2)取穴:百会、四神聪。

(3)操作:先进行头皮局部消毒,首先用 2% 碘酊以百会穴为圆心,由里往外作同心圆状消毒至覆盖四神聪穴外 3~4 cm 范围,再予 75% 酒精脱碘,共消毒 2 次。针刺时将多头火针于酒精灯上烧至针尖通红后,快速在百会穴上作快速点刺,再将针尖烧红再点刺,共进行 3~4 次。动作要求既快又准,力量适中。百会穴刺毕后再在四神聪穴重复上述操作。每日 1 次,1 周为 1 疗程。

11. 银质针疗法

(1)定位:病理性压痛点主要分布在颈枕部及提肩胛肌或锁骨上窝软组织在颈横突尖附着处。

(2)操作:视病变部位软组织的厚薄度选用合适长度的针号,一般以最少外露 10 cm 左右为合适。医生用左拇指末节的螺面与食指、中指末节螺面相对用力紧捏针的远侧段,对准皮肤上的记号进针,动作协调地向下适度用力刺入皮肤,再进入深层。垫好针间硬纸皮,装上艾球,点燃。操作要细心轻巧,避免震动针身而引起不必要的针感。起针后,针眼用 2% 碘酒消毒,再用 75% 酒精棉球脱碘,针眼完全暴露 48 小时不与水或不洁物接触。

12. 刃针治疗法

(1)定位:患者坐位,颈椎前屈,术野消毒,在寰椎棘突至 C_7 棘突上寻找敏感的压痛点、弹响点作为进针点。

(2)操作:刀口线与颈椎棘突顶线平行,针身与颈部平面垂直进针,达颈椎棘突骨面,作左右横行剥离松解。再将刃针退至项韧带机化、钙化点处,作纵行切开松解。在项韧带两侧缘、斜方肌、头夹肌、肩胛提肌、菱形肌等浅层肌和深层头半棘肌的分布触诊,确定肌纤维组织的挛缩、肿胀、压痛范围,用针刀对这些损伤点进行纵行切开松解,对较大的硬化点作小幅度的横行切割松解。重点松解"二突一线",二突就是C_1横突后结节和C_2棘突,一线就是下项线。每周1次,1~3次为1疗程。

13. 透穴治疗法

(1)取穴:上星透神庭、神庭透印堂、百会透前顶、头临泣透阳白、率谷透曲鬓、风池透风府。

(2)操作:上述六组穴位中,各组穴位刺法相同,即每组的第一个穴位成30°角刺向该组的第二个穴位,进针1.5~2.0寸,以快速小幅度捻转,每分钟200转,行针2分钟。每次留针40分钟,每日2次,15天为1个疗程。

14. 三步针罐法

(1)取穴:整脊穴(在印堂上1寸)、颈痛穴(即中渚穴)、中平穴(在足三里下2寸,胫腓骨之间偏腓侧)、颈夹脊穴、大椎。

(2)操作:第一步施以平衡针法。患者取端坐位,医者取0.38 mm×(40~50)mm毫针,刺整脊穴,提捏进针,针尖向下,沿皮下骨膜外进针约1.5寸,施提插泻法,令酸麻胀感放射至前额及鼻根部;再刺双侧颈痛穴,针尖向腕部斜刺1寸,施提插或捻转泻法,令麻胀感向前臂放射;继而刺双侧中平穴,直刺约2.5寸,施提插或捻转泻法,令针感放射至足,嘱患者活动颈部2分钟,不留针。第二步是电针颈夹脊穴为主。通以KWDⅡ-808型电针仪,输以疏密波,电流大小以患者能耐受为度,留针20分钟。并据辨证针刺配穴,其中肝阳上亢型取太冲、内关,气血亏虚型取百会、足三里,痰湿中阻型取阴陵泉,施平补平泻,得气后不留针。第三步刺络拔罐。用三棱针在大椎及阿是穴上快速散刺3~8点,进针2~4分,加拔火罐5~10分钟,吸出瘀血2~5 ml。

15. 挑灸治疗法

(1)定位:患者坐于床前矮凳上,前额靠在枕头上,先将颈椎3~7棘突附近部位用2%的碘酊消毒,再用75%的酒精脱碘,露出正常肤色后,观察相应增生椎体棘突上及两旁的"党参花样变",即周围是约 1 mm 宽的边,颜色稍深,中心的肤色与正常肤色相同,取同一个椎体棘突上及左、右各 1 个。

(2)操作:在"党参花样变"的中心用 1 mg 的利多卡因皮内注射 0.5～1 cm 大的皮丘,稍停,用挑灸针横向挑开表皮,再挑起皮下增粗变硬的白色纤维,猛力将其挑断,一般每处可挑断 7～8 根变性纤维,仔细寻找,挑净为宜。再在挑口上敷一新鲜的薄姜片,上覆无菌纱布,用胶布固定。7 天挑治 1 次。

16. 刺络拔罐法

(1)取穴:选取百会、风府、哑门、大椎四穴。眩晕伴头痛头胀、失眠多梦者辅以风池、安眠、翳明、太阳等穴;伴肩背酸困疼痛者辅以风池、肩井、颈肩部阿是穴等;伴心悸、恶心欲呕者辅以内关、胃俞、足三里等穴。

(2)操作:病人取俯伏坐位,尽量暴露颈背部及肩胛后的掩盖部位。常规消毒取穴部位,用三棱针或梅花针点刺所取之穴,用手挤压点刺部位使瘀血流出,量 2 ml,然后用消毒干棉球擦去血迹,在点刺处拔罐,局部留罐约 10～20 分钟,隔日或 3 日治疗 1 次。5 次为 1 疗程,疗程间隔 3～5 天。

17. 刮痧治疗法

(1)定位:选取督脉、足太阳膀胱经和足少阳胆经。

(2)操作:患者取坐位,充分暴露颈背及肩胛部位,并使其自然放松,然后在刮痧部位涂上甘油,循督脉由风府沿脊柱正中向下经大椎刮至身柱,循足太阳膀胱经由天柱沿脊柱两侧向下经大杼、风门刮至肺俞,循足少阳胆经由风池沿颈项部向下刮至肩井,每条经脉刮 30～50 次;然后在百会、风池、大椎、合谷刮 10～20 次。轻者出现潮红,重者出现紫红色瘀点。刮痧每周 1 次。术毕嘱患者避风寒,多饮温开水。

18. 穴位注射法

(1)取穴:风池穴、阿是穴(即压痛点,多见于枕骨上项线上下缘、颈椎横突周围或棘突旁)。

(2)药物:2%利多卡因 4 ml,醋酸曲安奈德注射液 10 mg。

(3)操作:患者取坐位,双前臂交叉置于治疗床的枕头上,前额伏于前臂上,充分暴露后颈部,寻找压痛最敏感点,无明显压痛则取风池穴,做好标记,皮肤常规消毒,进针部位与骨面垂直,深达骨面后作小幅度提插或慢慢移动针尖,当患者出现明显针感,回抽无血时推注药物,每穴 1 ml。若觉针下有坚韧感,以针尖为中心,作纵横摆动松解 2~3 下或上下提插 5 次左右后出针,以消毒干棉球压迫针孔片刻。每次治疗可选 3~4 点,每周 1 次。

19. 磁圆针疗法

(1)定位:取颈夹脊、风池、百会、四神聪及督脉、足少阳经、足太阳经在头部的循行部位。

(2)操作:医者以右手紧握针柄,右肘屈曲 90°,以右腕的活动叩击以上穴位及部位,每穴叩击约 10 次,交替进行,颈夹脊、风池、四神聪为重点叩击穴位,叩击力量以患者耐受并使叩击处皮肤略红为准,叩击时间 10~15 分钟。每日 1 次,10 次为 1 个疗程,疗程间休息 3 天。

20. 隔姜灸治法

(1)定位:患者取坐位,俯头桌上,双手屈曲平放桌面,额枕于双手上,暴露后颈部,选取大椎、完骨、百会穴。

(2)操作:将新鲜生姜切成 3 cm×3 cm×0.5 cm 薄片,在中心用棉签棒穿 4 个小孔,上置艾炷,在上穴皮肤外涂万花油后施灸,当患者感皮肤灼热时,将姜片上提离开皮肤,旋即又放上行灸,如此反复,共灸 3 炷(中型艾炷,高 1 cm,底径 0.8 cm,重约 1 g;采用华佗牌药艾条,折搓而成),治疗约 20 分钟。每日 1 次,10 次为 1 疗程,休息 2 天继续下 1 疗程。

（三）推拿治疗法

1. 牵引推拿法

（1）颈椎牵引：患者为坐位，采用枕颌布带牵引20分钟。力量以病人耐受为度。

（2）推拿手法：①放松手法：用滚法或掌揉法由轻到重从枕部到平第七颈椎范围的肌群予以充分放松。依次点揉双侧风池、风府、肩井及颈夹脊穴，要求每穴3~5秒，得气为度。②后仰定位扳法：患者仰卧，头伸出床外，一助手面对患者立于床侧，双手固定患者双肩。医者面对患者头顶而坐。第一步：参看X线片，用拇指触诊法找到偏歪之棘突。一般偏歪棘突侧的小关节突及椎板和棘突一样有明显触痛。第二步：拨正偏歪棘突。以C_4棘突向右偏移为例。医者用左手托住后项部，中指固定C_4棘突右侧面，用右手放在患者下颌部，医助相对用力，牵引患者颈部使之慢慢后仰，至C_4中指感觉到屈伸运动轴正移动至此时，牵拉患者头部缓慢右旋至最大限度时，术者右手用腕掌的力量，迅速"闪拔"一下，可听到清脆的"咔嗒"声（注意不可强求，同时，左手中指可感到棘突向左侧的移位）。此刻有半数病人有短暂眩晕加剧的感觉。然后让病人去枕，平卧于床上。③头面部手法：术者在头部施以扫散、指扣、指拿、五指循经捋顺等法，再以鱼际揉法施于颜面部，以额顶及眼眶四周为重点，点按百会、四神聪、头维、角孙、风池、安眠、太阳、睛明等穴。最后用指揉法放松颈肩，按压肩井穴结束。

2. 卧位复位法

（1）放松手法：嘱患者俯卧，胸部垫软枕。术者立于患者头顶部，首先以轻柔手法，顺枕后颈肌走行方向揉拿颈肩肌肉，点按肩井、风池穴，力量由轻到重，以患者能耐受为度，施术5~8分钟。手法要求持久、有力、均匀、柔和。

（2）仰卧旋转定位法：此法用于寰枕、寰枢及C_2~C_4旋转错位。患者取仰卧位,术者站在患者头部。以患者左侧 C_2 横突痛点为例。嘱患者头部转向右侧,术者左手扶托患者枕部,并用拇指按于左侧 C_2 横突痛点,食指和中指按于右侧 $C_2 \sim C_3$ 横突部,右手托拉患者的下颌部,将其头向后至最大限度,稍用"闪动力",可闻"咯"声。说明已复位,手法结束。

3. 理筋正骨法

①推按项背:患者取端坐位,医者位于其背后,先用四指推法沿颈椎棘突及其两旁自上而下往返 3～5 遍,手法柔和着实;再用滚法自肩峰处沿肩胛冈上缘滚向大椎穴,左右两侧各 3～5 遍;接着按揉颈部夹脊、天宗、膏肓、大椎及颈背部压痛点,每穴半分钟,使患者局部产生热胀感为度。②拔伸正骨:先作颈椎徒手拔伸牵引 30 秒钟,然后使患者颈部前屈,医者以一手拇指顶推偏歪的棘突,一手托住患者下颌,施旋转扳法整复失稳之关节。③点揉头面:医者先依次点揉印堂、太阳、头维、百会等穴,每穴半分钟,以患者有酸胀感为度;接着双手五指分开,拇指按在患者风池穴处,其余四指沿头侧由前向后施梳法 5 遍。④理筋拨络:寻找颈椎后关节及横突周围条索状、结节样反应物,将其弹拨、剥离、理顺;最后拿风池、肩井 3～5 次。每日 1 次,10 次为 1 疗程。

4. 拔伸通络法

①坐位,头稍前俯,术者立于患者身后,以双手拇指在颈根部从下到上,直达双侧风池穴,来回横向交叉推揉,使膀胱经与督脉交通,反复操作 3 分钟,然后在颈肩部做滚法治疗。②以双手拇指依次从上到下点、按、推、揉哑门、风府、风池、百劳、天柱、大杼、肩井、肩中俞、肩外俞穴位,反复揉按 5 分钟。③以双手掌托住下颏,双前臂顶住患者双肩,用力往前上方向拔伸,反复 3 次,每次持续 1 分钟左右。然后轻轻将头左右前后旋转,这时可听到弹响声。④先拔伸患者双手后,沿手太阳小肠、少阳三焦、督脉、足太阳膀胱经络,反复进行推拿、按、滚经络及穴位治疗,顺序从手到肩颈头及

从颈到胸腰。以使经络疏通,循环加快。反复操作5分钟。每日1次,5次为1疗程。

5. 整复胸椎法

①背部按压复位:嘱患者俯卧于治疗床上,颈前及胸部垫一软枕,两上肢自然放平;医者立于床的一旁,先用手在背部作滚揉法放松,然后双手在腕关节上交叉,掌根分别按于患者病变上下的胸椎棘突上,先用适当力度下压,并嘱病者放松胸背部,抓住时机,突然稳妥发力下压,注意控制下压力度和距离。治疗重点为第1~第3胸椎。②一般治疗:上述治疗完成后,让病者坐在凳上,医者立其后,首先分别用左右手交替拿、揉颈项及肩臂部约3分钟,然后重点按揉风池、肩井、肩外俞、曲池、合谷等穴位;随后医者站于患侧,同侧肘关节屈曲并托住患者下颌,手扶健侧颞枕部,向上缓缓用力拔伸,同时做颈部左右旋转活动,旋转2次后作颈部斜扳,最后再次提拿两侧肩井,并搓揉放松肩部。

6. 足部按摩法

①一般操作:按摩治疗前用热毛巾擦洗或热水(水温40℃)浸泡双足20~30分钟,铺治疗巾,在将按摩的反射区内均匀地涂上按摩膏,在每次保健或治疗开始和结束时,对基本反射区:肾—输尿管—膀胱要重复3次。②全足按摩:先左后右,按足底—足内—足外—足背—足趾—足跟顺序进行按摩,各反射区的顺序:足底—肾—输尿管—膀胱—肾上腺—腹腔神经丛—拇趾额窦—三叉神经—小脑—脑干—颈项—颈椎—鼻—大脑—垂体—甲状旁腺—甲状腺—四趾额窦—眼—耳—斜方肌—肺—支气管—心脾(左)、肝胆(右)—胃—胰—十二指肠—横结肠—降结肠、乙状结肠、肛门(左)、盲肠、升结肠、横结肠(右)—小肠—性腺;足内侧—胸椎—腰椎—骶骨—骨尾骨—前列腺(子宫)—尿道、阴道—内肋骨—腹股沟—内髋—直肠与肛门—坐骨神经;足外侧—肩—肘—膝—外尾骨—睾丸(卵巢)—输精(卵)管—肩胛骨—外肋骨—外髋—下腹

部;足背侧—上颌—下颌—扁桃体—面—胸部淋巴结、喉、气管—迷路—胸部—膈—腹部淋巴结—盆腔淋巴结。③重点反射区按摩:小脑—脑干—颈项—颈椎—大脑—垂体—甲状腺—眼—耳—斜方肌—胸椎—肩—肩胛骨—迷路等反射区。每个部位按 3 次,每次按摩 30 分钟。每日 1 次,10 次为 1 疗程。

【现代研究】

1. 江苏省常州市颈肩腰腿痛医院刘春蓉报道运用双联法治疗颈性眩晕 100 例。①熏蒸:当归、川芎、红花、白术、透骨草、川牛膝、川乌、草乌、艾叶、防风各适量。将上述药物放入锅中煮沸至蒸汽,患者仰卧,露出颈椎,熏蒸颈部半小时。②推拿:患者俯卧位双手叠放,前额置于掌心。医者位于前方或左右两侧,先以轻手法对颈部两侧肌肉拨揉,以达松弛;继则在两侧肩胛提肌、冈上肌、菱形肌运行按揉、弹拨、拿捏;而后对两侧的风池等穴施以由轻而重的点拨、弹拨此处的结节及条索。上述操作由轻而重,以患者能承受为度,反复操作。最后在患者头部两侧自太阳至完骨用四指行扫散法,并点拨太阳、翳风至完骨、风池各 1 分钟。患者取坐位,以棘突右偏为例。医者位于患者右后侧,上背部紧贴医者。医者右手掌托住患者下颌部,左手拇指顶住偏歪的棘突,根据棘突偏歪的水平放松后,向前低头(如枢椎低头 15°,$C_{5,6}$ 可达 50°),右手维持牵引力至左旋转至最大位突然转身(瞬间),同时左手拇指施力向左顶棘突,可听到"喀嚓"声,但不强求。③结果:头晕、眩晕消失 92 例;头痛、眩晕减轻 8 例;耳鸣、听力改善 12 例[按摩与导引,2002;(6):31]。

2. 吉林省四平市骨质增生病医院王守永等报道运用穴位植线法治疗颈源性眩晕 108 例。①方法:取主穴风池、大椎、华佗夹脊、阿是穴;合并神经根型配手三里、合谷、阿是穴,合并颈型配天宗、昆仑,合并交感型配合谷、阳陵泉。治疗时,在穴位两侧1～2 cm处用龙胆紫作进针点出针点标记,皮肤常规消毒后,在标记处用2%利卡多因局麻(在距离穴位两侧1～2 cm处作局麻皮丘)。捏起两皮丘间皮肤,用持针钳夹住带羊肠线的皮肤缝合针,从局麻皮丘刺入,穿过病灶部位的皮下组织或肌层,牵拉药线产生针感后,从对侧局麻皮丘处出针,然后紧贴皮肤剪断两端线头,放松皮肤,线头不得外露,轻揉局部,使药线完全埋入皮下组织,覆盖消毒纱布或贴创可贴1周。每30天治疗1次。②注意:本法操作时宜轻巧,用力均匀,针穿过皮肤时不能用力过猛,避免断针;要严格无菌操作,避免术后感染;对患有心脏病、糖尿病、肾功能不全、高热、身体极度虚弱者、妊娠妇女等不宜使用此法;应尽量避开血管,防止损伤神经及穴位邻近组织。③结果:痊愈66例,显效28例,有效11例[吉林中医药,2006;(1):46]。

3. 广东省广州市中医院岑祖怡等报道运用小针刀治疗颈性眩晕130例。①准备工作:碘酊,75%酒精,棉签,无菌纱布,胶布,小针刀,利多卡因100 mg 1支。②定位方法:病人取俯卧或坐位,充分裸露颈项部。术者站在患者背后,仔细寻找患病椎体后部的压痛点,在颈椎异常功能单位和椎管外软组织病损处的皮肤相应部选点。③针刀落点:棘突上缘和关节突关节,椎板缘及椎管外软组织病损处。④结果:97例显效,14例有效[广州医药,2003;(6):73]。

4. 湖北省十堰市太和医院周立志等报道运用电针配合穴位注射治疗颈性眩晕80例。①电针:取颈椎夹脊穴,以病变的椎体为中心上下共取3对。患者坐位,低头伏案,以长50 mm毫针,将针直刺至椎板骨膜处,提插捻转,使针感向颈肩部放射,再接电脉冲式电针仪,每组导线左右连接,正负极交叉通以脉冲电流,选用疏波,强度以患者耐受为度,留针20～30分钟,每日1次。②穴位注射:双侧风池穴常规消毒,用10 ml一次性注射器吸入复方丹参注射液 10 ml,快速进针,针尖向对侧眼球刺入 1~1.5 寸,提插捻转,使酸胀感窜向枕部或颞部,回抽无血液后缓慢推入药液,左右各 5 ml,每日或隔日 1 次。③结果:临床治愈 45 例,显效 28 例,好转 7 例[上海针灸杂志,2004;(1):26]。

5. 广东省新会市中医院李应时报道运用针灸加穴位注射治疗颈性眩晕 75 例。①针刺:脑动脉硬化型取颈 2~5 夹脊穴,颈椎病型和混合型取病变椎体平面上下各一椎体之间的颈夹脊穴。用 0.30 mm×40 mm 毫针,进针 1~1.4 寸,得气后留针 20 分钟,留针过程中每隔 5 分钟用平补平泻手法运针 1 次,出针后揉压针孔。②穴注:取双侧风池穴,常规消毒,用 5 ml 一次性无菌注射器抽吸东莨菪碱 0.3 mg 和维生素 B_6 100 mg,对准穴位,针尖朝病人喉结方向,快速进针,得气后回吸无血,每穴缓慢推注药物 1/2 量,出针后用消毒棉球压迫针孔。③结果:痊愈 45 例,显效 30 例[上海针灸杂志,1998;(4):9]。

6. 江苏省扬州市第一人民医院孙深报道运用温针灸配合穴位注射治疗颈性眩晕 58 例。①温针:取颈夹脊、百会、印堂、大椎、风池穴。用 28 号 1.5 寸长毫针针刺,进针得气后,行平补平泻法,再将 2 cm 长的艾段插在针柄顶端,在艾段靠近皮肤一端将其点燃,燃烧完后除去灰烬,每次连灸 3 壮,留针 30 分钟,每日 1 次。②穴位注射:患者取坐位,双前臂交叉置于治疗椅背上,前额伏于前臂,充分暴露后颈部,医者在其风池穴外用 2% 碘酒消毒,再用 75% 酒精脱碘,用装有 2% 利多卡因 2 ml,维生素 B_{12} 2 ml,维生素 B_1 1 ml 的 5 ml 注射器快速进针,进针后行小幅度提插,使患者出现针感,再慢慢移动针尖,向同侧目内眦直刺,使针感向脑部扩散,回抽无血时推注药物,隔日 1 次。③结果:痊愈 28 例,显效 26 例[湖南中医杂志,2002;(5):25]。

7. 湖北省十堰市武当山医院李海萍报道运用头针体针治疗颈性眩晕 78 例。①方法:取双侧颞后线和颈部夹脊穴。用 2.5 寸毫针,针与头皮呈30°左右夹角,从率谷穴进针,将针快速刺入头皮下,指下感到阻力减小,然后使针与头皮平行达到曲鬓穴,捻转使针感至;颈部夹脊穴按痛点取2个,使针尖直达颈椎两侧小关节囊区,当针感向双上肢传导即可,用中频连续波刺激,分别用导线连接右侧头针与左侧体针,右侧体针与左侧头针,得气后留针50~60分钟。②结果:痊愈48例,好转29例[颈腰痛杂志,2004;(4):232]。

8. 山东省枣庄市立四院皮肤病性病防治院李怀章报道运用输刺加梅花针叩刺治疗颈性眩晕178例。①针刺:取主穴风池、新设、百劳、大杼、阿是穴(在后枕部项平面寻找压痛点或敏感点作为阿是穴,多为枕肌、头半脊肌、头上斜肌、头后大直肌、头后小直肌的附着部);风寒外袭型加外关、合谷,肝阳上亢型加太冲、太溪,肝肾亏虚型加太溪、肾俞、肝俞,痰浊上犯型加丰隆。穴位常规消毒,用28号1.5寸毫针。阿是穴针尖垂直枕骨缓慢刺入,直达骨面;新设穴针尖垂直刺入直达第4颈椎横突尖;百劳穴针尖垂直刺入达第5颈椎横突;风池穴相向对刺0.8~1.2寸;大杼穴针尖向椎体方向刺入0.5~0.8寸。得气后于颈部穴接上电针仪,选用连续波。风寒外袭型合谷、外关用泻法;肝阳上亢型太冲用泻法,太溪用补法;肝肾亏虚型太溪、肾俞、肝俞均用补法;痰浊上犯型丰隆用泻法。留针30分钟,每日1次。②梅花针叩刺:主穴取阿是穴、病变夹脊穴;配督脉神庭穴至大椎穴为第一线,膀胱经通天穴至大杼穴为第二线。梅花针采用正刺法,轻叩以上主穴、配穴3~5遍,以局部皮肤潮红为度。隔日1次。③结果:痊愈134例,显效22例,好转16例[中国民间疗法,2007;(5):12]。

9. 河南中医学院王民集等报道运用耳穴贴压配合百会、风池穴针灸治疗颈椎眩晕76例。①耳穴贴压:取耳穴肝、肾、内耳、颈椎、神门、枕、皮质下。常规消毒耳廓皮肤后,将黏有王不留行籽的胶布贴在耳穴上,用手指按压胶布,以病人能耐受为度,嘱患者每日自行按压3~4次,每次按压5分钟左右。隔日贴压1次,两耳交替。②针灸:百会穴选28号1寸毫针,针尖向后横刺0.5~0.8寸;风池穴选28号1.5寸毫针,针尖向鼻尖斜刺1~1.2寸,得气后均行平补平泻手法,再用艾条温和灸5~10分钟。③结果:痊愈60例,好转14例[中医正骨,2001;(9):41]。

10. 新疆吉昌州中医院张策平报道运用化脓灸百会穴治疗颈性眩晕28例。①方法:患者端坐,先取百会穴,剪去头发少许,将艾绒搓紧成麦粒大小艾炷,放在穴位上点燃,待艾炷燃尽前,用压舌板按压灭火,然后再在原处放艾炷施灸,一般艾炷壮数为单数,每次最少11壮,最多19壮,使患者头部有温热透达之感,之后在百会穴处擦抹姜汁、葱汁以促其化脓,如无反应,再补灸1次,以达其效力。同时配合针刺双侧$C_{3~7}$夹脊穴,每次选4穴,以0.35 mm×40 mm毫针针刺0.8~1.0寸,捻转得气后留针30分钟。②结果:临床治愈23例,显效4例,好转1例[上海针灸杂志,2003;(8):17]。

11. 浙江省台州市中医院吴鞠卿报道运用拔罐加TDP治疗颈性眩晕162例。①方法:患者坐位,略低头,前额靠枕,尽量放松颈部,先用TDP照射30分钟,再用0.5%碘伏消毒后颈部,以七星针叩击,微出血后根据形体胖瘦,选择合适的竹罐,一定要用火罐(勿用机械真空),且负压要大,隔2分钟拉罐1次,15分钟后启罐,用干药棉揩去血汁,并嘱颈椎操锻炼(主要用头来写米字)。②结果:痊愈78例,显效65例,有效19例[针灸临床杂志,2003;(2):49]。

12. 陕西省宝鸡市中医院李宏斌等报道运用针灸配合推拿治疗颈性眩晕30例。①针灸:取主穴风府、百会、印堂、上星、风池、完骨、天柱、颈夹脊穴(根据X线片选择病变椎体相应的夹脊穴)、大椎、丰隆、阴陵泉、三阴交;头痛加太阳、头维,上臂麻木加肩髃、肩髎,手指麻木加支沟、后溪、合谷、八邪,耳鸣加翳风、听宫,恶心加内关,失眠多梦、烦躁易怒加神门。令患者取坐位,头颈自然直立。风池穴向鼻尖方向刺1寸,天柱穴直刺1寸,夹脊穴向正前方直刺1.2寸,头维、上星沿皮进针1寸。颈夹脊及大椎穴针感以向整个颈肩部发散为佳,患者有麻、酸、胀感即为得气,得气后施捻转手法;丰隆、阴陵泉穴大幅度高频率捻转泻法;三阴交小幅度低频率捻转补法;余穴平补平泻。每隔15分钟行针1次,风池、完骨、天柱穴每次各行针1分钟。颈夹脊穴接G6805电针治疗仪,用疏密波,电流强度以病人能耐受为宜,每次15分钟。每日1次,6天为1个疗程。②推拿:每次针刺后施行推拿手法治疗。准备放松手法:主要用㨰法、拔伸、按揉拿搓法。患者正坐,医者站于患者背后,先分别用拇指指腹及中指指腹按揉风池、肩井等穴,然后用㨰法放松颈肩部,随后做颈部拔伸,拔伸时医者右肘关节屈曲并托住患者下颌,手扶住健侧颞枕部,向上缓缓用力拔伸,最后捏拿颈部、肩部、前臂肌肉,并使用搓法、抖法,手法宜轻柔缓慢。颈椎顶偏旋转复位法:患者端坐,医者立于其后。用一手自上而下触摸患者颈部棘突及其两侧,确定棘突偏歪、椎旁突起、活动受限的部位。接着医者以双手分别托起患者下颌及后枕部向上牵引,并向左右小范围轻度(5°~10°)旋转。如枢椎棘突右偏,以左拇指指腹顶向患者偏歪之棘突,当感觉患者颈部肌肉放松时,令患者颈椎向左侧偏下,屈颈,医者右手掌托起下颌向斜上方45°处轻巧端提,即可听见清脆的"咔嗒"声。再触摸即可发现原偏歪的棘突或椎旁突起已消失,表示偏歪的枢椎棘突已复位。如枢椎棘突左偏,则反向施术。颈椎生理弧度变直或反张的整复法:以变直颈椎中点(通常为C_4)棘突为定位点,医者以左手拇指指腹压C_4棘突向前,右手托起下颌,在往上牵提的同时,左手拇指指腹用力顶C_4棘突,可反复进行3~5次,有时可闻一声清脆的关节摩擦声。上法每周4次,每次约30分钟。③结果:痊愈21例,好转6例[吉林中医药,2007;(6):41]。

13. 江苏省武进市中医院张忠明报道运用针灸结合整脊治疗颈性眩晕 48 例。①针刺：全部病例均选双侧风池、天柱及颈椎压痛点附近的夹脊穴，均采用平补平泻手法，留针 30 分钟。②整脊：针灸治疗结束后，行枕颌牵引 20 分钟，牵引重量为自身体重的 10% 左右，然后采用整脊方法：仰头摇正法，适用于寰枕、寰枢关节错位；低头摇正法，适用于 2～6 颈椎后关节旋转性移位；侧头摇正法，适用于 2～6 钩椎关节旋转性移位。③结果：临床痊愈 26 例，显效 11 例，好转 8 例[江苏中医，2000；(3)：32]。

14. 山东省滨州医学院刘孟安等报道运用针刺配合推拿治疗颈性眩晕 158 例。①针刺：常规进针，针刺百会时采用横刺法，沿督脉向后平刺，进针 0.8 寸左右，捻针时稍用力加压以加强针感，使患者头部有沉重感；针刺外关时直刺 1 寸左右，使针感向肩背方向传导；针刺太冲时采用斜刺法，进针 0.5～1 寸，使针感沿足厥阴肝经向上传导。手法采用虚则补之，实则泻之的原则，对虚实不明显者采用平补平泻的方法，留针 15 分钟。②颈椎平复推拿法：患者取坐位，医者站其后，用拇指推法、揉法，三指捏法、拿法，在颈部两侧交替应用，重点推拿患侧及患椎，使紧张的肌肉放松，然后一手托患者下颌，一手托患者枕部，向上垂直牵引颈椎 1～2 分钟。③推拿风池法：患者俯案坐位，医者以拇指和中指（或食指）对拿两侧之风池穴，向内、向上用力，动作由轻到重，速度不宜过快，在拿法中参以按揉法。本穴感应较强，用力不可过大，以病人能耐受为度，每次推拿 10 分钟左右。④结果：痊愈 97 例，显效 28 例，有效 28 例[中国针灸，1997；(4)：250]。

15. 福建省长乐市医院陈永忠等报道运用电针配合牵引治疗颈性眩晕 96 例。①方法：先进行颈椎牵引 15 分钟，后进行电针治疗。取风池、颈夹脊、百会、列缺为主穴；头痛加上星、头维，耳鸣耳聋加听宫、听会、翳风。用 0.38 mm×50 mm 毫针针刺，患者取坐位或俯伏坐位。针双侧风池穴时，针尖对准对侧鼻尖方向，深度

1～1.5寸,针感以放射到头顶为佳;夹脊穴进针不宜太深,以免损伤颈部血管和神经,进针后使颈部有酸麻重感得气为佳;百会平刺,针尖向后;列缺针尖向肘关节方向斜刺,进针1寸,得气后小幅度捻转。最后分别在双侧风池穴和颈夹脊穴上连接电针,电流强度以患者头部前后抖动而不感觉难受为度,留针20分钟。每日1次,10次为1疗程,疗程间休息5天。②结果:经治2个疗程后,痊愈42例,好转50例[上海针灸杂志,2007;(5):15]。

16. 山东省鄄城县中医院吴瑞兰等报道运用电项针加手法治疗颈性眩晕112例。①电针:患者取俯卧位或俯坐位,穴位常规消毒后,用无菌针灸针。风池穴针尖微向下,向喉结方向刺入1.5寸;供血穴(风池穴下1.5寸,平口唇处)直刺约1.5寸,刺向对侧口唇处;颈椎病变节段夹脊穴针尖斜向脊柱侧,行针刺手法,得气后将电针仪两组导线分别接在脊柱同侧,选用连续波,电流量以局部肌肉出现节律性跳动,患者能忍受为度。每次30分钟。②推拿:用拇指指腹逐一点压、点揉、点拨和理顺颈肩部肌性病变压痛点,每处施术2分钟;医者双手拇指按于两侧风池穴,其余四指分别扶于两侧下颌处,双肘压于患者两肩部行颈部拔伸法,力量以患者能耐受为度,反复4次;对有棘突偏歪患者,运用前屈侧旋复位法纠正棘突偏歪,对伴有严重椎间隙狭窄与椎间孔变小的患者不宜应用;双手拇指在颈后棘突旁,余四指放在两侧横突部位,进行按压、揉顺,以恢复正常曲度,并按肌肉经脉走向轻手法疏理经脉,放松经筋,结束治疗。每日1次,7次为1个疗程。③结果:痊愈70例,显效29例,好转11例[按摩与导引,2002;(1):29]。

17. 河南省安阳市第二人民医院王素玲报道运用头针配合推拿治疗颈性眩晕152例。①头针:取双侧颞后线、百会、四神聪。用28号2寸毫针,使针与头皮成30°夹角快速刺入穴位,当针尖达帽状腱膜下层时,指下感到阻力减少,然后使针与头皮平行继续捻转进针1.5寸,再用G6805电针治疗仪,用连续波,频率为每分钟

200次,强度以患者耐受为宜。通电30分钟,每日1次,10次为1疗程。②推拿:病人取坐位,术者立于侧后方进行推拿治疗。推㨰颈项两侧法:先推颈项数遍,后用小鱼际部㨰颈项部数分钟,使患者不感难受且局部略有充血为度,同时活动头颈。按摩经穴法:用拇指沿督脉的风府、哑门到大椎穴的一段的酸胀点反复点揉,拇指、食指、中指或双手拇指沿膀胱经的大杼穴至天柱穴一段的酸痛区或条索状硬物上点揉、弹拨数遍,以局部达酸、麻、胀、痛、重感为宜。拔伸摇颈理筋法:术者双手抱住病人头部向前上方拔伸,在轻度牵引下先向健侧,后向患侧旋转至最大限度,再转向中立位,将头颈前屈后伸数次。继之,用一手扶病人颞顶部,另一手托扶下颌,前臂压肩峰部,做相反方向的分离动作,左右各1次。由上而下的推挤颈夹肌3～5遍和施理筋手法数遍,治疗结束。③结果:痊愈110例,显效38例,有效2例[颈腰痛杂志,2006;(2):98]。

18. 广东省广州市花都区人民医院胡大文报道运用头针配合颈椎牵引治疗颈性眩晕30例。①牵引:采用颌枕吊带法,取坐位或仰卧位,坐位时头稍前倾15°～20°,重量从4 kg始逐渐增加,以有效而病人耐受量为度,每次15～20分钟;用程控自动间歇牵引,牵引5分钟,间歇1分钟。②头针:取双侧晕听区,仰卧位,以1.5寸毫针,针与头皮成30°角刺入头皮下,快速捻转,每分钟200次左右,行针3分钟,留针5分钟,反复进行3次后出针。③结果:痊愈21例,显效8例,有效1例[陕西中医,2002;(2):158]。

19. 四川省成都市第三人民医院赵勇等报道运用推拿结合功能锻炼治疗颈性眩晕58例。①发作期治疗:以头面部推拿治疗为主,患者仰卧于硬板床上,头下垫8～10 cm硬枕,嘱全身放松。医者坐于头侧方凳上,面对患者。"开天门"(医者双手拇指交替按推印堂至上星一线)24次,"推坎宫"(分推攒竹、鱼腰、丝竹空、太阳一线)24次,用指腹轻揉印堂、攒竹、睛明、阳白、太阳、翳风诸穴各1～3分钟,拿头顶五经,点按百会穴,并在百会穴上施以振法1～3

分钟。点按的力量要柔和、深沉,使局部产生酸沉、温热感。然后按揉颈部两侧皮肤,拿风池、天柱、肩井各1～3分钟。徒手颈椎垂直牵引3～5分钟。最后医者双掌合拢,五指分开轻轻叩打颈、肩、头皮共2～5分钟。以上治疗每日1次,10次为1疗程。1疗程后可视其情况每2日1次或1周2次。有神经根刺激症状者,适当加用相应上肢的推拿治疗。施术时手法操作自始至终要轻柔,刚柔相济。按揉穴位要由轻渐重,得气为宜,切忌手法粗暴。发作期的功能锻炼以肌力训练为主,最好在床上进行,如果病情允许,可在靠背椅上坐位进行。训练内容包括:双手交握,置于额前(枕后),颈部向前(后)用力与之对抗,每次持续10～20秒,8～10次为1组,每天1～3组;将手掌置于头同侧,颈部用力与之对抗,每次持续10～20秒,8～10次为1组,每天1～3组;左右侧分别进行。可适当加用β-七叶皂甙钠脱水、西比灵抗眩晕、吗丁啉止吐等对症治疗。②缓解期治疗:头面部推拿与发作期治疗相同。颈肩背部推拿:患者坐位,医者站在患者身后,先用㨰法、揉法等在颈肩背部斜方肌、背阔肌等肌群施术操作3～5遍,以舒松肌肉,通经活络。用拿揉法在颈项部从风池穴拿揉到大椎穴3～5遍,拿肩井穴3～5遍。再点按风池、风府、天柱、大椎、肩井、肩中俞、肩外俞、天宗等穴,每穴1～2分钟,以局部透热为度。然后用理筋弹拨法重点弹拨痉挛的肌肉和肌腱。一手扶患者后枕部,一手扶其下颌部,徒手颈椎牵引3～5分钟,颈椎前屈、后伸、左右侧屈各30秒。最后用㨰法、揉法、拍法等结束手法。以上治疗每2日1次或1周2次,10次为1疗程。功能锻炼:颈部肌力训练同发作期治疗,头向前缓慢、用力屈至极限,停顿2秒钟后缓慢、用力抬起,向后伸至极限,停顿2秒钟后缓慢回到中立位,8～10次为1组,每天2～3组;头向左缓慢、用力屈至极限,停顿2秒钟后缓慢、用力向右屈至极限,停顿2秒钟后缓慢回到中立位,8～10次为1组,每天2～3组。可适当加用改善循环类药物。③结果:经治1～3个疗程后,明显改善46例,改善9例,稍好2例[西部医学,2006;(6):725]。

20. 广西中医学院第三附属医院杨学义等报道运用微调推拿手法治疗颈性眩晕35例。①放松手法:患者坐位,医者用滚法在颈项及肩部治疗5分钟。然后分别按揉棘突旁阿是穴、风池、肩井、曲池、合谷等穴,每穴各2分钟。最后用拿法拿揉颈项部3分钟。②调整手法:根据颈椎X线片和触诊结果判断椎体棘突位移的情况,包括位移的方向和程度,进行拔伸旋转微调操作。患者坐于凳上,放松颈部肌肉。医者站于其背后,以一侧拇指伸直,顶住位移椎体(棘突偏歪侧之对侧)后凸之关节突内下侧;对侧手伸展,手掌尺侧缘抵住患者颈部根部,五指紧贴于颈部托住患侧下颌支及颞枕骨下缘。医者托患者头颈部之手先将其向上提托,在对患者头颈施加拔伸力量下引导头颈向患侧旋转10°左右,感觉患者颈部肌肉放松后,突然加大头颈旋转运动幅度3°~5°,同时拇指向上、向外推冲关节突,即可整复。隔天治疗1次,5次为1疗程。③结果:痊愈18例,显效10例,有效5例[中国中医骨伤科杂志,2007;(4):11]。

六、颈性视力障碍

颈性视力障碍又称颈性视力异常,是由于颈椎疾患所致的颈交感神经受刺激(或受压)引起的一系列眼部症状,而眼科检查又无明显的器质性病变的一类综合征。亦有称颈源性眼病、颈性视力异常、颈椎性视觉障碍等。临床较常见,其患病约占颈椎病的2.1%。本病一般属中医学"暴盲"、"云雾移睛"、"视瞻昏渺"等范畴。

【病因病理】

1. 自主神经功能紊乱

颈交感神经节发出的节后纤维随颈神经前支分布,其末梢可分布到头颈、咽部、心脏等,部分纤维又分支到眼后部、扩瞳肌、上睑平滑肌、虹膜,交通支的分支分布于硬膜、后纵韧带、颈部小关节突和关节囊。颈椎、椎间盘、椎间韧带等组织由于积累性劳损和退行性变,可使其稳定性相应减退,出现椎体在额状轴、矢状轴、纵轴上的前倾后仰、侧屈、旋转以及三个轴位上的不同联合改变,这种解剖位置的改变可刺激颈上神经节及分布在椎动脉、关节囊、项韧带等组织的交感神经末梢及椎骨内的脊膜反支形成病理性刺激,从而引起一系列的反射性症状,可出现眼胀痛、眼干涩、视物模糊、易疲劳、眼裂增大和瞳孔扩大等交感神经兴奋症状。亦可出现流泪、眼睑下垂和瞳孔缩小等交感神经抑制症状,而出现视力障碍。有研究认为,颈椎失稳是导致交感型颈椎病最主要的病机;有专家提出交感型颈椎病影像诊断显示颈椎失稳较常见;有学者总结交感型颈椎病发病机制的研究主要以颈椎失稳为着眼点,讨论其引发交感神经刺激症状。

2. 椎-基底动脉供血不良

现代医学研究证实,椎动脉供应脑干和枕叶视觉中枢,颈上交感神经节发出的节后纤维分布于眼部和颈动脉丛,调节眼血液循环和瞳孔扩约肌、眼睑肌。而椎动脉从锁骨下动脉发出后上行在前斜角肌和颈长肌之间,入 C_6 横突孔急转向后,历经寰椎后弓上的椎动脉沟,又转向上与对侧椎动脉相遇入枕骨大孔进颅腔汇成基底动脉。颈椎小关节错位后,可以牵扯刺激、压迫椎动脉,令椎动脉供血不足,是视觉中枢损害的主要原因之一。颈动脉丛和椎动脉的损害可因眼底血液循环障碍而致视网膜病损。当病理因素刺激椎动脉时,可使其痉挛,管腔变窄甚至闭塞,出现椎动脉供血不足。当大脑皮质视觉投射中枢血流量低于视区脑组织正常代谢过程中的需要量时,造成视觉通路及视中枢缺氧而致视物模糊、视野缩小、黑蒙等中枢性视力障碍。

3. 炎性刺激

由于颈椎退行性变,颈部产生无菌性炎症改变,颈交感神经和脊神经节受到炎症的浸润刺激,从而对眼部产生反射性影响而出现症状,加上颈椎骨质增生、椎间盘突出和软组织钙化等因素,共同刺激病变部位的交感神经末梢,从而引起一系列反射症状。

【诊断要点】

1. 症状

一般有颈部活动障碍、颈痛、颈部不适、酸胀等;视物模糊为主要症状,表现为眼前有云雾、闪光点、飞蚊、复视等现象,严重者仅有光感或失明,一般有眼胀不适感觉;伴随症状为头晕、头痛、失眠、多梦、食欲欠佳或血压偏高、眼压稍高、心慌、胸闷等。

2. 体征

颈部活动受限,颈肌紧张或痉挛,颈椎棘突有 2～4 个不同程度的偏歪,上颈段棘突两侧压痛较明显。

3. 辅助检查

X 线检查可见颈椎生理弯曲有不同程度的改变,以上、中段变直较多见,常有第 3、第 4 颈椎略反张;第 3、第 4、第 5 颈椎椎体前下角有不同程度的骨质增生改变;颈椎钩突有不同程度的增生性改变,以第 3、第 4 颈椎多见,且相应的钩椎关节呈现左右不对称;齿状突不居中,寰齿间隙左右不等宽,寰椎侧块左右长短不一,寰枢间沟左右宽窄不一。脑血流图检查常提示枕乳导联异常。眼科检查无器质性病变。

4. 鉴别

眼科检查注意与真性视力障碍、眼的器质性病变相鉴别。

【外治方法】

(一)中药外治方

1. 洋花外敷方

(1)处方:闹羊花、伸筋草、透骨草、川芎、川椒、海桐皮、防风、羌活、艾叶各 15 g。

(2)方法:以上方药用纱布袋包裹,水蒸后外敷后颈部,每日 2～3 次,每次 20 分钟左右。

2. 中药外敷方

(1)处方:血竭、土鳖虫、地龙、白及各 200 g,乳香、没药、儿茶、肉桂、玄胡、公丁香、急性子、生大黄各 100 g,天花粉 300 g,川椒、木瓜 150 g,明矾 50 g,樟脑 20 g,冰片 30 g。

(2)方法:以上方药共研细末,过120目筛,混匀。取适量药粉用蜂蜜调成膏状,将药膏均匀地摊于膏药布上,敷于颈部。

3. 离子导入方

(1)处方:葛根45 g,防己、生川乌、生草乌、红花、香白芷各15 g,没药、杜仲、秦艽、川芎、羌活、木瓜、牛膝、淫羊藿各20 g,蒲公英、透骨草、威灵仙、丹参各30 g,马钱子10 g。

(2)方法:以上方药加水1500 ml,浸泡3小时后,微火煎30分钟,用纱布滤出药液800 ml,第2煎加水1000 ml,开锅后煎20分钟,滤出药液600 ml,两煎混合分装液体瓶内放入冰箱备用。治疗时用8层纱布外包一层白棉布制成 8 cm×10 cm 大药布垫,将药液加温至40 ℃以上,将药布在药液中浸透,轻轻绞干,置于颈椎病变部位,采用南京炮苑电子技术研究所生产的NPD-4AS骨质增生治疗仪,将电极正极放在颈椎上段,负极放在颈椎下段。电流输出量以患者感觉舒适为宜,每次治疗30分钟,每日1次,10次为1疗程。

(二)针灸治疗法

1. 穴位埋线法

(1)取穴:选取颈穴$_1$和颈穴$_2$(均为经验穴,分别位于C_5和C_7棘突旁开1.5寸处),均为双侧。

(2)操作:先令患者俯伏坐位,标定颈穴$_1$,常规消毒后,带上消毒手套,用2%利多卡因作穴位局部浸润麻醉。剪取0~1号铬制羊肠线3 cm,用小镊子将其穿入制作好的9号腰椎穿刺针管中。垂直快速进针,当针尖达皮下组织及斜方肌之间时,迅速调整针尖方向,以15°角向枕部透刺,寻找强烈针感向头部或前额眼部放射后,缓慢退针,边退边推针芯,回至皮下后拔针,用干棉球按压针孔片刻,再用创可贴固定。颈穴$_2$及对侧两穴埋线,操作同上。埋线1次即为1疗程,一般15天左右行第2疗程。

2. 三步针罐法

(1)取穴：整脊(平衡针穴，位于印堂穴与前正中发际连线中点)、中平(奇穴，位于外膝眼与外踝尖连线中点)、后溪、颈夹脊、阿是穴(项背部压痛点、颈项条索状硬节处)。肝肾阴虚型加太冲、肝俞、肾俞；气滞血瘀型加睛明、风池、膈俞。

(2)操作：第一步：用30号2寸毫针直刺双侧中平穴1.5～1.8寸，双侧后溪穴0.3～0.5寸，向鼻根方向斜刺整脊穴1.0～1.5寸，得气为度，嘱患者深呼吸，并做颈项活动2分钟。第二步：根据证型，用30号1.5寸毫针针刺各配穴，采用平补平泻针法，得气为度。然后针刺双侧颈夹脊穴，入针0.8～1.2寸，以得气并向肩部传导为度，再用KWDⅡ808型电针仪，行双侧对称性疏密波脉冲刺激20分钟。第三步：取针后，在阿是穴行刺络拔罐，令出血3～5 ml。每日1次，10次为1疗程。

3. 电针治疗法

(1)取穴：主穴用风池、风府、颈夹脊、百会、上星、太阳、合谷；伴视力模糊、复视、眼睛胀痛加睛明、四白，伴睁眼乏力、畏光流泪加阳白、攒竹透鱼腰，伴有头昏、头痛加印堂、率谷，伴耳鸣者加太溪、中渚。

(2)操作：诸穴均用1寸毫针，行提插捻转、平补平泻手法至得气，接G6805电针仪，用连续波，电流输出量以患者能忍受为度，留针30分钟，每日1次，10次为1疗程。

(三)推拿治疗法

1. 定点整复法

(1)旋推法：以患椎棘突向左为例。病人端坐，颈部放松。医者站在患者背后，右手拇指桡侧顶住患椎棘突右侧，使患者颈部前屈35°，再向左侧偏45°，医者左手拇指与其余4指分开托夹住患者下颌部，向上用力使患者头颈在矢状轴上旋45°，当旋转力达到患椎时,根据患椎倾旋、仰旋位移的不同方向,右手同时向左侧推动位移的棘突,可听到复位响声或有回位移动感,然后使患者头颈置于中立位。

(2)二人法:以患椎棘突偏向右侧为例。患者端坐,低头,下颌向右侧旋转至最大角度。医者站在患者背后,左手拇指桡侧置于患椎棘突右侧旁,右手托夹住下颌骨。助手站在患者前方,双手掌对夹住患者头部,上方之手向下用力压。这时医者右手向上用力使患者头颈在矢状轴上旋45°,当旋转力达到患椎时,左手拇指向左侧推动位移的棘突,这时可听到复位声或回位移动感,然后让患者头颈置于中立位。

(3)处理软组织损伤:手法整复完毕,要处理好软组织损伤。①分筋手法:用左手拇指固定住患颈部上端,右拇指在患处做与纤维垂直方向左右弹拨,使位移的软组织回到原来位置。可以起到分离粘连,疏通经络,促进局部血液循环的作用。②理筋手法:用左手拇指固定患者颈部上端,右手拇指自上而下顺纤维方向按压复平,使其恢复解剖位置及生理功能。③镇定手法:在上述处理基础上,再用单拇指在患处静压10~20秒钟,可解除肌肉痉挛,有镇痛作用。④挤压颈夹肌:颈部肌肉常表现一侧肌纤维痉挛、肿胀、钝厚、压痛,在患椎两侧的关节突关节处,多因软组织变性、增生、肥厚而伴有一侧高隆,其上附着之肌纤维多示钝厚,压痛明显,发际旁枕小(大)神经、项韧带和棘间韧带损伤等,经手法处理可有明显好转。⑤按摩风池穴:患者端坐,医者一手扶患者前额,另一手拇、食指指尖分别点压按摩风池穴,约2分钟。⑥舒通脉络:沿颈部经络进行按摩。⑦按摩臂丛:患者端坐,医者于锁骨中点上1 cm锁骨上窝处,用双食指点压按摩2分钟。⑧按摩背腹穴:患者端坐,医者站在患者背后,双手拇指分别垂直按压肩胛冈中点下2横指处2分钟,因此处疼痛明显,故用力由轻到重。为了提高疗效,预防复发,手法整复后可用半环形颈软围固定。

2. 正骨扳动法

(1)放松手法：患者坐位，颈微前屈，医者立于病人背后（以下手法为此位）。医者在患者的颈椎横突后结节起止的诸肌、颈椎两侧、两肩斜方肌、头颈夹肌、半棘肌等处施行拿、捏、揉、推、㨰等法，以皮肤发红、发热为度，使颈肩部放松，解除痉挛状态。

(2)颈椎旋转扳动法：患者颈微前屈，医者一手扳住其下颌并徐徐向棘突处（或横突处），当感到旋转的力达拇指指端所抵住的患椎处时，然后施巧劲两手向反方向用力，此时可听到颈椎关节错动的响声和棘突移动感，证明手法复位成功。

(3)颈椎侧向扳动法：患者颈微前屈，医者一手托扶患者棘突偏歪方向一侧的面颊部及颈部，同时用拇指或食指抵住偏向此侧的棘突，另一手沿矢状轴线于对侧颞顶部向棘突偏歪方向施压，与此同时，可感觉到指下棘突向对侧移位，并可速听到一响声，证明手法复位成功。

(4)结束手法：让患者头颈处中立位顺压棘突和项韧带，用八字法松解两侧颈棘肌，按摩枕大神经部位及锁骨上窝处，再点按风池、百会、太阳、风府、翳风、攒竹、鱼腰、睛明等穴位，手法由轻到重，再由重到轻，之后用叩击拍打等法作用于肩背部，使患者放松舒适即可，整个正骨按摩手法完毕。

3. 定点复位法

(1)松解手法：病人端坐于方凳上，嘱其全身放松，术者站其身后，在患者颈背部作揉、拿、㨰、弹拨等手法，以中上颈段为主，使颈部软组织得以放松。

(2)定点复位：方法一 以第2颈椎右偏为例，病人体位同上，术者站在患者右后侧，右手托住患者下颌，左手拇指顶住第2颈椎棘突右侧方，嘱病人放松，颈稍前屈并略向左倾，此时，术者将患者头部向右旋转，转到一定程度时，术者右手和左手拇指同时向相反方向用力，听到"咔嚓"一声，同时拇指下有跳动感，则复位成功；方

法二 体位同上,以第3颈椎左偏为例,术者站于患者左后侧,左肘部托住患者下颌,左手扶于后枕部,右手拇指顶住偏歪棘突的左侧方,同时将患者左侧头部靠在术者胸前,然后向上牵引左旋患者颈部,到一定程度时,左手和右手拇指向相反方向同时用力,拇指下有跳动感,可听到"咔嚓"响声,即复位成功,此法用于颈部软组织紧张和椎间隙狭窄者。

(3)舒筋手法:病人仰卧于治疗床上,医者坐于床头凳上,用双手中指和无名指对揉颈椎棘突两侧及后枕部,中指勾点风池、风府、天柱等穴,然后在印堂、阳白、睛明、攒竹、鱼腰、丝竹空、太阳、瞳子髎、百会等穴进行一指推、按、揉等手法治疗,最后双手拇指按压两侧内关1分钟左右,治疗结束。治疗后,嘱病人近期内不要过度活动颈部,不要过度疲劳,减少伏案工作,以保持颈椎复位后的稳定性,并避免颈项部受凉。

4. 牵引推拿法

(1)牵引疗法:采用枕颌布带牵引法,轻症者采用间断牵引,每日1～3次,每次30～60分钟,重量自3 kg开始,最大增加到6 kg。一般1个月为1个疗程,如牵引治疗有效,可持续1～2个疗程或更长。2个疗程之间应休息1周。

(2)推拿治疗:①推揉法:患者坐位,两臂自然下垂,放松,术者立于其后,以拇指指腹分别推揉、按摩颈椎两侧软组织3～5分钟。②点穴:以两手拇指指腹同时点压两侧风池、风府穴约半分钟,然后选取肩贞、天宗、肩外俞、列缺、阿是穴点压,点穴手法应由轻到重,并具有一定的渗透性。③拿捏颈肩部:术者以左手掌扶住患者前额,使颈部微向后伸,使之放松,快速拿捏揉捻颈部两侧项肌、胸锁乳突肌、斜方肌上部。④提颈旋颅:患者取坐位,术者立于患者后侧,一手置其颌下,一手置于枕后向上提拉,使颈椎椎间隙尽量加大,当旋转受限时,再用力快捷转动约5°～10°,可听到弹响声。再次重复推揉法,放松软组织,最后以手掌轻拍大椎穴20次,结束治疗手法。每周治疗3次。

5. 松解通经法

①病人取坐位,医者立于患者身后,用双手触摸检查病人颈椎两侧肌肉群及胸锁乳突肌、斜方肌及其附近小肌肉群,并注意对比两侧肌肉的不同变化,常可在上述这些部位发现一些较硬的束条、结节,甚至硬块,按之疼痛明显。此种束条、结节等不同于淋巴,其变化皆在肌肉中,界限不十分清楚,质软硬不同,明显触痛,在肌肉起止点处最为多见。另外,部分病人常伴有程度不等的颈椎错位,如有错位者,先用定点手法整复。②找到这些束条、结切,甚至硬块后,采用指揉法、揉按法、挤压颈夹肌等方法,缓解肌肉痉挛,舒通经络。随着手法按摩,这些结节、硬块、束条会逐渐变软、变小,甚至消失。此时边按摩边检查颈部肌肉中其他类似病灶,同样手法予以解除,此时病人的自觉症状会随之减轻或消失,连续做几次以巩固疗效。病程长、症状重的患者治疗时间会相应长些,且容易复发,一定要坚持把颈部肌肉的变化、颈椎的变化完全恢复正常为止。③辅助按摩部位为肩胛骨之间、脊柱两侧肌肉群。

【现代研究】

1. 北京按摩医院李鹏飞等报道运用推拿结合中药熏蒸治疗颈椎病合并干眼症46例。①颈部推拿治疗:患者取俯卧位,术者用双手拿揉颈部及两肩部;用拇指拨揉项韧带,由轻而重,重点施术于阳性反应物;用双手拿提两侧斜方肌;用拇指点揉风池、风府、哑门、肩外俞、膏肓俞,每穴各1分钟。患者取仰卧位,术者用小鱼际沿胸锁乳突肌自上而下做揉法,反复施术3~5遍;随后点按颈中穴(风池与翳明连线中点下2寸,胸锁乳突肌后缘处),约1分钟。若颈椎侧弯、棘突偏歪,则采用颈椎定位扳动法(俯卧位);若伴头晕者加点膈俞、太渊、百会、率谷、后溪,每穴各1分钟。②眼部推拿治疗:患者取仰卧位,术者站于头前。以拇指、食指置眉面印堂穴,将该处肌肉轻轻拿起,再向上着力拿提5～10次;以食指甲掐眼周的攒竹、睛明、四白、鱼腰、瞳子髎诸穴,先后各掐3～5次;用两掌心搓热后,趁热压于眼球上,慢慢向下压,待眼球有微胀感时抬起,反复按压3～5次,后嘱患者顺时针、逆时针旋转眼球各10次;以两拇指对置两眉内侧攒竹穴,由内向外沿眉弓经鱼腰至眉外稍止,反复指推5～10次。③中药熏蒸治疗:菊花、薄荷、桑叶、黄柏各6g。将上药用药罐水煎,趁热熏蒸眼部。每日2次,每次15分钟。④结果:颈椎病治愈24例,好转19例;眼干涩感治愈35例,好转8例;眼异物感治愈21例,好转17例;视疲劳治愈18例,好转22例[按摩与导引,2007;(4):8]。

2. 甘肃省兰州市第一人民医院杨继若报道运用针刺治疗颈性视力障碍60例。①方法:选取百会、印堂、风池、太冲、太溪、颈部夹脊穴,行平补平泻手法,留针20分钟。然后以一指禅式点按20分钟。②结果:临床痊愈40例,显效10例,有效6例[上海针灸杂志,2000;(4):48]。

3. 湖北省荆州市中心医院江飞舟等报道运用电针、封闭配合牵引治疗颈性视觉障碍11例。①电针:取主穴颈椎夹脊、风池、承泣、丝竹空、攒竹;配穴光明、肝俞、肾俞。每次选用5～7穴,常规消毒。风池穴进针需对准同侧瞳孔,深度达4～5 cm,行小幅度捻转,使针感达到眼区,患者会感到头脑清晰,视物明亮;其他诸穴行常规针刺。然后接G6805电针仪,选用疏密波,给予适当电流,以病人能耐受为度。②封闭:可对失稳或增生的椎体小关节囊、椎旁压痛点给予曲安奈德注射,10天1次,共2～3次。③牵引:选择坐位牵引,重量4～10 kg,牵引同时嘱患者左右转动颈部。④结果:痊愈6例,好转4例[中国临床康复,2004;(5):875]。

4. 中国人民解放军武警兴城医院朱玉等报道运用牵引按摩治疗颈性眩晕视力障碍30例。①牵引:患者取仰卧位,配戴枕颌牵引带,角度板上提,使颈椎前屈 20°～25°(使用角度板的角度的大小与牵引力的大小,根据病人的体质与病情而定),使牵引力线落在钩椎关节和椎体后缘。牵引重量初期为 3～3.5 kg,维持时间 15～20 分钟,每日 1 次;随着颈部症状的改善,重量逐渐加至 5 kg,维持时间 20～25 分钟,每日 1 次;后期依病人的好转情况可增至 10 kg,维持时间为 40 分钟,每日 1 次。②按摩:在手法治疗前,病人颈部肌肉僵硬、痉挛者,也可先采用舒筋理筋的方法,松解软组织,解除痉挛,以便手法复位。如果每次手法复位满意后,依次梳理棘上韧带和有关的颈部肌肉。如仍不能复位者,不应强行暴力复位,以免造成骨折或截瘫等严重并发症,可应用舒筋活络,解痉止痛的中药外洗或局部理疗,待颈部肌肉痉挛缓解后再进行整复手法。③结果:临床治愈 21 例,好转 9 例[中国疗养医学,2000;(4):45]。

5. 广东省广州市越秀区第一人民医院岳延荣报道运用整脊疗法及波姆红外光照射治疗颈椎病引起眼部症状 32 例。①整脊疗法:在 QY-4 型牵引椅下施行正骨手法,根据触诊及 X 光片确定的错位关节,错位方向和形式的不同,施以不同的手法,如摇正法、搬正法、推正法等。②波姆红外光照射:软组织劳损是颈椎病的发病基础,采用波姆红外光照射时,部位要选在劳损点处,即在颈椎病变有关的肌肉附着点上有摩擦音之处,每次 20 分钟。③结果:治愈 6 例,显效 22 例,改善 4 例[针灸临床杂志,2005;(8):47]。

6. 中国人民解放军第 465 医院张万福等报道运用手法治疗颈眼综合征 100 例。①方法:患者取坐位,医者站于患者背后。点按法:医者用拇指指腹点按冈下肌、斜方肌上部纤维、提肩胛肌、菱形肌等。弹拨法:反复弹拨冈下肌、斜方肌上部纤维、提肩胛肌、头夹肌、菱形肌、项韧带等部位。点穴法:常用穴有风池、头维、太阳、童子髎、阳白、承泣、印堂、攒竹、睛明、丝竹空等穴位。捋顺法:反复捋顺上述肌肉。复位法:最后施用旋颈法。病情重者亦可配合电针疗法。②结果：经治后，颈椎病合并眼部症状基本消失，视物正常者52例；颈椎病合并眼部症状明显好转，视力检查有提高者41例[吉林中医药，2000；(4)：62]。

7. 安徽省濉溪县人民医院汪枫报道运用按摩治疗颈椎病所致眼部症状65例。①方法：抚摩：患者取坐位，医生站在患者后面，用手掌或第二至第五指指腹在颈部、肩及上臂部作线形来回抚摩约3分钟。揉法：用拇指指腹在颈部侧面回旋揉动，由上至下，再由下至上往返数次，用同法揉颈后面（棘突两侧），再从颈椎至肩峰来回揉动数次，在第一、第二颈棘旁开一横指处回旋揉动。捏法：医生手呈钳形，用拇指与其余四指相对用力，捏患者斜方肌，沿肌束至肩峰往返数次。托顶：双手齐力拉伸颈节，一张一弛地逐步加大托顶力量，在拉伸颈节的同时，使头稍向左、向右转动，向后仰动各2～3次。穴位按摩：太阳、睛明、承泣、瞳子髎、印堂、人迎、光明、风池等。对颈椎错位，椎间隙变窄及生理弧弓变直者先进行颈部牵引后，再行按摩。每天1次，10天为1疗程。②结果：经治2个疗程后，眼部症状消失，视力恢复正常者32例；眼部症状基本消失，视力明显改善者18例；眼部症状部分消失，视力有所改善者15例[安徽医学，1995；(4)：52]。

8. 南京中医药大学李志伟报道运用推顶斜扳法治疗颈椎病性视力障碍13例。①方法：先检查患者颈部棘突尖线、棘突顶线及棘突旁线，发现某棘突偏歪，结合病人症状、体征确定患椎。然后用拇指在局部沿与肌纤维垂直或一致的方向拨按推压，使颈部肌肉松解。如患椎位于上段颈椎，可使颈前屈10°～20°。如患椎位于下段颈椎，可使颈后伸10°～20°。施术时，患者正坐，如C_5棘突向左偏歪，术者站于患者背后，以左手拇指抵住患椎棘突左侧，用右手掌夹托住患者下颌，向右慢慢地旋转到有一定阻力时，稍用力向右上方扳动，同时，左拇指取与位移相反的方向协调地向右侧推动，可听到响声和有回位感后，让患者头颈回到中立位，术后检查可见偏歪的棘突已复位。每次手法满意后,依次梳理棘上韧带和颈部肌肉。②结果:痊愈3例,好转9例[新疆中医药,2000;(1):36]。

9. 黑龙江省鹤岗市红十字医院铁维增等报道运用牵引手法配合药物治疗颈椎性失明5例。①牵引:患者取坐位,用四头带旋吊法牵引12小时,开始牵引重量由4 kg起,半小时后加重6～7 kg,视患者病情和耐受力而定。②旋转复位:坐式牵引后,应用手法治疗,包括按摩软组织及手法整复患椎移位方法。患者坐低凳,医者位于患者后面,先将颈部软组织沿颈中心及两侧反复运用捏、提、滚、拿等法3～5分钟后,待颈部肌肉松弛。根据X线片示患椎位置,再施行手法旋转复位患椎。如患者第4椎棘左旋移位,医者用右前臂轻松自如地把患者下颌骨体部向上稳妥牵引(同时嘱患者全身放松,自然,无恐惧感),使患椎失稳,用力向右推按,达到复位。对于年龄大、体质弱者也可用单手法复位。然后对颈部的软组织再进行理筋手法3～5分钟。最后再卧式牵引30～60分钟,重量为1～6 kg,以达固定作用。每3天1次。③辅助药物:配维生素B_1、谷维素、维脑路通、颈痛灵营养神经及活血化瘀药物。④结果:5例经坐式牵引手法旋转复位法治疗后,视力均达1.5以上,2年后随访,效果巩固[中国煤炭工业医学杂志,2000;(2):199]。

10. 福建省立医院陈勉等报道运用综合疗法治疗颈性视觉障碍11例。①旋转复位法:以患椎棘突向左偏歪为例。病人端坐,颈部放松。医者站在患者背后,右手拇指桡侧顶住患椎棘突右侧,使患者颈部前屈35°,再向左侧偏45°。医者左手拇指与其余4指分开托夹住患者下颌部,向上用力使患者头颈在矢状轴上旋45°,当旋转力达到患椎时,根据患椎倾旋、仰旋位移的不同方向,右手同时向左侧推动位移的棘突,到复位响声或有回位移动感,然后使患者头颈置于中立位。②分筋理筋法:用双拇指或单拇指在患处与纤维方向垂直弹拨,达到分离粘连,疏通经络,促进局部血液循环的目的。用双拇指或单拇指将移位的软组织(韧带、肌腱、肌纤维、神经等)扶正,再按纤维方向按压、复平,使组织恢复正常生理功能,适应生理能力。在以上两法后,再用单拇指在患处按压10~20秒,可使之解痉,镇痛。然后配合放松手法结束。③牵引疗法:行头颈悬吊牵引。采用颈肩牵拉机,坐位颌枕牵引,头颈部前屈15°~20°。每次20分钟,每日1次,2周为1疗程。牵引重量因人而异,从2~3 kg开始,逐渐增加到5~10 kg,以牵引时不产生痛楚或无明显不适为宜。去除牵引后,要求患者作头颈部主动活动,前屈后仰,左右侧屈及头颈环形回旋等动作。动作宜缓慢,运动幅度逐渐加大,有利于缓解颈部肌紧张。④药物治疗:给予口服尼莫地平胶囊,每次40 mg,每日3次;对症支持给予消炎痛片、扶他林片或芬必得胶囊等。⑤结果:临床痊愈5例,显效3例,有效2例[福建医药杂志,2006;(1):50]。

七、颈性血压异常

颈性血压异常是指由于颈椎外伤、劳损、感受风寒湿邪、退变等原因,使颈椎间组织失稳或错位,或组织松弛、痉挛、炎症性变等诸因素直接或间接刺激颈交感神经、椎动脉而引起脑内缺血,血管舒缩功能紊乱而致中枢性血压异常。其发病率约占颈椎病的6%,其高血压是低血压的10倍。多发生在中老年,其次是青年。本病一般属中医学"血痹"、"筋痹"、"眩晕"等范畴。

【病因病理】

血管运动中枢的低级部位在延髓网状结构,较高级的中枢在丘脑下部,更高级的中枢在大脑皮质的边缘叶新皮质。当颈椎有病损(尤其是上颈段),刺激颈交感神经(尤其是颈上神经节与颈下神经节),使颈内动脉神经与椎动脉神经兴奋性增高,致使丘脑下部的后部缩血管中枢与延髓外侧的加压区受到影响,不断发出异常冲动,使交感神经的兴奋性增高,血管平滑肌收缩增强,血管口径小,血流阻力大,导致高血压。此外,颈交感神经节有纤维发到心脏去,形成心浅丛和心深丛。故当交感神经的兴奋性增高,心跳加快,冠状动脉扩张而导致血压升高。相反,当交感神经兴奋性降低,血流障碍,使脑缺血而影响丘脑下部的前部舒血管中枢与延髓内侧的减压区时,可导致低血压。如由于血流的影响,右心室充盈量减低,心排出量减少而出现低血压。据资料报道,脑内舒血管中枢的供血管口径比缩血管中枢的大,有对刺激的反应,后者比前者敏感,所以临床中高血压的发生率比低血压的为高。

如颈椎病损发生在下颈段,可引起上肢交感神经与血管功能障碍,而致外周性血压异常,发生在一侧上肢,多为低血压。

颈交感神经与躯体神经受大脑皮层的调节,当颈椎病理刺激经交感神经传入纤维与躯体神经的感觉纤维到达大脑,再由大脑皮层细胞发出信号,通过有关组织到达相应的脊髓节段的侧角细胞,从此,再发出节前纤维到颈交感神经节进行交替后,发出节后纤维到达效应器官而引起各种复杂症状。

此外,高龄高血压患者多伴有脑动脉硬化,而致血流受阻,高血压持续发展,可使心脏负担加重,导致心肌劳损而出现心脏增大,心室肥厚,严重者可心力衰竭;也可导致肾血流量减少,肾小球滤过率降低,出现肾小动脉硬化、变窄,严重时出现肾硬化、肾功能衰竭等。

【诊断要点】

1. 症状

(1)一般情况:多发于40~50岁中年人,少部分是青年人或老年人。多有颈部外伤或劳损史,特别是颈部闪扭伤后或颈部强迫于不良体位工作或睡枕过高或过低,或颈部过度受风寒之后,或重感冒之后颈部酸痛等,容易患病。

(2)颈部症状:颈部疼痛或仅有轻微酸胀感或冷热异常感,颈活动不便,或活动时常闻及局部有摩擦音。

(3)伴随症状:早期不明显或轻微,大部分常有眼蒙眼胀,眼易疲劳,不能长时间看书报,眼干涩,视力减退;或出现假性近视,复视,流泪,畏光等;或有发热感,皮肤发红,排汗异常,面部交替性苍白或发红,有时出现长时期的低热,或肢体发凉怕冷、麻木;或有说话乏力,声音低下,或声音嘶哑,常有咽部异物感;或有心慌心跳,心律紊乱,心动过速或过缓,有时胸闷,胸前区胀痛,胃肠蠕动增加或嗳气等。中后期多伴有眩晕、头痛、耳鸣,甚者出现顽固性失眠,多梦,记忆力减退,抑郁或焦虑,行走失稳等。

2. 体征

(1)颈部检查:可有颈部活动障碍,压痛或压痛不显,或肤温降低,或触及棘突或横突偏移,颈项部一些特殊试验呈阳性等。

(2)血压检查:早期血压多呈波动,发作期常与颈部劳累损伤等因素有关,血压波动一般经2~3周后缓解,中后期呈持续性高血压或低血压。高血压为舒张压>12.7 kPa,或收缩压 39 岁以下>18.7 kPa,40~49 岁>20 kPa,50~59 岁>21.3 kPa,60 岁以上>22.7 kPa;低血压为舒张压<8 kPa,收缩压<12 kPa。血压异常表现在双侧上肢血压与卧位、坐位血压差别较大,通常大于1.33 kPa 以上。血压异常早期的表现,有时是独立存在,无明显的其他全身症状表现,中后期多伴有交感神经功能紊乱出现的症状,严重时,由于交感神经的痉挛致血管收缩,使椎动脉供血受阻,引起脑与脊髓缺血,可出现相应的体征。

3. 辅助检查

(1)影像学检查:X 线片检查多有颈椎的异常表现,如颈曲变直,寰枢椎错位,钩椎左右不对称,椎骨增生,项韧带钙化等。CT、MRI 检查则可进一步了解椎间盘病变。

(2)其他检查:如心电图、眼底、尿、血象等检查,中后期可有异常改变。

4. 鉴别

注意与原发性高血压病、肾性高血压、特发性起立性低血压等相鉴别,排除其他原因引起的血压异常。

【外治方法】

(一)针灸治疗法

1. 穴位埋线法

(1)取穴:选取颈穴$_3$和颈穴$_4$(均为经验穴,分别位于C_4和C_6棘突旁开1.5寸处),均取双侧。

(2)操作:先令患者俯伏坐位,标定颈穴3,常规消毒后,带上消毒手套,用2%利多卡因作穴位局部浸润麻醉。剪取0~1号铬制羊肠线3 cm,用小镊子将其穿入制作好的9号腰椎穿针管中。垂直快速进针,当针尖达皮下组织及斜方肌之间时,迅速调整针尖方向,以15°角向枕部透刺,寻找强烈针感向头部或前额眼部放射后,缓慢退针,边退边推针芯,回至皮下后拔针,用干棉球按压针孔片刻,再用创口贴固定。颈穴4及对侧两穴埋线,操作同前。埋线1次即为1疗程,一般15天后行第2疗程。

2. 三步针罐法

(1)取穴:整脊穴(印堂上1寸)、中渚穴(双)、中平穴(双,外踝高点与外膝眼连线中点)、颈夹脊穴(双)、大椎。肝阳上亢型配太冲(双)、内关(双);气血亏虚型配百会、足三里(双);痰湿中阻型配阴陵泉(双)。

(2)操作:第一步施以平衡针法:患者取端坐位,术野常规无菌操作后,用30号2~3寸毫针,整脊穴针尖向下,提插进针,沿皮下骨膜外入针1.5寸,施提插泻法,令酸麻胀感放射至鼻根部;中渚穴及中平穴均双侧取穴,施提插捻转法,中渚穴向腕部斜刺1.0寸,令针感向前臂放射,中平穴针感下至足。嘱患者活动患部2分钟,不留针。各分型配穴采用常规手法,平补平泻。第二步电针颈夹脊穴:针刺颈夹脊穴,施平补平泻手法,得气后留针。在颈夹脊穴上通以 KWD 808 型电针仪,输以疏密波,电流大小以患者能耐受为度,留针 20 分钟。第三步刺络拔罐:用三棱针在大椎穴及阿是穴(局部压痛点)上快速散刺 3~8 点,进针 0.1~0.2 寸,加拔火罐 5~10 分钟,拔出瘀血 2~5 ml。10 天为 1 个疗程。

3. 针刀拔罐法

(1)定位:患者俯卧位,按临床症状反应的颈部病变压痛点并结合 X 光片提示的病变椎体进行定点,选用 1% 龙胆紫作皮肤标记。

(2)操作:常规消毒后,医者左手拇指抵按病变压痛点,右手持针刀按常规入路方法进针切割、剥离、松解后出针。注意出针后不要对针眼进行压迫止血。松解出针后,集中对各针眼部位进行拔罐(采用抽气式拔罐器),留罐 10 分钟后取下罐子,用纱布擦去皮肤上从针眼拔出的瘀血,常规消毒后贴上创可贴。5 天治疗 1 次,3 次为 1 疗程。

4. 钩针挑治法

(1)定位:患者平俯卧手术台上,胸下垫一薄枕与肩部平,手向上垫于额部。根据病变部位在颈环枢椎棘突中定一点,颈$_4$、颈$_5$棘突中定一点,颈$_5$、颈$_6$椎横突两侧约 1 cm 处各定一点,用龙胆紫作标记。

(2)操作:取牙科 3 号洁石器 1 把,消毒后备用。皮肤常规无菌消毒,铺无菌巾,戴无菌手套。取 1% 利多卡因于标记点做一皮丘,行局部浸润麻醉,每点 2~3 ml,深 2~3 cm。按定点部位左手持敷料固定皮肤,右手持钩针自上而下刺入皮肤、肌肉,钩断部分项韧带、棘间韧带。在钩治两侧横突下缘时,钩针顺肌肉走行刺入皮肤、肌肉,然后钩针转向椎间孔的方向钩提,疏通钩断部分横突前上、前下缘肌纤维、韧带,钩断黄韧带的 1/3,使紧张的肌纤维裂断、回缩,钩针达到横突下缘时手法能触及钝感,钩提要彻底,钩提 4~6 次不等,有落空感即可。术毕用氢化泼尼松龙 3 ml,维生

素 B_{12} 1 ml 的混合液各针眼封 1 ml,加压包扎,观察 15 分钟。5 天后去除敷料。

5. 夹脊针刺法

(1)取穴:双侧颈部夹脊穴,分别位于第二、第三、第四颈椎棘突下旁开 0.5 寸。

(2)操作:患者取坐位,皮肤常规消毒后,直刺 0.5~1 寸,平补平泻,得气后留针 40 分钟。每日 1 次,30 天为 1 个疗程。

6. 穴位注射法

(1)取穴:选颈$_{2\sim7}$夹脊穴,以颈$_2$夹脊穴为主,结合颈部 X 片,取病变部位相应夹脊穴 1 对。

(2)操作:患者端坐微低头位,常规消毒,用一次性 5 ml 注射器 7 号针头,抽取维生素 B_1、维生素 B_{12} 各 1 ml 混合后,将针快速刺入皮下,缓慢推向椎板骨膜处,使针感向头颈及胸背传导,回抽无血,推药液,出针后按压针孔以防出血。隔天治疗 1 次,5 次为 1 个疗程。

(二)推拿治疗法

1. 旋转复位法

(1)旋转复位手法:适用于颈椎有轻度移位者。①单人旋转复位法:多用于上颈段。以颈 1 横突偏左为例,患者取矮端坐位,颈部前屈 35°,有偏 35°,左侧旋转 45°,医者站于患者后方,右手拇指触到偏移横突固定之,余四指置于患者左侧头枕部或颞部,左手扶持右面部,在左手向左上方旋转的瞬间,右手拇指将横突轻推向患者右侧,常听到"咯"的一声,拇指下有轻微移动感,触之平复或改善,手法告毕。②角度复位法:多用于中颈段。以颈$_4$棘突偏左为例,患者取矮端坐位,医者站于患者后方,右手拇指触到偏移的棘突固定之,左手拇指与余四指相对置于下颌部,使颈略前屈,以颈$_4$为中心右侧屈 30°,此时,左手拇指与余四指同时用力向上方旋转,同时右手拇指稍用力向右下推按,常听到"咯"的一声,拇指下有轻移动感,触之平复或改善,手法告毕。③侧旋提推法:多用于下颈段。以颈$_6$棘突偏左为例,患者取矮端坐位,颈部稍前屈位,医者站于患者后方,左手拇指触及颈$_6$棘突左侧并固定之,右手扶持患者下颌部,使头转向右侧45°,此时右手轻轻向上提牵,同时,左手拇指迅速用力向右轻推,常听到"咯"的一声,拇指下有轻移动感,触之平复或改善,手法告毕。

(2)理筋手法:适用于肌痉挛或软组织粘连者。一部分病例作为主要手法,多数病例作为辅助手法。①定位点按法:按解剖位置或阿是穴,局部点按,以局部稍充血为度;②分筋理筋法:用拇指在局部沿与肌纤维垂直或一致的方向拨按推压。

2. 牵引松解法

(1)颈椎牵引:门诊牵引时间为半小时,重量10~15 kg,家庭牵引时间为1小时。

(2)头面部手法:患者首先取仰卧位,头下放2~3 cm枕头,医者在其额部先用开天门、分阴阳手法操作5分钟,一指禅沿眼眶4周作"8"字操作2分钟,点揉血压点1分钟,对出现剧烈头痛、头晕、眩晕伴恶心、呕吐等症状的患者,在两侧额颞部胆经密集处施以扫散法数百下,配点按太溪、三阴交、曲泉、足三里,对于出现心动过速、记忆力下降等症状的患者施以扫散法后配点按内关、劳宫、三阴交,对出现耳鸣症状的患者施以扫散法后点揉听会、上关,对于出现发热、口干、皮肤潮红等症状患者,在两侧额颞部胆经密集处施以疏法配轻揉百会、太溪、三阴交,最后以拿五经手法作结束手法,操作数下。治疗后,患者立感头部症状减轻或消失。

(3)颈肩部手法:拿肩井,放松颈背部肌群。令患者双手十指交叉托枕部,全身放松,医者双手分别托患者上肢肘上段,膝部顶其第5胸椎棘突处,由下往上至第1胸椎处,双手与膝部同时用力。操作后,患者感颈背部舒适、轻松,有如释重负感。

3. 理筋拔伸法

①患者正坐，医者站于患者背后，用𠮨法或捏揉法在颈部正中及两侧施术，反复数次以放松颈椎关节及周围软组织。然后用𠮨法放松肩背部及上肢部约 8～10 分钟，手法由轻到重。②患者正坐，医者用拇指、食指拿捏风池，再用拇指按揉缺盆、肩井、肩中俞、天宗、曲池、合谷等穴，每穴约 1 分钟。③接上式，医者拿捏颈项部并配合推桥弓，操作时以单侧进行 2～3 分钟，两侧交替进行。④患者坐位，医者站于患侧，右肘关节屈曲并托住患者下颌，左手扶住枕部，向上缓缓用力拔伸，并作颈部左右旋转活动，1～2 分钟，然后用左手拇指按准颈部偏歪之棘突或横突，右手托住下颌，作颈部定位旋转扳法，当听到"卡嗒"复位响声或虽无响声，但左手指感有椎体错动，表示复位成功。⑤若患者颈部生理曲度变直或反弓，医者用左手托住颈后部，右手扶下颌，使患者颈部后仰 7～8 次。若生理曲度向前加大者，可使患者颈部前屈 7～8 次。⑥拿捏患者两侧肩井并搓患肩前臂反复几次，结束治疗。

4. 头颈部七法

①一法：患者坐位，医者立于患者前侧，自上星穴开始，两拇指用推法沿患者前额经丝竹空、三焦经行走方向至翳风穴，用双拇指推顺法反复操作 10 余遍。②二法：患者坐位，医者立于患者侧面，按督脉行走方向以单拇指自患者上星穴开始，经前顶百会到达风府、哑门穴，反复操作 10 余遍。③三法：按膀胱经行走方向，自天柱穴至风府穴自上而下顺拿数遍。④四法：用一指禅手法在患者颈侧部按斜方肌行走方向，自上而下往返数遍以疏松肌肉，缓解挛缩。⑤五法：在患者头夹肌部位，自上而下施拇指分筋术，自上而下左右拨离以缓解止痛。⑥六法：施垂直牵引术，患者坐位，医者立于患者后侧，双拇指抵于枕部，其余四指位于下颌部将患者颈部缓缓拉起，约有明显抵抗感时用一上提之巧劲，可听到咯响声，使紊乱的小关节恢复原位，以解除压迫神经之痛感。⑦七法：若上法

不成功,可用整脊疗法。患者仰卧,医者立于患者头前部,一手托住患者下颌,另一手拇指抵住颈部横突处(有压痛点的椎体),当颈部旋转到 90°时,双手同时配合施一巧劲即可听到咯响声,然后用同样办法医者双手交换位置向另一方向旋转,同样可听到咯响声。对于手法复位并不一定强求咯响声,患者症状减轻即为成功,若旋转时颈部抵抗力明显,即停用此法。反对粗暴,切忌用力左右扭转颈部。疑有骨折、骨结核者禁用此法。

【现代研究】

1. 新疆乌鲁木齐市友谊医院马丽萍等报道运用温针灸配合中药离子导入法治疗颈性血压升高 30 例。①方法:取风池、百劳;经外奇穴;颈华佗夹脊十二穴。三组穴位每天一组,交替交叉针灸,每穴均用温针灸(1 寸艾炷插在针柄上灸 2 次)。针灸后,将中药(葛根、公英、干姜、威灵仙、草决明各 30 g,防己、秦艽、桃仁、白芷、羌活、红花、生川乌、生草乌、生乳香、生没药、牛膝各 20 g)煎剂用脉冲骨质增生治疗仪在颈部药离子导入 30 分钟。②结果:基本痊愈 22 例,好转 8 例[新疆中医药,2000;(1):34]。

2. 贵州省贵阳市颈腰痛医院晁健报道运用中西医结合诊治颈椎病致血压异常 20 例。①方法:在颈椎中下段(颈$_{3\sim6}$)棘突双旁 1.5~3 cm 处,予以复方当归注射液 6 ml,加 10% 葡萄糖注射液 10 ml 深部注射。每天 1 次,10 次为 1 疗程。治疗期间停服一切降压药物。有棘突偏歪者经上述治疗,待颈肌痉挛松解后,配以颈椎定点旋转复位法治疗。②结果:显效 8 例,有效 10 例[贵阳医学院学报,1999;(3):287]。

3. 江苏省南京市中医院杭柏亚等报道运用 45°斜扳法治疗颈源性高血压 106 例。①方法:患者端坐方凳上,医者立于患者背后,用一手自上而下触摸患者颈部棘突及其双侧,发现有棘突偏歪、椎旁凸起、压痛及活动受限，该处就是病变部位。此时，医者用拇指压在偏歪的棘突或椎旁凸起的部位，另一手托住患者下颌弓，将头置于医者胸前，并使患者头向健侧旋转45°，然后用托下颌弓之手向上端提，此刻按压偏歪的棘突或椎旁凸起的部位可出现"咯嗒"的响声，随之再触摸偏歪的棘突或椎旁凸起即可消失，颈部活动也恢复正常。如另有棘突偏歪或椎旁凸起，可按上法再行整复。②结果：痊愈45例，好转49例[中国中医骨伤科杂志，1998；（2）：46]。

4. 福建厦门鼓浪屿解放军疗养院袁汉等报道运用牵引推拿治疗颈源性高血压31例。①牵引：患者取坐位，用枕颌牵引带牵引，牵引角度（牵引力线与坐位垂直线夹角）为15°～30°，牵引重量8～18 kg，持续牵10～15分钟。②推拿：患者坐位，术者立其身后，首先在患者颈项部用㨰、揉、推、点、拿等手法15～20分钟，使颈后的斜方肌及头、颈夹肌和头、颈半棘肌及横突前、后结节起止的诸肌放松，然后运用颈椎旋转法、颈椎侧扳法整复颈椎等。③结果：显效16例，有效12例[按摩与导引，2001；（3）：9]。

5. 山东省莘县城关医院杨彦华报道运用推拿牵引治疗颈椎病合并高血压28例。①松解手法：患者坐位，颈部稍前屈，医者立于其背后，搓揉、平推、㨰、拿颈部两侧颈肌、胸锁乳突肌、斜方肌上部及颈肩三角区域；点揉肩井、肩中俞，相互交替操作；头部上提，牵引颈部，在保持上提的位置上，使头颈部做左右旋转和侧屈活动各3次；接着按压、点揉缺盆、大椎；将患者头部从左到右，再从右到左各摇转3次。②旋转复位法：患者坐位，医者立于患者背后，嘱患者全身放松，两腿向前伸直，颈部前屈10°～15°。视患者棘突偏向侧而决定操作方法，以棘突偏向左侧为例。术者用右手拇指扶按棘突左旁，医者左侧肘关节半屈位，置于患者的下颌部，左手虎口张开置于患者的枕骨结节部，再俯身用胸部压住患者头部。嘱患者身体不动，颈部放松。半屈曲的肘关节和枕部的手同时缓慢地向上用力,将患者头部托起,同时逐渐向左侧旋转至最大限度时,再快速的突然左侧旋转10°左右,即可感到颈椎被推动和出现一声或数声弹响音,再将头部复回中立位。顺做颈部按摩,放松软组织,使其恢复。棘突向右侧偏时,操作方法同上,则方向相反。③牵引:患者取坐位,枕颌布带固定,颈前屈20°～30°,重量从5 kg开始,逐渐增加至15 kg,以患者舒适耐受为度。每天1次,每次20分钟。④结果:颈椎病治愈11例,好转14例;高血压治愈6例,好转11例[实用心电学杂志,2000;(4):314]。

6. 湖北省武汉市第一医院刘琦报道运用正弦调制中频治疗交感型颈椎病伴高血压56例。①方法:采用正弦调制中频电疗机,其频率为2000～5000 Hz,调制频率为10～150 Hz,波形为连调波,两电极并置于颈椎两侧。环境温度较低时辅以场效应治疗仪。对于伴有颈部酸痛不适的患者辅以颈部按摩治疗,按摩以舒筋法为主,配合点穴拨筋法。②结果:临床治愈39例,显效10例,好转5例[中国康复,2001;(4):227]。

八、颈肩综合征

颈肩综合征是一种以颈、胸椎关节失稳及其周围肌肉、韧带劳损所造成的颈后、肩背部疼痛不适甚至颈部活动受限等一系列症候群的疾患。多发于中老年人。本病一般属中医学"肩痹"、"骨痹"、"肩颈痛"等范畴。

【病因病理】

1. 根型颈椎病的病因病理

①颈椎间孔缩小,颈神经根在椎间孔内受激压。椎体侧后缘钩椎关节形成骨赘,后关节增生及上关节突前移位,是常见的原因。②前斜角肌痉挛使臂丛神经受损伤,或高位颈椎病变(颈$_4$以上)亦可造成肩臂手疼痛。③急性颈椎损伤后,血肿激压臂丛神经根,或神经根撕裂。④脊髓病变造成肩臂疼痛或麻木,但不太剧烈。⑤由于颈项部肌肉继发性痉挛,造成神经组织缺血缺氧。这是急性损伤或慢性期急性发作产生疼痛的主要原因。

2. 颈椎间盘突出症的病因病理

颈椎间盘纤维环较薄,当突然颈椎过度屈、伸或头部受压或外力作用易发生颈椎间盘突出。颈椎间盘突出可为纤维环部分破裂突出或为纤维环破裂后髓核突出压迫神经根或颈髓。突出椎间盘开始为软性组织,以后因纤维化或骨化进一步减少了椎管容积。由于椎间盘突出减少了椎间高度,使关节突活动度增加,可出现颈椎不稳,进而可发生骨性关节炎,尤其钩椎关节、关节囊及黄韧带增厚进一步压迫脊髓或脊神经根。此时已由颈椎间盘突出症发展为颈椎病。

【诊断要点】

1. 症状

(1)颈椎病引起的典型臂丛神经痛,为根性疼痛,多发生在颈椎病急性期或慢性期。初期可仅有颈项部疼痛僵硬,多为间歇性痛,并从锁骨上窝较快扩散到整个肩臂手部。咳嗽、打喷嚏,甚至深呼吸,均可诱发难忍的放射痛。有病变的斜方肌、冈上肌、冈下肌、三角肌可有显著压痛,并较快出现受累神经支配区的肌肉萎缩。约有1/3的病人可伴有头痛,并多局限在枕部或耳后区域。上肢外展、上举和颈向健侧转动时疼痛加重,上肢内收屈肘时疼痛减轻。故患者喜欢取屈肘、头转向患侧的特殊姿式,以减轻臂丛神经的紧张和活动,从而减轻疼痛。绝大多数病人夜间症状加重,辗转难眠。患者早晨醒后感到颈项区及菱形区疼痛,并伴有手胀,握拳困难,活动后缓解。

(2)颈椎间盘突出症引起的肩臂疼痛因突出的位置不同,表现亦各异。颈$_{3,4}$椎间盘突出症使颈$_4$神经根受累,疼痛和麻木区在颈后部、肩部以及后肩胛区,颈后伸时疼痛加重。颈$_{4,5}$椎间盘突出症,颈$_5$神经根受累,疼痛和麻木区在肩部,可放射到上臂外侧。颈$_{5,6}$椎间盘突出症使颈$_6$神经根受压,疼痛和麻木放射部位由颈部沿肱二头肌、前臂上侧到拇指与食指之间,最后止于拇、食指尖。颈$_{6,7}$椎间盘突出症使颈$_7$神经根受累,疼痛和麻木放射区由肩背部、上臂一面,前臂一外侧到中指。颈$_7$胸$_1$椎间盘突出症使颈$_8$神经根受累,疼痛和麻木放射由肩背部、上肢后外侧到小指,主要在腕关节以下。

2. 体征

(1)触诊:颈$_{3\sim 6}$横突不对称,颈$_{3\sim 7}$棘突偏歪、压痛。颈部旋转或后伸受限。

(2)压颈试验：病人取坐位，颈部稍后仰并向患侧倾斜，检查者双手手指交叉，掌面按在病人头顶上顺颈椎纵轴按压，病人如有沿颈肩臂部神经支配区放射痛或麻木感为阳性。

(3)臂丛神经张力试验：病人取坐位，头部向健侧侧屈，患侧上肢取伸直位。检查者一手固定头部，一手扶患侧腕部使上肢作外展动作。为加强臂丛神经的张力，可同时背伸病腕关节，疼痛向患肢远侧放射者为阳性。

3. 辅助检查

(1)X线检查：颈$_{3\sim7}$棘突偏歪，颈曲变直，椎体后缘连线中断、成角、反张，有双边影或双突影，椎间孔变形变窄，椎间隙变窄，韧带钙化，椎体前、后缘骨增生。

(2)CT检查：颈$_{3\sim7}$两侧椎间孔不等大，钩椎关节骨赘，以及有颈椎间盘突出。

(3)MRI检查：颈椎间盘突出时矢状位示椎管明显变窄，硬膜或脊髓受压。与椎旁硬膜外静脉对比，可显示钩椎关节与骨赘，硬膜腔间隙变窄或闭塞，横断面硬膜囊移位不对称，两侧椎间孔不对称。

4. 鉴别

注意与肩周炎、胸廓出口综合征、锁骨上肿物、进行性肌萎缩等疾患相鉴别。

【外治方法】

(一)中药外治方

1. 通络热敷方

(1)处方：①劳损型药用伸筋草、桑枝、桂枝、艾叶各25 g，防风

20 g,鸡血藤、五加皮、木瓜、牛膝、赤芍各 15 g,红花、透骨草各 10 g;②风湿型药用小茴香、防风、桂枝、羌活、伸筋草各 15 g,独活、牛膝、秦艽各 10 g,细辛 5 g,艾叶 25 g,威灵仙 30 g。

(2)方法:上药研粗末装入布袋中加少许大青盐置笼屉上蒸半小时取出,根据不同类型趁热敷于患处,每次 30 分钟,每日 2 次。热敷后可结合按摩治疗。

2. 舒筋热敷方

(1)处方:红花、当归、川芎、艾叶各 20 g,葛根、羌活、威灵仙、桑寄生、五加皮各 30 g,乳香、没药各 15 g,伸筋草、桑枝各 50 g。

(2)方法:以上方药粉碎为粗末,混合均匀,装入长 20 cm,宽 10 cm 的两布袋内,置锅内用水蒸 20 分钟,取其中一袋外敷于颈肩疼痛部位,冷却后放锅中水蒸,取另一袋继续热敷,如此交替使用,每次热敷 1 小时,每日 1 次。两袋药可连用 5 天,10 天为 1 个疗程。

3. 中药外敷方

(1)处方:当归、独活、秦艽、威灵仙、五加皮、防风、防己、苍术、马钱子各等量,川乌加倍研细末混匀。

(2)方法:治疗时取适量混合中药,用水调成糊状,间接加热 45℃±,用薄布包好,置于颈肩背部痛区,其上用水煮溶温度达 60~70℃的石蜡袋,棉垫覆盖保温,每次治疗 30 分钟。每天 1 次,10 次为 1 疗程。

4. 外用洗药方

(1)处方:川乌、草乌、透骨草、片姜黄各 15 g,桂枝、防风、穿山甲各 12 g,红花、当归、土鳖虫、蜂房各 9 g。

(2)方法:将 1 付中药装入纱布袋,温水浸泡半小时后,在沙锅中煎煮半小时,放入自制保温袋中(保温袋可用暖水袋制作,与皮肤接触面中间剪一椭圆形能放入该纱布袋的圆孔),放置患者颈肩背部(患者仰卧位),保持在 40℃左右,每次治疗 30 分钟。每天 2

次,连用2天后更换新药,10天为1疗程。

5. 穴位敷贴方

(1)处方:生川乌、生草乌、生南星、生半夏、生葛根、全当归、骨碎补、五加皮各150 g。

(2)方法:以上方药共研为细末备用。敷贴前取适量药末和医用凡士林调和做成直径2～3 cm,厚约0.5 cm的药饼,敷贴于双侧颈夹脊$_{4\sim7}$、患侧肩髃、肩前、肩贞、天宗、阿是穴上,每日1次,次日更换,2周为1疗程。

6. 外敷通络酊

(1)处方:川乌、怀牛膝、木瓜、防风、元胡、续断、红花、川椒各30 g。

(2)方法:以上方药经50%酒精浸泡1个月备用。治疗时以酊剂外涂患处,以TDP照射。

(二)针灸治疗法

1. 穴位埋线法

(1)取穴:选取患侧肩外俞透颈穴$_4$(为经验穴,位于C_6棘突旁开1.5寸处)、肩中俞透肩胛内上角。

(2)操作:先令患者俯伏坐位,标定肩外俞,常规消毒后,带上消毒手套,用2%利多卡因作穴位局部浸润麻醉。剪取0～1号铬制羊肠线3 cm,用小镊子将其穿入制作好的9号腰椎穿刺针管中。垂直快速进针,当针尖达皮下组织及斜方肌之间时,迅速调整针尖方向,以30°角向颈部透刺,当针尖达颈穴$_4$时,寻找强烈针感向肩胛背部放射后,缓慢退针,边退边推针芯,回至皮下后拔针,用干棉球按压针孔片刻,再用创可贴固定。完后行肩中俞透肩胛内上角,寻找强烈针感向肩胛背部及/或前臂部放射,操作同前。埋线1次即为1疗程,一般15天左右行第2疗程。

2. 针刀松解法

(1)定位：以痛为腧，选取压痛点明显或触摸到条索状处为施术点，用龙胆紫做好标记。

(2)操作：常规皮肤消毒后铺巾，用2%利多卡因加泼尼松龙局麻，每穴1 ml。术者戴上消毒手套，选3号小针刀，快速刺入皮下达到应用解剖位置时，在相应痛点寻找敏感性痛性结节，采用横行剥离法、切开剥离法及纵行、疏通剥离3种分离手法。术毕，消毒针刀口，用创可贴固定加压5分钟，以防组织渗血。嘱患者创口避水2天。每周施术1次，3次为1疗程。

3. 银质针疗法

(1)针具：银质针系80%白银制成，针体直径1 mm，长度分为8、10、12、15和18 cm五种规格，治疗利用其针体长、针身粗、针具质地较软、导热快等特点。

(2)部位：按头颈部、颈胸交界部、上胸段脊柱缘肌附着处和肩背部肌附着处损害性压痛点依次布针，脊柱旁按椎板、关节突、横突顺序交叉排列，每一段30枚针左右，其他部位压痛点5~15枚针，针距为0.5~1.0 cm。

(3)操作：无菌操作下在每个进针点用0.5%利多卡因注射液作皮内注射，形成直径5 mm的皮丘，对准深层痛点直刺或斜刺，到达肌肉及筋膜附着的骨面，引出酸沉胀的针感为止。头颈段所布银针在其针尾套装一直径1.5 cm的艾绒点火燃烧，艾火熄灭后须冷却方可起针。肩、胸、背较平坦部位所布银针用磁力线温热治疗器Hotmagnet HM-2SC-A型的导子在其四周围系予以加热，温度至70℃。起针针眼用酒精消毒，敷料覆盖术毕，3天内忌与水接触。上述部位分4次完成，间隔时间为7天。

4. 铍针治疗法

(1)针具：铍针直径为0.5~0.75 mm，全长5~8 cm，针头长1 cm，针体长4~7 cm，末端扁平带刃，刀口为斜口，刀口线为

0.5~0.75 mm。针柄是用钢丝缠绕的普通针柄,长3~5 cm。治疗时要使刀口线和手柄的平面标记在同一平面上,以辨别刀口线在体内的方向。

(2)定位:首先在患者颈肩部寻找压痛点作为进针点。如枕大皮神经卡压综合征的压痛点多在枕骨粗隆与乳突连线的内1/3处,即枕大神经穿出皮下处,项上线处,C_2棘突与乳突连线中点,在其上的项上线处有浅压痛;枕小皮神经卡压综合征压痛点多在项上线处,乳突后缘处;耳大皮神经卡压综合征压痛点多在枕外隆起处及胸锁乳突肌后缘中点;肩胛上皮神经卡压综合征压痛点多在肩胛岗中点上方,肩胛上切迹处;颈横皮神经卡压综合征压痛点多在胸锁乳突肌的后缘;锁骨上皮神经卡压综合征压痛点多在肩胛骨内上角,多伴有硬结和条索状物。

(3)操作:选定进针点后用龙胆紫标记,局部常规消毒。医者左手拇指按压在进针点的旁边,右手持针柄用腕力将钹针直接垂直刺入压痛点,使针尖通过皮肤、皮下组织到达深筋膜,在进针过程中可有2~3层的突破感,寻找沉紧涩滞的针感,并在针感层进行松解疏通,即松解卡压之处的软组织,待针下无沉紧涩滞感时出针。不捻转,不留针,疾刺速拔。出针后用无菌棉球按压针孔止血,无菌敷料覆盖针孔并包扎。每周治疗1次。

(4)注意:进针前可根据患者的情况在进针点处行皮下浸润麻醉;进针深度为1~2 cm,不可深刺,以免刺入胸腔造成气胸,进针深度要视病人的胖瘦及病变部位因人因病而异,灵活应用。

5. 夹脊针刺法

(1)取穴:主穴为夹脊穴,取X线片提示病变脊椎棘突下各旁开0.5寸;配穴取临床症状明显部位阿是穴1~2个。

(2)操作:患者取坐位或俯卧位,两臂自然下垂,头稍前倾。常规消毒后,用1.5~2 mm毫针刺夹脊穴,针尖向脊椎方向距脊中线15~20 mm进针,进针1~2寸,得气后使针感向头部或肩臂部放射。向上提针0.5寸,留针30分钟,其间每10分钟运针1次,并用TDP治疗仪照射。每日1次,连续12次为1个疗程。根据病情每次选取前臂阿是穴1~2个,常规针刺。

6. 颈肩三针法

(1)取穴:颈三针取:风池、新设(奇穴)、肩通(经验穴,第五颈椎下旁开1.8寸);肩三穴取:大椎、肩外俞(双)、肩井(双)。

(2)操作:患者取俯伏位,头稍前倾。颈三针之穴均以28号3~4寸毫针透刺至对侧腧穴皮下;肩三穴均以28号2.5寸毫针施合谷刺法,留针15分钟,出针后在肩三穴处拔火罐10分钟。隔日1次,6次1个疗程。

7. 三输穴刺法

(1)取穴:手三阳经输穴后溪、中渚、三间辨证取之。若颈部活动明显受限,压痛沿手太阳经向肩胛区放散,有的可触及条索状物者,取手太阳之输后溪;颈外侧肌肉痉挛,压痛以肩胛岗上下为甚,并向手少阳经循行部放散者,取手少阳之输中渚穴;疼痛在肩前、上臂部,甚则放散至前臂桡侧,取手阳明之输三间穴。依据病变的范围,可二经输穴或三经输穴同时配合取用。

(2)操作:穴位常规消毒,取28号1寸毫针,在选定的穴位上垂直刺入,提插捻转使之得气,留针20分钟,每5分钟行针1次,在行针的同时,嘱患者充分放松,缓慢活动颈肩关节20分钟。起针后揉搓手部经穴3~5分钟,每次治疗约30分钟,每日1次。

8. 四天穴刺法

(1)取穴:天柱、天牖、天容、天窗,均为患侧。颈项前俯时颈肩疼痛加剧者,配取风府、大椎;颈项后仰时颈肩疼痛加剧者,配取风池、肩外俞;颈项左右活动时颈肩疼痛甚者,配取后溪;项背疼痛并向上臂放射者,配取肩髃、曲池;颈项恶寒者,配取大椎,并可灸。

(2)操作:天柱直刺,针尖指向咽喉,进针约0.8寸,得气后做小幅度提插,使酸胀感沿足太阳经向项背部放射;天髎采用多向刺法,即直刺进针约 1 寸,得气后徐徐提针至皮下,分别向下颌及沿着胸锁乳突肌边缘向锁骨方向而刺,进针约 1～1.5 寸,得气后小幅度快频率捻转约 2 分钟,针感可达肩关节;天容、天窗均快速刺入皮下,针尖指向颈椎,进针 1～1.2 寸,少提插,多捻转,行针 2 分钟,针感向肩关节、上臂及手放射,并可有多方位的触电样感觉。配穴针刺均以得气后向病变部传导为宜。诸穴留针 30 分钟,其间每隔 10 分钟缓慢轻刮针柄 5 次,出针时主穴均做小幅度提插使针感增强,即出针。每 2 天针刺 1 次,10 次为 1 疗程。

9. 温针灸治法

(1)取穴:以颈肩部条索状压痛点为阿是穴,结合颈肩部夹脊穴为主穴,随症配合风池、肩井、肩中俞、后溪。

(2)操作:局部常规消毒后,取 28 号毫针针刺,使阿是穴产生舒缓的酸胀感,针感不应太强烈,最好使针感和缓地向四周扩散,其余各穴均施以平补平泻手法,得气后留针 30 分钟,间隔 10 分钟行针 1 次。将艾条切为小段,每段长 2 cm,用火点燃下端后,插在阿是穴针柄上,行温针灸,注意防止局部皮肤烫伤。每日治疗 1 次,10 次为 1 个疗程。

10. 颈肩电针法

(1)取穴:取患侧风池、病变颈椎夹脊穴、肩井、肩中俞、肩外俞、肩髃、胸椎夹脊穴、肩胛骨内侧缘压痛点、天宗、曲池。

(2)操作:病变颈椎夹脊穴用 2～2.5 寸毫针与皮肤呈 30°角,向下斜刺,针体与脊椎平行;风池用 1.5 寸针,胸椎夹脊穴、肩井、肩中俞、肩外俞、肩胛骨内侧缘压痛点、天宗用 1 寸针;肩髃、曲池用 2.5 寸针。常规进针,针刺后用 G6805 电针治疗仪,连接最痛点 2 穴上,连续波,频率 2～4 次/秒,留针 30 分钟。每日 1 次,每 10 次为 1 疗程。

11. 芒针治疗法

(1) 取穴：肩背(位于斜方肌上缘中部,肩井穴前1寸)、风池、大椎。

(2) 操作：患者采取侧卧位,病侧向上。刺肩背穴时,针尖向后下方,缓缓按压推进,并可捻转,进针深度为3～4寸,使局部产生胀感,有时可有麻电感向背部放散;刺风池穴可进针1.5～2寸;大椎穴向上斜刺0.5～1寸。留针30分钟,每日1次。

12. 浮针治疗法

(1) 定位：在颈肩局部查找痛点,范围由大到小,直至找到最痛点。进针点应选在最痛点周围,多数在距最痛点4～5 cm处,且应避开皮肤上的瘢痕、结节、破损等处。

(2) 操作：常规消毒进针部位和医者左手拇指、食指和持针指头。用左手拇指和食指撑展或捏起所刺部位皮肤,右手拇指、食指、中指挟持一次性浮针针柄,针体与皮肤呈30°角快速刺入皮下,移去左手,针尖对准最痛点,快速平刺进针,透过皮肤后将针身平贴皮下横向进针直至逼近针柄,一般为针尖抵至距最痛点0.5～1.0 cm左右即可。进针过程中应无疼痛,无得气感,否则,应退回针尖至皮下,重新进针。进针完毕后,再按压痛点处,或让患者活动,一般压痛立即明显减轻或消失。若疼痛未见减轻,则检查针尖是否正对最痛点,若有偏差,应重新校正。完毕后,在进针点处用1个无菌小干棉球盖住针孔,再用胶布固定针柄。留针时间一般1天为宜。取针后,若疼痛仍未消失,可再行浮针治疗。每2天1次,3次为1个疗程。留针期间,针刺局部不得见水,以免感染;局部活动范围不要过大,以免针体移动,影响疗效。

13. 平衡针灸法

(1) 取穴：主穴取肩痛穴,位于足三里穴下2寸,偏于腓侧1寸;辅穴取颈痛穴,位于无名指与小指指掌关节结合部的正中点,手呈半握拳姿势取之。

(2)操作:肩痛穴针刺体位取坐姿膝直位,交叉取穴,右侧肩痛针刺左侧穴位,左侧肩痛针刺右侧穴位,采用提插针刺手法,以远距离(足面足趾)触电式针感为佳。颈痛穴亦右侧病变取左侧穴位,左侧病变取右侧穴位,针感以局部酸麻胀痛为主。每日1次,21次为1个疗程。

14. 腕踝针疗法

(1)取穴:选用腕踝针腕部治疗点上$_3$、上$_4$、上$_5$穴。

(2)操作:局部皮肤常规消毒后,用30~32号1.5寸毫针,针体与皮肤成15°角,针尖朝向近心端,快速进针。进针后将针体放平与皮肤成10°角左右贴近皮肤表面,沿皮下进针至针柄根部。进针宜缓慢、松弛,在进针过程中,除针尖通过皮肤时可引起轻微刺痛外,要求不引起患者的酸、麻、胀、重感,否则需要调整进针方向及深浅度。每天针刺1次,每次留针30分钟,10次为1个疗程。

15. 皮肤针刺法

(1)取穴:以阿是穴为主,辅以邻近腧穴,如肩井、天宗、巨骨、肩外俞、华佗夹脊穴等。

(2)操作:每次选取4~6穴,常规消毒后,以皮肤针快速围刺病变部位所取腧穴,使其出现红晕充血为佳,刺后拔罐5~10分钟,然后在阿是穴行艾灸法至皮肤潮红发热,每次10~15分钟。隔日1次,5次为1个疗程。

16. 穴位注射法

(1)取穴:颈椎旁压痛点(阿是穴)、肩井、肩髃、肩前、肩后穴(患侧)。

(2)药物:泼尼松龙30 mg,地塞米松磷酸钠盐5 mg,维生素B_{12} 0.5 mg。

(3)操作:用5 ml注射器,6号肌注针头,将上三种药液抽吸于针管内混匀。皮肤常规消毒,椎旁压痛点进针角度70°,深度

0.5~1 cm；肩井穴进针角度90°，深度1~1.5 cm，切勿过深损伤胸膜；肩髃穴进针角度60°，深度2~2.5 cm；肩前穴与肩后穴进针角度均为90°，深度3~3.5 cm。穴位注射后若无回血即推入药液，每穴0.7~1 ml。每5天注射1次，7次为1个疗程。

17. 走罐治疗法

(1)定位：颈肩局部疼痛及压痛明显处。

(2)操作：患者俯卧，将患处涂上液体石蜡。选用罐口直径为4~8 cm的玻璃罐，用7~8号粗铁丝，一头缠绕石棉绳蘸以酒精，作成酒精棒，点燃酒精棒，往罐底一闪，迅速撤出，将罐迅速扣在选定的部位，分别向前、后、左、右移动，反复操作数次，至皮肤微红。然后将玻璃火罐拔在患处皮肤上，留罐10分钟后使局部皮肤出现瘀血或充血。隔日拔罐1次，10次为1疗程。

18. 刮痧治疗法

(1)取穴：颈部取风池、天柱、肩井、大杼、天宗及阿是穴，方向由上到外下。前臂取合谷、列缺、曲池连为一线，方向由上而下。

(2)操作：患者卧位或坐位，暴露患处，用特制刮痧板或大而边缘光滑的有机玻璃扣，介质为温开水或芝麻油、菜籽油。每个部位刮20次左右，以出现痧点为宜，即组织潮红，皮肤出现紫红、紫黑色瘀斑或小点状紫色疹子。5~7天刮1次，4次为1个疗程。

(三)推拿治疗法

1. 复位对顶法

(1)基础手法：患者端坐或俯卧，先揉患侧颈肩部至前臂，来回数次，以酸痛、麻木、肌硬结处为重点；继在颈胸椎附近的夹脊、风府、大椎穴及患侧肩髃、肩井、肩贞、天宗、手三里、内关、外关、合谷等穴用一指推压法及按揉法放松肌肉，调节经气。

(2)旋转分压法及俯卧冲压法：患者俯卧位，头悬床头外。先用手法整复颈椎，后整复胸椎，手法前根据X线平片或CT检查提示,以病变椎体进行定位。以 C_7 椎左偏移位为例。头向左旋转,医生用右手小鱼际肌掌根部抵住 C_7 椎偏歪棘突的左侧,左手小鱼际肌掌根部按压固定 T_2 椎棘突的右侧,两手相对旋转反向分压用力,可听到复位的响声或患椎滑动感,即达到治疗目的。如椎体向右偏歪,可将头向右旋转,交换手法操作,方法相同。然后将头摆正,双手拇指并列向下,其余手指抚护颈椎两侧,从 T_2 椎向颈椎逐节向上按压冲击棘突,矫正病变的椎体,同时可用该手法检查椎体移位是否矫正。手法要做到稳准有力,切忌粗暴。

(3)对顶法:患者取端坐位,双手自然放松下垂。医生站在病者的患侧,以 C_6 椎钩椎关节增生、侧摆式错位影响左肩为例。医生用右手拇指抵住 C_6 椎横突前方(即斜方肌的腹侧),让病员将头向左侧偏,紧贴在医生的右手背上,医生用左手将头固定,让病员前臂下垂贴身耸肩的同时,医生右手拇指用力推按 C_6 椎横突前方向后旋转,可感到患椎移动感。

(4)结束手法:最后医生用大拇指在颈椎棘突两旁、肩部沿肌腱向下理筋数次,再沿斜方肌按压、弹拨数次,以拍法收功。隔日1次,7次为1疗程。

2. 分区分点法

(1)颈部区:患者取坐位,术者立于其后,治疗重点在下颈部,先以滚法施于患者双侧颈项部及上背部,时间5~6分钟;按揉风池、天柱、颈华佗夹脊等穴各1分钟,再以一指禅推法施于双侧前、中、后斜角肌、颈长肌、胸锁乳突肌及斜方肌,时间3~5分钟;当颈肩部肌痉挛明显缓解后,再运用颈拔伸手法间歇拔伸、牵引颈椎,时间3~5分钟。

(2)肩胛区:患者俯卧位,双臂垂于床两则,术者立于患侧,一指禅推法施于肩胛上缘、肩胛间区及肩盂后外缘,时间6~8分钟;按揉法施于肩胛上切迹、冈上下肌、小圆肌、肩袖及三角肌肩峰部肌束,时间5~6分钟。注意手法施于肩胛上切迹时宜轻柔,以免加重神经损伤。

(3)上臂后区:以弹拨法施于臂中桡神经沟、肱三头肌腱及尺神经沟等处,时间5~6分钟;点按肩贞、臂臑、臑会、天井、少海、小海、尺泽等各穴约1分钟。

3.理筋整复法

(1)放松法:患者体位不限,医者用轻手法放松颈、肩部紧张的肌肉,历时5~7分钟。以肌肉紧张程度明显降低,并且身体两侧肌肉张力大体一致为佳。

(2)整复法:历时约1分钟。根据病人实际情况可分别采取下列手法之一。①提抖法:患者站立,双手十指交叉抱于头后。医者站于患者身后,双脚前后分开,略呈丁字步站稳,双手从患者腋下穿过,绕其肩前,反扣患者的手上。令患者放松,可以依靠住医者。医者双手随上身左右活动,感到患者的身体已经放松后,向后拉动双肩,身体略微后仰,将患者向上进行拉提抖动。此时,常会闻及"嘎嗒"的响声,表示手法成功。然后将患者放下待其站稳,先后松开双手。②胸顶法:患者坐位,双手十指交叉抱于头后。医者半蹲于患者身后,略呈半马步姿态,双手患者腋下穿过,绕肩前,反扣患者的手上,同时从前胸胸骨处顶于患处棘突。令患者放松,医者略微晃动患者,感到患者的身体已经放松后,在不间断晃动的过程中,双肩后上拉,胸部向患者头前方前顶。此时,可闻及"嘎嗒"的响声,表示手法成功。然后在保持患者坐稳的姿态下,先后松开双手。③胯顶法:患者坐位,双手交叉分别插于左右两胁下,双肘压住双手。医者站于患者身后,一脚在前,一脚在后,略呈丁字步,胯部顶于患处棘突。双手拉住患者的双腕,固定住患者。令患者放松,医者略微活动感到患者的身体已经放松后,身体向后略倾,双肩随之向后上方拉动,胯部向患者头前方顶,此时,可闻及"嘎嗒"的响声,表示手法成功。然后放开患者。

(3)理筋法:此手法历时约10分钟。首先,用滑利关节的摇法施术于颈、肩部,然后拔伸牵引颈、肩部。其次,患者坐位,双手指交叉抱于头后。医者站于患者身后,双脚自然分开站稳,双手从患者身前,经上臂、前臂从上而下插于患者肩后,医者身前。医者双手往里插的同时两臂压住患者两臂向后方略微用劲,使患者肩脚后的肌肉伸展。最后,用放松类手法进行整理,缓解剩余的不适感。

4. 牵引推拿法

(1)牵引法:以大重量间断颈椎牵引,患者取正坐位,头部应适度地前屈20°~30°,以10~12 kg为起点,每次20分钟,每日1~3次,后逐日加量,以患者耐受量为止。

(2)推拿法:运用颈部系列推拿手法治疗20~30分钟。患者取正坐位,术者左手扶住患者的头额部,右手拇指和食指指腹按压天柱、风池、风府等穴,并配合揉动,边按边揉;双手4指并拢用指腹按揉两侧斜方肌和胸锁乳突肌肌群,同时双侧大拇指指腹按揉颈椎横突来回蠕动8次;用拇、中、食指从风池穴至颈肩部和胸锁乳突肌中段拿捏条索状硬结或痉挛的肌肉组织;用拇指弹拨颈肩部两侧及肩胛内侧的软组织,使之放松,然后再在胸锁乳突肌中段后缘深面进行分拨,继之按压复平,理顺组织;用手掌或大小鱼际在颈、肩部软组织上摩擦至患者皮肤发热潮红为止;医者一手托住患者的下颌,另一手托住后枕部,两手徐徐用力向上牵提,做到边拔伸,边摇晃,再作颈项前屈后伸3次,以放松挛缩的肌肉、肌腱和韧带,并活动小关节,伸张椎间孔间隙,再顺逆时针方向环转回旋运动颈部,重复数遍之后,可将头颈向一侧旋转到一定的限度时,医者再作适当的力量缓冲性旋转颈部5°~10°,此时多能听到小关节弹响声,若无不良反应,可作对侧性旋转手法;最后揉揉颈肩部肌肉,用空心掌或空心拳轻轻有节律地叩、打、拍,使患者感到轻松舒适为度。

5. 六井穴手法

①常用手法为点、揉、弹拨、伸、捏、拿、按等；常用经穴为少商、商阳、中冲、少泽、少冲、人迎、缺盆、中府、内关、外关等。②患者仰卧，医者于头顶而坐，先用双手多指捏、拿颈肩部肌肉约1分钟，双手拿揉两侧肩井与胸锁乳突肌3～5遍，并压放人迎、缺盆、中府各9遍，以上肢有热、麻、胀感为佳；然后医者于其患侧而坐，静心平吸，一手拇指按住患者患侧手中指本节后的骨缝中，余指在下托住患者手掌心，另一手拇指尖或食指依次点揉少商、商阳、中冲、少泽、少冲约3分钟，如有夜间痛甚者可用艾棒雀灸手部六井穴；最后向心形掌根重推上肢内外侧3遍，继而一手扶于颔下，一手虎口扶于枕骨下缘，两手同时用力，将患者头部向头顶方向做纵向一松一紧的拔伸运动约半分钟；结束时重拿肩井3遍。

【现代研究】

1. 上海市浦东新区人民医院周庆华报道运用"三位一体"综合治疗颈肩综合征78例。①方法：采用"三位一体"立体疗法治疗，用中药汤剂湿润中药药粉后插入箍围治疗仪的导热片，在选定穴位处用垫片固定即可治疗。中药祛风胜湿温经汤剂为制川乌、制草乌、地鳖虫各15 g，细辛6 g，延胡索、当归各30 g；药粉为威灵仙、丁香、肉桂各10 g。取主穴大椎，辅穴大杼、肩中俞、华佗夹脊、阿是穴。联合箍围治疗仪热磁透穴。治疗时间为30分钟，温度在(45±2)℃。每日1次，10天为1个疗程。②结果：经治1个疗程后，颈、肩胛及后背部疼痛等症状消失，颈部活动自如者59例；颈、肩胛及后背部疼痛消失，但有肩背酸重感，或颈部转到近极限时颈背部有轻微疼痛，颈部活动不受限者19例[上海中医药杂志，2006；(9)：55]。

2. 山东省济南市中医院吕颖霞等报道运用针刺夹脊加导气法

治疗颈肩背肌筋膜炎62例。①方法:选取相应脊髓节段的夹脊穴、阿是穴。病人取俯卧位,皮肤常规消毒后依病人个体选择30号毫针,左手点压所取夹脊,以右手持针快速刺入皮下后缓慢进针1.5寸左右,向脊柱斜刺达脊椎横突处(脊神经),用导气法使穴处有胀麻触电感,向患处放射;阿是穴采用常规针刺。留针30分钟后缓慢出针,期间每5分钟施上法1次。②结果:痊愈40例,显效10例,有效10例[中国临床医生,2003;(6):40]。

3.贵阳医学院附属医院李丽红报道运用手针疗法为主治疗颈肩综合征28例。①体针:取患侧曲垣、天宗、新设、局部阿是穴。常规消毒后,用毫针针刺得气,患者有酸麻胀感后留针30分钟,其间行针3次。出针后患部拔火罐8~15分钟。每日1次,10次为1疗程。②手针:体针之后,施行手针治疗。取健侧手穴肩点(手背侧食指掌指关节桡侧赤白肉际处)、颈项点(手背侧第二、第三掌指关节间,靠近第二掌指关节处)。手取自然弯曲位,用28~30号1~1.5寸毫针,紧靠骨膜外面垂直于掌面直刺入穴位,以不刺入骨膜为准,深度3~5分。用捻转、提插强刺激手法,行针时让患者活动患处,留针3~5分钟。③结果:治愈10例,好转17例[针灸临床杂志,2004;(12):40]。

4.福建省厦门市中医院程绍鲁等报道运用平刺滞针弹拨法治疗颈肩背部肌筋膜炎88例。①定位:以左手揣穴,寻找痛点、结节或条索,在确定患病肌筋膜后,用左手食指和拇指按压在肌束的两侧加以固定。②操作:病人取坐位,皮肤常规消毒后,根据肌筋膜的长度,选择30号1.5~2.5寸的不锈钢毫针,以右手持针成15°角平刺进针后,将针身放平沿肌束长轴缓慢地通过其痛点、结节或条索(这时肌肉常会急剧收缩),将针向顺时针方向捻转3~5周,滞针后用左手弹拨肌束5~8次(此时肌肉常会突然松弛,疼痛消失,结节和条索消失或变软),再向逆时针方向捻转3~5周后出针,不留针。同时嘱病人双手抱头做屈颈、抬肩活动,使该肌束全曲全伸 3~5 次。③结果:痊愈 58 例,显效 13 例,有效 13 例[中国针灸,1999;(6):347]。

5. 山东省青岛市第三人民医院冯建国报道运用针灸为主治疗颈肩综合征 60 例。①方法:取患侧风池、病变颈椎夹脊穴、肩井、肩中俞、肩外俞、肩髃、病变胸椎夹脊穴、肩胛骨内侧缘压痛点、天宗、曲池。病变颈椎夹脊穴用 2.5~3 寸毫针与皮肤成 30°角向下斜刺入 2 寸,针体与脊柱平行;胸椎夹脊穴、肩井、风池、肩中俞、肩外俞、肩胛骨内侧缘压痛点、天宗穴用 1 寸毫针,肩髃、曲池用 3 寸毫针,常规进针。针刺得气后用 G6805 电针治疗仪连接病人最痛的两穴(或两点)上的针柄,用连续波,频率为每分钟 200 次左右,留针 20~30 分钟。每日 1 次,10 次为 1 个疗程。有颈椎或胸椎棘突旁明显压痛者则采用手法复位治疗,颈椎复位采用椎旁定点扭转复位法,胸椎复位用按压复位法,复位后再进行针灸治疗。②结果:经治 5~10 次者 32 例,11~20 次者 17 例,21~30 次者 10 例,35 次者 1 例。痊愈 39 例,好转 19 例[中国针灸,1996;(1):23]。

6. 重庆市第八人民医院童登禄报道运用针刺治疗颈肩综合征 100 例。①方法:取主穴大杼、风池。颈型、椎动脉型者辅以双侧颈夹脊$_{4~6}$、头维、太阳、百会;神经根型者辅以双侧颈夹脊$_{4~6}$、曲池、合谷、外关;软组织损伤型者辅以大椎、天宗、外关、合谷。大杼穴斜刺 0.5~0.8 寸;风池穴针尖微下,向鼻尖方向斜刺 0.5~0.8 寸;颈夹脊穴向脊柱方向斜刺 0.5~1 寸,得气后使针感向头顶或肩胛区放射效果更佳。留针 30 分钟。配合大椎、天宗穴拔罐;行颈项肩胛部手法按摩,用拇指推、揉、拨、三指捏、拿法及滚、按、揉颈项肩胛部肌肉,点压大杼、风池穴。②结果:临床痊愈 48 例,显效 36 例,有效 16 例[现代医药卫生,2003;(7):905]。

7. 上海市闸北区中医院张毅明等报道运用针刺结合伤骨愈膜治疗颈肩综合征 64 例。①方法:取 $C_{6~7}$ 夹脊、肩髎、肩贞。常规消毒后,针体与皮肤成75度角进针,一般针刺0.8～1寸,$C_{6~7}$夹脊以针感向上肢放射为度,注意针尖不宜向上刺,以免刺伤骨髓。然后接G6805-Ⅱ电针仪,选连续波,每次20分钟。起针后敷贴伤骨愈膜(项背部)至下一次针刺治疗时。②结果:痊愈4例,显效47例,有效10例[上海针灸杂志,2002;(4):35]。

8. 广东省中医院珠海医院艾宙报道运用电针配合温和灸治疗颈肩综合征60例。①方法:患者侧卧位,取患侧风池、百劳、大杼、肩中俞、肩井、曲垣、肩髃、肩髎、阿是穴、外关穴为主。常规消毒后,用30号1～1.5寸一次性针灸针针刺,各穴位以有酸胀感为佳。在风池、百劳、肩中俞、曲垣、肩髃、外关穴加用G6805-Ⅰ电针治疗仪,用连续波,治疗强度以患者最大耐受量为限,初次针灸者宜采用小刺激量,待适应后再逐步加强至耐受量。然后将艾条的一端点燃,对准颈肩部肩中俞距0.5～1.0寸进行熏灸,使患者局部有温热感而无灼痛,持续20分钟。②结果:痊愈41例,好转16例[湖北中医学院学报,2004;(2):49]。

9. 福建省南平市中医院林秋芳等报道运用电针配合TDP照射治疗颈肩背综合征79例。①方法:取穴天柱、风池、阿是穴、大杼、天宗、肩外俞、臂臑。患者伏卧位或坐位,诸穴常规消毒,进针,得气后加电针,予以断续波刺激,刺激量以患者能忍受的最大强度为度,时间为20分钟,同时予以TDP照射30分钟。②结果:痊愈55例,显效22例[天津中医,2001;(6):17]。

10. 内蒙古民族大学附属医院照日格图等报道运用拔罐放血疗法治疗颈性肩背痛120例。①牵引:以仰卧位加枕定位牵引,持续性,重量为体重的20%左右,可由轻到重,每日1次,每次20分钟。②推拿:患侧颈肩部施滚法5～15分钟,手法深透有力,至深层温热为佳,使紧张痉挛、僵硬的肌肉放松;弹拨法施于压痛点及阳性反应物;点按颈夹脊及风池、风府、肩井、天宗、肩背部阿是穴,每穴3～5次;坐位或仰卧位行颈椎定位扳法,左右各1次;以拿法、散法、劈法、扣法、捋顺法等手法放松颈肩部。③针刺：取颈夹脊$_3$～胸夹脊$_2$、肩井、风池、天宗、肩髃、曲池、外关、合谷等穴，进针后平补平泻，得气后接电针刺激20分钟，连续波，强度以患者能耐受为度。④拔罐放血：取患者的压痛点用真空拔罐器（根据患者的体质和疼痛部位不同选择大小不同的拔罐器）1个，拔罐强度以病人能耐受为度，留罐10分钟，局部隆起，肤色发紫后起罐；然后局部常规消毒，用消毒的大号三棱针点刺5～9个针眼，深度0.5～1 cm（根据患者的年龄、体质、疼痛部位、病情点刺深浅不同），再拔罐10分钟，以血液微凝成块为准，出血量5～8 ml，起罐后用消毒干棉球擦净，包扎即可。3天内伤处避免蘸水，预防感染，若需再次治疗，间隔3天即可。⑤结果：痊愈83例，显效24例，有效11例[中国中医药信息杂志，2004；(3)：257]。

11. 青海医学院洒玉萍报道运用刺络拔罐为主治疗颈肩综合征36例。①方法：以阿是穴为主，随症可加用患侧肩井、天宗、秉风、曲垣等穴。患者取坐位，在肩部选取阿是穴（一般多在肩井穴或曲垣穴附近），常规消毒后，用皮肤针局部叩刺，中强度刺激，使被叩刺的局部皮肤潮红，有轻微出血点，后在叩刺部拔罐，留罐5～10分钟，取罐后擦去血迹，后用75％酒精棉球将局部擦净消毒，以防感染，治疗后当日叮嘱患者禁沐浴。然后随症选取上述腧穴2～3个，用30号0.5～1.5寸不锈钢毫针，直刺0.5～1.2寸，得气后留针20分钟，其间行针1次。②结果：痊愈27例，好转9例[青海医学院学报，2002；(4)：34]。

12. 广东茂名卫校谭溪报道运用"三联疗法"治疗颈肩综合征55例。①取穴：以"手触查灶"法查出"筋结病灶"即压痛点为主，适当配合经络腧穴，"筋结病灶"重点查手太阳经筋、手阳明经筋、足太阳经筋、足少阳经筋4条筋的颈肩多维分布区域，相当于现代解剖学的斜方肌、头半棘肌、颈颊肌、肩胛提肌、二腹肌、胸锁乳突肌、棱形肌、棘间韧带等的起、止点及肌筋所循行的部位。常见的

"压痛点"有"乳突、颈项韧带、颈椎棘突、颈椎横突、肩胛内上沿、肩胛内侧角、肩胛岗、肩峰、锁骨外 1/3 处等,这些压痛点的特征是压痛或出现酸、胀感,并可向颈、头、肩、背等方向放射,部分压痛点可触及小结节,索样或棱形样硬结,压痛明显。常用的经络腧穴有风池、风府、肩井、肩髎、天宗、阳陵泉、昆仑等穴,可根据病情灵活配穴。②方法:手法以松筋解结为主,常用按、揉、捏、擦、点等手法;针法以固灶行针、一孔多针、移行点刺、筋头分刺、快进快出为要领,配经络腧穴时也以强刺激,不留针为宜;针后拔火罐 10～15 分钟。③结果:痊愈 48 例,好转 7 例[甘肃中医,1996;(3):39]。

13. 山东省青岛疗养院张静等报道运用推拿结合拔罐治疗颈肩综合征 60 例。①推拿:患者取俯伏坐位,术者立于其身后,用拇指推法、揉法及三指拿法、捏法在颈椎及其两旁施术 5 分钟左右;然后用掌揉法、擦法在颈肩部、上背部及上肢施术 5 分钟左右;再点揉风池、大椎、肩井、天宗等穴,提拿肩井穴,并在阳性反应物处使用弹拨手法;最后以拍打、掌击等手法收功。以上操作以患侧为主,每日 1 次。②拔罐:推拿完毕,在患者患侧肩背部加拔火罐,留罐 10～15 分钟,以局部出现红色或紫红色瘀血斑为度,隔 1～2 日 1 次。③结果:痊愈 15 例,显效 25 例,好转 20 例[中国疗养医学,2002;(4):60]。

14. 浙江中医学院张小云等报道运用针灸加穴位注射治疗颈肩综合征 68 例。①温针:取风池、天柱、肩井、颈部相应夹脊穴、阿是穴。患者取俯卧位,以一次性 2.0 寸 30 号毫针快速刺入,行平补平泻法,以酸麻胀感为佳。其中肩部阿是穴沿其条索的方向斜刺,又在其左右相距 1 寸处各斜刺 1 针。针刺行手法毕,将艾条剪成 2 cm 的小段,置于风池、天柱、夹脊等穴(每次选取 3～4 个穴位)进行温针灸,艾燃尽成灰后出针。②穴位注射:用 5 号针头的 5 ml 一次性注射器,抽取当归注射液 2 ml,维生素 B_{12} 注射液 1 ml,2%利多卡因注射液 1 ml,将穴位常规消毒后快速刺入,提插得气后回抽无血再注射药液,每穴 2 ml,每次取 2 穴。③结果:痊愈 50 例,好转 16 例[浙江中医学院学报,2004;(3):50]。

15.广东省南雄市中医院赖清泉报道运用针推穴注治疗颈肩综合征 36 例。①针刺法:取患侧颈段夹脊穴、天柱、风池、肩井、肩外俞、天宗、曲池、合谷、后溪。按常规操作,施平补平泻法,使气致病所,留针 20 分钟。②推拿法:患者正坐,医者站其后,按揉患侧颈肩部 3 分钟,重点于僵硬条索状物处用拇指分推,指力深达筋骨,分筋方向与肌纤维垂直;接着用拇、食、中指沿纤维垂直方向拿起肌腹,向外拉开,待牵拉至相当距离,让肌腹从指间滑脱回位;然后用拇指紧按肌腹,并沿肌纤维循行而抹。手法由轻到重,以患者耐受为度,施术 10 分钟。拍打患处 2 分钟。③穴注法:取患侧颈段夹脊穴、阿是穴、风池、肩外俞、天宗、曲池、合谷,每次选穴 2 个。常规消毒,用一次性 5 ml 注射器吸取当归注射液 2 ml,维生素 B_{12} 1 ml,垂直刺入穴位,有针感后回抽无血,则将药液缓慢注入。④结果:痊愈 24 例,显效 10 例,有效 2 例[针灸临床杂志,1999;(10):18]。

16.甘肃省中医院谢朝晖报道运用中西医结合治疗颈肩臂疼痛综合征 70 例。①方法:患者取坐位,先在颈项部及肩部手法推拿整复,以分筋理筋法、颈部拔伸法、头颈旋转扳法等,操作 5 分钟。然后抽取药液(以复方丹参注射液 4 ml,2%利多卡因 5 ml,地塞米松注射液 5 mg,维生素 B_{12} 0.5 mg 加生理盐水稀释至 20 ml,配制成混合药液)10 ml 在颈$_{4\sim6}$水平进行颈神经阻滞,观察 5~10 分钟,无不良反应后,根据体征取 4~5 个穴位(风池、天柱、大椎、天宗、肩髎、臑俞、曲池、颈椎夹脊穴及阿是穴等),常规消毒后行穴位注射,针尖透刺 2.5 寸,得气回抽无血后缓缓将药物推入,每穴各 2 ml。3 天 1 次,3~5 次为 1 疗程。双侧均患病者,交替按上法治疗。年老体弱者药量酌减。嘱患者平时多作功能锻炼,即颈部屈伸旋转活动及耸肩活动、颈部后伸位左右旋转活动等。②结果:痊愈 47 例,好转 23 例。其中治疗 1 疗程者 57 例,2 疗程者 13 例[甘肃中医,2003;(10):28]。

17. 广西中医学院黄雄报道运用针灸推拿治疗颈肩综合征 30 例。①针刺:取穴风池、臑会、臑俞、臂臑、肩贞、肩髃、肩髎、肩中俞、肩外俞、天宗。按常规操作,施平补平泻法,使气至病所,留针 30 分钟。②推拿:滚颈肩肌法,滚颈肩部周围肌肉;拿肩井法,拿患者肩井穴处 5～6 分钟,以患者耐受为度;旋转复位法,整复颈椎、胸椎小关节轻度错位;摩按肩周法,摩按患者颈部、肩周、肩胛区 5～10 分钟。以上方法每日 1 次,10 次为 1 疗程。③结果:经治 2 个疗程后,痊愈 14 例,显效 10 例,有效 6 例[甘肃中医,2005;(6):5]。

18. 广东省广州市荔湾区骨伤科医院李国准报道运用手法治疗颈源性肩周炎 75 例。①准备手法:主要松解颈部肌肉。用大鱼际肌、掌根或指腹交替在两侧颈部肌肉或穴位,自上而下做回旋按压,以理顺颈部及肩部肌肉,重点在患侧。②旋转手法:患者坐位,术者立于患者身后,一手扶住头颈,一手以拇指桡骨侧面检查颈椎关节突的顺位情况,在检查出侧歪的关节突后,以 C_5 右偏为例。术者以左手拇指按压在 C_5 关节突右侧,其余四指分开托住患者枕部,右手屈肘,托住其颞部,用术者前胸固定患者后头部,然后缓慢地用右手带动头向右方旋转,当旋转至最大限度时,右手突然快速向上牵引,左手拇指同时在偏歪的棘突上向中线推压,此时可听到一声或数声弹响音,提示手法成功。③善后手法:治疗手法完成后,再按摩颈后两侧肌群,以消除手法产生不适感。④结果:痊愈 51 例,显效 18 例,有效 5 例[湖南中医杂志,2003;(1):28]。

19. 南京中医药大学周临东等报道运用"两步三法"治疗颈性肩周痛 73 例。①第一步:采用相当于体重 20% 的重量作卧姿颈椎牵引,滑轮固定于与患者鼻尖等水平的头顶直线位,牵引时间 20 分钟。②第二步:采用颈肩六法作推拿按摩。松肩软颈:滚揉法放松颈肩部软组织;牵臂舒筋:将双上臂交替上牵抖动,进一步松解颈肩肌;散指点穴:用双手散指点击颈肩部风池、天柱、天容、肩井、大椎、天宗等穴位;牵托斜扳:在前屈颈位托举下颌及后枕部斜扳,只求松动,不求响声;梳头摇橹:以肩关节为圆心,将上肢作全方位旋转动作,该上肢屈肘位时呈如梳头、摇橹状;卧拍项肩:取俯卧位,拍打滚揉颈项及肩背,再次松解软组织,收功。③第三法:外用药膏,将伤科2号膏(方中选用了活血化瘀,祛除痰湿的南星等药,其刺激性颇大,临床使用中必须严密观察,防止皮肤过敏症发生,一旦发生过敏,往往在用药后6~12小时内局部红肿、发痒、有炽热感,必须立即停药,局部外用肤轻松等,一般3天左右可以缓解)调成糊状,外敷于患者颈项、肩胛部,绷带包扎,嘱24小时后自行取去。以上治疗每日1次或隔日1次,20次为1疗程,疗程间休息1周。④结果:经治2个疗程后,疗效达优者35例,良者19例,可者11例[中国中医骨伤科杂志,2002;(2):56]。

20.国家体育总局成都运动创伤研究所杨礼淑等报道运用综合治疗颈源性肩关节周围炎35例。①颌枕牵引:采用坐位颌枕牵引,颈前屈约15°,牵引重量5~7 kg,每天或隔天1次,每次30分钟,5次1个疗程。②手法按摩:患者取坐位,医者一手拇指与其余四指在颈项两侧,从上到下对斜角肌、胸锁乳突肌、肩胛提肌、夹肌作揉捏按摩,再以拇指或四指置于颈部各痛点与肌纤维成垂直方向揉、弹拨;继以上手法后分别按、揉、弹拨冈上肌、冈下肌、斜方肌、大圆肌、小圆肌、肱二头肌腱、喙突部、三角肌。以上手法约需8分钟。同时配合穴位按摩,常用穴位有风池、缺盆、肩井、肩髎、天宗、肩髃、肩内陵、曲池、阳池、合谷,每次选用3~5穴,手法以揉、掐、弹为主。如发现颈棘突偏歪,采用旋转复位手法矫正偏歪棘突。经以上手法后,颈、肩疼痛缓解,肌肉松弛。再施以肩关节牵拉、抖动和摇晃手法(以肩为中心作顺时针和逆时针方向被动活动)各10次。最后再用揉捏、搓法结束治疗。每天或隔天1次,

5次1个疗程。③功能练习:颈部练习有头颈屈伸;头颈左、右前伸;头颈左、右后上旋转;头颈左、右侧屈;头转1圈。肩部练习有环绕运动;前压肩练习;侧压肩练习;托肘推送;反臂拉手。以上练习每天1次,每次每个练习作10遍。5次为1个疗程。④内服药物:服用抗骨质增生丸和活络丸,前者每天3次,每次6 g,后者每天3次,每次3 g,5天1个疗程。如因内科疾患(如糖尿病)不能服用前两种药,改用强力天麻杜仲丸,每次0.8 g,每天2次,5天1个疗程。⑤结果:经治1～3个疗程后,痊愈25例,好转10例[中医正骨,2003;(9):48]。

九、颈心综合征

颈心综合征是指因颈椎病变而引起患者以心脏方面主诉及心电图改变为主的一种症候群。由于本病的病因病机、临床症状较为复杂,有颈椎性类冠心病、心绞痛、心律失常等等,故临证常概括为颈心综合征。本病一般属中医学"心悸"、"怔忡"、"眩晕"、"真心痛"、"胸痹"等范畴。

【病因病理】

颈椎病中由于椎体侧方骨刺的压迫、横突孔内骨质增生、椎动脉相对延长而迂曲、小关节脱位、椎体滑移压迫椎动脉等诸因素的影响,而使椎动脉受压或受刺激,发生血管痉挛,出现椎-基底动脉血流量减低,供血减少而致大脑皮层心血管调节中枢血流量低于正常代谢过程中的需要量时,则出现各种心律失常以及心慌、胸闷不适等。

颈椎病中诸组织由于积累性劳损和退行性改变,可使其稳定性相应减退,如受外力作用下,便可导致椎体在额状轴、矢状轴、纵轴上的前倾后仰,左右侧屈,左右旋转以及3个轴位上的不同联合改变。这种解剖位置的改变可刺激颈上神经节及分布在椎动脉、关节囊、项韧带等组织的交感神经末梢及椎骨内的脊膜反支形成病理性刺激,其刺激冲动向下扩散,通过心下支与心中交感神经支产生内脏感觉反射,而引起心慌不适、心前区疼痛,甚至出现心律紊乱。

由于颈椎退行性变,颈部产生无菌性炎症改变,颈交感神经和脊神经节受到炎症的浸润刺激,从而产生一系列病理反射,引起交感神经兴奋或抑制,出现胸前紧缩、胸闷、心悸心慌等。

【诊断要点】

1. 症状
颈背疼痛,酸紧不适,并前胸部有压榨样不适感或胸闷,时轻时重,心悸怔忡间歇性发作,伴有头晕、头痛,与颈部活动及体位改变关系密切,失眠多梦,反应迟钝或易激动,或伴有呃逆、气喘等症。

2. 体征
颈部活动受限,颈椎棘突触及偏移,叩击痛,椎旁压痛,可扪及条索状物并有滑动感。心脏听诊未闻及病理性杂音。椎间孔压迫试验阳性,臂丛牵拉试验阳性。

3. 辅助检查
颈椎 X 线片示颈椎曲度变直或略有反张,钩突变尖或变平,钩椎关节左右不对称,齿状突偏移,寰齿间隙左右不对称,寰枢间沟不对称或宽窄不一;心电图检查可有各种单纯性心律异常样改变或正常;脑血流图检查示血管紧张度增高,左右血流量不对称。

4. 鉴别
注意与冠状动脉粥样硬化性心脏病、心律失常、风湿性心脏病等相鉴别。

【外治方法】

（一）针灸治疗法

1. 穴位埋线法

（1）取穴：颈穴$_1$、颈穴$_2$（均为经验穴，分别于C_5棘突旁开1.5寸和C_7棘突旁开1.5寸处）、厥阴俞透督俞，均为双侧。

（2）操作：先令患者俯伏坐位，标定经验穴，常规消毒后，带上消毒手套，用2%利多卡因作穴位局部浸润麻醉。然后剪取0～1号铬制羊肠线3 cm，用小镊子将其穿入制作好的9号腰椎穿刺针管中。再垂直快速进针，当针尖达皮下组织及斜方肌之间时，迅速调整针尖方向，以15°角向枕部透刺，寻找强烈针感向头枕部或颈项肩胛部放射后，缓慢退针，边退边推针芯，回至皮下后拔针，用干棉球按压针孔片刻，再用创可贴固定。完后行颈穴$_2$及对侧两穴埋线，操作同上。双侧厥阴俞透督俞埋线，一般针感可向前胸放射。埋1次即为1疗程，一般15天左右行第2个疗程。

2. 夹脊针灸法

（1）取穴：颈$_{3\sim7}$夹脊穴（双侧）、内关（双侧）、百会。

（2）操作：常规消毒，颈$_{3\sim7}$夹脊穴用1寸毫针刺入0.8寸，捻转行针至穴位局部出现酸麻胀重感；百会穴平刺，针刺方向向后；内关直刺，二穴均出现酸麻胀重感为宜。颈$_{3\sim7}$夹脊穴用药艾条雀啄灸30分钟，并且上述诸穴每15分钟捻转行针1次，30分钟后起针，轻轻揉按针孔。每日1次，15次为1疗程。

3. 奇穴针刺法

（1）取穴：心应（第5胸椎旁开5分）、风岩（耳垂与后发际正中点连线之中点稍前0.5分，胸锁乳突肌后缘）、新设（风池穴直下，项后发际下1.5寸，约当第4颈椎横突端）、下百劳（大椎穴左右旁开 1.3 寸)、扶突。

(2)操作:选用 30 号长 1.5 寸的不锈钢毫针,所选穴位的皮肤表面常规消毒。心应穴处先直刺 0.5 寸,然后向脊柱方向刺入;下百劳穴处直刺 0.5 寸;其他穴位均直刺约 1 寸。针刺得气后缓慢捻转,保持平稳等距,每间隔 10 分钟施术 1 分钟,每次治疗施术 3 次,如果针刺得气较弱采用捣法以加强针感。

4. 水针刀疗法

(1)取穴:风府、风池、厥阴俞、心俞。

(2)药物:复方丹参注射液 6 ml。

(3)操作:病人反坐于木制靠背椅上,双臂屈曲放于靠背上,头贴放于双臂上,选择风池穴,经常规消毒后,铺洞巾,医者戴无菌手套,取水针刀数枚备用。水针刀刀口线与颈椎轴线夹角 25°～30°进针刀,待患者诉有酸胀、沉感时,然后横过刀峰,先纵行剥离 2～3 下,后横行剥离 2～3 下,注入复方丹参注射液 2 ml,出针刀。在厥阴俞、心俞处进针刀,刀口线与人体纵轴垂直,进针深度为 1 cm 左右,先纵行剥离,后横行剥离 2～3 下,每穴注入丹参注射液 2 ml。因其针体是空心的,在每穴松解后,即可注入药液,外贴创可贴,局部按摩 2～3 分钟即可。如 1 次不愈,可隔 3～4 天再次治疗,5 次为 1 个疗程。

5. 穴位注射法

(1)取穴:通过颈椎旁的触诊方法,细心体会深浅不同部位异常变化,从而找出阳性反应点,并取其颈椎夹脊穴,配合足太阳经之大杼、膏肓穴、督脉之至阳穴。

(2)药物:三磷酸腺苷 20 mg,地塞米松 10 mg,维生素 B_1 100 mg,维生素 B_{12} 250 μg,注射用水 10 ml。

(3)操作:穴位常规消毒,用 7 号针头刺入穴内,上下缓慢提插,待有痛、麻、重、胀感应回抽无血,将药物注入每个穴位,用药量为每穴 0.5～1 ml。每日 1 次,10 次为 1 个疗程。

(二)推拿治疗法

1. 推拿正骨法

(1)放松手法:以掌揉法、拇指揉法交替进行,在颈背部脊柱旁或明显压痛区施推拿,以掌弹拨、按揉、点压法,手法要柔和、轻松。

(2)正骨手法:根据关节错位形式选择手法复位。如前后滑脱或错位,以牵引推拿法为主;侧弯或错位,用定点旋转复位法为主;左右旋转式错位,以低头摇正法结合应用;多关节错位,应先复位上关节,再复位下关节为宜。①牵推法:患者正坐位,颈部自然放松,医者站在患者身后,稍微侧身(以右侧为例)。用右肘窝放在患者颌下,左手拇指放在偏移棘突旁或横突处,然后上提,牵引头颈部,左拇指推压偏移横突或棘突,此时即可听到咯噔声,指下有轻度移位感,表示复位。嘱患者头颈处中立位,单拇指触诊已属正常,手法完毕。②定点旋转复位法:患者坐位(以患椎右偏移为例),医者站在患者背后,以右手拇指指端的桡侧,顶住偏移的棘突右侧,嘱患者头颈前屈35°,再向右左侧偏45°,术者左拇指余四指夹住患者下颌,使头向左侧旋转,当旋转力达右拇指时,双手同时向内侧用力,右拇指下速听关节回位响声,让病人头颈处中立位。然后对颈椎棘上韧带分筋、理筋,松解两侧颈肌,手法完毕。③低头摇正法:患者侧卧,平枕低头位,术者一手轻托后颈,拇指按于错位横突隆起处下方作为"定点",另手托其两颊部为"动点",枕部作"支点",将头转动,当摇至最大角度时,托面颊之手有限度的"闪动力",定点的拇指同时加大按压,使关节在动中因定点有压力而复位,可重复2~3次。

2. 治脊理筋法

(1)点穴按摩:选取头部百合、风池、四神聪,上肢曲池、内关、合谷,下肢足三里、阳陵泉、三阴交,配合按压大杼、肩中俞、大椎等穴,点按手法轻柔缓和。

(2)治脊整复理筋:应用中医分筋理筋手法时,对于病变椎体附着的筋膜、关节囊及颈肩部软组织,尤其是对上下斜肌挛缩的痛点,要进行理筋松解手法,以缓解其炎性症状。再用治脊手法整复其移位关节,使微错位关节得到纠正,挛缩的肌肉得以松弛,双侧肌张力可得到平衡。一般经3～5次治疗,多数患者可减轻或消除症状。治脊手法:患者正坐,头中立位,纵向牵引法矫正椎间关节间隙狭窄,以仰头或低头旋转复位法矫正C_2～C_7椎骨错位,以正坐对抗牵引膝顶法矫正T_1～T_5椎骨错位。

3. 分区推拿法

(1)颈背部及颈外侧区推拿:颈背部是指枕外隆凸和上项线以下双侧斜方肌前缘以内,其下界因竖脊肌向下延伸可至骶骨,故可以患者具体病情而定下界;颈外侧区指由锁骨中段、胸锁乳突肌后缘和斜方肌前缘所围成的区域。以指拨法作用于上述二区的斜方肌、竖脊肌、枕下短肌及头夹肌、肩胛提肌、中、外斜角肌,充分解除其痉挛,后在风池穴、肩井穴及上述二区内压痛点施点按手法可加强疗效。

(2)胸锁乳突肌区推拿:此区是指为胸锁乳突肌所覆盖的区域,在胸锁乳突肌处施指拨法,以使其充分放松。对迷走神经兴奋型拨法宜柔和,对交感神经兴奋型则可加用颈动脉窦按压法,但因其可迅速降压、降心率,故按压时间不宜大于1分钟。颈动脉窦取法为甲状软骨上缘水平,胸锁乳突肌内侧缘动脉搏动处取穴。

(3)椎前区推拿:此区是指椎前筋膜深面的部位。此区与上述两区体表投影有所重叠。主要分布有前、中、后斜角肌、椎前肌及交感神经干,对交感神经兴奋型可以指拨法松解此区颈深肌群,以缓解交感神经张力。因此区肌群较深,故指拨时应有一定压力以求深透;对迷走神经兴奋型可在上述基础上按压星状神经节。星状神经节取法:胸锁关节上一横指,胸锁乳突肌内侧处取穴。

(4)颈部拔伸法:医者双手托住患者头部拔伸颈椎数次,以改变颈椎小关节紊乱,缓解颈肌痉挛,以减轻对自主神经的不良刺激。

4. 拔伸整复法

(1)点穴按揉:患者取坐位,医生点按风府、风池、肩井、天宗、秉风、肺俞、心俞、膈俞,均为双侧,每穴配合指揉。对头痛头晕者加头维、率谷、上星。

(2)放松颈肩:用揉、拿、推法广泛施于患颈部双侧、颈后及背部,同时用分筋理筋法、弹拨法对肩胛部斜方肌及颈椎旁的筋结条索状物进行施治。

(3)拔伸牵引:在充分放松基础上,取仰卧位,颈椎轻度前屈,医生一手托住患者下颌,一手放于患者颈后,轻柔匀速的徐徐向上纵向拔伸牵拉颈椎,至一定程度后,医生持续1分钟,再缓慢放回原位。

(4)整复错位:采用牵引旋转复位法,此法适合3~7椎有侧方移位及旋转移位患者。仰卧位,以病人颈$_4$左侧方移位为例。医生右手托住患者下颌,左手放于颈后,轻柔均匀地徐徐向上纵向拔伸患者颈椎,当达到适当的牵引力时,医生双手向右侧旋转,使移位椎体复位。

(5)疏通整理:以揉、擦法施于患者颈部,操作范围广泛,动作轻柔舒适,再缓慢地左右摇动患者头部,以患者放松可接受的范围为限。

5. 松扳动揉法

(1)松颈:患者取坐位,术者立于背后,一手扶持患者前额,以防头部摇晃,另一手拇指推揉,拇指、食指捏拿颈根部,在颈棘旁肌两侧由上而下推拿3~5次。然后用双拇指按压风池、肩井、天宗等穴,各1分钟左右。

(2)扳颈:患者仍取坐位,术者立于患者健侧,一手叉开以虎口或大拇指紧抵病变颈段,另一手置于患侧顶颞部,两手相对用力,将患者颈部扳向健侧。扳颈动作需轻巧适宜,以防暴力。操作成功即可发出"卡咯"的清脆响声。

(3)动颈:术者一手置于头顶部,另一手置颈部,依次将患者颈部做前屈后伸、左右旋转、健侧屈曲及环绕等活动,尽可能达到最大幅度,但动作宜缓慢。

(4)揉颈:术者以大鱼际或三指拿法,沿患侧臂丛神经走向的相应部位按揉3～5遍。

6. 牵引复位法

(1)牵引法:病人入院后先行颈椎仰卧位牵引,牵引重量4～6 kg,牵引中间根据病人的反应适当调整牵引的角度和重量,每日牵引2～3次,每次40～50分钟。3～5日后,颈项部肌肉松弛时,行手法复位。

(2)复位法:颈椎旋转、提扳、点推复位法,以C_2后移左旋移位为例。患者端坐于高20～30 cm的方凳上,医者站于患者背侧,右手拇指放于患C_2棘突左侧,余四指放于其颈部右侧,左前臂环抱托扶患者颔下,手掌固定其右侧面部,用力向上牵提患者颈部,并将其头颈前屈10°、左旋20°。医者两手同时用力,右手拇指用力向右稍前侧点推C_2棘突,左手向左旋转45°,可听到"咯"的复位声,指触诊复平,手法完毕。手法复位后卧床水平位牵引颈椎24小时,牵引重量2～3 kg,24小时后起床颈围固定保护。

【现代研究】

1. 天津市中医院李兰天报道运用针刺为主治疗颈心综合征13例。①方法:取穴颈椎夹脊、风池、内关、公孙、膻中,病程较长者加膏肓。颈夹脊、内关针感上传至前臂及胸前部,膏肓穴针感传至胸前部,其余各穴均以得气为度。留针30分钟,平补平泻手法。同时配合颈部保健操:全力使颈部做前屈、后屈、向左屈、向右屈动作,并分别重复 10 次,再做顺时针和逆时针缓慢旋转各 10 次。②结果:痊愈 5 例,好转 7 例[吉林中医药,2005;(5):42]。

2. 福建省泉州市中医院黄聪阳报道运用针刺脊疗法治疗颈心综合征 50 例。①方法:通过颈段椎旁手法检查,以阳性反应取其颈椎夹脊穴,配合足太阳经之大杼穴、膏肓穴,督脉之至阳穴。常规消毒,均用 1 寸毫针,以得气酸麻胀为度,至阳穴、膏肓穴针感能传至前胸最佳,留针 20 分钟。同时配合自动颈椎间断牵引,重量 9～15 kg,依患者体质及适应情况而定,每天 1 次,每次 30 分钟。②结果:痊愈 40 例,好转 6 例[针灸临床杂志,1998;(7):35]。

3. 内蒙古医学院苗茂等报道运用针刺颈椎夹脊穴为主治疗颈心综合征 58 例。①选穴:在颈椎两侧距椎体 0.5～1 cm 处,用拇食指腹循经按压,以其阳性反应点(常为酸痛、麻胀)为相应颈椎夹脊穴作为进针点;配合督脉之大椎穴和至阳穴;病程较长者加足太阳膀胱经的大杼穴和膏肓穴;辅以内关和心俞穴。②操作:阳性反应点用 27 号 1.5 寸毫针;大椎、至阳穴选 28 号 2.5 寸毫针;大杼、膏肓穴选 28 号 2 寸毫针。各穴均以酸、麻、胀得气为度。大椎、至阳向上斜刺 0.6～1.2 寸;大杼、膏肓、反应点向左右肩胛部方向斜透刺 1.5～2 寸。至阳、膏肓穴针刺感应传至胸前部为佳;内关穴针感上传至前臂、胸前部;心俞以局部酸胀为主。有针感时稍后即可停止行针,并提针少许后留针。一般留针 30 分钟,间歇运针 3～5 次,用平补平泻法。③辅助治疗:自动颈椎间断牵引,根据患者体质及耐受力酌情加减重量,每日牵引 1 次,每次 30～40 分钟,以坐位牵引疗效较佳,嘱患者放松颈肌,颈前屈 20°,牵引重量 5～7 kg。④结果:痊愈 50 例,好转 6 例[中国中医药信息杂志,2004;(11):1005]。

4. 武警深圳医院黄劲柏等报道运用温针结合手法治疗颈心综合征 38 例。①温针:穴取神道、心俞、第二、第三颈夹脊穴。选用 0.30 mm×40 mm 毫针,穴位皮肤常规消毒。颈夹脊穴直刺,针尖触及第二、第三颈椎横突即可;神道直刺进针13 mm;心俞先直刺进皮,然后向脊柱方向斜刺20 mm。行针得气后,在针柄施予艾炷温针灸,艾炷长2 cm,燃尽3炷后取针。②推拿:患者取坐位,术者站在患者背后,先用滚法及一指禅推法在项背部放松约10分钟,然后指揉风池、颈夹脊、肩井、心俞、内关,最后根据颈椎胸椎小关节错位的方向、触诊并结合X线正侧位片具体情况,颈椎选用定点旋转复位法,胸椎采取单人对抗复位法,全部手法共25分钟。以上治疗每日1次,10次为1疗程。③结果:经治1个疗程后,心脏症状消失,颈胸椎症状完全消失者20例;心脏症状基本消失,轻度颈胸椎症状者10例[中国针灸,2006;(7):494]。

5. 山东省荣成市中医院孙谊等报道运用电针为主治疗颈心综合征25例。①电针:穴取颈夹脊、风池、完骨、内关,针刺得气后,颈夹脊接通G6805型电针仪,选择连续波,强度以患者能耐受为度,通电30分钟。②推拿:以滚、揉、按、捏、拿法为主,时间为30分钟。③颈椎牵引:用爱克龙牵引床,按程序静态牵引,牵引力15～20 kg,牵引时间为20分钟。④结果:治愈18例,好转7例[上海针灸杂志,2005;(9):36]。

6. 江苏省泰兴市蒋华医院张玉武报道运用针刺为主治疗颈源性心律失常32例。①针刺:选取风池、颈夹脊、内关、间使、神门、心俞、三阴交等穴加减,每次选6～8穴,针宜平补平泻,每次留针20分钟。②小针刀:剥离粘连,消除疼痛点。以颈部压痛点、X线所示增生、移位部位为进针刀点。常规消毒后,铺洞巾,按小针刀操作规程进针刀,行疏边剥离法。针刀下有坚韧感时可作切开剥离法。注意动作应轻、巧、快,进针刀不宜过深,以防损伤椎动脉。术毕,以消毒干棉球压迫片刻,盖上创可贴。③推拿:调整偏歪的颈椎棘突,解除对神经的卡压、刺激。采用坐位旋转复位法,即患者端坐稍前倾,医者将头颈上提牵引,同时左右旋转,约1分钟后,左手勾住偏歪的棘突,右手将头颈旋向相反的方向,多可听见清脆的响声,整个动作应干净利落。④结果:痊愈21例,有效9例[针灸临床杂志,1996;(10):14]。

7.四川省成都市第一人民医院茅敏等报道运用针刺为主治疗颈心综合征30例。①针刺:选取颈部患椎夹脊、风池、内关、足三里等穴位,针刺用平补平泻法,得气后留针20～30分钟。②牵引:作颈椎布颌牵引,牵引重量为病员体重的1/12,每次45分钟左右,以病人能耐受为度。③推拿:颈部用拿法、揉法、滚法放松5分钟,点压风池、大椎、肩井、天宗等,各穴均约5分钟,然后再在颈项夹脊和两侧的半棘肌、头夹肌、肩胛提肌以及肩井至肩峰处进行分筋、理筋、镇定等手法,从上至下,从内至外进行治疗。④结果:痊愈15例,好转12例[成都中医药大学学报,1998;(1):27]。

8.湖北省红安县人民医院刘清林等报道运用针刺推拿综合治疗颈心综合征32例。①电针治疗:取颈$_{2\sim6}$夹脊穴和内关穴,每次只取一侧2～3个颈夹脊穴和同侧内关穴。常规穴位消毒后,用已消毒的毫针沿棘突旁开0.5寸刺入穴位,针尖对着椎体斜刺,针身与皮肤呈75°角刺入25～30 mm,使针感向胸背部传导;内关穴直刺30 mm左右,使针感向上传导,若针刺中正中神经出现手指触电感觉应立即退针少许,调整针刺方向。然后在颈夹脊穴和内关穴上接G6805电针治疗仪,选用疏密波,以患者耐受为度,每次留针25分钟。②手法按摩:患者取坐位,术者站在患者背后。先在颈部行放松手法,如滚法、揉法、一指禅推法约15分钟;再用较强手法,如拿法、捏法,项部按摩约10分钟;最后根据颈椎影像学改变,施行一定程度的扳法(即旋转复位手法),但手法一定要轻柔,以患者耐受为度。③颈椎牵引:用枕颌带行常规颈椎牵引,牵引力6～8 kg,时间25分钟。以上治疗每天1次,10次为1个疗程。④结果:经治2～3个疗程后,临床治愈8例,显效18例,好转6例[湖北中医杂志,2007;(5):45]。

9.江苏省泗洪县中医院许昌楼报道运用针刺推拿治疗颈性心

绞痛35例。①针刺:取心俞、膈俞、巨阙、膻中、内关、颈夹脊。每次2~4穴,用28号1.5寸毫针,穴位常规消毒后刺入,得气后心俞、膈俞、巨阙、膻中用平补平泻法,内关、颈夹脊均用泻法。②推拿:用拔伸旋转法,嘱患者正坐,头前屈35°,医者立于患侧,用拇指顶压偏歪棘突或压痛点处,另一肘关节屈曲托于下颌部,徐徐上提,边提边旋转,听到"咔"声缓缓放松。③结果:痊愈25例,显效6例,有效2例[四川中医,2000;(12):51]。

10. 河北省三河市中医院赵金荣报道运用针刺与正骨相结合治疗颈源性心悸98例。①针刺法:取穴中脘、关元、内关、足三里、阳陵泉、三阴交。用1.5寸毫针,平补平泻,留针30分钟。②正骨法:病人坐于靠背椅上,臀部稍往前坐,颈部向后靠于椅背上,助手面对患者,用双手按住病人双肩,术者站于病人背后,一手用前臂轻托患者下颌,另一手按压在偏歪椎体的棘突旁,嘱病人向后转头,在病人转头至其极限角度时,适当用力,使其转头角度扩大3°~5°,此时多能听到清脆响声,正骨即告结束。③结果:痊愈76例,好转20例[针灸临床杂志,2003;(11):13]。

11. 贵阳中医学院第二附属医院社区医疗服务中心翟虹燕等报道运用针灸推拿治疗颈心综合征116例。①推拿:患者取坐位,先点按内关、外关,至酸胀得气,继而在肩井及颈两旁行滚法4~6遍,以局部浅层筋肉松软为度;再于颈两旁行推、按、拿等手法,弹拨松解深层筋肉,尤其以结节、条索状物等为重点,至双侧筋肉均较松软;然后低头姿势,小幅度定位旋转复位手法,常可听到"喀哒"响声。此时脊检可发现颈部筋骨位置及协调性有改善,胸闷心烦等症状有缓解。②针灸:取穴心应、风岩、新设、下百劳、扶突。选用30号长1.5寸的不锈钢针,所选穴位的皮肤表面常规消毒。心应穴处先直刺0.5寸,然后向脊柱方向刺入;下百劳穴处直刺0.5寸;其他穴位均直刺1寸。针刺得气后缓慢捻转,每间隔10分钟行针1次,如果针刺得气较弱,采用捣法以加强针感,留针30

分钟。以上治疗每天1次,10次为1个疗程。③结果:痊愈80例,好转21例[陕西中医,2006;(11):1410]。

12. 广东省东莞市黄江医院李伟明报道运用治脊综合疗法治疗颈性心律失常32例。①方法:在继续口服抗心律失常及活血祛瘀药物(复方丹参片或复方丹参滴丸)基础上,加用以下治脊疗法。有颈椎或上胸椎错位者应用龙氏正骨推拿手法加以纠正;有椎间隙变窄者加用颈椎牵引,牵引重量14～20 kg;颈、背部给予超短波治疗,采用并置或对置法,温热量,每次20分钟;有脊椎失稳者应用10%葡萄糖液20 ml加复合维生素B注射液2 ml,于棘突间或两侧椎板处注射,隔日1次,以巩固疗效和稳定脊椎。以上治疗每日1次,10次为1疗程。②结果:疗效优者20例,良者8例,可者3例[现代康复,2000;(5):701]。

13. 山东省沂水县中医院李资德等报道运用水针疗法治疗颈源性冠心病14例。①取穴:天柱、厥阴俞、新设;②药物:复方丹参注射液8 ml,当归寄生注射液8 ml,2%利多卡因注射液8 ml。③操作:常规消毒,将3种药物用注射器抽取混合后,将注射针头垂直缓慢刺入穴位,待出现酸、沉、胀感或局部肌肉抽搐时,即可注药,每穴注入3 ml。轻症患者隔2天注射1次,重症患者隔1天注射1次。④结果:痊愈7例,好转6例[临沂医专学报,2000;(4):274]。

14. 广东省深圳市龙岗区人民医院胡桂兴等报道运用星状神经节阻滞配合手法治疗颈心综合征42例。①星状神经节阻滞:病人取仰卧体位,枕下垫薄枕,稍屈颈收下颌,使颈前肌放松。常规皮肤消毒,术者左手中指尖紧贴胸锁关节上方约两横指(环状软骨平面相当于第六颈椎横突)处沿气管壁轻轻下抠,将胸锁乳突肌及其深面的颈总动脉鞘拉向外侧,指尖下压,可能到第六颈椎横突前结节,手指固定不动。右手持7号针头与皮肤垂直沿左手中指甲缘快速进针,遇到骨质即为第六颈椎横突。稍进针2 mm,使针尖离开颈长肌,回抽无血,无脑脊液,无气后,缓慢注入 1% 利多卡因 10 ml,拔除针后压迫 4~6 分钟。观察 1 小时,未见不良反应,方可离开医院。所有病人均采用左右星状神经节交替阻滞方法。3 天 1 次,7 次为 1 个疗程。②手法治疗:按揉舒筋法:患者俯卧位,全身放松。医者双掌平推肩背部及肩至上肢,并在肩胛区、肩内缘进行缓慢揉按 10 分钟。然后患者改为侧卧位,医者用拇指自上而下缓慢而深沉地按揉胸锁乳突肌、斜方肌、肩胛提肌 4~5 遍,并在斜方肌后缘、肩胛提肌、项韧带等处的阿是穴加拨按理筋手法 8 分钟。整复错缝法:患者端坐,医者一手拇指找准并顶住患椎,医者胸部贴于患者头部,另一手前臂置于患者颔下,行颈椎定位旋转扳法,往往可听到复位弹响声。最后行胸椎对抗复位法整复胸椎小关节。每天 1 次,7 次为 1 个疗程。③结果:痊愈 26 例,好转 14 例[按摩与导引,2007;(6):5]。

15. 陕西省西安市工人疗养院牛德智等报道运用中西医结合治疗颈源性心脏病 27 例。①牵引:从 5 kg 开始,每 2 天增加 1 kg,角度颈前屈 45°,时间 20~25 分钟。②复位:患者取仰卧位,以使头颈悬空,术者一手托枕部,另一手托下颔,先牵引 2~3 分钟,然后行拔颈牵引,左右旋转以向左旋转为主,可听到清脆响声,表示已复位。③按摩:以松弛颈肩肌、斜方肌、胸锁乳突肌等肌群,目的解除肌痉挛。④外敷:红花、丹参、艾叶、川乌、草乌各 10 g,乳香、没药、大黄、栀子、芒硝、胡椒、花椒各 15 g。上药用布包裹后煮 15 分钟,以不烫伤为原则,外敷颈椎局部 30 分钟,5 天换药 1 次。⑤结果:临床痊愈 16 例,显效 6 例,好转 4 例[陕西中医,2002;(3):206]。

16. 河南省新野县中医院聂轩等报道运用综合疗法治疗颈性类冠心病 38 例。①中药:白芍、黄芪、丹参、葛根各 30 g,当归 15 g,桂枝、赤芍、桃仁、川芎各 10 g,麻黄、甘草各 6 g。舌质红、苔黄、脉数者去麻黄、桂枝,加木瓜 30 g,川牛膝、黄柏各 10 g;血压偏高者加钩藤、石决明各 30 g,地龙 20 g。每日 1 剂,水煎服,1 周为 1 个疗程。②牵引:颈部牵引,每日 1 次,每次 60 分钟,重量为 3~5 kg,逐渐加重至 6~8 kg,以病人能耐受为度。1 周为 1 个疗程,疗程间休息 3 天。③正骨推拿:对其中有椎体侧弯错位的病例行复位治疗。患者坐位,术者站立患者颈后,双手拇指对挤大椎两侧,使肌肉松弛,然后一手托患者下颌,一手置枕后,轻轻用力上端,持续牵引摇晃头部,向两侧徐徐旋转 45°的同时,双手猛然用力交错旋转,可听到响声,如此反复 3~5 次,然后再前后伸仰 3~5 次。每周行此手法 1~2 次。④结果:痊愈 20 例,显效 17 例,好转 1 例[新中医,1997;(6):47]。

17. 广东省阳山县中医院梁敬原等报道运用综合疗法治疗颈心综合征 63 例。①牵引:常规采用颈椎枕颌布袋牵引,牵引重量 3~5 kg,由轻到重,以患者能忍受为度。每天 1 次,每次 15 分钟,15 天为 1 个疗程。②推拿:沿督脉经及两侧足少阳经及颈肩部行揉、按、捏、拿等法为主,时间为 30 分钟,每天 1 次,15 天为 1 个疗程。③颈部保健操:全力使颈部做前屈、后伸、向左屈、向右屈动作,并分别重复 10 次,再做顺时针和逆时针缓慢旋转各 10 次。④离子导入:用直流感应电疗机加中药垫(医院制剂,主要成分有红花、羌活等)作用局部,每次 20 分钟,每天 1 次,15 天为 1 个疗程。⑤药物治疗:盐酸培他啶注射液 500 ml,维脑路通 400 mg,胞二磷胆碱 0.5 g,静脉点滴,每天 1 次;川芎嗪注射液 160 mg,5%葡萄糖 250 ml,静脉点滴,每天 1 次。⑥结果:临床治愈 17 例,显效 26 例,有效 20 例[中医正骨,2006;(5):61]。

18. 河南省偃师市人民医院王明芳等报道运用综合治疗颈源性心脏病 60 例。①牵引疗法:采用枕颌兜带坐位或卧位牵引,重量一般在 5~10 kg,且由轻到重,以患者能耐受度为限。每日 2 次,每次 1 小时,1 周为 1 个疗程,疗程间休息 2 天,一般 3~4 个疗程。②手法推扳:旋转推扳法:患者面朝椅背端坐,双手紧握凳边。术者站于患者身后,双手托患者后枕部及下颌,用力向上拔伸,持续3~5分钟。然后缓缓向一侧旋转,到颈部旋转至极限时,再稍加用力,便可听到"咯噔"声。然后,用同法向对侧旋转。每侧1次即可。手法要温柔,切忌粗暴。前屈后伸法:让患者自行前屈至最大限度,术者在头部稍加力使之被动过屈,然后同法后伸,连做3~5次。③西药治疗:假性心绞痛者,用镇痛药如去疼片、消炎痛、布洛芬,交替使用;扩血管药如烟酸、地巴唑、654-2等;颈性心律失常时,心动过速者可用心得安、安定、鲁米那等,心动过缓者用阿托品类提高心律,防止颈动脉窦性晕厥,颈部疾病好转后停药;维生素B族口服或肌肉注射。④中药治疗:葛根12 g,麻黄9 g,桂枝、芍药、炙甘草各6 g。肢体症状明显者加制川乌、地龙;脊髓型加杜仲、续断、补骨脂、木瓜;椎动脉型加天麻、钩藤、夏枯草、桑寄生;交感神经型加龙胆草、茯神、炒枣仁、天麻、钩藤。每日1剂,水煎服。⑤功能锻炼:颈部前屈后伸法;颈部前下伸展法;颈部后上伸展法;颈部旋转法。在练功过程中要注意动作准确,掌握循序渐进的原则。⑥结果:治疗时间最短2周,最长6周。痊愈46例,显效7例,好转6例[中医正骨,2002;(11):47]。

十、胸椎小关节紊乱症

胸椎小关节紊乱症又称胸椎后关节错缝、胸椎后关节滑膜嵌顿。是指上一胸椎的下关节突与下一胸椎的上关节突所构成的椎间关节,在外力的作用下,使其发生侧向错移,导致疼痛与功能障碍而言。临床上以整个椎体略向前或向前倾倒,以及肋小头关节和肋横突关节面间的位置错移为多见。

【病因病理】

胸椎的连接是比较稳定的,并且活动度较小,在一般的情况下不易引起损伤。但由于胸椎周围的软组织比较薄弱,当遇到强大的暴力时,则可发生胸椎小关节的错移。如胸椎过度前屈或在前屈位背部突然遭受外力的打击,可使患椎的上关节突关节面向前旋转错移,下关节突关节面向后旋转错移。如胸椎过度后伸或在后伸位胸前突然遭到外力打击时,患椎上关节面向后旋转错移,下关节突关节面向前旋转错移。如胸椎遭到强大的旋转外力时,可将椎间小关节向侧方扭开,使其小关节的关节面发生侧向错移。当幼儿从床上坠下时,一侧肩部先着地,使身体产生侧向的扭转;学生或运动员作前滚翻或后滚翻时,用力不慎或过猛,或姿势不对,侧肩部先着地,身体发生侧向歪斜等,均可发生胸椎小关节的错缝。错缝发生后,关节滑膜如嵌入错缝的关节腔内,则阻碍关节的复位。

【诊断要点】

1. 症状

患者有过度前屈或后伸肩背运动和受伤史,伤后症状开始较轻,次日加重。后背如负重物,痛引前胸,坐则需经常变换体位,走路震动、咳嗽、打喷嚏等均可引起疼痛加剧。

2. 体征

患椎及其相邻数个胸椎有深压痛,压痛在棘突上或棘间韧带处,并且可摸到患椎处有筋结或条索状物等软组织异常改变,仔细触摸椎体可发现患椎棘突略高起或偏歪,与健康椎体棘突的距离变宽或略变窄。

3. 辅助检查

X线片检查部分患者有患椎棘突偏歪改变,故不能作为本病的诊断依据,但可排除胸椎的其他骨病,有助于鉴别诊断。

4. 鉴别

注意与胸椎结核、肿瘤及骨折等相鉴别。

【外治方法】

(一)针灸治疗法

1. 毫针法

(1)取穴:阿是穴、肺俞、心俞、膈俞、大杼等。

(2)操作:穴位局部皮肤常规消毒,取28号2寸毫针,常规针刺,阿是穴快速捻转强刺激,其余穴位针尖刺向脊柱,平补平泻,留针30分钟,每5分钟捻针1次。每日1次,5次为1疗程。

2. 电针法

(1)取穴：阿是穴、病变脊柱两侧的夹脊穴。

(2)操作：穴位局部皮肤常规消毒，针刺得气后接G6805电针仪，选疏密波，强度以患者能耐受为原则，每次留针30分钟。每日1次，5次为1疗程。

3. 小针刀疗法

(1)定位：患者俯卧位或坐位，暴露患部，先在患部触按选择压痛、酸痛、麻胀和反射痛最敏感处为进针点。

(2)操作：常规消毒皮肤，取高压消毒的小针刀，将刀刃对准压痛点垂直快速进针，刺入软组织病灶处，当患者针感最强（酸胀感）并放射至相应部位时即停止进针，并将针尖作上、下、左、右移动，剥离病灶组织，然后拔针。拔针后用消毒棉球按压针孔片刻，并用胶布固定2天，以防出血和感染。进针深度视部位及患者形体胖瘦而定，一般为1.5～3 cm，一般不超过肋平面，以免损伤肺脏。如有棘突偏歪，小关节错位的病人可先手法复位。如压痛点较多，可一次施治2～4处。一个病灶点间隔时间为3～5天，多处痛点交替针刺不受时间限制。

4. 针罐结合法

(1)定位：患者俯卧位，双手指交叉置于后枕项，使背部肌肉放松。术者用食、中指分别放在棘突两旁，由上向下，沿脊柱用力向下滑动，检查脊柱有无侧弯。然后改为用两手拇指放在棘突上，由上向下逐个触摸棘突是否属于中线，是否后突或凹陷，特别是触摸棘突间或棘突旁压痛明显处或敏感处。

(2)操作：局部皮肤常规消毒，用直径0.30 mm、长40 mm毫针直刺至痛点或敏感点，得气后留针。然后用闪火法扣4号玻璃罐于针上，使毫针置于玻璃罐中央，留罐5～10分钟，取罐后即取针。若压痛或敏感处缓解不明显，可重复拔罐1～2次，以压痛点或敏感处缓解为度。每日或隔日1次。

5. 刮痧拔罐法

(1)定位：患者取俯坐位或俯卧位，术者根据患者疼痛部位，找出病变胸椎。

(2)操作：在病变胸椎疼痛点周围涂上刮痧油或乳，用水牛角板在患椎上下延伸2～3胸椎水平，沿有中线即督脉，自上向下均匀下刮30余次，以出痧为度。再在病变周围用真空罐拔2～4个罐，以皮肤青紫为度。取罐后用卫生纸擦去油乳，嘱患者做前屈、后伸、侧弯、旋转活动胸椎1～2分钟。

6. 穴位注射法

(1)取穴：以阿是穴为主。

(2)操作：手法复位后，局部常规消毒，用5 ml注射器及5号针头，吸取2%利多卡因2 ml，加泼尼松龙混悬液2 ml进行穴位注射，每次依具体情况选1～2个穴位，每穴2 ml。间日治疗1次，7次为1疗程。

(二)推拿治疗法

1. 单向冲压法

适用于单椎后凸滑脱式错位和侧弯侧摆式错位。患者俯卧，胸前平放于薄枕上，术者单手或双手重叠，掌根置于后凸棘突上（如向右侧弯侧摆者，术者站于患者右侧，双手用力方向偏左前方）或右拇指屈曲于掌中间，无名指握紧拇指，食、中指屈曲成钳状，指端顶着拇指，用食、中指近端关节顶着偏歪棘突，左手压于右手背。嘱其作深呼吸，呼气末时，术者用有限度的冲压力，重复2～4次。

2. 间接冲压法

适用于某椎向前滑脱或倾位仰位式错位。患者俯卧，胸前垫高枕使成驼背状，术者站其左侧，双手交叉，以掌根部分置凹陷病椎其上下二椎棘突处，配合呼吸作由轻渐重的多次适度冲压。由于术者双手交叉用力方向相反，与胸前高枕联合作用，常可将凹陷的胸椎撬起。

3. 旋转分压法

适用于胸椎左右旋转式错位。以胸$_6$棘突偏左胸$_7$棘突偏右为例。患者俯卧,胸前垫薄枕,双手放在躯干两侧,背部放松。术者立其右侧,右掌根置其胸$_7$棘突右旁,左手掌根置其胸$_6$棘突左旁,配合呼吸,当其呼气时,术者双手用适度的冲压力,由于双手用力方向不同,使胸$_6$、胸$_7$受到旋转力而复位。术者紧接着转体将左手下移定点于胸$_7$棘突右旁,右手移至胸$_8$棘突左旁,重复上述复位动作。如此将各椎间调整达到全部复正为止。

4. 拉肩冲压法

适用于单椎后凸滑脱式错位和侧弯侧摆式错位。患者俯卧,胸前平放于薄枕上,术者单手或双手重叠,掌根置于后凸棘突上(如向右侧弯侧摆者,术者站于患者右侧,双手用力方向偏左前方)。助手2人,一人固定患者双踝使其勿向上移动,另一人拉椎体偏歪对侧的上肢向上拉(即胸椎偏右时,助手拉患者左上肢)。嘱患者作深呼吸,呼气时,拉手的助手骤然用闪动力将患者上肢上拉(将胸椎左侧间隙扩宽,便于复位),术者同时用有限度的冲压力,重复2~4次。

5. 扳肩膝顶法

适用于单椎后凸滑脱式错位和侧弯侧摆式错位,其中以中、下段胸椎错位较适合。患者端坐凳上,术者立于其后,用一膝顶靠患椎棘突后,双手扳于患者两肩前,嘱患者后仰放松,术者手足协调,膝向前上顶,双手后扳,此时可闻"咯"的响声。

6. 跪姿冲压法

适用于单椎后凸滑脱式错位和侧弯侧摆式错位。患者双手伸直,平肩宽撑在专用的木制覆盖有海绵及棉织品包裹之复位凳上,双膝呈跪姿。面朝下置于有凹槽的凳面上(凹槽两侧接触颧部,中间空缺部分以利于口鼻呼吸之用)。术者立于胸椎偏歪一侧,用双手重叠,掌根置于后凸之棘突上,或右拇指屈曲于掌中间,无名指握紧拇指,食中指屈曲成钳状,指端顶着拇指,用食、中指近端关节顶着偏歪棘突,左手压于右手背。嘱病者深呼气,呼气末用有限冲压力,可闻"咯"声。如胸椎偏右侧,术者站于右侧,冲压力偏向前方。本复位手法优点在于胸椎前方呈悬空状,只有双肩及双髋作支承点,对后凸的胸椎复位有利。但要求患者上肢较有力才能撑稳上身。

7. 悬吊摇正法

适用于体弱、年龄较大或年龄偏小,或有骨质疏松症的胸腰椎后关节紊乱、胸腰椎前后滑脱式错位、侧弯侧摆式错位者。患者端坐于矮凳上,双手环抱胸前,术者立于其后,躬腰,双膝屈曲,两手分别抱着患者双肘,然后伸膝挺腰把患者上身向上拉起,使其臀部离开凳子,再将患者作摇摆。若是侧弯侧摆式错位以左右摇摆为主,而前后滑脱式错位则用前后摇晃为好。

8. 搭肩头手对抗法

适用于胸$_1$至胸$_5$侧弯侧摆式错位。患者端坐凳子上,以胸$_{2\sim3}$左偏歪为例。术者站于其后,右足置于患者所坐之凳子,让患者的右上臂放在自己的右大腿上,前臂自然下垂。术者左拇指放在错位的胸$_2$左侧,向右侧方向推,右手肘部置于患者右颈根部,前臂贴紧患者右侧面颊,手腕抱紧患者头部,并将患者头轻轻推向左侧,呈左侧弯状。这时嘱患者头部用力向右侧弯,对抗术者右手及前臂做成的阻力,坚持3~5秒钟后放松,休息后再重复3~5次。本手法是利用患者头对抗术者手臂阻力,通过右侧肌肉的等长收缩的方法进行锻炼,使错位椎休两侧的肌力恢复平衡而达到复位目的。当用上法治疗胸$_2$以后,再用同方法治疗胸$_3$错位。

9. 侧向扳压对抗法

适用于下段胸椎侧弯致肋廓双侧不对称者。患者端坐凳上,以胸下段右侧弯为例。术者立于患者左侧,双手环抱于患者右胁。患者左手搭在术者右肩上,术者右肩向前上推患者左上身,双手用力向自己身体方向拉。患者深吸气后屏着呼吸,用力把身体左侧弯以对抗术者,坚持3～5秒钟后放松,休息后再重复3～5次。

10. 仰卧垫压推肘式复位法

适用于颈$_7$至胸$_5$的单椎后凸滑脱式错位和侧弯侧摆式错位。患者先背向术者左侧卧,术者立于其后,摸准患椎棘突,以靠近患者头部一侧的手作为垫托之手,伸直拇指、屈曲其余四指呈握拳状,使大鱼际肌鼓起,以此大鱼际肌贴于患椎棘突上,嘱患者转为仰卧,术者此手被压于患者上背之下,大鱼际垫于患椎棘突之下。嘱患者屈肘,掌背靠于颈部两侧,双肘向中间相互靠拢。术者用另一手及胸部将患者双肘抱压于前,嘱患者深呼气,在呼气末迅速作向下冲压,可闻"咯"的响声。若棘突有偏歪时,患者仰卧时身体稍侧向偏歪侧,冲压时方向也稍向偏歪侧。对于体格健壮患者,术者单凭一只手的冲压力可能难以奏复位之效,可进行改进,用2人完成,助手将手置于患椎棘突下(助手立于术者对侧),而术者可用双手分别推患者两肘,稍作闪动力冲压便可奏效。此法优点在于冲压后没有俯卧冲压时偶然带来之胸闷感。

11. 立位垫压推肘式复位法

适用于颈$_7$至胸$_5$的单椎后凸滑脱式错位和侧弯侧摆式错位。复位方法由仰卧垫压复位改为靠墙站立位。患者双肘姿势同上,术者双手摆放位置也一样,惟一不同的是术者作垫托的手背上加一叠毛巾,以免手背受伤。此方法在诊治要求快速时较流行,可以省去患者脱鞋上床再摆体位的时间。

12. 仰卧垫压压肘式复位法

适用于胸$_3$至胸$_{12}$单椎后凸滑脱式错位和侧弯侧摆式错位。患者端坐于床上,左手在下,右手在上,双臂交叉在胸前,同时握着对侧肩膀。术者站在患者右侧,右手拇指伸直,其余四指屈曲成握拳状，置于患者错位胸椎的下方。术者让患者躺下呈仰卧姿势后，在患者双肘尖的部位置一小软枕，用自己的上腹部轻压于其上。术者的左手臂抱紧患者的头及后枕部，并使患者的头及上身呈向前屈曲姿势。此时，术者将自己的体重通过腹部快速向下压，左手迅速把患者上身向前屈。2种方向相反的力作用于错位椎体，可闻复位声。

【现代研究】

1. 黑龙江中医药大学王烨报道运用针灸配合中药熏洗治疗胸椎小关节紊乱综合征67例。①针灸：采用针刺疼痛部位相应的脊神经根，运用华佗夹脊穴配合针后火罐放血疗法，针用平补平泻，得气后留针30分钟。每天1次，10天为1疗程。②中药熏洗：当归、炒艾叶、木瓜、伸筋草、羌活、防风、五加皮、地龙、川乌、土鳖虫各30 g。用纱布将药包裹，浸泡15分钟后煮开即可，将潮湿的药袋置于患处，注意避免烫伤，可垫敷毛巾等物。用TDP进行熏蒸，反复2～3次即可。③结果：痊愈51例，好转12例[针灸临床杂志，2007；(2)：13]。

2. 浙江省丽水市人民医院章振永等报道运用针刺合手法治疗胸椎小关节紊乱42例。①针刺：患者取站立位，针后溪穴，根据疼痛部位的偏向，采用巨刺法，得气后，嘱患者做深呼吸及扩胸运动，持续15分钟。②手法：患者取俯卧位，术者立于治疗床一侧，运用㨰、捏、揉、弹筋等手法在脊背部彻底松解痉挛，放松软组织15分钟；患者取俯卧位，胸部垫一软枕，两上肢分别垂于治疗床两侧，术者站于其患侧，一手掌根部按压患椎棘突上，另一手叠放其上，嘱患者缓慢呼吸，待其呼吸平稳后，趁其呼气末期，适时加大按压力，向下方短促冲击，此时可听到"咯嗒"声，或手下有松动感，示手法复位成功；患者取俯卧位，健侧手搭于自身颈部，术者立于患侧，一手用拇指按压患椎棘突,另一手扳提患者对侧肩膀,当肩部提拉到一定角度,双手同时稍一用力,听到"咯嗒"声,示手法复位成功。③结果:痊愈32例,好转10例[中国针灸,2005;(7):464]。

3. 四川绵阳四零四医院刘驰等报道运用针推并用治疗胸椎小关节紊乱症96例。①针刺:患者俯卧,双上肢平放于身体两侧,全身放松,在脊柱两旁取夹脊穴和敏感点6~8个,局部常规消毒后,选30号1寸毫针针刺,得气后用电针仪,选用断续波,正、负极分别接在脊柱两侧毫针上,电量以病人能耐受为度,每次通电30分钟。②手法复位:患者俯卧,医者先用准备手法揉按,以按摩乳为介质,用轻揉按法在病变局部及周围揉按,以进一步通畅气血,解除筋肌痉挛,为下一步正骨手法复位做好准备。双手下压膝顶法:患者端坐方凳上,双手自然垂放,术者双手自患者两肩侧或两手从患者腋下穿过,环抱患者上胸,双手掌在患者胸骨上端手指交叉相握,嘱患者略向后仰背靠术者右膝,头置于医者右肩。医者上身略前俯,右膝顶住患者胸椎棘突侧偏部位,嘱患者缓慢深呼吸,当患者呼末时,术者双手用力往后下方压,右膝同时往前上方顶推,此时可闻及关节复位响声。双掌重叠推压法:患者俯卧,两上肢置于身旁,胸部垫软枕,术者站在患者侧方,一手掌根部按住患椎棘突高凸出,另一只手掌在叠压,均匀用力贴紧后,嘱患者作深呼吸,待呼气末时,沿棘突方向向前下方瞬间用力推压之,可有椎体滑动复位的感觉或闻及复位时的声响。双掌交叉按压法:患者俯卧,胸部垫软枕,术者站于患侧,两上肢伸直并互相紧贴,两手掌根分别置于脊柱两旁,横突上双手手指方向相反,嘱患者缓慢深呼吸,医者的手掌随着患者胸壁的呼吸运动而起伏,趁其呼气末肌肉放松时,顺势加大掌根按压力量,向外下方短促冲击推按,并沿脊柱由上至下按压,如闻及清脆的小关节弹响声,即是复位成功。推压旋转脊柱法:患者正坐方凳上,脱去上衣,使脊背露出,一助手固定患者双下肢,以防转动。术者站于其患侧,以一手拇指抵住其患侧偏突的棘突,既有推压之力,又有拨动棘突之力;而以另一上肢从患者腋下绕过,再以手掌按压患者颈部,先将患者脊柱逐渐前屈曲及向对侧侧屈至紧张限制位,然后屈曲位和缓地小幅度转动患者躯体,逐渐将身体向患侧侧屈至最大幅度,再以突发有控制的力量旋转突破脊柱运动的弹性限制范围,同时推压棘突之拇指用力压拨,常可听到"咯噔"的响声而复位。牵引推压复位法:患者俯卧床上,其双手抓住床头,助手用双手握住患者双踝上方,缓慢用力向下牵引,待患者肌肉放松,脊柱间隙增大时,术者立于患者身旁,用两手拇指找到棘突侧偏的部位,定好用力方向,待助手将脊柱间隙牵开时,再用力下按,将侧偏棘突向脊中线推送,就可复位。③结果:痊愈83例,好转12例[按摩与导引,2006;(1):24]。

4. 广州中医药大学中山附属医院徐帮杰等报道运用手法结合针刺治疗胸椎后关节紊乱27例。①手法:手法治疗操作分2步。准备手法:患者俯卧位,四肢放松,双手自然下垂于治疗床两侧,医者站立位于患者一侧,施揉、滚、搓、拿等手法于两侧背肌。整复手法:使用双掌对称按背肋法和叠掌胸椎冲压按法相结合,患者体位如前,医者双手手掌自然按压于患椎棘突两侧背肋部,调整呼吸,双手缓慢用力向侧下按推,当感到肋椎关节有松动感觉时,再稍用力向同方向作小幅度的推压,这时多可听到肋椎关节复位的"咔嚓"声。紧接着医者双手交叉叠掌,下面手掌手指的方向跟脊椎平行,以下面手掌的小鱼际为着力点按压于患椎偏歪的双侧,嘱患者放松,自然呼吸,然后缓慢沿胸椎棘突方向用力,当感到抵抗时,趁患者吸气的机会,再沿按压的方向向前下作小幅度的按压,这时又可听到胸椎小关节复位的"咔嚓"声,预示手法成功。每2天1次。②针刺:采用毫针刺法与电针相结合方法。以痛为腧为取穴原则,配合大杼、肺俞、心俞、膈俞等穴位。针刺后加电针,波形为疏密波,强度以患者能忍受为宜,时间30分钟。③结果:痊愈18例,好转7例[新中医,2004;(2):47]。

5. 内蒙古自治区赤峰市中心医院刘冬梅等报道运用推拿针刺治疗胸椎后关节紊乱症106例。①推拿：患侧俯卧床上，胸下放一枕（不用软枕，枕高5～8 cm）。术者立于患者一侧，自C_7棘突处向下按压压痛点，并作标记。用一手掌根部抵住其棘突，另一手掌重叠放其上，嘱患者全身放松，深呼吸，在其呼气末用力向脊中线向上推送，多数听到"咯哒"声即复位。如复位不理想，其离错部位在$T_{1～7}$，撤去胸下垫枕，患者取半侧卧位，棘突偏向侧在上。术者一手掌根部抵住侧偏的棘突向脊中斜上方用力推，另一手由患侧腋下前伸向背后，放在同侧的肩胛骨上，两手配合同时用力扭转脊柱上胸段复位。离错部位在$T_{8～12}$，取侧卧位面向术者，以痛点为轴心，术者一肘部作用于髋部固定骨盆，以手掌扶患处以下脊柱，另一手放在肩部，用力做旋转侧扳，使下胸段脊柱扭转复位。隔日1次。②针刺：主穴取阿是穴、身柱、脊中，配穴取外关、足临泣、天宗、支沟、丘墟、阳陵泉，每次取3～4穴。$T_{1～7}$针刺阿是穴和身柱，向上斜刺1.5寸，使针感向胸部放射；$T_{8～12}$取脊中，手法同身柱。主穴接电针，刺激量以耐受为度。留针20～30分钟，每日1次。③结果：推拿治疗72例，1次治愈48例，2次治愈16例，3次治愈8例；配合针刺治疗34例，经10次治愈24例，20次治愈7例，显效3例[中国康复，2007，(1)：60]。

6. 四川省阆中市人民医院邵炯报道运用针刀配合推拿治疗胸椎小关节紊乱72例。①针刀松解术：患者俯卧，双上肢平放于身体两侧。在患椎棘突间、后关节突关节、椎肋关节等处寻找敏感反应点（疼痛点、硬结、条索状物），用紫药水作记号。术野皮肤常规消毒，铺洞巾，戴无菌手套。持4号汉章牌针刀，在定点处刀口线沿人体纵轴方向快速刺入皮下，再缓慢探索进针刀至病变部位，行横行切开、纵行切开、十字切开，并行纵横推摆，切割刀数应根据病变处筋膜、肌肉、韧带之紧张和挛缩程度而定，以刀下有松动感为度。出针刀，按压数分钟，贴创可贴。一般只需初诊时针刀松解

1次。注意针刀勿误入胸腔。②手法复位:胸椎按压整复法:患者俯卧位,取患椎上下相邻胸椎段正中线及旁开3 cm左右旁线,按自上而下,先正中后患侧,再健侧顺序施术。术者位于患侧,一手掌根部放于施术部位,另一手叠放其上,嘱患者匀和呼吸,趁其呼气末期,适度加大压力,行瞬间冲击按压,可闻到复位响声,手下有松动感表示紊乱关节复位。坐位旋肩复位法:患者坐位,令其双手交叉抱肩,医者站在患者右后方,左腿直立,右腿跨过患者双大腿用小腿钩住双膝,固定其骨盆,左手置于患者左肩前沿握住患者右手向后拉,右手掌部置于患者右肩后沿向前推,使其逆时针旋转至最大限度时,双手配合,同时瞬间顿挫用力,听到响声表示达复位目的。再以同样的方法反向操作,施行顺时针方向旋肩复位手法,以达到左右调衡整复之目的。再诊时,宜先用弹、揉、擦等手法在脊背部进行松解10~15分钟,让其软组织放松,再行如前手法,每日1次。③结果:痊愈59例,显效12例,有效1例[上海针灸杂志,2006;(8):34]。

7.河南省方城县卫校附院孙西霞报道运用针刀序贯疗法治疗胸椎小关节紊乱症120例。①阻滞法:患者俯卧位,胸部垫薄枕头。在$T_{3\sim8}$棘突间及椎旁肩胛骨内缘找准压痛点,先将2%利多卡因100 mg,曲安奈德20 mg,维生素B_{12} 100 mg,加生理盐水5~10 ml注入病变组织,每点3~4 ml,达到抗炎止痛,消肿,营养神经的目的。②针刀法:在上述压痛点阻滞处作好标记,常规消毒,术者洗手戴无菌手套,铺洞巾,持无菌4号针刀于标记处,按朱氏四步进针法垂直刺入皮下结缔组织处及横突、肩胛骨内缘,松解剥离关节囊、硬性结节及挛缩的硬性条索及粘连组织。③手法:针刀术后令患者休息20分钟,让患者坐于方凳上,两臂上举,屈肘两手交叉置于头顶。术者站于患者背后,以手自患者腋下伸向前,两手掌重叠压颈向前,术者前胸顶着患者背部胸椎,并以两臂扳双肩向后朝上同时用力,此时听见关节复位发出"咯嗒"声。④结果:痊愈102例,显效12例,好转6例[社区医学杂志,2005;(5):82]。

8. 浙江省黄岩中医院孙星标等报道运用针罐配合关节松动术治疗胸椎后关节紊乱100例。①针罐松解法:患者取俯卧位,胸部垫枕。在脊椎旁取最敏感之阿是穴,以1.5寸30号毫针针刺,得气后留针。然后取4号玻璃罐用闪火法扣于针上,使毫针位于玻璃罐中央,留罐5～10分钟,以皮肤不起疱为度,起罐后即起针。②关节松动术:根据患者的症状及体征,按关节松动术的原则选择相应的治疗手法。节律性地自后向前垂直按压胸椎棘突;节律性地按压胸椎一侧横突,术者双手拇指放在拟松动胸椎一侧横突上,指背相接触或拇指重叠将横突向腹侧推动,如果疼痛明显,拇指移向横突尖部,如果僵硬明显,拇指移向横突根部;节律性侧推胸椎棘突,术者双手拇指放在相邻的棘突侧方,拇指固定,上身稍前倾,双上肢同时用力将棘突向对侧推动;棘突侧偏者于术末行旋转摆动,术者以患者为中心,双手小鱼际交叉压于两侧横突上下,节律按压数次后用力向相反方向旋转,可闻及弹响声说明已复位。③结果:痊愈79例,显效18例[现代中西医结合杂志,2005;(17):2294]。

9. 武警北京总队第二医院俞杰等报道运用整脊手法配合刺络拔罐治疗胸椎小关节紊乱17例。①整脊手法:采用放松手法,先用拿法、掌揉法放松肩背5分钟,然后用点法、弹拨法、指揉法解除患处周围肌肉痉挛,时间约10分钟。再根据具体损伤情况选择下列整脊手法。俯卧推按法:患者俯卧,胸下垫枕,使头低于胸部,自然放松。以T_3棘突左偏为例。医者以前弓后剑的姿势立于患者头部左侧上方,右手豆状骨缓慢推开病变椎体附近的软组织,并压于T_3右侧横突上,左手置右手背上。在患者吐气将尽之时,以身体重量下压于右手豆状骨上,瞬间发力,完成矫正,发力的方向是由后向前并略带向下。立姿胸顶法:患者的双脚左右分开站立,与肩同宽,双手在颈后手指交叉握住,两肘微向前伸。以T_5棘突左偏为例。医者立于患者身后,胸部紧贴在患者背部,并将火柴盒大小实心棉垫垫于 T_5 棘突右侧稍下方,右脚前伸,置于患者两腿之间。然后医者两手从患者两腋下往上穿出,双手十指交叉扣于患者颈部后面。在患者吐气将尽之时,医者同时将患者的双臂向后上方抬举,同时胸部往前顶,瞬间发力。抱膝滚动法:患者仰卧,以软枕垫于头下,双手叉握紧抱双膝(屈膝屈髋),医者立于患者右侧,左前臂按其双膝下部,右手托其臀部,嘱患者做仰卧起坐动作。每次卧下,医者用力将患者臀部抬起,而且一次比一次用力抬得更高些,以使错位的关节在运动中渐次得以矫正。②刺络拔罐:取关节紊乱处阿是穴、双侧膈俞穴、双侧委中穴。以碘伏棉球皮肤消毒后,用三棱针快速点刺出血,然后以大小适中的玻璃火罐,用闪火法迅速拔于上述穴位,留罐5分钟。③结果:1次治愈6例,2次治愈9例,3次治愈2例[中国自然医学杂志,2005;(1):55]。

10. 浙江省青田县中医院李雪珍等报道运用腕踝针配合手法治疗胸椎小关节紊乱30例。①腕踝针疗法:取患侧腕踝针上$_6$穴为主穴;根据患者痉挛软组织的解剖位置,压痛点的位置,放射痛所涉及的区域,在体表的分区确定相应的配穴,如脊柱中线疼痛剧烈配健侧腕踝针上$_6$穴,背肌疼痛配患侧腕踝针上$_5$穴,腋下痛配患侧腕踝针上$_4$穴、上$_3$穴,前胸痛配患侧腕踝针上$_2$穴。选用0.25 mm×40 mm的一次性针灸针,选定相应进针点后,进行皮肤常规消毒,针向朝上,与皮肤呈15°~30°角刺进皮下,针体贴近皮肤表面,将针循纵轴沿皮下浅表层刺入1.4寸。进针后没有酸、麻、胀、痛等感觉,如有痛感,则针刺太浅,如有酸、麻、胀,则针刺太深,应将针退至皮下,重新调整方向与角度后再行刺入。留针30分钟,期间嘱患者做扩胸、耸肩、深呼吸等运动。②手法复位:患者端坐于方凳上,两手上举抱头后枕部,医者立于患者背后,两手从患者背后自腋下伸向前,反扣于患者的头后枕部。嘱患者全身放松,呼吸自然,趁患者不防之际,医者用自己的胸部突然顶住患者的背部,同时两手向上提拉,此时可闻及小关节复位的弹响声,表示复位成功。③结果:治愈26例,好转4例[针灸临床杂志,2006;(1):7]。

11. 广东潮州市解放军75220部队医院李伟广推拿配合穴位注射治疗胸椎小关节紊乱症160例。①定点坐位旋转复位法:患者取坐位,两腿分开与肩同宽,助手双下肢夹紧健侧膝部,双手压住大腿根部,防止转动,术者立于患者背后。以右为患侧为例。术者右手自患者右腋下绕至左颈背部,患者稍低头,同时术者左手拇指顶住向右偏歪的棘突,双手相对用力,使患者上身从右侧旋后,骨盆旋前,当活动至最大范围时,两手作一次稳定的用力推扳动作,可听到"咔嗒"弹响,提示复位成功,疼痛顿时减轻。②叠掌冲压复位法:患者取俯卧位,双手置于身旁,术者立于患侧,双掌相叠,主力掌在下,掌根压在压痛点上处,令患者深呼吸,待吸气末,术者突然发力顺势向下冲压,常可听到复位的弹响。③坐位扳肩膝顶复位法:患者取坐位,术者立于其后,患者双手抱在后脑枕部,术者一足踩在凳子上,膝关节屈曲,用膝部顶住病变棘突部,在患者深吸气瞬间,术者双手用力向上向后扶提患者双侧肘关节,同时膝向前顶,可听到复位弹响声,示复位成功。④穴位注射:根据疼痛部位,采用适当体位,在压痛点作皮肤常规消毒,用一次性5 ml无菌注射器抽取得宝松1 ml,2%利多卡因2 ml,当归注射液1ml,维生素B_{12} 0.5 mg,在患侧夹脊穴直刺进针2.5～3 cm,轻度提插局部有酸胀麻重感后,回抽无血,将混合药液缓慢注入,每穴2.5～3 ml。⑤结果:痊愈133例,好转27例[按摩与导引,2005;(6):35]。

12. 武警唐山医院王荣甲等报道运用推拿手法并TDP治疗胸椎后关节紊乱症128例。①双掌叠加推压法:患者俯卧位,双上肢内旋贴于体侧,医者用单手沿胸椎两侧肌群自上而下按摩、弹拨、点揉约5分钟,然后医者右手掌压在错位的胸椎上,左手掌压在右手上,嘱患者吸气,在其呼气末的一刹间骤然用力,向前下方快速而富有弹性的一推,即感到手下有关节的弹跳感或听到"咯嗒"声为整复成功。②踩跷推压法:患者双上肢内旋贴于体侧,医者面向前,双手握杠,双足立于患者背上,双足掌顺足太阳膀胱经搓摩数遍,然后双足外侧面分别立于患椎两侧,嘱患者吸气,在其呼气末的一刹间聚然用力,向前下方快速而富有弹性的一推,听到"咯嗒"声为整复成功。③双手分推法:同上姿势,医者用右手沿胸椎两侧肌群自上而下按摩、弹拨、点揉约5分钟,然后立于患者一侧,双手分别置于胸椎两侧,嘱患者吸气,在其呼气的一刹间骤然用力,方向分别向前下方和后下方富有弹性的一推,听到"咯嗒"声为复位成功。④膝顶法:患者偏坐于方凳上,医者立于身后,用脚踩在方凳上,令患者肌肉放松,头向后仰,医者用膝关节顶住患者上背脊柱,两手扳住患者双肩前部向后用力的同时膝关节向前顶推,此时胸椎小关节可发出响声。⑤TDP照射:手法结束后用TDP局部照射,每次20分钟。⑥结果:痊愈106例,有效22例[中国康复,2004;(1):41]。

13. 福建省泉州市第一医院胡一平等报道运用推拿超短波治行胸椎后关节紊乱症53例。①推拿:患者俯卧位,术者点揉天宗、患椎相应夹脊穴、膀胱经背部腧穴,然后对患者紧张之骶棘肌进行松解,主要采取分筋、理顺、揉、搓等手法。完毕后,在患者胸部垫一软枕以使胸椎充分伸展,患者头部自然垂于床头外,双手自然平置在身体两侧,术者以一手掌根部紧紧压在凸起的棘突上,另一手掌按压在另一手背上,嘱患者深呼吸(先吸后呼),术者双掌随患者呼吸自然沉浮,在患者呼气之末,突然双手同时向斜前下方推压(斜前下方的角度为10°~12°)。此时手下即可感到棘突的移动并听到响声,表明手法成功。②超短波:采用上海产大功率超短波治疗机,波长7.37 m,最大功率250W,电极20 cm×15 cm,间隙2 cm,患侧对置,胸前极尽量避开心脏区,无热量,每天1次,每次

15 分钟。③结果：痊愈 40 例,显效 8 例,好转 5 例[四川中医,1998；(11)：51]。

14.广西壮族自治区人民医院吕亚南报道运用伤科指针点穴及胸椎仰卧顶按复位法治疗胸椎小关节错缝 51 例。①舒筋法：患者坐位,以揉法、滚法、拿法等手法为主施于颈、肩、背部,以舒筋活络,放松肌肉。②肩胛提肌拨筋法：患者坐位,以拇指指腹末端分别按压于患者两侧肩胛提肌肩胛骨内上角附着点,由下向上用稳力在横于肌纤维走行方向上进行往返拨动(状如弹拨琴弦)3～5遍,松解肩胛提肌及颈部肌肉痉挛。③指针点穴法：患者坐位,医者将左手或右手拇指伸直,用拇指尖侧放在穴位上,用其他四指自然放在患者穴位旁,协助支撑。选准穴位,用拇指压于穴位上缓缓用力,当患者穴位上有胀、酸、麻、热感及循经传导感时,医者点穴的拇指平稳维持一定的压力 1 分钟左右,然后点穴的拇指缓慢提起,但不离开穴位和皮肤,再次按下,可反复 3～5 次。用力大小取决于病情,点穴一般无需太深,以渗透力为好,不要用纯力、死力、暴力。取穴肩井、风池、肩贞、天宗、曲池、手三里、内关、合谷、中渚、缺盆、百会、头维、睛明、阿是穴、华佗夹脊穴及经验穴项角穴(位于颈肩部,第 7 颈椎棘突下旁开 0.5 寸)、夹角穴(位于肩胛骨脊柱缘与肩胛岗相交略凹陷处)、岗中穴(位于肩胛骨肩胛岗脊柱缘与肩峰连线中点下缘凹陷处)。④胸椎仰卧顶按复位法：患者在治疗床上仰卧,去枕头,两前臂交叉于胸前,两手掌相互放置对侧肩部,右前臂在左前臂之上,抱紧。医者站在患者的右侧,弯腰用右手握虚拳,从患者左侧放入患者背部,右手握虚拳掌面朝上,将右手食指、中指、无名指、小指的第二、第三指间关节与大、小鱼际肌之间形成的凹陷放在病变胸椎棘突下,用以上四指的第二、第三指间关节和大、小鱼际肌分别顶住病变胸椎的两侧小关节,左手掌按在患者右肘部,嘱患者深吸气后缓慢呼气,并将余气量也缓缓呼出,在呼气之末,左手用顿错力向下按压患者右肘部,此时常可在患者病变胸椎下感到弹响。⑤理筋法:患者俯卧位,医者在患者的背部采用揉法、拿法等手法,使肌筋达到镇痛放松、止痛的效果。以上手法隔日治疗1次。⑥结果:痊愈39例,显效11例,好转1例。手法最少1次,最多4次[陕西中医,2001;(9):560]。

15. 浙江中医学院附属门诊部季秋建等报道运用一牵二顶法治疗胸椎后关节滑膜嵌顿65例。①方法:首先,让患者坐位,医者在患者胸椎两侧用较轻压力的滚法3～4分钟,再用按揉法沿胸椎两侧治疗,重点放在病变节段的两侧,时间约2分钟。其次,令患者双手手指扣拢置于项后,肘关节朝向前方,医者站在其背后,双手由患者的腋下伸向前,握住患者的腕部,再用膝关节顶住错位的一节胸椎棘突,然后作向上、向后方向的拔伸牵拉,将患者从凳上突然拉起,同时医者膝部用力向前顶。此时医者可在患处感到有滑动感或闻及弹响声,即可停止。若没有上述感觉可重复做1～2次。最后,患者取俯卧位,医者在其背部两侧用轻压力的滚法、按揉法,自上而下重复2～3遍,并沿胸椎两侧直擦至透热为度。②结果:42例显效,19例有效[浙江中医杂志,2001;(8):351]。

十一、第三腰椎横突综合征

第三腰椎横突综合征又称第三腰椎横突周围炎、第三腰椎横突痛、第三腰椎横突滑囊炎等,是指第三腰椎横突与附近组织发生牵拉、摩擦、压迫刺激所造成的一种常见的慢性腰痛或腰臀痛疾患。本病好发于从事体力劳动的青壮年,且多有轻重不等的腰部损伤史。本病一般属中医学"腰痛"、"腰腿痛"等范畴。

【病因病理】

腰椎具有生理前凸,第三腰椎位于其顶点的中间位置,为五个椎体的活动中心,是腰椎前屈、后伸及左右旋转时活动的枢纽。其横突较其他腰椎为长,横突所受牵拉应力最大,其上所附着的韧带、肌肉、筋膜等承受的拉力亦大,故此处骨与软组织最易损伤。由于急性损伤处理不当或慢性劳损引起横突周围瘢痕粘连,筋膜增厚,肌腱挛缩等病理改变,使穿过肌筋膜的神经血管束受到"卡压"而产生症状。

腰部的脊神经出神经孔分为前后二支,前支较粗,构成腰骶神经丛;后支较细,分为内侧支和外侧支,内侧支分布于肌肉,外侧支成为皮神经。臀上皮神经发自腰$_{1\sim3}$脊神经后支的外侧支,穿横突间隙向后走行,再穿过附着在腰$_{1\sim4}$横突之腰背筋膜的深层,然后入骶棘肌至其背侧与浅筋膜之间向下走行,在骶棘肌的外缘腰三角处穿过腰背浅筋膜,在皮下组织层分为内、中、外 3 支,越过髂嵴,部分神经纤维入臀中肌,其余分布于臀部及大腿后侧皮肤,由于外伤后软组织的撕裂、出血、肌紧张痉挛刺激或压迫,影响神经的血供和营养,可使神经水肿变粗,并出现第三腰椎横突周围乃至臀、大腿后侧臀上皮神经的疼痛。

【诊断要点】

1. 症状
腰痛及腰臀痛,少数病人的疼痛范围波及股后、膝下、内收肌及下腹部,有的腰臀痛沿大腿向下放射到小腿外侧,但无间歇性跛行。

2. 体征
早期患者臀部、腰部稍丰满,晚期则病侧臀肌萎缩。患侧第三腰椎横突压痛明显,并可触及活动的肌肉痉挛结节,约半数患者对侧横突或其他部位亦有不同程度的压痛。臀中肌后缘与臀大肌的前缘的衔接处可触及隆起的索状物,且有明显压痛,此为痉挛的臀中肌。有些病例股内收肌痉挛紧张,并有压痛。直腿抬高试验均在50°以上,无神经根受累征。

3. 辅助检查
X线摄片有时可见第三腰椎横突过长,左右横突不对称,或向后倾斜,或横突尖部略有密度增高区。

4. 鉴别
注意与腰椎间盘突出症、急性腰扭伤、梨状肌综合征等相鉴别。

【外治方法】

(一)中药外治方

1. 热敷散

(1)处方:刘寄奴、独活、防风、秦艽、透骨草各12 g,红花、艾叶、花椒、川芎、草乌、栀子各9 g,桑枝、生姜各30 g,赤芍、五加皮各15 g,大葱3根。

(2)方法:以上方药用食醋拌湿,用纱布包裹,蒸热后热熨患处;亦可煎汤外洗患处,以不烫伤皮肤为度。

2. 痛疗方

(1)处方:艾叶、杜仲、防风、威灵仙、当归、白芷、香附各20 g,川芎、乳香、没药各15 g,红花12 g。

(2)方法:以上方药充分混匀,置包裹内,放入锅中蒸2小时,取出,以不烫皮肤为度,放于患处热熨。每天1次,每次30分钟。

3. 外敷方

(1)处方:川续断、威灵仙、红花、透骨草、桑枝、蒲公英各25 g,防己、伸筋草各20 g,栀子15 g。

(2)方法:将以上方药放入纱布袋中,用电饭煲蒸15分钟,待药袋温热时,置于腰部或臀部疼痛处。事先应放好毛巾,防止烫伤。

4. 外擦方

(1)处方:番木鳖、生南星、白芷、生川乌、生草乌、没药、僵蚕各10 g,防己、防风、威灵仙、徐长卿各15 g,细辛、红花、樟脑各5 g。

(2)方法:以上方药经水煎浓缩,以75%酒精提取总药量至1000 ml,另加地塞米松50 mg,和匀,装入带有喷头的50 ml瓶中备用。治疗时将药液喷于患处,再以热毛巾热敷。

5. 麻药方

(1) 处方：生川乌、生草乌各 20 g，生半夏、生天南星、荜拨各 15 g，蟾酥、细辛各 12 g，胡椒 30 g，55%～75%酒精 500 g。

(2) 方法：将上药轧碎，入酒精中密封浸泡，1周后可使用。使用时用清洁纱布 3～4 层，浸透药液，略加拎干，以无药液滴落为度。将纱布平铺于腰三横突压痛处，再用红外线灯或 100～200W 的白炽灯照射至纱布干燥。每日 1～2 次，连用 7 天为 1 个疗程。

6. 导入方

(1) 处方：赤芍、红花、地龙各 20 g，大黄、川牛膝、透骨草、葛根各 30 g，细辛 10 g，防己 40 g。

(2) 方法：以上方药加水 1600 ml，浸泡 2 小时后水煎，煮沸后文火煎 30 分钟，再用 4 层纱布过滤药液，滤出药液约 800 ml；第二煎加水 1100 ml，煎沸 20 分钟，滤出药液 600 ml，两煎合液，装入瓶内放置冰箱备用，用时加温。用 8 层纱布垫，外包 1 层绒布，做成 8 cm×12 cm 的布垫，用时将其置于温热药液浸透后稍拧干，放置腰部气海俞穴处，其上再放阳极板，阴极用生理盐水浸湿放置于一侧环跳或阿是穴处。然后盖以塑料布，并加压固定。开通治疗机，强度以患者能耐受为好。每次 15 分钟左右，每日 1 次。

7. 三色敷药方

(1) 处方：蔓荆子、紫荆皮各 240 g，全当归、五加皮、木瓜、丹参、羌活、赤芍、白芷、姜黄、独活、天花粉、怀牛膝、威灵仙、木防己、防风、马钱子各 60 g，秦艽、川芎各 30 g，连翘 24 g，甘草 18 g。

(2) 方法：以上方药共研细末，用蜂蜜或饴糖调拌如厚糊状，敷于患处，每日 1 次。

8. 消炎止痛膏

(1) 处方：木瓜、蒲公英各 60 g，大黄 150 g，栀子、地鳖虫、乳香、没药各 30 g。

(2) 方法：以上方药共研极细末，用饴糖或凡士林调成膏状，外敷患处,每日1次。

9. 乳没通络膏

(1)处方:制乳香、制没药、川续断、桑寄生各50 g,赤芍30 g,桃仁、血竭、白芷、生川乌、生草乌各20 g。

(2)方法:将以上药物粉碎成细末,备用。治疗时取药末适量,以食醋调成糊膏状,摊于20 cm×20 cm纱布块上,敷贴第三腰椎横突处,外衬塑料薄膜纸,胶布固定,并用弹力腰围固定,24小时后去除药物。

10. 蠲痹止痛膏

(1)处方:生川乌、生草乌、炮山甲、生大黄、生南星、刘寄奴、生没药各60 g,生乳香、丁香、肉桂各30 g。

(2)方法:以上方药共研细末,调成软油膏,于腰三横突局部外敷。隔2~3天1次,5次为1疗程。

(二)针灸治疗法

1. 毫针法

(1)取穴:主穴肾俞、命门、气海俞、秩边、委中;配穴取阿是穴、大肠俞、腰阳关、环跳、承扶、昆仑。

(2)操作:每次选取3~5穴,常规消毒后针刺,肾俞、命门用补法,其余穴位用中等刺激。肾俞穴直刺并微斜向椎体,深1~1.5寸,气海俞直刺2~3寸,使腰及臀部酸胀,并向下肢放射。每日1次。

2. 电针法

(1)取穴:L_1、L_2夹脊穴为主,病侧L_3横突压痛点为配穴。

(2)操作:常规消毒,L_1、L_2夹脊穴直刺至抵达椎板,食指向前拇指向后缓慢捻转至滞针状,使针感向L_3横突方向传导,L_3横突压痛点以60°角斜刺,直至抵达横突尖部,行提插捻转相结合的泻法1分钟。连接G6805电针仪,通电20分钟。每日1次,10次为

1疗程,疗程间休息3天。

3. 温针法

(1)取穴:第三腰椎横突尖明显压痛处和臀中肌成条索状处为主,配以痛侧的秩边、胞肓、殷门、风市和足五里等穴。

(2)操作:每次主穴均取,在配穴中选取2~3穴,于第三腰椎横突尖明显压痛处用温针灸;臀中肌成条索状处取2点针刺,得气后用疏密波交替刺激,以耐受为度;其余配穴亦可加电刺激。而只以第三腰椎横突尖压痛点温针为好,久病加患侧肾俞穴温针灸并用强刺激。每天1次,10天为1疗程。

4. 透刺法

(1)取穴:外关透内关,腰$_2$透腰$_4$(第三腰椎横突尖端压痛点上下各2 cm处)。

(2)操作:先用40~50 mm毫针刺外关透内关,大幅度提插捻转泻法,同时嘱患者活动腰部。然后取俯卧位,用长75 mm毫针从腰$_2$(压痛点上2 cm处)进针,斜刺透向腰$_4$(压痛点下2 cm处),捻转1分钟,使针感传至疼痛区域,留针30分钟。起针时先起腰部,然后令患者下地活动,再次捻转外关透内关后出针。每日1次,10次为1疗程。

5. 合谷刺法

(1)定位:患者俯卧位,腹部垫一枕头,同侧腰$_2$、腰$_3$棘突间旁开2~3 cm处找到压痛点,深按有触骨感时即为腰三横突尖部,并标上龙胆紫点作体表定位。

(2)操作:常规消毒后,根据病人的胖瘦选用规格为28号、直径0.35 mm、长度50 mm或75 mm的不锈钢毫针刺入4~7 cm,达横突尖端,有骨感,沿腰三横突尖部上缘及尖端稍有间隔地连续刺3~5次,将针稍微提起,再沿腰三横突尖部下缘刺1~2次,注意此时要减慢施术速度,针下有落空感即可出针。然后以针眼为中心,用闪火法拔一火罐,留罐10~15分钟后起罐。3天1次,连续3次为1个疗程。

6. 三刺针法

(1)取穴:第三腰椎横突尖端压痛明显处为正中穴,旁二穴在正中穴上下各2~3 cm处;配穴可选用腰眼、秩边、委中等。

(2)操作:用2~3寸毫针于正中穴垂直进针,向压痛深处直刺,抵达横突端后用手法捻转得气,然后针尖稍向外侧斜刺,到达横突尖端外缘,行提插捻转强刺激手法。旁二穴进针后,稍向正中穴斜刺,针尖到达第三腰椎横突端的上下缘,得气后行提插捻转。均留针30分钟。每日1次,10次为1个疗程,疗程间休息3天。

7. 针挑疗法

(1)定位:第三腰椎横突处寻找压痛点。

(2)操作:常规消毒,用2%奴夫卡因做1皮丘,用10 cm长30号不锈钢毫针于皮丘上垂直刺入达横突尖处,并测好露在皮肤外面毫针的长度,在挑针针体上标明所刺深度。拔出毫针,将挑针在皮丘上面毫针所刺入部位刺入,并按毫针所刺入方向及深度直达横突尖处,有骨性抵触感后,右手用力将挑针在横突尖上做向上向下挑拨2~3次,将变硬的组织挑断,力求挑拨后针尖在横突尖背侧上滑动时无阻力后出针。术毕用干棉球压针孔1分钟。于针孔处用艾灸1分钟,灸后盖敷料,用胶布固定。

8. 锋钩针法

(1)定位:找准腰部有条索状或结节状部位,或寻找第三腰椎横突压痛点并标记。

(2)操作:常规消毒后,先用左手食指和中指绷紧皮肤,右手迅速将针尖刺入皮下略停1~2秒,然后向下深入至病区有针感为度。通常在肌层或骨膜层浅层,或询问患者是否针尖达至患处疼痛深度。患者出现酸麻胀感觉时即停止进针,然后顺神经、肌肉纵行方向剥离纤维组织,能听到纤维分离的咔嚓声,针头不可转动方向,然后迅速出针,并在针孔及周围拔罐。间隔2~3天可重复施术。

9. 针刀疗法

(1)定位:患者取俯卧位,腹下垫枕,使腰平直,根据 XR 片腰三横突尖部定位及其附近明显纤维结节压痛部和其他压痛部,计划针刀施术点,一般定 4～6 点。

(2)操作:常规无菌操作,刀口线与脊柱纵线平行,垂直腰平面进针达病变处,纵行切开纤维结节,然后行纵横摆动,铲剥横突尖筋膜与软骨部,铲剥横突骨面;出针刀再于其他压痛点进针行纵横摆动,得气松解后出针;原患腰椎间盘突出者,并行腰椎横突间韧带和椎间外孔松解。出针刀压迫针孔片刻,消毒后无菌敷料覆盖 3 天。

10. 刃针疗法

(1)定位:患者取俯卧位,腹下垫一软枕,使腰椎处于直立或前屈位。于腰二、腰三棘突尖连线中点,作垂直于脊柱的直线,再于后正中线旁开 4.5 cm 作 2 条平行于脊柱的直线,在此 3 条线的两交点附近寻找压痛点,即腰三横突的体表投影点。如腰痛牵扯到同侧臀腿痛,则可在髂嵴下方或臀中肌体表投影区找到压痛点。如牵扯到大腿内侧痛,则可在股内收肌起点处有压痛。用龙胆紫做皮肤标志。

(2)操作:常规手术皮肤消毒,术者戴消毒手套。于上述痛点肌注利多卡因各 1～1.5 ml,行局部浸润麻醉。按刃针四步规程要求,刀口线与脊柱平行,刃针方向斜向脊柱并与皮肤呈 75°～80°进针,刃针达骨面后,探至横突尖端稍内侧先行纵行切割,再横行铲削 1～2 刀,感觉肌腱筋膜和骨端之间有松动感即出针。用无菌纱布压迫片刻后,再用棉球胶布固定。伴臀腿痛或内收肌疼痛者,在相应痛点行针刀纵行切割手法。每周治疗 1 次,3 次为 1 个疗程。

11. 注射针刀法

(1)定位:患侧腰三横突尖部压痛明显处。

(2)操作:常规消毒,铺巾。采用注射针刀,刀口线与人体纵轴平行刺入,接触到骨面时,将针刀移至横突尖部,环腰三横突尖部切割3~4刀,然后将针刀移至腰三横突用横行剥离法,感觉肌肉和骨尖之间松动后,将2%利多卡因5 ml和曲安奈德25 mg混合液通过注射针刀注入腰三横突尖部。出刀,棉签压迫止血,创可贴外贴。术后用3~5次弹压手法和腰椎侧扳复位手法。

12. 穴位埋线法

(1)器械准备:5号医用羊肠线剪成0.5 cm段浸入75%酒精溶液,无菌剪刀、直止血钳、持针器各1把,11号刀片、缝皮三角针各1枚,1号丝线1段,5 ml注射器1个,2%利多卡因5 ml,碘酒、酒精棉球,无菌纱布。

(2)操作方法:病人俯卧位,取阿是穴,备皮,常规消毒,以2%利多卡因皮肤局麻,在穴位上纵行切开皮肤约0.5 cm,用止血钳夹取2~3段肠线捅破深筋膜达肌层,分离周围组织、弹拨按摩肌肉及结节,病人麻胀感强烈后,松止血钳将肠线留在穴位深部,缝合皮肤,消毒切口,纱布外敷,8天拆线。

13. 鬃针埋藏法

(1)取穴:第三腰椎横突压痛点,单侧疼痛取同侧的局部压痛点,两侧疼痛则双侧压痛点同时选用。

(2)操作:选用7号注射针头,针芯内穿入鬃针,即消毒好的猪鬃(选猪颈项部的长鬃毛,剪去根部和末梢,放入清水中加碱煮沸去垢,反复数次至水清为止,取出待用)。所选穴位无菌操作,捏起皮肤,将针尖刺入所选部位,针尖向脊柱方向横行穿过条索或硬结,在距离进针点约3 cm处出针,轻轻从针尾推进鬃针,使其露出针尖,用左手按住鬃针,右手轻轻地拔出注射针头,将鬃针留在穴位内,然后剪去暴露的鬃针,轻轻拉平皮肤,使其两端藏于皮下,针孔用消毒纱布覆盖即可。

14. 新铍针法

(1)定位:第三腰椎横突压痛点。

(2)准备:新铍针、无菌注射器、2%盐酸利多卡因、醋酸泼尼松龙。

(3)操作:嘱患者俯卧于床上,枕头置于胸口部位,双手放于头部两侧,呈全身放松体位,充分暴露腰部,以龙胆紫标记,涂碘伏消毒,待其自然晾干。医者双手消毒,以无菌注射器刺入探查,及至针下有阻挡感后停止,无回血方可注入药液,后以新铍针沿探测的方向及深度进入,根据病情实行不同的手法,待针下有空松感后出针。出血者拔火罐以祛除瘀血,针孔处敷以创可贴保护创口2~3天,1周松解1次。

15. 长圆针法

(1)定位:用拇指指腹按压腰三横突的尖部、后板、前板,检出腰三横突上阳性点即腰椎横突$_3$,并依经筋取穴方法,依次检查足太阳经筋于腰腹部结筋病灶点,一般在腰椎横突$_{1\sim5}$、腰宜次、府舍次、气冲次等处标记。

(2)操作:常规消毒皮肤,用0.5%利多卡因依次浸润各点,用斜刃长圆针依次行解结法,即关刺法:直刺到结筋病灶点表层,左右刮拨,以解除表层粘连;恢刺法:直刺肌腱旁侧结筋病灶点粘连组织深部,用末端锋刃向上挑拨切割,松解周边粘连。术后无菌包扎3天,7天治疗1次。

16. 芒针疗法

(1)取穴:大肠俞透气海俞、承山透委中。

(2)操作:按芒针疗法之操作要求施针,隔日1次。

17. 皮内针法

(1)取穴:患侧大肠俞、气海俞、肾俞、阿是穴。

(2)操作:每次选取2穴,用揿针刺入所选穴内,胶布固定,每

3日更换1次,7次为1疗程。

18. 梅花针法

(1)取穴:阿是穴周围、腰骶膀胱经第1、2侧线。

(2)操作:阿是穴重叩,使皮肤发红或微出血,叩后可拔火罐,其余部位自下而上,以局部皮肤红晕而无出血为宜。

19. 头皮针法

(1)取穴:躯干感觉区、足运感区。

(2)操作:患者取坐位或卧位,急性期每日针1次,缓解期可隔日针1次。常规消毒,快速进针,刺入一定深度后快速捻转,不提插,持续捻转2~3分钟,留针5~10分钟后再重新捻转,反复2~3次起针。在捻针的同时,嘱患者活动腰部。

20. 腕踝针法

(1)取穴:双侧腕踝针下$_6$。

(2)操作:常规消毒,针体与皮肤成30°角,快速进针,针体应在皮下浅表层,针尖朝上,针刺深一般为1.4寸,一般无针感,不提插,不捻转。留针30分钟,隔日1次,10次为1疗程。嘱患者活动腰部。

21. 刮痧疗法

(1)取穴:阿是穴,即第三腰椎横突尖端的体表投影处,左右各1穴,该处按之多有压痛;命门、肾俞、腰眼、环跳、委中、承山、足三里、解溪、太溪等。

(2)操作:暴露治疗部位,常规消毒。医者用吕教授刮痧油涂抹患处,右手持拿刮痧板,蘸取刮痧油,利用腕力和臂力,按血液循行方向和穴位所属的经脉线,由上而下,由内而外顺次刮拭,用力均匀适中,由轻渐重。刮拭面应尽量拉长,每个部位刮30~60次,以病人能耐受或出痧为度。每次刮治时间以30~45分钟为宜。初次治疗时间宜长,但手法不宜太重。间隔3~5天后可再行刮拭1次。反复施行,直到患处无痧斑、瘀块,病症痊愈为止。通常连续刮2~3次为1个疗程。

22. 穴位注射法

(1)取穴:阿是穴、腰夹脊穴、气海俞、肾俞、大肠俞。

(2)药物:当归注射液、红花注射液、丹参注射液、川芎注射液、麝香注射液等中药制剂,维生素 B_1 注射液、维生素 B_{12} 注射液、利多卡因注射液、泼尼松龙注射液等西药制剂。

(3)操作:每次选取2~3个穴位(阿是穴必选),按穴位注射法常规操作,每次每穴注入药液2~3 ml。

(三)推拿治疗法

1. 点穴按摩法

(1)滚揉放松法:俯卧,术者沿患者腰背骶棘肌自上而下采用滚、揉及一指禅推等轻手法放松健侧软组织,然后同法放松患侧。

(2)压痛点点穴法:在腰$_3$横突末端压痛点处用拇指或肘点压法,起始时点压宜轻而后逐渐均匀加力,至患者能承受为度。点穴法应做到柔中有刚,渗透力强,这是点穴手法治疗关键,切不可用蛮力。

(3)弹拨法:以拇指在骶棘肌及腰臀部深浅肌腱、腱膜的纤维方向相垂直做往返弹拨,起到分离粘连、消除筋结的作用。

(4)顿提法:术者用肘点压在腰$_3$痛侧棘突旁1 cm处,助手双手握患肢踝部做后伸上提及顿提动作,提一顿三,反复3遍。顿提时腰部可出现"嚓"的声音。

(5)理筋叩拍法:术者以双拇指在腰及臀部自上而下做"八"字理筋手法3遍,最后叩拍患者腰背部2分钟结束治疗。

2. 五步按摩法

(1)通法(第一步):患者取俯卧位,全身放松。医者立于患者一侧,先用大小鱼际肌分别掌揉督脉与足太阳膀胱经部位,指压肾俞、环跳、风市、殷门、委中和承山等穴。以达通经活络,舒筋活血,以通止痛的目的。

(2)松法(第二步)：医者双拇指平行或重叠按压腰三横突病变处，先前后弹拨，再左右分离其结节或条索状物，约5分钟。弹拨幅度要小，频率要快，由浅入深，由轻到重，再由重到轻，手法轻重以病人能耐受为度。一般病程长手法宜重，弹拨时间宜长。此法是手法的重点，弹拨部位要准确，手法轻重要适度，真正达到以松止痛的目的。

(3)揉法(第三步)：在弹拨局部软组织处施以揉法3~5分钟，手法要深透有力，重而不滞，轻而不浮，频率要快。以使局部温热舒适，肌肉松弛为目的。

(4)扳法(第四步)：患者取侧卧位，医者面对患者，在双肘对抗牵引下(一肘抵住肩前部向后上方牵拉，另一肘压住一侧臀部向前下方牵拉)，以腰三横突为轴，分别向左右斜扳1次。以进一步松解附着在腰三横突末端痉挛与粘连的组织，整复因肌肉长期痉挛牵拉造成的腰椎后关节紊乱。双肘与拇指三点要同时协调用力，动作要轻巧，勿用蛮劲，以防造成新的损伤。

(5)抖拉法(第五步)：患者取俯卧位，医者双手握拿患者足踝部，分别抖拉双下肢1~2分钟。

3. 舒筋斜扳法

(1)通经活络法：俯卧，医者用手掌按揉脊柱两侧骶棘肌至小腿2~3遍，用拇指分理华佗夹脊穴，点秩边、环跳、承扶、殷门、委中、昆仑、太溪。

(2)分筋镇定法：先用掌根按揉腰部使该处痉挛的肌肉松弛，用刚柔相济的一指禅手法分理痛点，然后按压振颤以患者能够耐受为度。

(3)侧扳法：右侧卧，右腿顺直，左腿略屈放置右腿前方。医者立于患者前方，左手推患者左肩向后固定，右肘压左臀向前下方用力。同法做另侧。最后推肾俞，揉少腹，压气冲穴，点血海穴，牵抖双下肢。

4. 快速揉拨法

(1)手法:采用㨰、推、点、拿、按、摩、揉拨、弹拨、叩打等。

(2)方法:俯卧,先用轻巧、松柔的手法在患处周围和顺经络走行方向按摩几遍,使其适应和疏通经络;然后用深透手法在其患处按揉、弹拨,使其局部筋膜和附着于横突部的肌纤维组织的痉挛松解;再用单手或双手拇指在腰$_3$横突痛点处进行轻揉而快速地拨动约5分钟。此手法结束后,多数病人可感到患部轻松很多。最后点按腰俞、委中、承山、足三里、手三里等穴。在点按手三里时,患者取站立位,并嘱其作腰部前屈、后伸、左右旋转动作。每次治疗20~30分钟,每天或隔天1次,10次为1疗程。

5. 分期推拿法

(1)急性发作期:患者俯卧位,医者站在其体侧,用轻快而又柔和的掌根按揉(以不增加患者疼痛为度),在腰部两侧尤为肌紧张侧治疗约5分钟;并在压痛点部用拇指指面作轻轻地按揉,3~5分钟;随后用小鱼际擦腰脊柱两侧的肌肉及腰骶部,擦法完成后,在被擦部作热敷法。患者仰卧位,医者站立其体侧,先做一侧再做另一侧的屈髋、屈膝之被动运动,随后同时做双侧的屈膝、屈髋动作,均以不增加患者疼痛为度,各分别5~10次。患者仰卧位,医者站在其体侧,用中指指面按揉委中穴,随后用抖法于下肢。

(2)慢性持续期:患者俯卧位,医者站在其体侧,用㨰法或掌根按揉法于两侧腰肌,肌紧张侧和压痛点作重点治疗,约5分钟,使腰肌得到初步松解。在第三腰椎横突尖端即压痛点处,用拇指指面按压并同时作左右方向的弹拨,15~20次;并以擦法于压痛点处。病人仰卧位,在腹股沟压痛点用拇指按揉30~60秒。病人仰卧位,作患侧的屈髋、屈膝之被动动作,分别为15~20次。患者仰卧位,医者站在其体侧,用中指面按揉委中穴,随后用抖法于下肢,再作双下肢的搓法。

6. 旋转复位法

调整错位的腰$_3$、腰$_4$关节突。病人正坐于方凳上,术者拇指指腹按压在偏歪棘突的偏侧,助手固定患者健侧下肢,让患者手扶头顶,术者以与患者方位同侧的上肢经腋下过项搭住病人健侧颈肩部,让患者全身放松前屈75°,连贯性侧弯45°,旋转已达过伸位20°,术者拇指支点与旋转之杠杆作用力的巧合,即可感到指下棘突的弹跳感,常听到"喀喀"的响声,此时已复位,动作要轻巧连贯,一气呵成。复位后嘱病人卧床3天,配合服用相应的药物,起床后让病人进行适度功能锻炼,一般3~5天即愈。

【现代研究】

1. 重庆市梁平县人民医院王小蓉等报道运用中药透入配合手法治疗第三腰椎横突综合征112例。①中药透入:生南星60 g,山豆根、生草乌、生川乌、生半夏、细辛、赤芍、穿山甲、黄芪各15 g,鸡血藤、川芎、木瓜各10 g;上药用45%的酒精2500 ml浸泡1个月后备用。治疗时取与患部大小相适应的纱布块(厚4~6层),用药液浸透后,放置患部,再取同样大小的纱布若干块围其四周,打开红外线灯进行照射,每日1次,每次1小时。②手法:患者俯卧位,全身放松,术者立于患侧,一手手掌或大鱼际从第10胸椎平面起,自上而下轻巧地推、按、揉患侧骶棘肌,直至臀部股骨大转子处。重点施术于病变部位,治疗3分钟,再用拇指分别点按患侧肾俞、环跳、委中、承山等穴。术者用一手拇指在第三腰椎横突处作与条索状物垂直方向的弹拨手法,用力由轻到重,由浅到深,然后用拇指在该处反复按揉3~5分钟。术者用手指沿患侧骶棘肌自上而下往返按、揉、擦法治疗4分钟,然后沿骶棘肌纤维方向自上而下的擦法治疗2分钟。③结果:痊愈85例,好转22例[实用中医药杂志,2001;(9):17]。

2. 浙江省台州市中心医院金崇敏报道运用推拿加中药熏蒸治疗第三腰椎横突综合征30例。①推拿手法：患者取俯卧位，先在腰部两侧疼痛肌肉处施以推擦法、掌根揉法及滚法治疗，并用肘尖按压腰椎部患侧第3腰椎横突处及臀部条索状肌痉挛处，逐渐加压用力，以患者能耐受所出现的酸胀痛麻为宜，使局部痉挛的肌肉充分放松；点按肾俞、大肠俞、环跳、委中、承山，以疏导经气而止痛；患者取侧卧位，患侧在上，健侧下肢伸直，患侧下肢屈曲，用大拇指指腹在腰$_3$横突处伴条索状硬块垂直方向，由轻到重弹拨，以松解粘连。每天1次，每次20分钟。②中药熏蒸：取乳香、没药、红花、川芎各15 g，伸筋草30 g，蜈蚣2条，枳壳10 g，当归、丹参、艾叶各20 g混匀，置包裹内，放入熏蒸床，温度控制在50～60℃。患者露出腰部，躺在熏蒸床上。每次治疗30分钟，每天1次。③结果：治愈25例，有效5例[现代中西医结合杂志，2007；(22)：3191]。

3. 广西桂平中医院陈清雄报道运用手法加中药外敷治疗第三腰椎横突综合征42例。①手法：患者俯卧位，医者先点按华佗夹脊、肾俞、委中、委阳、环跳等穴位，后揉按腰部20遍，放松腰部肌肉；再重点揉按第三腰椎横突及髂脊肌肉附着点；在腰部行分筋理筋法、三搬法；最后在腰脊、臀、腿行柔散、捋顺、拍打手法5～10分钟，手法结束。②外敷：生川乌、生草乌、生马钱子各18 g，细辛10 g，桂枝、川椒、狗脊、红花、姜黄、独活、秦艽、威灵仙各15 g；上药共研成粉末，加水煎熬成膏状，掺入少许樟脑，趁热敷于患处。每天敷4～6小时。③结果：痊愈36例，好转5例[广西中医药，2001；(1)：39]。

4. 四川省内江市中医院周厚才报道运用手法加消结膏治疗第三腰椎横突综合征216例。①手法：病人俯卧位，医生站在患侧施行手法。点肾俞、气海、秩边、环跳、委中、昆仑穴，由浅入深，再由深返浅，其中肾俞、委中2穴持续2分钟，余穴1分钟；推搡按压骶棘肌5分钟,手法应做到轻巧而敏捷;弹拨第三腰椎横突部,然后用指尖搽揉至透热为止,约10分钟,弹拨方向应以结节或条索状硬块垂直方向为主,手法由浅到深,由轻到重;配合腰部后伸被动活动,捏拿㨰揉腰肌5分钟,手法应深沉有力。②消结膏:金腰带30 g,生南星、穿山甲、草乌、川椒、雪山一支蒿、桃仁各10 g,樟脑5 g;上药共研末过45目筛,加食醋、白酒适量,鲜开水调成糊状,平刮于棉花上敷于患处,胶布固定。③腰部练功:初起病人可卧床休息,减少腰部活动,待病情缓解后,可站立位,用两拇指后揉第三腰椎横突处,然后腰部作前屈后伸、回旋和俯卧背伸运动。治愈后可经常坚持锻炼,增加腰部肌力,防止风寒湿邪侵袭。④结果:治愈168例,显效40例[成都中医药大学学报,1999;(1):35]。

5.浙江省新昌县中医院王仁灿等报道运用脱苦海药膏为主治疗第三腰椎横突综合征68例。①方法:脱苦海药膏主要成分为薄荷脑、冬青油、樟脑、单糖水杨酸、维生素E。贴用脱苦海药膏之前嘱患者俯卧位,暴露腰部,医者用大拇指找准第三腰椎横突压痛点,横向弹拨10次,竖向弹拨5次,单侧腰痛弹拨单侧,双侧腰痛弹拨双侧,弹拨后,以压痛点为中心作皮肤酒精消毒,用七星皮肤针重叩痛点周围皮肤5～8下,然后吸上火罐,吸出少量瘀血,去除火罐后贴上脱苦海药膏,隔3～4小时换贴药膏,每天换贴不少于3次,连续贴3天。②结果:35例治愈,25例好转[浙江中医杂志,2001;(5):199]。

6.河南省平舆县第二人民医院吴春生等报道运用封闭配合热熨法治疗第三腰椎横突综合征108例。①局部封闭:患者俯卧位,在腰三横突尖部寻找压痛点并做好标记,严格无菌操作。抽吸醋酸曲安奈德注射液20 mg,2%利多卡因3 ml,生理盐水6 ml,用7号长封闭针头于标记处以45°角进针至横突尖部,有骨质感时注药2 ml,再将针头稍后退,分别向横突尖周围及其上下缘刺入注药,每次注药前均回抽无血液倒流。拔针后按揉片刻,创可贴外敷。②中药热熨：药用吴茱萸、白芥子各60 g,生盐1000 g。上药混合置锅内炒热,至生盐变黄色为止,用布包热熨患部。施治时布包下应放置数层布垫,避免烫伤皮肤,反复使用,每日2次,于封闭后第3天开始应用。③结果：痊愈87例,好转19例[中医正骨, 2002;(5):48]。

7.贵州省湄潭县中西医结合医院安玉禄报道运用齐刺电针治疗第三腰椎横突综合征86例。①方法：患者俯卧于治疗床上,在患侧第二、第三腰椎棘突之间旁开2寸左右,第四、第五腰椎棘突之间旁开2寸左右作记。常规消毒,取30号3寸毫针缓慢刺入肌肉直达横突骨面,后将针提取少许,调整针尖之方向,使针斜向外侧而入,针尖直沿横突尖边缘入0.5 cm为正,后在此针旁上下各刺入一针,也要求使针沿着横突尖边的上下角深入约0.5 cm,之后于同侧第四、五腰椎棘突旁开约2寸处,取30号4寸毫针一支刺入,要求同上。术毕将齐刺之毫针串联接于G6805电针仪之正极,负极则连于第四、五腰椎棘突间旁开约2寸处之毫针,选用疏密波,电流之大小以患者能耐受为度。时间为半小时,如两侧腰部痛则依上法刺两边。②结果：痊愈58例,好转21例[贵阳中医学院学报,2003;(1):44]。

8.福建龙岩人民医院邱晓虎等报道运用温针为主治疗第三腰椎横突综合征60例。①方法：为使针能更顺利刺达横突尖端而不致因过上过下或过外至刺空误入腹腔,同时考虑横突尖端内侧也多有不同程度压痛,在按取横突尖端后以此为水平,用0.38 mm×75 mm不锈钢毫针从正中线旁2 cm之后关节开始由内向外每隔5 mm进行排刺,要求均达骨面,至某一针刺相同深度未触及骨面,则此前一针所达为横突尖,将各针略上提斜向上、下、外方反复大幅度提插捻转,但要求均达骨面,直至酸胀感明显。本组病例横突尖端离正中线约6 cm,针刺深度1.5～2寸达骨面。伴臀部疼痛者加取臀部阿是穴,多为髂嵴中点直下3～4 cm处臀上皮神经反应点。以上部位针刺得气后接 G6805 电针仪,选连续波,耐受量。然后在横突尖及臀部针柄上置 2 cm 长艾条点燃温针灸,并预铺纸片防艾条抖落灼伤皮肤,留针 30 分钟。针刺术毕在原针刺部位及大腿根部痛点施点按弹拨手法,然后轻柔揉法 10 分钟。②结果:痊愈 41 例,显效 11 例,有效 8 例[上海针灸杂志,2004;(3):24]。

9. 山东中医药大学郭之平等报道运用透穴刺法治疗第三腰椎横突综合征 59 例。①方法:用 3 寸半毫针,当第三腰椎横突尖外端,距后正中线旁开 3 寸半紧贴横突后侧略偏下进针,经膀胱经第二旁线,穿过第一旁线,斜透至夹脊穴,进针约 3 寸,行针得气后酸麻胀感自腰部下传至臀部,可达股内侧。留针 20 分钟,辅以 TDP 治疗仪照射。②结果:痊愈 38 例,好转 15 例[山东中医杂志,2003;(9):554]。

10. 广州市中医药研究所林少贞报道运用针罐结合治疗第三腰椎横突综合征 58 例。①方法:取患侧腰部压痛点及上下 1~1.5 寸处,常规消毒局部皮肤后,进针,中间一针直刺,上下两针斜刺,均达病所,深度为 1.5~1.8 寸,得气后用捻转泻法或平补平泻法行针 1~2 分钟,使酸胀感向周围扩散。伴臀部疼痛者加刺秩边或环跳,疼痛向下肢放射者加刺殷门、委中,均取患侧,直刺,得气后用捻转平补平泻法行针 1~2 分钟。留针 20 分钟,留针期间再行针 1 次。起针后在针刺部位拔罐:患侧腰部皮肤涂以万花油,选取 2 号玻璃罐行闪火法拔罐,以患处为中心上下往返推移至局部皮肤红紫或出现紫红色瘀点后起罐。②结果:41 例痊愈,14 例好转[中国民间疗法,2004;(5):32]。

11. 湖北省中医药研究院范全等报道运用中西医结合治疗第三腰椎横突综合征 56 例。①方法:患者取俯卧位,在患侧 L_3 横突尖部定位,用 1% 盐酸利多卡因注射液约 6 ml,由皮上浸润至横突尖部作局部麻醉。取汉章牌针刀,将刀口线与骶棘肌平行刺入,进针时右手拇指、食指捏住针柄,其余指托住针体,在进针点皮肤稍加压,缓慢刺破皮肤,将刀口下的血管、神经分离至刀口两侧。当针刀尖刺到 L_3 横突尖骨面时,作横行剥离松解,感觉肌肉与骨尖之间有松动感时即出针,并压迫止血。然后将药液(曲安奈德注射液 40 mg,维生素 B_{12} 针剂 0.5 mg,1%利多卡因注射液 6 ml)分别在横突尖的上下及尖部注入。用无菌纱块敷盖针眼 2~3 天。②结果:全部治愈[湖北中医杂志,2001;(12):42]。

12. 柳州市妇幼保健院郭钦源报道运用小针刀加拔罐治疗第三腰椎横突综合征 54 例。①方法:患者俯卧位,腹下垫一枕头,在腰部骶棘肌外缘第三腰椎横突尖端找到压痛最明显或有囊状感处,做一标志。常规消毒皮肤,铺洞巾,术者戴手套,用 1~3 号针刀,刀口线和人体纵轴平行刺入皮下,逐层深入并体会针刀刺入的摩擦感直至骨面,在横突骨面用横行剥离法,感觉有松动即可出针。针后在局部用闪罐法,留罐 5 分钟,或拔出血约 2~5 ml,取罐后用酒精棉球擦净,盖以无菌纱布,胶布固定。7 天后复查,若有余痛或触诊感觉局部囊状感仍明显,可再施术 1 次。休息期间,嘱患者做仰卧膝屈近胸腹部功能锻炼,以防术后粘连。②结果:痊愈 49 例,好转 5 例[广西中医药,2004;(1):16]。

13. 河北省邢台市桥东区风湿病医院陶少华报道运用针刀配合水针埋线治疗腰三横突综合征 150 例。①针刀治疗:患者俯卧位,在腰三横突尖部压痛最明显处用龙胆紫标记,常规消毒术野区皮肤,铺洞巾,戴无菌手套。抽取 2%利多卡因 3 ml,用 9 号穿刺针在标记处做皮丘,垂直刺入,找到腰三横突后滑向横突尖部,注入利多卡因 1 ml(患者多出现酸、胀、沉重感,有时向臀部放射),边注药边退针。取朱氏针刀,刀口线与身体纵轴平行,垂直刺入,到达横突尖部,先纵向切割 3~4 针,再横向剥离 3~4 针,针下有松动感后出针。②水针埋线:针刀完毕后,取陆氏套管埋线针,将 1 号羊肠线 1.5~2 cm 放入埋线针前端,刺入横突尖部,轻推针芯,注入羊肠线后,拔出针芯,接上 10 ml 注射器,注入水针松解液(曲安奈德 20 mg,维生素 B_{12} 注射液 1 mg,维丁胶钙 1 ml)。拔出埋线针,压迫针眼数分钟,用创可贴覆盖。如 1 次未愈,10 天后行第 2 次治疗。③结果:1 次治愈 63 例,2 次治愈 32 例,3 次治愈 17 例,显效 21 例,好转 17 例[中医外治杂志,2006;(6):56]。

14. 中国人民解放军第 252 医院赵淑灵等报道运用针刀配合手法治疗第三腰椎横突综合征 88 例。①方法:在患侧第三腰椎横突尖部压痛点常规消毒,针刀刀口线与人体纵轴平行刺入,当刀口接触骨面时,用横行剥离法,感觉手下有松动感时出针,创可贴贴针眼。针刀后,让患者背靠墙壁直立,然后医生辅助患者弯腰,当患者不能继续往下弯时,医生一手托住患者腹部,一手把患者腰部弹压一下,患者即能弯至正常,接着让患者直立,医生扶患者背伸,当患者不能继续背伸时,医生顺势使患者过伸。②结果:痊愈 47 例,显效 24 例,有效 15 例[现代中西医结合杂志,2004;(5):606]。

15. 黑龙江中医药大学王先滨等报道运用围刺法配合推拿治疗第三腰椎横突综合征 55 例。①围刺法:以第三腰椎横突端点为中心进行围刺,针刺深至附着于第三腰椎横突端点肌筋膜处。②推拿手法:点按、弹拨第三腰椎横突附近条索硬块,应由轻渐重,不使患者感到痛楚,全面放松腰部两侧及臀部肌肉,重点在第三腰椎横突端点和脾俞穴。针灸隔 3 日 1 次,按摩每日 1 次。③结果:治愈 32 例,好转 23 例[针灸临床杂志,2007;(2):34]。

16. 浙江省青田县中医院高宏报道运用腕踝针加推拿治疗第三腰椎横突综合征 85 例。①方法:选取腕踝针穴下$_5$,伴内收肌压痛的加下$_1$。选用 0.25 mm×40 mm 的毫针,常规消毒,使针与皮肤成 30°角快速进针,进针后小心地将针退至皮下,将针放平使之与皮肤呈 5°~15°角,然后沿皮下组织表浅地刺入一定深度。针刺完成后嘱病人活动下肢,要求针刺部位无感觉,若有需重新调针,使之达到无感觉的要求。留针 30~60 分钟。配合推拿:用滚法施于两侧腰部肌肉及患侧臀部,肌紧张侧和压痛点处做重点治疗,操作2～3分钟;在患侧第三腰椎横突尖端做按压、弹拨3～5分钟;掌根揉腰部肌肉2～3分钟;放少许按摩乳用擦法擦两侧腰部肌肉,患侧第三腰椎横突部位为重点;按揉臀上皮神经部1～2分钟;病人仰卧,在内收肌起点处按揉1～2分钟;点按委中、承山各30秒;做患侧和双侧屈髋、屈膝之被动活动各10次。②结果:痊愈61例,好转22例[浙江临床医学,2004;(5):390]。

17. 山西省运城市第三医院王洁伟报道运用局部封闭加手法治疗第三腰椎横突综合征245例。①局部封闭:患者俯卧位,寻找第三腰椎横突的压痛点,常规皮肤消毒。选用20 ml注射器,7号注射针头,抽取2%利多卡因5 ml,醋酸泼尼松龙混悬剂50 mg(或地塞米松6 mg),维生素B_{12} 0.5 mg,维生素B_1 100 mg。在压痛点处垂直进针,到达骨质,回抽无血,将药液缓慢注入2～3 ml,其余药液以横突为中心做扇形注射。注射完毕后,用无菌纱布覆盖针眼。如患者为双侧发病,用同样方法注射另一侧。②手法:局封休息10～15分钟后,开始做手法治疗。按压:患者俯卧位于硬板床,用双手拇指在脊柱两侧的压痛点按压5～10分钟;弹拨:在压痛点的上下各一椎体间进行弹拨,自上而下反复5次,缓解肌肉痉挛;推揉:用手掌在脊柱两旁自上而下推揉骶棘肌约10分钟。每周治疗1次,3次为1个疗程。对症状顽固者,可间隔2周后进行第2个疗程治疗。如腰椎两侧有感染病灶,应禁用上述治疗。③结果:治愈178例,好转60例[中国民间疗法,2007;(7):58]。

18. 广东深圳平乐骨伤科医院陈汴生等报道运用平乐推按手法配合局部封闭治疗腰三横突综合征58例。①平乐手法推按:患者俯卧位,双下肢伸直,术者站于患侧,用两手重叠从T_8起自上而下反复数次推按脊柱,直至骶骨,再将双手掌分别在腰椎两侧的骶棘肌上,向上反复推按数十次。弹拨L_3横突处,双手拇指重叠在L_3横突处,做与条索状硬结垂直方向的弹拨,其手法由浅入深,由轻到重,重复数次,然后用拇指在该处按压约 1 分钟。双手旋按 L_3 横突周围的肌肉 3 分钟。每天 1 次,10 天为 1 个疗程,治疗 1 个疗程后行 L_3 横突封闭术。②封闭法:药用 1% 多利卡因 10 ml,确炎松缩酮 40 mg,维生素 B_1 100 mg,维生素 B_{12} 0.5 mg。病人俯卧位,双下肢伸直,在 $L_{3~4}$ 棘突间隙外侧旁开 3.5 cm 处作穿刺点,皮肤常规消毒,用 6 号 10 cm 长穿刺针垂直进针,深约 4 cm 左右,针尖触到 L_3 横突后,退回约 0.2 cm,回抽无回血,注药 4 ml,注药后将针退回少许改变方向,向 L_3 横突上缘和下缘进针,回抽无回血后各注药 5 ml。③结果:手法治疗最少 10 次,最多 20 次,平均 15 次;封闭治疗最少 1 次,最多 2 次。治愈 36 例,有效 22 例[中医正骨,2007;(6):36]。

19.陕西省西安市中医院贺莉等报道运用推拿按摩配合针刺治疗腰椎横突综合征 48 例。①局部推拿按摩:患者俯卧位,首先在其第三腰椎横突旁用轻柔的揉、按手法施治,放松紧张的局部肌肉,加快局部血液循环;然后在患者第三腰椎横突旁约 1 寸处(或明显触及条索状硬结处)弹拨,以患者耐受为度,治疗时间 10~15 分钟;最后用按揉、㨰法放松结束。②针刺:主选阿是穴、委中穴和悬钟穴。患者取俯卧位,选取阿是穴,用华佗牌 28 号 3 寸毫针,以 45°角由外侧向内侧斜刺,深度 1.5~2 寸;用 2 寸毫针直刺委中穴,深度为 1 寸左右;用 1.5 寸毫针由上向下斜刺悬钟穴,深度为 1 寸左右。以上 3 穴均用泻法,以患者耐受为度,留针 30 分钟左右。每日 1 次,10 次为 1 个疗程,疗程间休息 2~3 天。③结果:治愈 22 例,有效 24 例[陕西中医,2007;(8):1014]。

20.广西民族医药研究所附属医院韦英才等报道运用经筋疗法治疗第三腰椎横突综合征 56 例。①方法:术者用拇指按揉法,循第三腰椎横突处、臀上皮神经、腘窝、腓肠肌、外踝附近依次查找,若触及条索样、小颗粒状结节,即将其定位为"筋结病灶点"。筋结病灶点以第三腰椎横突末端处较为明显,有压痛并放射至膝部。确定"筋结病灶点"后,用拇指或肘尖进行按、揉、弹拨,由远及近,由轻到重,对"筋结病灶点"进行松筋解结术,力求使"筋结病灶点"软化,压痛减轻,其刺激强度以患者能耐受为宜。同时对患侧足太阳经筋和足少阳筋经在腰及下肢循行的部位进行全线松筋理筋。在肌筋充分松解后,医者左手拇指尖按压固定上述"筋结病灶点",右手持28号1.5～3寸毫针,快速刺入病灶点,使病灶点出现酸、麻、胀、痛或向四周放射后即可出针。对第三腰椎横突点采用"局部多针"针法。然后在病灶点上及足太阳经筋循行处施闪火罐术,留罐10分钟。隔日施治1次,10次为1疗程,依据病情可连续施治1～2个疗程。治疗期间停用一切药物,忌生冷酸辣之物,避免重体力劳动,防止淋雨、着凉。②结果:痊愈38例,好转14例[广西中医药,2002;(5):30]。

十二、腰椎间盘突出症

腰椎间盘突出症又称腰椎间盘脱出症、腰椎髓核脱出症等,简称腰突症或腰脱症。是由于某些因素,主要是损伤所引起的脊柱内外平衡失调而造成纤维环的破裂,髓核突出压迫马尾或神经根部,产生的腰痛和坐骨神经痛。本病的发病率约占急性腰腿痛病例的60%以上,是临床常见多发病,其中90%又发生在下腰部。从流行病学统计资料看,男性发病率为1.9%～7.6%,女性发病率为2.5%～5.0%。好发于青壮年,特别是重体力劳动者,20～40岁发病率占65%～80%。临床上以腰$_{4,5}$、腰$_5$骶$_1$椎间盘突出最多见。本病的病理分型为腰椎间盘膨出、腰椎间盘突出、腰椎间盘脱出;临床分型为后侧型突出、中央型突出、椎间孔型突出。本病一般属中医学"腰痛"、"腰腿痛"、"痹症"等范畴。

【病因病理】

1. 腰椎间盘的生理退变

椎间盘组织承受人体躯干及上肢的重量,在日常生活及劳动中,劳损较其他的组织为重。但其仅有少量血液供应,营养极为有限,从而极易退变。研究证明,接近20岁的椎间盘已有退行性变,20～30岁间有的已有明显的退变,纤维环出现裂痕,而到30岁以上的中年人椎间盘均有退变。椎间盘的退变随年龄的增加而加重。随着年龄的增长,髓核脱水而逐渐缩小至中心部,周围纤维环亦增厚,髓核由蛋白多糖黏液样基质及纵横交错的胶原纤维网和透明软骨构成。由于蛋白多糖的膨胀性,使髓核具有弹力及膨胀的性能。又由于胶样髓核的蛋白多糖下降,胶原纤维增加,成人髓核的弹性下降,髓核与纤维环的切线应力,纤维环受力不均,成为纤维环破裂的组织病理学基础。

(1)纤维环的退变:椎间盘纤维环各层成 45°倾斜角与椎体垢环附着,两层之间以 90°角交叉。深浅层间互相交织,增强了纤维环的韧性及弹性,从而可以容纳含水约 80% 的髓核组织。随着年龄的增长,纤维环磨损部分网状变性和玻璃样变性,失去原来的清楚层次和韧性,产生不同的裂痕。研究证明,纤维环的纤维损害可出现外周放射状的撕裂,外周撕裂常见于纤维环的前方(除腰$_5$椎间盘)。此多为创伤性损伤所致,而并非生化退变过程,其发生与髓核退变无关。周围型裂隙,在上四个椎间盘前后分布相等,在腰$_5$椎间盘,多在纤维环后方。随着裂隙的增大,可形成一个或多个放射状裂隙,涉及纤维环的不同程度,此薄弱区成为髓核突出最合适的途径。

(2)软骨终板的退变:软骨终板随着年龄的增长而变薄、钙化和不完整,并产生软骨囊性变及软骨细胞坏死,纤维环的附着点松弛,伴随髓核脱水,软骨终板不能再生修复。中年以后,在软骨终板经常可以发现撕裂与裂隙。在大部分病例,这些裂隙开始于软骨和软骨终板中央与椎体之间,或软骨终板下。软骨下裂纹导致出血,X线则不易发现,在尸体解剖中发现早期老化中,常见软骨终板退变,脱水与重复损伤,薄弱处可出现小裂隙。此裂隙除存在于纤维环的后部,亦可出现在软骨板,成为髓核突出的通道。由于软骨下出血,纤维环退变,椎体边缘骨赘增生而形成椎骨的继发改变。软骨终板不同程度的退变,可被软骨下松质骨所代替,在X线平片上可见软骨下硬化,突向椎体。软骨终板的改变致使椎间隙狭窄,此与髓核突出程度有关,而与骨赘形成和椎体压缩无关。

(3)髓核的退变:在生理退变的过程中,椎间盘的细胞排列有数量的减少,髓核大小发生了很大的变化。而在细胞减少中,功能性细胞数量减少更为明显,且每个细胞的功能性活力亦降低。随着时间的推移,不同组织的再生力较年轻人明显减退。退变细胞数量随年龄的增加而逐渐增加。这些细胞外形不规则,类似于骨关节炎软骨深层的退变细胞。中年之后,在椎间盘组织中常可发现碎片与裂隙,在多数病例,这些裂隙开始出现在椎间盘与软骨终板之间,往往平行于软骨终板。当裂隙增大时,则可进一步趋于使椎间盘中央部分与周围组织孤立出来。在上下裂隙于周围汇合时,椎间盘的中央部分可以完全游离,形成游离体。在纤维环产生裂隙时,即可通过其裂隙突向椎管,造成椎间盘突出。

2. 突出后椎间盘的病理改变

纤维环及髓核组织含水70%～80%,这些组织突出后逐渐失去水分,同时因缺乏营养而萎缩。萎缩后的椎间盘组织可仅有其原体积的1/4。突出组织的萎缩变小,可减轻或缓解对神经根及硬膜的压迫刺激。在突出组织的表面,有血管包绕侵入,产生炎症反映,最终导致突出组织的纤维化及钙化。纤维化和钙化可延及纤维环甚至椎间盘内部的髓核。钙化和完全骨化变成骨性结节,纤维化及钙化同样可使突出物缩小,因而少有临床症状。在成人期,髓核仅占椎间盘的小部分,即使一次突出髓核超过1/2,也仅能使椎间隙缩狭1/8,因而X线片上不易看出。髓核急性突出时,椎间隙不一定狭窄,而是在突出后因纤维环继续变性,使椎间盘组织变扁,甚至有的可仅有原椎间盘厚度的1/4。

3. 疼痛的机制

(1)突出的腰椎间盘与神经根的关系:腰神经根自硬膜发出后斜向下绕椎弓根下出各自的椎间孔。骶$_1$神经根发出点位于腰$_5$椎弓根下缘与腰$_5$骶$_1$椎间盘上缘之间,其外侧有腰$_5$神经根走行,发出后斜向外下,越腰$_5$骶$_1$椎间盘及骶$_1$椎体上缘入骶$_1$椎间孔。腰$_5$神经根发自腰$_{4～5}$椎间盘及其上下缘水平,斜向外下出椎间孔。

腰$_4$及以上神经根则发自相应椎间盘之下,椎弓根内侧,并沿椎弓根之内下出椎间孔。当腰$_{4,5}$椎间盘突出时,多侵及腰$_5$神经根的发出处。当腰$_5$骶$_1$椎间盘突出时,则可压迫骶$_1$神经根的起始段,若为偏中央或中央型,则可影响骶$_2$神经根的硬膜内部分或马尾神经,因而常见神经功能障碍。突出的腰椎间盘常是影响出自下一个椎间孔的神经根,甚至更下一个椎间孔的马尾神经,而不是出自同一椎间孔的神经。但腰$_{3,4}$及以上的腰椎间盘突出,都是通过硬膜压迫将要发出的上一条神经及马尾神经。

(2)突出的腰椎间盘压迫神经根的机制:①牵张:突出的椎间盘将神经根向后顶起,使得神经根的上下产生一定张力,从而导致神经根的病变,引起疼痛。突出越大,张力就越大,疼痛也就越严重。但这种牵张可因椎间隙的变窄或椎间盘变性萎缩而缓解。②压迫:突出的椎间盘压迫或刺激了相邻的神经根,出现疼痛。压迫还使神经根缺血、缺氧而产生反应性水肿,加重对疼痛的敏感性。持续性压迫,则使神经根萎缩,其支配供应区域感觉运动丧失。如果压迫造成两条以上的神经受到损害,且不能及时地解除此种压迫,可使损害成为一种不可逆。

(3)突出的腰椎间盘压迫神经根引起疼痛的机制:①机械压迫:被压迫的神经根,一方面导致张力增高,另一方面可继发性产生神经根炎症和水肿,加重对疼痛的敏感性。这被大多数人认为是造成神经根性疼痛的最主要的原因。②神经根炎:神经根机械受压对引起疼痛虽起着重要作用,但并不能完全解释椎间盘源性疼痛和体征。一些研究认为,正常神经根受压时并无疼痛,只有在有炎症的神经根受压时才会引起疼痛,而这些具有炎症的神经根对疼痛又异常敏感。③自身免疫:当腰椎间盘突出后,在修复过程中新生的血管长入髓核组织,髓核与机体免疫机制发生接触,髓核的多糖蛋白和β-蛋白成为抗原,产生免疫反应。这种免疫反应参与炎性的发生和组胺的释放,从而加重神经根炎性反应及对疼痛的敏感性反应。

4. 腰椎间盘突出的继发性病理改变

(1)小关节改变:①小关节失稳:由于椎间盘的退变和椎间盘的突出,韧带的损伤性松弛,使椎体的稳定性受到破坏,也使小关节失去其原有的稳定性。在临床上,常可见在某一微小的外力下,患有腰椎间盘突出症的患者常发生后关节紊乱而产生急性腰腿痛。②关节间压力增大:因椎间盘突出后的病理改变,椎间隙变窄,使小关节间的压力和摩擦力增大,致使椎间孔或神经根管狭窄,压迫神经根而产生临床症状。③骨赘增生:当小关节骨软骨面严重损伤退变时,可产生关节缘的增生,大的骨赘可与下一椎体的椎板形成假关节,干扰椎骨间的活动,上关节突增生还可使椎间孔进一步狭窄,增加神经根受压的机会。④小关节炎:由于椎间隙狭窄,关节间压力和摩擦力的增加,使关节软骨发生退变,关节囊松弛,关节突半脱位等一系列病变,使相邻两个小关节突发生骨关节炎。

(2)黄韧带改变:黄韧带的改变主要是松弛肥厚及钙化和骨化。黄韧带的肥厚可向椎管突入,产生椎管狭窄或直接压迫神经根,而产生疼痛等类似椎间盘突出的症状。

(3)骨赘形成:椎间盘发生退行性变后,随着变性的髓核突向后纵韧带下方,有可能引起韧带连同骨膜与椎骨间的分离而形成间隙。随着间隙内血肿的形成,成纤维细胞开始活跃,并逐渐长入血肿内,渐而以肉芽组织取代血肿,随着血肿的机化、钙盐的沉积,最后形成突向椎管或突向椎体前缘的骨赘。同时,在髓核变性后,由于椎间盘间隙内的压力增高,以致对周围的前纵韧带或后纵韧带等形成牵引,此种牵引力可以直接刺激局部而形成骨刺。骨赘多发生于退变椎间盘的相邻骨缘,以腰$_4$前上缘发生率最高,其次为腰$_3$及腰$_5$。在椎间孔的骨赘可压迫神经根而导致放射痛。骨赘的产生是增强稳定性和对抗压力的反应。椎间盘突出后,纤维环松弛,椎间盘抗压力及稳定性皆减弱,因而有骨赘增生。即使无椎间盘突出,只要椎间盘退变使椎体的稳定性发生改变,亦可产生骨赘。

(4)退行性腰椎管狭窄:退行性腰椎管狭窄,主要是因纤维环松弛后突、椎间盘突出(或膨出)、黄韧带肥厚或前突以及椎体后缘和小关节增生等都可以减少椎管的容积,使椎管发生一定程度的狭窄。

【诊断要点】

1. 症状

(1)腰痛:腰痛是腰椎间盘突出症最常见的症状,也是最早期的症状之一。腰痛可出现在腿痛前(多数),亦可在腿痛出现同时或之后。持续性腰背钝痛为多见,或长期取一固定姿势时加重,经休息或卧床后可减轻,此类病例一般发病缓慢。另一类病例为腰痛的急性发作,呈痉挛性剧痛,难以忍受,各种活动均受影响。一部分病人的腰痛出现在明确的腰部外伤后的当时,亦可出现在外伤后的一定的间隔时间,短者数天,长者可达数周、数月乃至年余。

(2)坐骨神经痛:由于95%的腰椎间盘突出症发生在腰$_{4、5}$及腰$_5$骶$_1$椎间隙,故腰椎间盘突出症多有坐骨神经痛。坐骨神经痛多发生在腰痛之后或当时,只有20%左右发生在腰痛之前。坐骨神经痛多为逐渐发生,开始的疼痛多为钝痛,并逐渐加重,疼痛呈发射痛,多起自臀部,逐渐下行放射,至大腿后外侧、小腿外侧至足根部或足背。少数病例可出现由下向上的放射痛,至臀部。坐骨神经痛可因咳嗽、打喷嚏、大小便等引起腹压增高时而加剧,亦可因患者取腰部屈曲位而减轻。因此,患者多在行走时腰部前倾,卧床时取侧卧位屈髋屈膝的三屈位,骑自行车(在平地)比行走疼痛减轻,这是因为腰部的屈曲位可使神经根松弛所致。

根据突出的腰椎间盘与神经根的关系,其定位诊断如下。①腰$_{3,4}$椎间盘突出:腰$_4$神经根受压,出现腰背痛、髋痛、大腿外侧痛、小腿内侧麻木、股四头肌无力、膝反射减弱或消失。②腰$_{4,5}$椎间盘突出:腰$_5$神经根受压,出现腰背痛、髋痛,向下反射至大腿、小腿后外侧及足跟痛。小腿外侧或包括拇趾足背的麻木,偶有足下垂,膝反射、跟腱反射一般无改变。③腰$_5$骶$_1$椎间盘突出:骶$_1$神经根受压,出现腰背痛、骶髂部痛、髋痛,向下反射至大腿、小腿后外侧及足跟痛。小腿后外侧及包括外侧三足趾的足背麻木,肌力减弱不多见,若有肌力改变,则表现为足的跖屈及屈拇无力。踝反射一般减弱或消失。

(3)腹股沟及大腿前内侧痛:高位腰椎间盘突出症时,突出的腰椎间盘可压迫腰$_{2\sim4}$神经根,导致其支配区域的腹股沟及大腿前内侧疼痛。此外,部分低位腰椎间盘突出,亦可引起腹股沟及大腿前内侧疼痛,此种疼痛多为牵涉痛。

(4)间歇性跛行:间歇性跛行的出现是因腰及下肢疼痛或麻木突然加重所致。此症状的出现多与腰椎间盘突出症继发腰椎管狭窄,或原发性腰椎管狭窄。行走时椎管内受阻的丛静脉逐渐扩张,加重了对神经根的压迫,引起缺氧而引起。

(5)麻木:这是因突出的椎间盘只是刺激了本体感觉和触觉纤维所致,麻木区域仍按神经根受累区分布。

(6)马尾综合征:主要出现在中央型腰椎间盘突出症。有巨大突出时,可压迫附近平面以下的马尾神经。出现严重的双侧或左右交替的坐骨神经痛、会阴区麻木、排便排尿不利、双下肢的不全瘫痪,女性可有假性尿失禁,男性可出现功能性阳痿。

(7)肌肉瘫痪或肌力减弱:腰$_{4,5}$椎间盘突出,腰$_5$神经根麻痹,胫前肌、腓骨长短肌、伸拇长肌及伸趾长肌瘫痪,出现足下垂。其中以伸拇长肌瘫痪无力而引起拇趾不能背伸最为常见;腰$_5$骶$_1$椎间盘突出,骶$_1$神经根受累,腓肠肌和比目鱼肌肌力减退。

(8)其他:有报道,腰椎间盘突出症患者可出现患肢发凉、尾骨痛、小腿水肿等。

2. 体征

(1)腰部畸形:①曲度改变:腰椎生理曲线减小或消失,出现平腰。若合并腰椎管狭窄时,可有后凸畸形。②脊柱侧弯:这是因为腰椎凸向患侧,使患侧纤维环紧张和部分纤维环的还纳,达到减轻椎间盘对神经根的压迫。此外,腰椎侧凸尚受到骶棘肌痉挛的影响。

(2)步态:症状较重者,可出现行走时姿态拘谨、前倾或跛行。

(3)压痛点:压痛点主要位于棘突旁,距离中线 2~3 cm 处。压痛时,可出现沿神经根走行的下肢放射痛,其疼痛区域与神经根所支配的平面相一致。棘突间和棘突上亦可出现压痛,但以叩痛为主。

(4)腰部活动受限:前屈位时,腰椎间盘脱出者,使髓核从破裂的纤维环向后方突出,加重了对神经根的刺激和压迫,症状加重;而纤维环未破裂的膨出或突出者,则因后纵韧带紧张及椎间隙后方加宽,促使髓核前移,而减轻了对后方神经根的压迫,致使症状减轻。腰部向健侧活动时,疼痛减轻,向患侧活动时,疼痛加重。

(5)下肢肌肉萎缩:腰椎间盘突出症时,其长期受累神经所支配的肌肉可有不同程度的萎缩,少部分严重的患者,可失去踝关节或拇趾背伸的能力。

(6)神经功能障碍:①感觉神经障碍:主要表现为麻木、疼痛敏感及感觉减退。按受累神经根支配区域分布。②运动神经障碍:运动力量的减弱是较为可靠的体征,但肌神经受到多个神经根支配,因此肌力的减弱有的可不太明显。③放射功能障碍:腰椎间盘突出症在神经根受压的早期,神经反射功能可出现亢进(也可以减弱或消失),中后期多为减弱或消失。腰$_{3、4}$椎间盘突出,可出现膝反射减弱或消失;腰$_5$骶$_1$椎间盘突出,可出现跟腱反射减弱或消失;单纯腰$_{4,5}$椎间盘突出,反射一般无改变。

3. 特殊检查

(1)直腿抬高试验阳性:腰椎间盘突出症出现阳性的原因是,突出的椎间盘组织压迫神经根后,限制了神经根的正常活动度,直腿抬高牵拉神经根难以向远端移动,则诱发了坐骨神经痛。

(2)直腿抬高加强试验阳性:此试验的意义在于,可以鉴别直腿抬高试验所引起的坐骨神经痛是神经根活动受限所致,亦或肌肉及其他原因所致。

(3)健侧直腿抬高试验阳性:作健侧直腿抬高试验时,患肢出现坐骨神经痛者为阳性。其机制为直腿抬高健侧下肢时,健侧神经根袖牵拉硬膜囊向远端移动,从而使患侧的神经根也随之向下移动,当患侧椎间盘突出压迫神经根的腋部时,神经根向远端的移动受到限制而诱发坐骨神经痛。如突出的椎间盘在神经根肩部时,此试验为阴性。

(4)仰卧挺腹试验阳性:抬臀挺腹的动作,使椎间隙变窄,而使突出物更加后突,加重了对神经根的压迫和刺激。

(5)屈颈试验阳性:这是用屈颈动作从上方牵拉硬脊膜和脊髓,而刺激已因下肢的伸直而紧张了的神经根所致。

(6)股神经牵拉试验阳性:此试验对高位腰椎间盘突出症的诊断有重要意义。病人俯卧位,患侧膝关节伸直180°,检查者将患肢小腿上提,使髋关节处于过伸位,出现大腿前方痛即为阳性。在腰$_{2,3}$和腰$_{3,4}$椎间盘突出时为阳性,而腰$_{4,5}$、腰$_5$骶$_1$椎间盘突出时,此试验阴性。

4. 辅助检查

(1)X线检查:常规摄腰椎正侧位X光片,在正位X光片上显示腰椎侧弯,椎间盘突出之椎间隙两侧宽窄不等;侧位X光片显示腰椎生理性前凸减小或消失,受累椎间隙前窄后宽。X光片对诊断意义不大,主要是排除腰椎的其他骨病,或先天性变异。

(2)CT检查:在腰椎间盘突出症的诊断中,可以清楚地显示椎间盘突出的部位、大小、形态和神经根、硬脊膜囊受压移位等的形象,同时可显示椎板、黄韧带肥厚、小关节增生肥大、椎管及侧隐窝狭窄等情况。CT对腰椎间盘突出症的正确诊断率约为90%以上。

(3)MRI检查:由于MRI能在矢状面和冠状面上直接成像,并能精确评价椎旁软组织、硬膜外脂肪、硬膜囊和神经根受压或移位情况,因此对腰间盘突出的诊断多可确立。

(4)特殊造影检查:是在X线诊断仍不能明确时,需慎重使用的方法。常用的造影有脊髓造影、硬膜外腔造影、椎间盘髓核造影。

(5)其他检查:①肌电图检查:其阳性率可与造影检查媲美。有人认为,若两者互相结合,其阳性率可达98%。②B型超声检查:实际应用中人们发现其与CT、造影检查等手段有相近似的准确率,而且简便和无副作用。③化验检查:必要时应查血常规、血沉、抗"O"、类风湿因子,以排除炎症、结核、类风湿和肿瘤等。

5. 鉴别

注意与急性腰扭伤、慢性腰劳损、臀上皮神经炎、腰椎小关节紊乱、腰椎管狭窄症、黄韧带肥厚、神经根炎、腰椎滑脱症、梨状肌综合征、致密性髂骨炎、骶髂关节错位、腰椎结核、肿瘤、内脏疾病反射性腰腿痛等相鉴别。

【外治方法】

(一)中药外治方

1. 苏木两活方

(1)处方:苏木50 g,羌活、独活、灵仙、伸筋草、透骨草、桑寄生、赤芍、川芎、红花、络石藤、川断各 30 g,川乌、草乌、土元、肉桂各 24 g。

(2)方法:以上方药纱布包好放入熏蒸牵引两用床电热锅内,加热 50～70℃(随患者耐受量而调节),嘱患者仰卧于床上,令暴露的腰部覆于电热锅上口,用床单盖于腹部及腰之两侧,开始熏蒸,40 分钟后牵引。每日 1 次,6 次为 1 疗程。

2. 羌独麻桂方

(1)处方:羌活、独活各 30 g,麻黄、桂枝各 25 g,细辛、杜仲、牛膝、桑枝、五加皮、桃仁、制川乌、制草乌、制附子各 15 g,土鳖虫 5 g。

(2)方法:以纯棉布制成 20 cm×25 cm 大的布袋,留一开口,将上述中药装入布袋中,再封口,即制成中药包一只,最好制作 2 个以上布袋,以便交替使用。使用时先将上述中药包浸入水中泡 3～5 分钟,以便让水能进入布袋内之药中,然后取出药包置一盘中。在锅内加水,置一蒸垫,再将药盘置垫上,盖上锅盖,加大火蒸之,约 30 分钟。取出中药包稍凉,以温而不烫为准,置患者腰部及坐骨神经通路上,待布袋不温后取下再蒸再敷,最好以两个布袋交替使用,每次半小时,每天 3 次。每个药包使用 2 天,2 天后更换包内药物。

3. 罨包外敷方

(1)处方:千年健、伸筋草、透骨草、延胡索、红花、桑寄生各 20 g,艾叶 30 g,川乌、草乌、花椒、独活、羌活、乳香、没药、杜仲、骨碎补、续断、川牛膝各 15 g,细辛 6 g。

(2)方法:以上方药研粉,装入 20 cm×18 cm 布袋中封口,将药袋喷水至潮湿,置于锅内隔水大火煮沸,30 分钟后取出,用毛巾包裹后放在腰部上。每天 1 次,每次 30 分钟。1 月 1 个疗程。

4. 中药灌肠方

(1)处方:黄芪、鸡血藤、生薏苡仁各 30 g,当归 15 g,川芎、杜仲、川断、牛膝、桑寄生、元胡、白芍、泽漆各 12 g,香附、红花各 10 g,蜈蚣 3 条,全虫、甘草各 6 g。

(2)方法:将以上药物浓煎成 150~200 ml,药温 36 ℃。每晚睡前排空大便,患者取膝胸卧位,露出肛门,臀部可略抬高,然后用 1 次性肛管插入肛门直肠内 14~18 cm,将药液缓缓推入,2~3 分钟内推完。抽出肛管,用便纸压迫肛门数分钟,以助病人保留药液,至次日黎明排出。10 天为 1 个疗程,中间间隔 2 天,再行第 2 个疗程。保留灌肠完成后,再以中药渣用布包裹,热敷相应患椎部位,待凉为止。

5. 离子导入方

(1)处方:杜仲、赤芍、川芎、当归、乳香、没药、天南星、草乌、干姜各 30 g,蒲公英 60 g。

(2)方法:以上方药加水煎煮 30 分钟,取汁放温,将布垫浸入中药汁后,放置腰椎间盘突出部位,应用直流感应电疗机进行中药离子导入,按摩,每次 25 分钟。并配合骨盆牵引、手法复位。每天 1 次,10 天为 1 个疗程。

6. 穴位贴敷方

(1)处方:甘遂、白芥子、没食子、千金子各 50 g,地龙、地鳖虫各 30 g,牙皂、威灵仙、全蝎、蜈蚣各 40 g,丁香、肉桂、雄黄各 60 g,冰片 100 g。

(2)方法:以上方药共研极细末,密闭保存备用。临用取上药末 2 g,醋调成膏状,制成直径约 1 cm 的药饼,置麝香壮骨膏中外敷环跳、承扶、委中、承筋、阳陵泉等穴,3 天换药 1 次。

7. 药饼灸治方

(1)处方:骨碎补、生大黄各 1 份,没药、延胡索、伸筋草、川续断各 5 份。有明显外伤史者酌加血竭、当归尾、麝香或冰片少许;体质虚寒,腰中冷痛者加附子、肉桂。

(2)方法:以上方药共研细末,每取药末 20 g,以姜汁少许调和,捏成直径4 cm,厚0.6～0.9 cm的药饼,敷贴患处,再将大艾炷置于药饼中央,点燃,连续灸3～5壮。每天1～2次,10次为1疗程。

8. 跌打损伤散

(1)处方:大黄、栀子、赤小豆各2份,防风、荆芥、透骨草各1份。

(2)方法:以上方药按比例取量,共碾细末备用。治疗时用鸡蛋清将药粉调成糊状,以腰椎后痛点为中心,视局部疼痛范围,决定敷药面积。敷药时先将纱布单层覆盖于所需敷药的皮肤上,将适量药糊涂上敷平,将纱布的其余部分返折盖于药糊上,再以胶布固定。每日更换1次,病愈药除。

9. 三棱莪术散

(1)处方:三棱、莪术、丹参、桃仁、红花各20 g,桂枝、羌活、葛根、炙川乌、炙草乌、元胡、乌梢蛇各10 g,当归25 g,细辛5 g。

(2)方法:以上方药共研细末,用时取50 g放入锅中加热,装入已做好的布袋中,大小合适,放在患处,每日3～5次,每次30分钟左右。每袋药可用1天,连续1个月为1疗程。对孕妇、皮肤病及溃疡患者禁用。

10. 灵仙痛消散

(1)处方:威灵仙、细辛、萆薢、炒杜仲各2份,生马钱子、生川乌、生草乌、炙地鳖虫、肉桂、冰片各1份,蕲蛇、三棱、莪术各1.5份。

(2)方法:以上方药按比例共研细末,装入袋中。每袋装药80 g,大小为18 cm×13 cm。使用时将药袋放于患处,每次用前在药袋中放米醋2～3匙,上面压以热水袋或专用的交流电加热器进行热熨,每天1次,每次30分钟。药物用后宜存放在密闭的塑料袋内,每袋药可连续使用5～7天。

11. 温经通络散

(1)处方:海马 5 份,穿山甲、地龙、鳖甲、人参、三七、细辛、龙骨各 3 份,血竭、樟脑、朱砂、没药、牛膝、熟地、莪术、全蝎、蜈蚣、马钱子、麦冬各 2 份。

(2)方法:以上方药共研细末,过 100 目筛。每次取 60 g 药散,用适量蜂蜜调成糊状,外敷腰骶部,3 天换药 1 次。

12. 舒筋止痛散

(1)处方:当归、红花、骨碎补、防风、制乳香、制没药、木瓜、川椒、白芷、透骨草、羌活、独活、川断、牛膝、马钱子、干茄根各 30 g,大青盐 100 g。

(2)方法:以上方药共研粗末,用 60 度白酒约 60 g 与药末拌匀后,分 3 份,用布袋装。用时放蒸笼蒸半小时,取 1 袋热敷腰骶部。注意不要烫伤皮肤。3 袋交替热敷,每次 1 小时左右。

13. 仲景神贴膏

(1)处方:红花 10 g,川芎、透骨草、全蝎、土元、血竭各 20 g,生乳香、生没药、骨碎补、生川乌、生南星各 30 g,独活、冰片各 25 g,马钱子、酒大黄、乌梢蛇各 50 g,广丹 1000 g,松香 200 g,芝麻油 2500 g。

(2)方法:以上方药清洗晾干,用芝麻油将上药混合,浸泡 7 天后,文火煎熬,待诸药发棕色时,留液弃渣,继续煎熬,待药液滴水中不散头为度,把血竭、冰片末与药液充分混合后,将广丹、松香末与药液均匀搅拌,文火煎熬,待滴水成膏为度,熄火收膏,分切压平。每张 5 g,切成直径 4 cm,厚 3 mm 的圆饼,放置麝香壮骨膏上,贴敷患处及相关穴位(突出局部及双侧腰肌、环跳、风市、委中、血海、阳陵泉等)。7 天换药 1 次,至痊愈。

14. 散瘀止痛膏

(1)处方:乳香、没药、血竭、三七、马钱子、木鳖子、川乌、草乌、细辛、白芥子、骨碎补、独活、羌活、麻黄、威灵仙、红花、白花蛇、狗骨、蜈蚣、全蝎、肉桂、仙灵脾、鹿茸各等分,麝香少许,药物:麻油:铅丹按1:5:2的比例制备。

(2)方法:先将油加热,然后将药物除乳香、没药、血竭、肉桂、麝香研细备用外,可按药物质地坚硬程度顺序下药,用中火将药物炸至外表焦枯,内黄褐色,除去药渣过滤;将药油继续加热至滴水成珠时下丹收膏,去火毒。先用白布制成 $18 \sim 20 \text{ cm}^2$ 的小块,或直径约 18 cm 的小块,常规灭菌,将膏药加热化开,兑入已研好的乳香、没药、血竭、肉桂、麝香等细面,分别摊涂在已制备好的小白布块上,厚 2.5~3 mm,直径 9~10 cm 备用。用时加热外敷在腰椎病变部位上,每 10 天换药 1 次,1 个月为 1 个疗程。

15. 消肿止痛膏

(1)处方:麝香、梅片、全虫、硇砂、血竭、三七、三棱、莪术、东丹、麻油各适量。

(2)方法:先将三七、三棱、莪术放入麻油中浸泡 3 天,然后置火上炼制,待炸成焦黄色即可去渣下丹,再离火放入麝香、梅片、全虫、硇砂、血竭等药和匀成膏。将膏药摊敷于红布中央成长方形,每张大号膏药净重 40 g,小号膏药净重 20 g。使用时将大号膏药贴敷于椎体突出部位,小号膏药贴敷于承山、委中、环跳等穴,每 3 日更换 1 次。夏季沐浴后再贴。一般 1 个月为 1 疗程。治疗期间应卧床休息,避免久坐、久立或负重。忌食羊肉、海鲜等物。本品孕妇忌用。

(二)针灸治疗法

1. 毫针疗法

(1)取穴:①中央型腰椎间盘突出取主穴肾俞、白环俞、膀胱俞、腰俞、环跳、承扶、殷门、委中,配穴取上骨、关元俞、腰阳关、秩边、承山、昆仑、阿是穴;②腰$_{3,4}$椎间盘侧突取主穴肾俞、白环俞、大肠俞、腰俞、环跳、承扶、委中、阳陵泉、足三里,配穴取秩边、腰阳关、条口、悬钟、丘墟、足临泣、阿是穴；③腰$_{4,5}$椎间盘侧突取主穴肾俞、白环俞、中膂俞、腰俞、环跳、委中、风市、阳陵泉，配穴取腰阳关、中渎、膝阳关、外丘、悬钟、丘墟、足临泣、三阴交、商丘；④腰$_5$骶$_1$椎间盘侧突取主穴肾俞、关元俞、气海俞、腰俞、环跳、委中、阳陵泉，配穴取腰阳关、承扶、殷门、承山、悬钟、丘墟、风市、昆仑。

(2)操作：每次选用3～5穴，急性期每日针1次，症状好转可隔日针1次。除急性损伤外，肾俞使用补法，其余穴位可用强刺激或中等刺激，使针感向远端放射。其中，肾俞为直刺并微斜向椎体，深1～1.5寸；环跳直刺，针尖向外生殖器方向，深2～3.5寸，使局部酸胀并向下肢放射；委中直刺0.5～1寸，使针感向足底放射；督脉穴直刺或斜向脊柱刺，以气至为度。

2. 电针疗法

(1)取穴：主穴为$L_{1\sim5}$夹脊穴和肾俞、气海俞、大肠俞、关元俞，两组交替取用。单侧型和双侧型均配胞肓、环跳、委中、风市、阳陵泉、悬钟，单侧取患侧，双侧取两侧；中央型配命门、腰阳关、腰俞、委中。

(2)操作：穴位局部常规消毒后针刺，手法为平补平泻，针后加电针，用疏密波，留针30分钟。每日1次，10次为1个疗程，疗程间隔3～5天。

3. 温针疗法

(1)取穴：主穴选环跳及病变相应部位之夹脊穴。配穴据症状而定：腰腿痛分布以足阳明胃经为主的配髀关、足三里等穴；疼痛呈足少阳胆经分布的配风市、阳陵泉、悬钟等穴；疼痛放射至大腿后侧的配足太阳膀胱经穴承扶、殷门、委中、承山；肝肾不足加肝俞、肾俞。

(2)操作：单侧突出取单侧穴，双侧突出及中央型取双侧穴。夹脊穴采用短刺法，用1.5寸毫针，针尖斜向脊柱正中，得气后将长1.5～2 cm的艾炷套于针柄上，点燃其下端；环跳穴用3～4寸毫针刺,要求针感向足部放射;配穴针刺常规深度,平补平泻。每次留针30分钟,每日1次。10次为1个疗程,疗程间休息3日,一般治疗2~3个疗程。

4. 九针刺法

(1)椎间盘九针:是指以突出的椎间盘为中心,在突出椎间盘和上下椎间盘之棘间隙针3针,同时在3个椎间盘之外开1寸各针1针,共9针。针刺深度为1.5~2.5寸。

(2)痛胀、麻木点针刺:即早期在患侧腰部出现的压痛点或放射性麻痛点,针刺深度为1.5~2.5寸。臀部的痛胀点有的范围较大,可在压痛点中心针1针,外开1~2寸向四周各针1针,深度为2~3寸。大小腿的痛胀点有时呈一线,针刺部位可选择在压痛点或痛胀的线上。恢复期在患侧的小腿、足部有胀麻点,可在明显的胀麻点针刺。

(3)配穴:腰部症状明显者配患侧腰眼穴;臀部症状明显者配环中穴;大腿有症状者配承扶、殷门、风市、委中;小腿有症状者配阳陵泉、足三里、承山、绝骨、三阴交;足部有症状者配太溪、解溪、侠溪、涌泉。

(4)注意:椎间盘九针刺,要轻度捻转向下送针,不能提针;痛胀麻木点和穴位的针刺有酸麻胀痛感,针感不紧不松就可出针;针刺时不留针,针后卧床休息2小时,2小时内禁饮食及吸烟。每日1次,10次为1疗程。

5. 针刀疗法

(1)定位:①罹患椎间盘棘间点及横突间点(上位椎体横突上,脊柱正中左右各旁开1.5~2.5 cm);②腰臀部软组织损伤之压痛点(可不同时进行治疗)。各定点行局部麻醉,皮肤常规消毒。

(2)操作:①棘间点,刀口线与脊柱纵轴平行,针刀体与皮面垂直刺入达下位棘突顶骨面,调整针刀到棘突上缘,转动刀口线90°,行棘间韧带切开剥离3~4刀。②横突间点,在罹患椎间盘上位椎体患侧横突上进针刀,针体与横突背面垂直,刀口线与人体纵轴平行,当刀锋到达骨面后,调整针刀到横突下缘并调转刀口线90°,使刀口线平行于横突长轴,并紧贴横突下缘骨面,由外向内切开横突间韧带和横突间肌直到横突根部和椎弓根部,刀下有松动感为止。如神经根粘连明显、直腿抬高严重受限者,将针刀与横突下缘平行移动到横突根部神经孔上外侧,此时将针体向肢体下侧倾斜,与神经孔内侧的骨性边缘平行,针刀沿神经孔的内侧边缘转动式前进,随旋转将针体向人体上段倾斜,当针体与人体的上段约成30°时,如患者下肢坐骨神经有酸胀感,说明此时刀峰已经到达逸出的瘢痕组织与神经根之间,则沿神经根方向切开2～3刀出针。如双侧坐骨神经痛,两侧操作相同,如单侧坐骨神经痛,对侧横突间只切开横突间肌和横突间韧带。③腰臀部其他软组织损伤点,按各种腰臀部损伤针刀治疗。每次针刀术间隔5天。

6. 埋线疗法

(1)材料:埋线针为特制不锈钢针,形状似织毛衣用的钩针,长约15 cm;羊肠线标号为0.36;其他器械有止血钳、手术剪、镊子、一次性注射器等。

(2)取穴:主取命门至腰俞连线,另在八髎、秩边、环跳、肾俞和大肠俞诸穴中每次根据需要取2～3穴;辅穴一般取膀胱经、胆经上的敏感点3～4穴,如风市、阳陵泉、足三里、悬钟、昆仑等。

(3)操作:器械常规消毒,羊肠线剪成4 cm左右小段浸泡于生理盐水中备用,利多卡因稀释至0.25%备用。用龙胆紫标注取好的穴位,常规消毒后于皮下注射适量利多卡因稀释液,再用埋线针针尖倒勾勾住羊肠线并用止血钳拉直羊肠线,45°角刺入穴位皮下组织处(仅在皮下组织,不深入肌层),缓缓退出钩针,使羊肠线留在皮下。出针后一般不需压迫止血,待其自然止血后使用创可贴盖住创口。30天左右埋线1次,3次为1个疗程。

7. 热针疗法

(1) 取穴：主穴为脊椎九宫穴（热针），大肠俞（深刺），环跳（傍针刺）。气滞血瘀型配秩边、委中、阳陵泉、绝骨；寒湿凝滞型配三焦俞、气海俞、关元俞、足三里；肝肾亏损型配肝俞、肾俞、太溪、太冲。

(2) 操作：自 $T_{12} \sim S_1$ 沿脊椎自上至下仔细压诊，寻找最明显的压痛点，参阅 X 线摄片或 CT 片，确定病变椎节。以压痛点最显著的病变椎节棘突间定为中宫，沿督脉在中宫上下棘突间各定一穴，分别称为乾宫、坤宫，然后挟乾宫、中宫、坤宫旁开 0.5～0.8 寸，依次定取巽、兑、坎、离、艮、震六宫穴。因取穴定位是按伏羲八卦九宫方位图，故称腰椎九宫穴，简称九宫穴。进针顺序为：先针中宫，次针乾、坤宫，直刺或略向上斜刺 0.8～1.2 寸，然后按巽、兑、坎、离、艮、震六宫穴依次进针，针尖斜向椎体，进针 1.5～2 寸，获得针感后，行捻转补泻手法，九宫穴的行针顺序、次数，按"洛书九宫数"施行，即"戴九履一，左三右七，二四为肩，六八为足，而五居中"。一度行针后，应用 GZH 型热针仪，坎离宫加用热针，热针温度 40～50℃，留针 20 分钟。每日或隔日 1 次，15 次为 1 疗程。

8. 芒针疗法

(1) 取穴：选主穴志室、命门、关元俞、阿是穴（突出部位）、秩边、环跳；配穴三阳穴（阳陵泉透阴陵泉、阳陵泉下 1 寸、2 寸）、阴陵泉、悬钟、昆仑、承山。

(2) 操作：选无菌长 12 cm，直径 0.28 mm 的芒针，局部无菌操作，先横刺志室，针尖透向命门，缓缓进针，进针 3～5 寸，可在局部产生酸胀感，或向下肢放射。若病变部位在 $L_{3,4}$、$L_{4,5}$、L_5/S_1，则在相应夹脊穴进针，针尖偏向脊柱。针刺关元俞，进针 3～5 寸，针尖偏向脊柱，可产生下肢放射性酸、麻感。再取秩边，进针 5～7 寸，针感有 4 种：①向下肢放射，产生麻、触电样感觉（效果最好）；

②会阴部酸胀;③小腹部酸胀;④肛门周围酸胀。环跳用直刺,进针3~5寸,进针需徐缓,以免损伤神经。若小腿外侧麻痛,则针刺三阳穴。若小腿后侧疼痛,则取承山,进针3~5寸。昆仑进针1~1.5寸,针尖向内踝方向。留针20~30分钟,每日1次,6天为1个疗程,一般连续1~4个疗程。

9. 头针疗法

(1)取穴:对侧下肢感觉区、足运感区。

(2)操作:病人取坐位或卧位。常规消毒后,用28号3寸毫针沿皮下缓慢捻转进针,使之达到应有的深度(长度),不提插。捻转时频率为每分钟200次左右,且幅度要大。留针5~10分钟后,再捻转1次,留针1次,即可出针。起针时用干棉球压迫1~2分钟,以防出血。

10. 眼针疗法

(1)取穴:双肾区(二区)、双肝区(四区)、双下焦区(八区)。

(2)操作:患者端坐,双眼平视前方。常规消毒后,左手指压住眼球,右手持30号、0.5寸不锈钢毫针距眼球边缘外0.2~0.3寸,横刺、斜刺不超过0.5寸。进针角度视穴位而定,一般斜刺以30°~45°角进针为宜,不超越所刺穴区,进针要快,不捻转提插。得气后可有触电样或酥酥样上下窜动,或酸、胀、麻,或发热、发凉等感觉。留针10分钟,每5分钟行针1次(用指甲刮针柄)。每日1次,10次为1疗程。

11. 腹针疗法

(1)取穴:水分、气海、关元。急性腰椎间盘突出者加水沟、印堂;病程较长者加气穴;以腰痛为主加外陵、四满;合并下肢痛者加气旁(气海穴旁开0.5寸)、患侧外陵、下风湿点(气海穴旁开2.5寸),并灸神阙。

(2)操作:根据病程长短而决定针刺深浅,病程短浅刺,病程长深刺。手法采用轻刺激,以无酸、麻、胀为宜。高血压病人禁灸。

留针30分钟,每日1次。6次为1疗程,疗程间休息3天,连续治疗4个疗程。

12. 浮针疗法

(1)定位:患者俯卧位,在其腰部病变痛点处做一记号。

(2)操作:常规消毒,采用中号浮针在痛点旁开6～10 cm处与皮肤成15°～25°角快速刺入皮下(针尖向痛点),然后运针,单用右手沿皮下向前缓慢推进,可做扫散动作(即以进针点为圆心,针尖划弧线运动),操作应柔和,不致引起强烈刺激。当痛点疼痛消失或减轻后抽出针芯,用胶布固定皮下的软套管,留置24小时后拔出。隔日1次,30日为1疗程。

13. 钩针疗法

(1)定位:患者俯卧,胸下垫一薄枕与肩平,双手置头前,使腰部充分与床面接触,完全暴露腰椎部。依据CT或MRI检查结果,在相应腰椎棘突下旁开1.5寸定位。

(2)操作:根据骨标志定位,紫药水标记,皮肤常规无菌消毒,铺无菌巾,戴无菌手套。取1%利多卡因在标点处做一皮丘,行局部浸润麻醉,每点2～3 ml,深2～2.5 cm。按定点部位,左手持无菌敷料固定皮肤,右手持钩针自表向里刺入皮肤、肌肉,钩断部分韧带。在钩至两侧横突下缘时,钩针转向椎间孔方向钩提、疏通钩断部分横突上、下缘肌纤维韧带,依次为胸腰筋膜的浅层、竖脊肌、胸腰筋膜的中层、腰方肌、横突间肌、部分黄韧带,使紧张的肌纤维韧带部分断裂回缩。钩针到达横突下缘时,手法能够触及钝感,钩提要彻底,钩提4～6次不等,有落空感即可,但一定注意其深度不能到达横突缘的前方。术毕用曲安奈德20 mg,维生素B_{12} 1 ml,灭菌注射用水1 ml混合液各针眼局部封闭,加压包扎。然后对腰部进行轻度侧扳,进一步松解粘连。

14. 腕踝针法

(1)定位:根据腕踝针区域划分,腰椎间盘突出症治疗部位包括5、6两区内,进针点选下₅、下₆。

(2)操作:用0.35 mm×40 mm毫针,常规消毒皮肤。进针深度1.2寸,患者取俯卧位进针。两条腿进针后,让患者下地行走,并作腰部旋转动作,最大限度活动腰部,留针20分钟,不须运针,也不求有酸麻胀痛针感,以针入皮下无任何感觉为佳。

15. 平衡针灸法

(1)取穴:根据平衡学说创始人王文远教授穴位通俗命名法,取病变部位的平衡穴位为"痛穴"。根据臀、腰、膝关节、踝关节病变情况相应取臀痛穴、腰痛穴、膝痛穴、踝痛穴。

(2)操作:①臀痛穴位于肩关节腋外线的中点,即肩峰至腋皱连线的1/2处,左右交叉取穴,左侧病变取右侧穴位,右侧病变取左侧穴位。用3寸毫针向腋窝中心方向成45°角斜刺2.5寸左右,以局限性针感出现的局部酸麻胀或向肘关节、腕关节放射,不留针。②腰痛穴位于前额正中,印堂穴与前正中发际连线中点。用3寸毫针向下平刺2寸,以上下提插手法,达酸麻胀针感,不留针。③膝痛穴位于肩关节至腕关节连线的中点,取时手心向下,上臂伸直,左右交叉取穴。用3寸毫针直刺,出现局限性的酸麻胀或向腕关节方向放射,不留针。④踝痛穴位于前臂掌侧,腕横纹正中,左右交叉取穴,双侧病变取双侧穴位。采用上下提插手法,针感以局部酸麻胀并向肘关节放射或出现中指、食指麻木为宜,不留针。

16. 挑刺拔罐法

(1)定位:患者俯卧位,在病变的腰椎两侧夹脊穴附近寻找压痛点,痛点大多位于腰椎中线及中线旁4 cm范围内,查找出阳性反应点,并标上龙胆紫。若痛点在腰骶部,则在腰骶区选一最明显压痛点为配穴,配穴可根据病情酌情采用,通常在腰椎旁取2～4个压痛点。

(2)操作:患者俯卧位,在龙胆紫标"点"处常规消毒,用2%利多卡因打一皮丘,在皮丘上切一小口,在用三棱针快速刺入挑断皮下白色纤维样物数根。挑成深0.3 cm,长0.5 cm后,用消毒后的火罐闪火反复吸拔数次,至瘀血变至鲜红为止,擦净瘀血用姜片盖住伤口,再覆以消毒纱布,胶布固定。诸点挑治完毕后,让患者口服500 ml温水即可。每10天1次,3次为1个疗程。

(3)注意:挑治后伤处1星期内不能着水,忌食鱼、虾等发物,若伤口肿痛痒甚难忍,则取下纱布、姜片,用艾条悬灸15～20分钟,每日1次。病情轻者可正常活动,年龄偏大或疼痛重者应卧床休息。

17. 粗针剥离法

(1)定位:首先应找准压痛点,压痛点选择准确与否与治疗效果有很大关系,一般在腰部椎间盘突出的相应部位有一明显压痛点,同侧臀部有3～4处明显压痛点,如臀筋膜、臀大肌压痛点,梨状肌压痛点,髂胫束压痛点等。

(2)操作:找准痛点后,皮肤作好标记,常规消毒,在标记处以2%利多卡因作局部皮丘麻醉。右手持针,左手将皮肤撑开,垂直进针,得到较强针感后,患者自觉麻胀感,有时可向患侧下肢放射,然后沿肌纤维走向方向的垂直方向作扇形剥离松解,留针5分钟后再运针1次,共运针3次,出针后以创可贴封闭针孔。

18. 刮痧治疗法

(1)定位:患者取俯卧位,裸露胸背部、腰部及双下肢,并均匀涂抹刮痧油。

(2)操作:刮痧治疗时,治疗室温度维持在30℃左右。操作者持刮痧板与患者皮肤成45°角,从位于背部后正中线的督脉大椎穴开始,自上而下刮拭到位于骶管裂孔处的腰俞穴,并按此法反复刮拭多次。即遵循刮痧疗法推崇的凡治先开督脉的独到见解。而后按顺序选择足太阳膀胱经腰部之肾俞、大肠俞、关元俞,下肢承扶、殷门、委中、承山(在大腿背侧臀下横纹中点至腘横纹的中点一线)及足少胆经下肢之环跳、风市、阳陵泉(在大腿外侧至小腿外侧部一线)进行刮拭。要求按由点到线至面,转而再由面到线及点,力度均匀持久的手法操作,从而达到深透的目的。对于急性期患者,只要体质条件允许,多采用泻法重刮,尤以痛处和上述穴位为甚;对于慢性患者,则采用补法轻刮。治疗时每个穴位刮拭2~3分钟;对于痛处则以刮出"痧"为标准。治疗结束用脱脂棉擦拭治疗部位,同时要求患者于治疗结束后的24小时内不要洗澡,让皮肤对刮痧油充分渗透吸收。天气寒冷时,嘱患者注意保暖,不要受凉,以免影响治疗效果。每周治疗1次,3次为1疗程。

19. 骶管注药法

(1)定位:取俯卧位,髋部垫高30~35 cm,双髋关节各外展10°~15°,内旋5°~10°。先摸清尾骨末端,再沿中线向头侧触摸3~4 cm,可触到"V"或"U"形凹陷即为骶管裂孔。于骶管裂孔两侧可触摸到黄豆大结节是骶骨角;骶管裂孔中心和髂后上棘连线呈等腰三角形;可作为寻找骶管裂孔时参考。

(2)操作:常规消毒皮肤,无菌操作下注射器接普通9号注射针头,抽吸醋酸确炎松-A注射液25 ml,2%利多卡因注射液0.1 g,再抽吸灭菌注射用水或0.9%氯化钠注射液至25~30 ml。在骶管裂孔中心垂直刺入皮肤,皮下后将针头斜向头侧,针体几乎与骶管纵轴线一致,继续进针刺过骶尾韧带(刺过骶尾韧带时有落空感),抽吸无脑脊液及血液时即可推注药液。推注药液速度不宜过快,一般5~10分钟推注完药液。5~7天注射1次。

20. 椎间孔封闭法

(1)药物:0.5%~1%普鲁卡因10~15 ml,透明质酸酶1500~3000 U。

(2)操作:于突出之椎间盘水平患侧,棘突顶点旁开2 cm处常规消毒,用快速进针法,针尖与皮肤成45°角进针4~5 cm,以有麻胀感向下肢放射为佳,回抽无血,则注射药物,拔针后用拇指重按揉局部。每3~5天注射1次,一般2~3次即可。

(三)推拿治疗法

1. 推拿二步十法

(1)术前准备:患者排空大小便,脱去外衣,俯卧,小腿部垫枕,两手平放于身旁,使肌肉放松。术者手要擦干。凡有严重的重要器质性疾病如高血压、出血性疾病、发热以及其他脊柱疾病、妇女妊娠、月经期等,均不宜施术。

(2)推拿手法:要轻而不浮、重而不滞、稳而且准,循序渐进。

第一步运用按、压、揉、推、滚五种轻手法。①按法:以两手拇指指腹自上背部沿两侧足太阳膀胱经第2条经线,由上而下地按摩至腰骶部,连续3次。②压法:两手交叉,右手在上,左手在下,用手自患者第一胸椎沿棘突向下按压至骶部,左手按压时稍向足侧用力,连续3次。③揉法:单手张开虎口,拇指与中指分别置于两侧肾俞穴,轻轻颤动,逐渐用力。④推法:以两手大鱼际自腰骶部中线向左右两侧分推。⑤滚法:用手背掌指关节的突出部,沿足太阳膀胱经的经线自上而下滚动,至腰部时稍加力,直至下肢(患侧)足跟部,反复3次。

第二步运用摇、抖、扳、盘、运五种重手法。①摇法:两手掌置于患者腰臀部,推摇患者身躯,使之左右摆动,连续数次。②抖法:以双手握住其双踝,用力牵引与上下抖动,使患者身体抖起呈波浪状形动作,连续3次。③扳法:(a)俯卧扳腿法:一手按压患者腰$_3$腰$_4$部,一手托对侧膝关节,使关节后伸至一定程度,双手同时相对交叉用力。恰当时可听到弹响声,左右各作1次。(b)俯卧扳肩法:一手按压于患者腰$_4$腰$_5$处,一手扳起对侧肩部,双手同时交叉用力,左右各作1次。(c)侧卧扳法:侧卧,健肢在下伸直,患肢在上屈曲。术者立于患者腹侧,屈双肘,一肘放于患者髂骨后外缘,一肘放于患者肩前(与肩平),相互交错用力。然后换体位,另侧作1次。④盘法:(a)仰卧盘腰法:患者仰卧屈膝、屈髋,术者双手握其双膝,使贴近胸前,先左右旋转摇动,然后推动双膝,使腰及髋、膝过度屈曲,反复作数次。继之以左手固定患者右肩,右手向对侧下压双膝扭转腰部。然后换右手压患者左肩,左手向相反方向下压双膝,重复1次。(b)侧卧盘腿法:侧卧,健腿在下伸直,患肢在上屈曲。术者站于患者腹侧,一手从患腿下绕过按于臀部,前臂托拢患者小腿,以腹部贴靠于患者膝前方;一手握膝上方,前后移动躯干,使患者骨盆产生推拉动作带动腰椎的活动。然后嘱患者屈髋,使膝部贴胸。术者一手向下方推膝部,一手拢住臀部,以前臂托高小腿,在内旋的动作下,使患肢伸直。⑤运法:以左手握患者膝部,右手握其踝部,运用提拔手法,使患肢作屈伸动作,徐缓地抬高并伸展。上述治疗隔日1次,每次20～30分钟,7次为1疗程,一般治疗1～5个疗程。

(3)术后处理:术后卧床30分钟即可活动,每天有规律地做腰背肌锻炼,但应避免在腿伸直姿势下搬取重物,以防腰部扭伤,引起病情加重或复发。另外,应注意汗后避风冷,以防感冒。

2. 全麻大推拿

(1)麻醉:术前禁食、水,术前半小时皮下注射阿托品0.5 mg。麻醉推拿采用一次静脉给药法,将硫喷妥钠粉剂0.5 g,用生理盐水配成2.5%的溶液,一般用量10～20 ml。男15 ml以上,女12～15 ml即可,用静脉缓慢连续注射,约1分钟内注射完毕。在患者达到麻醉三期一级时,即可施行推拿手法。

(2)手法:①麻醉成功后,病人俯卧位,将准备好的床单叠成长条状,经背部套住两侧腋下,固定期在床头或由助手牵拉住,双下肢各由2～3名助手握踝及小腿部先做对抗平行牵引约1分钟,力尽量大。②术者站于患侧,双手掌重叠放于腰部,在牵引情况下,双手用力向下做压颤手法,并逐渐抬高双下肢至30°～40°,压颤手法反复10次,用力大小根据病人体质情况掌握。③扳法:斜扳或侧扳手法。斜扳法:放松牵引,术者一手掌放于腰部侧凸部位,另一手将对侧下肢抬起,双手同时用力,此时有的可听到响声;转换位置,扳对侧下肢。侧扳法:将病人翻起侧卧,以左肩为例,病人左侧卧,左下肢伸直位,右下肢屈曲位放于左下肢上,术者站在病人的前方,一肘放在病人肩部,另一肘放在臀部,两臂同时向相反方向用力,此时可听到腰部清脆响声。将病人翻向右侧重复以上手法。④直腿抬高及足背伸法:病人仰卧位,术者一手放在膝部,一手托足跟将下肢抬高,停留片刻,然后助手将足做背伸。以上手法一般在5分钟内结束。

(3)术后平卧硬板床休息7~10天。神经根压迫症状明显好转者,可延长卧床时间;无明显好转者尽早起床,准备行第2次推拿。

3. 硬麻整复法

(1)麻醉:①术前:禁食、水;苯巴比妥钠 0.2 g,肌注。②方法:硬膜外麻醉。③用药:2%盐酸利多卡因 20 ml 加生理盐水 5 ml 稀释成 1.6%的浓度,用药 15~17 ml 加肾上腺素 0.1 ml。

(2)手法:仰卧位。①直腿抬高:术者一手握患者踝上部,另一手扶住膝前部做被动直腿抬高活动,尽量加大直腿抬高角度,反复10余次,两腿分别进行。②摇髋:术者立床侧双手分别握踝上部和膝前,尽量屈膝髋,分别向内和外摇晃髋关节10余次,两侧分别进行。③弹拨内收肌:使患者双下肢外展外旋,屈膝屈髋,两足掌相对,使内收肌拉紧,术者以拇指弹拨股内收肌上部。侧卧位。①斜扳:患者侧卧,屈曲其上侧下肢,术者用一肘按住患者肩前部,另一肘按住臀后部,两肘前后呈相对方向摆动,在相对抗力量下斜扳其腰部,使力点相交于腰骶部,此时往往可发出响声。再以同法斜扳对侧。②抖腰:床侧髋膝屈曲,上侧髋膝伸直,术者一手按住腰骶部,另一手握住小腿,使腰髋部过伸,两手对抗按压,快速推抖,每次1分钟,重复6~8次。再以同法施于对侧。俯卧位。①牵引:胸部及大腿上部各垫一枕,使腰悬空,两端由两对助手做对抗牵引,持续大约5分钟。②颤腰:术者用双手重叠压在腰骶部,进行快速按抖,每次持续约1分钟,重复6~8次。③揉背:撤去双枕,患者平卧,头向左或右旋转,术者立于患者左侧,以右手掌根部自脊柱右侧上端开始缓慢揉至骶尾部,反复2~3次。再以同法施于对侧,最后自上而下按压脊柱各棘突。

(3)术后:术毕卧床1~2周,部分病人有残余症状如小腿外侧麻木者,可行骶管封闭。用药:醋酸泼尼松龙10 mg加1%盐酸利多卡因20~25 ml。

4. 局麻整复法

①术前禁食3~6小时,排空两便。②患者俯卧,常规方法行椎旁神经根麻醉,成功后即可行手法治疗。③脊柱旋转法:仰卧,助手固定肩部,术者将患者屈膝屈髋后旋转腰部。④压腿法:仰卧,术者先将患肢屈膝屈髋,再缓慢伸膝,直腿抬高至90°,加足背伸下压。⑤斜扳法:侧卧,先患侧而后健侧斜扳。⑥机械骨盆牵引:俯卧,将牵引带分别定上腰部及骨盆,顺轴牵引15分钟。⑦腰椎后伸位挤压法:俯卧,胸部及大腿前部各垫棉被1条,卷成高与宽约30 cm,术者肘部按压在患侧腰椎旁痛点,进行挤压。⑧药物选用:0.5%~1%普鲁卡因30 ml加泼尼松龙75 mg混合液,或0.5%~1%普鲁卡因30 ml加地塞米松20 mg混合液(普鲁卡因宜先作过敏试验)。

5. 牵扳手法

(1)腰椎牵引:是对患者手法前的适应性治疗。旨在松解腰椎骨凸关节囊及周围组织的粘连,伸引痉挛的腰部深层肌。一般采用腰骨盆牵引,根据体重,拉伸力在50~75 kg,时间10分钟,以在牵引床上操作为宜。

(2)牵扳手法:患者俯卧,双臂屈肘外展位。以特制的胸部牵引带围于病人胸背固定于床头(或由一条折叠式宽布带代替),并用带有动滑轮及钢绳的小腿足踝牵引带使患侧下肢连结牵引床上的弹簧秤(或由助手紧握患侧下肢踝上部作对抗牵引)。施术者一手拇指按压在病损椎间棘突旁小面关节处,此处既是椎旁痛点又是腰脊柱侧弯凸起点,另一手在健侧下肢膝上部扳提使髋过伸。嘱助手匀速启动牵引床伸引患侧下肢,待术者拇指下感觉小面关节有牵开时,提健腿之手用力斜扳腰部过伸并向患侧扭转,指下有骨性跳动感与伴连续"咔咔"声响。术后让患者卧床片刻,翻身后仰卧位保持4小时,然后用腰支持带制动。

(3)注意事项:①手法要领:施术者拇指按压定点要准确,助手配合时牵引力要匀速,斜扳旋腰须待病椎小关节间隙张开时施行,动作要敏捷,术者和助手配合默契,恰到好处。②手法时腰部过伸,为避免腹壁肌肉和髂腰肌过度牵拉,可在手法前垫软枕于腹部。整复后须卧硬板床休息1周,以腰支持带制动2~3个月。腰腿痛缓解后开始行床上练功,如俯卧伸腰、抱膝屈髋等。③合并有腰椎管外软组织病变者从患者床上练功日起给予手法松解,酌情间断进行腰骨盆牵引,以利恢复腰脊柱内外平衡。

6. 倒悬牵引法

①倒悬牵引器要求是正规厂家制造出厂的,检查各种操作功能正常。倒悬牵引前一定要诊断明确,排除本法治疗的禁忌证,不可盲目施术。②初次做倒悬牵引时,患者有顾虑及恐惧心理。应做好思想工作,打消患者顾虑,取得患者配合。首次预备进行倒悬牵引的患者在治疗前一定要测血压,血压偏高者不宜作此项治疗。③用牵引带捆扎患者双脚,系带松紧要适度,捆扎的系带要扎紧,防止滑脱,但也不能捆扎过紧,以免引起疼痛等情况的发生。④开启倒悬牵引床缓慢将人体倒悬与地面成一定角度,利用人体自重进行腰椎牵引,可随患者病情、体质、年龄等情况进行调节角度,应注意牵引过程中的速度不宜过快,让患者有充分适应的时间。⑤牵引时间一般在20分钟左右,初次牵引患者可适当减短治疗时间。牵引完毕后,将倒悬牵引床调回平卧位,让患者平躺休息5分

钟。在牵引过程中注意观察患者有无头晕、胸闷、心慌、恶心、面色白、出虚汗等不适,如有发生,立即停止倒悬牵引,并配合医生对症处理。⑥治疗完毕后嘱患者用弹力腰围固定卧床休息2小时。每天1次,10次为1个疗程。

【现代研究】

1. 甘肃省山丹县中医院张才等报道运用中药热敷配合牵引按摩治疗腰椎间盘突出症68例。①中药热敷:生川乌、生草乌、花椒、洋金花各20 g,伸筋草、透骨草、当归、红花各30 g,延胡索、川芎、土鳖虫、乳香、没药、威灵仙、刘寄奴、麻黄、细辛各15 g,补骨脂、骨碎补各10 g。上药混匀,粉碎成粗颗粒,加陈醋500 ml,白酒100 ml,连续浸泡24小时并不断搅拌,至浸入液被中药均匀吸收,然后将该药分装2个布袋中备用。将装好药物的布袋放置蒸锅中蒸热30分钟取出,病人取俯卧位,将蒸热的药袋放置于病人腰骶部热敷,待冷却后交替更换布袋,每次30~60分钟,每天1~2次。②牵引:采用江苏张家港华新医疗机械厂生产的HXY-Ⅲ 2000型电脑微控腰椎多功能牵引治疗床进行牵引。③按摩:牵引中在腰部行振抖复位手法,牵引后行局部推拿按摩,用㨰、揉、按、叩等轻手法按摩腰部,使局部肌肉放松,缓解痉挛。④结果:痊愈36例,显效19例,好转12例[甘肃中医,2003;(3):12]。

2. 陕西省宝鸡市中医院田维华等报道运用中药热敷结合腰椎牵引治疗腰椎间盘突出症103例。①腰椎牵引:牵引机为成都华信医疗器械厂QCD-Ⅰ型微控综合牵引床。牵引多采用卧位牵引,间断性牵引,每次30分钟,牵引重量因患者的自身状况和肌腱韧带素质不同,耐受力有差异,以其体重的50%~80%为宜,老年人以患者的感受为主。牵引以患者症状消失感觉舒适为度,一般在牵引约20分钟时,疼痛稍有缓解,嘱患者做伸直腰抬腿动作,使受压或粘连的神经根产生松动。牵引后休息半小时,再用中药热敷。②中药热敷离子导入法:伸筋草、透骨草、桂枝各 15 g,丹参 30 g,红花 10 g,乳香、没药各 9 g,川乌、草乌、艾叶各 6 g,马钱子 5 g。将上述中药混合,粉碎成末,分 2 次放入布袋,平整装入由山东升宏医药科技有限公司生产的中药电磁仪(SH-2000B 型),加入渗透液后加热放置患处治疗 30 分钟。每天 1～2 次,可根据患者的耐受程度调整。同时配合应用脱水剂和激素。③结果:治愈 68 例,好转 28 例[现代中医药,2007;(4):51]。

3. 吉林省辉南县血栓病医院李春禄等报道运用中药热熨配合整脊手法治疗腰椎间盘突出症 76 例。①中药热熨:透骨草 20 g,伸筋草、防风、香附各 15 g,乳香、没药各 10 g,血竭 5 g。上药共研细末,用蜂蜜调匀,根据腰部疼痛面积大小取药物适量外敷,然后用特定电磁波治疗仪照射敷药部位,温度控制在 60～70℃,使患者既感到舒适,又不灼伤皮肤为度。每次 30 分钟,每日 2 次。②整脊手法:先实施滚法、摩法、点按、拿法等轻柔手法,然后实施腰部三扳法:患者侧卧,患肢在上呈屈曲位,健肢在下呈伸直位,术者一手按压患者肩部,另一手按压臀部,两手向相反方向用力,可听到弹响声;患者侧卧,健肢在上患肢在下,方法同上;患者俯卧位,术者一手将双下肢抬起到最高位时,用另一上肢前臂骤然下压腰部。③结果:治愈 57 例,好转 12 例,有效 4 例[吉林中医药,2004;(9):50]。

4. 安徽省淮北市中医院孙钰报道运用针刺推拿加中药熏蒸治疗腰椎间盘突出症 169 例。①针刺:病人取俯卧位,取相应椎间盘突出的棘突间隙向患侧离开 1.5～2 cm 处的阿是穴、环跳(此二穴针刺时针感向患肢放射为佳)以及华佗夹脊、腰阳关、大肠俞、关元俞、秩边、承扶、殷门、委中、承山、阳陵泉、昆仑、太溪。常规消毒,针刺得气,提插捻转手法,留针 30 分钟,中间行针 1～2 次,辅以理疗。②推拿:滚法 医者以滚法在患者腰骶部来回滚动约 5 分钟,并于肾俞、大肠俞等穴位吸定滚各 1 分钟,然后自臀部沿坐骨神经分布区向下至小腿来回滚约 5 分钟。弹拨法 医者以肘尖弹拨患侧骶棘肌及梨状肌 3~5 次,强度以患者耐受为度。斜扳法 患者侧卧,健肌在下自然伸直,患肢在上屈膝屈髋,医者面对患者,一手肘抵患臀,另一手扶患肩,双手同时对抗用力扳动,左右各 1 次。③中药熏蒸:采用长春市兴达医疗器械厂生产的 DXZ-1 电脑中药熏蒸中频治疗机。药用杜仲、牛膝、伸筋草、片姜黄、红花、生川乌、生草乌、木瓜、鸡血藤各 30 g,川椒 20 g。温度 48~55℃,以病人耐受为宜,每次 30 分钟。以上治疗每日 1 次,7 次为 1 个疗程。④结果:治愈 129 例,好转 33 例[中医药临床杂志,2007;(4):391]。

5. 葛洲坝集团中心医院郭永红报道运用侧腹针配合中药熏蒸治疗腰椎间盘突出症 107 例。①方法:患者仰卧于治疗床上,裸露腰腹部,腰部接触熏蒸窗口。侧腹针取京门、带脉、五枢、章门、横骨、气穴、肓俞、大横、腹哀穴,均为双侧,用 1.5 寸毫针行平补平泻手法,针刺得气后接 G6805 治疗仪,采用疏密波。针刺后即开始中药熏蒸:鸡血藤、透骨草、威灵仙、羌活、独活、白芷、荜拨、生川乌、生草乌各 10 g;熏蒸温度控制在 35~45℃,熏蒸量 600 ml/小时,每次 30 分钟,每日 1 次。②结果:治愈 50 例,显效 30 例,好转 25 例[中西医结合学报,2003;(1):61]。

6. 山东省利津县第二人民医院李本友报道运用中药离子透入加骶管封闭治疗腰椎间盘突出症 102 例。①离子透入:杜仲、川芎、川乌、草乌、桃仁、独活、羌活、乳香各 20 g,防己、牛膝、白芷各 15 g,秦艽 12 g,蒲公英、威灵仙各 30 g。上药可适当根据病情、症状辨证加减。将煎制好的中药液放在中药离子透入治疗机的电极板上,温度适宜,置于病变腰椎两侧,每次 30 分钟,每日 1~2 次。②骶管封闭:骶管封闭时患者取俯卧位,双髂前上嵴处垫枕使臀部稍抬高,自骶管裂孔无菌缓慢注入药液(低温生理盐水 40 ml,

ATP 40 mg,透明质酸酶 1500 单位,地塞米松 10 mg 或康宁克痛 40 mg),勿伤骶管血管丛。隔日 1 次。③结果:疗效优 58 例,良 24 例,可 11 例[中医外治杂志,2002;(3):12]。

7. 广西柳州市人民医院郑红波报道运用中药烫疗配合骶管滴注治疗腰椎间盘突出症 42 例。①中药烫疗:桂枝、海桐皮、威灵仙、赤芍、没药各 40 g,忍冬藤 80 g,千年健、桑寄生、莪术、川芎、鸡血藤、伸筋藤各 60 g。将上药装入纱布袋,置锅中蒸热,反复熨烫腰椎部位,每次 30 分钟,每天 1～2 次,15 天为 1 个疗程。②骶管滴注:药物为 2% 利多卡因 10 ml,地塞米松 10 mg,维生素 B_1 200 mg,维生素 B_{12} 1 mg,加入生理盐水 200 ml 中。患者取俯卧位,下腹部加垫,显露骶尾部。先按体表确定骶管裂孔的位置,做好标记,常规皮肤消毒,戴无菌手套,铺孔巾。穿刺用 20 ml 注射器,接 7～9 号注射针头(根据患者胖瘦决定针头的大小),2% 利多卡因 5 ml 局部麻醉,左手拇指按住穿刺点上方,右手持注射器针管的近端,与皮肤呈 30°～50°进针,穿破皮肤、皮下组织、骶尾韧带,进入骶管,穿破骶尾韧带时有落空感,再进入 1 cm,确认进入骶管后,抽吸无脑脊液、血液。注射器抽取 10 ml 生理盐水,将其推入,观察患者全身和局部的感觉,无全身反应,局部有憋胀感,说明穿针正确。然后左手夹住针头不动,右手拔去针管接输液器,将混合液输入 200 ml(每分钟 40 滴)。在滴注时患者感觉患肢憋胀疼痛向颈胸部方向扩散,颈部发僵酸困,输完后缓解。然后顺方向拔出针头,用消毒棉球按压 1～3 分钟,胶布固定。间隔 7 天治疗 1 次,3 次为 1 个疗程。③结果:治愈 28 例,好转 10 例[中医正骨,2007;(6):32]。

8. 天津市传统医药研究所时圣瑞报道运用温针加整脊疗法治疗腰椎间盘突出症 320 例,①温针:取相应部位的华佗夹脊穴、肾俞、气海俞、大肠俞、腰阳关、白环俞、八髎、环跳、承山、阳陵泉、委中、腰椎旁及臀部的压痛点(阿是穴);腰骶椎以双侧取穴为主,下肢以患侧取穴为主。患者俯卧治疗床上,暴露针刺部位,局部常规消毒,用毫针常规刺法,诸穴行补法,相应部位夹脊穴、椎旁阿是穴、环跳、阳陵泉予艾条温针灸,每穴2壮。每日1次,交替使用。其中,椎旁及臀部阿是穴也可采用一穴多针的治法,行强刺激手法。②整脊:整肌理筋法、弹拨臀肌、拿委中、整脊掌推法。在此基础上,因人因病结合临床也可选用一些常规复位手法,如提腿压腰法、侧扳法、旋转复位法等。③结果:痊愈178例,好转135例[中医外治杂志,2003;(4):26]。

9. 河南省温县中医院邵志刚报道运用电针足少阴经筋治疗下段腰椎间盘突出症33例。①方法:选股内筋(穴位体表进针点位于股内收肌上段腱性隆起后的凹陷处)、腰下段夹脊穴,每次仅取患侧或症状较重一侧。取患侧在下的斜俯卧位,患侧下肢伸直,健侧下肢屈曲,以左侧为例。取穴时医者从患者后方将右手拇指端置于承扶穴,其余四指与拇指成90°放于内收肌腱处,于中环指缝间取中间穴点,其上下1寸处各取1个穴点。此三个穴点进针方法相同,取2.5～3寸28号毫针从体表向前刺入隆起的腱性组织,刺入肌腱时的阻力稍大,针感较强;夹脊穴采用斜刺。每次治疗共4针,得气后接中频治疗仪电极于针身,强刺激,以患者能勉强耐受为度,留针5分钟后出针,针后鼓励病人随即下床行走或弹跳。每日1次。②结果:痊愈18例,好转11例[河南中医,2004;(1):61]。

10. 云南省昆明市盘龙区人民医院官青报道运用电针配合功能锻炼治疗腰椎间盘突出症77例。①电针:患者俯卧或侧卧位,全身自然放松。主穴取病变相应的夹脊穴和脾俞、肾俞,疼痛沿足太阳膀胱经放射者取承扶、殷门、委中、承山、昆仑,疼痛沿足少阳胆经放射者取居髎、环跳、阳陵泉、悬钟、足临泣,疼痛沿足阳明胃经放射者取气冲、髀关、伏兔、梁丘、解溪。用平补平泻法,针刺得气后接上DM701-ⅡA电麻仪,电流强度以病人耐受为限,并用

TDP 照射疼痛部位,留针 30 分钟,每日 1 次。②功能锻炼:电针治疗 1 周后,根据病情指导患者进行相应的功能锻炼,主要给予腰背肌的锻炼,采用俯卧位单腿交叉后伸上举法、头胸后伸法、双拳擦肾法,交替进行,每次 20～30 分钟。③结果:痊愈 52 例,好转 23 例[云南中医中药杂志,2004;(1):28]。

11. 南京医科大学附属第一医院朱建国报道运用深刺腰夹脊穴配合穴位注射治疗腰椎间盘突出症 40 例。①方法:取双侧相应腰椎的华佗夹脊穴为主,配取秩边、环跳、殷门、委中、承山、昆仑、风市、阳陵泉、飞扬、外丘。局部用 75% 酒精棉球消毒后,用 0.35 mm×75 mm 毫针于相应腰椎棘突下旁开 0.5 寸处进针,双侧深刺 2.5～3 寸,针尖向脊柱方向透刺,针下碰到骨膜障碍后作缓慢提插,令患者感觉针处酸胀得气,直至针感强烈,如向患侧下肢放射,效果更好。其余下肢穴位力求每穴针必得气。然后接 G6805-Ⅲ型电针治疗仪,连续波,30 分钟,使相应腰椎周围肌肉随电针频率在跳动,强度根据患者症状及耐受程度而定。起针后用复方丹参注射液 6 ml,注射患侧相应腰椎夹脊穴,每穴注射 2 ml。穴位注射后局部加拔火罐 5～10 分钟。②结果:治愈 18 例,显效 11 例,好转 9 例[上海针灸杂志,2004;(3):27]。

12. 江苏省中医院郑祖刚等报道运用穴位注射加埋线治疗腰椎间盘突出症术后复发 21 例。①取穴:$L_{4,5}$ 椎间盘突出者选大肠俞、环跳、承扶、委中、阳陵泉等穴;L_5/S_1 椎间盘突出者选关元俞、环跳、承扶、委中、承山等穴。②注射:穴位处充分暴露,碘伏棉球常规消毒,利多卡因适量皮下注射,局部浸润麻醉。然后用黄芪丹参注射液等分混合液每穴 2 ml,7 号针头穴位穿刺,得气后注入,拔出针头按压,病人因手术创伤瘢痕粘连,术后缺乏肌力锻炼肌张力低,针孔渗血需按压较长时间。③埋线:将已消毒的 0 号医用羊肠线剪成 1～2 cm 不等长,肌肉丰满处用长线,肌肉细弱处用短线,用 12 号腰穿针,针芯退出少许将羊肠线段置入针套头内,从水针针孔处刺入,刺到神经有触电放射感需避开,得气后手持腰穿针,纵向弹拨2～3次,横向弹拨1～2次,类同小针刀弹拨方法。然后将针芯向前缓推,同时针套向后慢退,将羊肠线埋入体内,拔出穿刺针,按压针孔片刻,以加强局部刺激,盖无菌敷料。④结果:治愈2例,好转18例[中医正骨,2000;(12):24]。

13. 山东省章丘市中医院张燕等报道运用水针刀埋线法为主治疗腰椎间盘突出症100例。①针刀埋线:取患部夹脊穴,医者持特制水针刀垂直切割法进针刀,遇骨质后紧贴骨质内缘缓慢进针刀1 mm,局部有酸、麻、胀感时,回抽无血、无脑积液,快速注入复合药液(2%利多卡因5 ml,生理盐水12 ml,维生素B_1 200 mg,维生素B_{12} 0.5 mg,得保松3.5 mg)22 ml,紧贴骨面纵行剥离数刀,局部有酸、麻、胀感,退针刀;取长2.5～3.5 cm的羊肠线1段(用75%酒精浸泡30分钟),从水针刀尖端植入,然后持水针刀沿原入路达骨面,再略移针沿骨面内缘进针0.5 mm,一手用特制针芯推入羊肠线,另一手退针刀,边退针边推入羊肠线。②电脑三维牵引:采用DFQ300A型号牵引床,根据病位、病情不同设置相应的牵距(0～70 cm)、倾角(0～12°)及旋转角度(−12°～12°)后将病人俯卧位固定于牵引床上行快速牵引复位。在脚踏开关的同时,医者双手掌交叉重叠按压突出部位,用力下按,重复2～3次。③结果:临床治愈70例,好转28例[中医正骨,2004;(10):19]。

14. 湖北省中医院周仲瑜等报道运用重灸加埋线治疗腰椎间盘突出症65例。①方法:取患侧腰椎间盘突出所在间隙的华佗夹脊穴,及其上、下相邻的夹脊穴和足太阳膀胱经上之深部压痛最敏感点处为主穴;以患侧臀部及下肢足太阳膀胱经及足少阳胆经上之深部压痛点为配穴。患者俯卧或侧卧位,以舒适为度。用艾条在腰部及患肢作温和灸,每次选穴3～5个,每穴灸30～40分钟,灸至皮肤发红,自觉热力已透达肌肉深层为度,每日1～2次。其间配合穴位埋线法,所选穴位为压痛最敏感处,用腰穿刺针作埋线工具,将羊肠线(1～2 cm)插入腰穿针前端,后接针芯,腰穿针刺入穴位后寻找针感,再边推针芯边退针管,将羊肠线埋入穴位的肌层内,针孔处敷盖消毒纱布固定。每次可埋1～3个穴位。②结果:临床治愈21例,好转38例[中国临床康复,2003;(29):4015]。

15. 河南省安阳市中医院戴珍等报道运用脊柱定点侧扳配合穴位埋线治疗腰椎间盘突出症300例。①定点侧扳法:患者取左侧卧位,左下肢伸直,右下肢屈曲置左下肢前面,医者用右手拇指仔细检查偏歪之棘突。以棘突右侧偏歪为例,术者用右手拇指顶住偏歪棘突右侧,右肘部置于患者右肩前,术者左肘置于患者右臀部,然右肘向后推右肩,左肘向前压臀交叉用力,同时右拇指推顶偏歪之棘突,此时可听到"咯噔"响声或感到指下椎体轻微错动,然后患者右侧卧位,术后左拇指顶住偏歪棘突,左肘置患者左肩前,右肘置左臀部交叉用力,指下有错动感,错位骨缝即已对位,旋转椎体得以纠正。②穴位埋线法:病人俯卧,取腰椎间盘突出的相应部位患侧华佗夹脊穴、环跳、委中、阳陵泉、承山等穴位;经常规消毒后,用2%利多卡因5 ml,氟美松5 mg,维生素B_{12} 0.5 mg,当归注射液2 ml混合药液,用5号针头刺入穴位,提插得气后,每穴位注入混合剂2～3 ml。取羊肠线(长2～3 cm),选12号腰穿针1具,将针芯退出使羊肠线置入针管内,在所选穴位刺入,避开血管、神经,得气后将针芯向前推动,针管向后退,将肠线植入穴位内,拔出腰穿针,针孔包扎3天,回家后卧硬板床休息。③结果:疗效优176例,良113例[四川中医,2004;(5):77]。

16. 广东省江门市五邑中医院何杰英报道运用针刺配合牵引治疗腰椎间盘突出症63例。①牵引:选用广州市羊城医疗器械厂生产的ATA-型微电脑腰椎自动牵引床,进行骨盆牵引。根据患者的体重和耐受情况选择牵引力,一般为30～50 kg。②电针:根据椎间盘突出的位置,取患侧相应夹脊穴及秩边、环跳、风市、委中、阳陵泉、承山。局部常规消毒,选择相应毫针,快速进针,直刺

1~2寸,以得气感从腰部到足为佳,接G6805电针治疗仪加强针感,选择连续波型,电流强度以患者能耐受为度,留针30分钟。③结果:痊愈28例,显效25例,好转7例[针灸临床杂志,2004;(5):17]。

17. 湖南省江华瑶族自治县人民医院李春华报道运用电针、牵引配合运动疗法综合治疗腰椎间盘突出症42例。①电针:取双侧肾俞、气海俞、次髎,患侧秩边、环跳、居髎、委中、合阳、阳凌泉、悬中、腰阳关及阿是穴。令患者侧卧位或俯卧位,酒精消毒皮肤。用2.5寸28号毫针快速进针,得气后接G6805电针仪,频率、强度以患者舒适能耐受为宜。每次30分钟,每天1次,7天为1个疗程,疗程间隔3天。急性期嘱患者卧硬板床休息。②牵引:应用济南华飞牌三维多功能牵引床牵引治疗。令患者俯卧于牵引床上,胸背部固定于上板,将臀腿部固定于下板,病变椎间隙置于上下板之间即成角顶点,设置为慢速牵引,牵引距离30~65 mm,倾角0~7°,仰卧位为0~5°,牵引25~30分钟。牵引后患者卧床休息,1小时后腰围保护后方可下床。③运动疗法:根据患者疼痛程度及有无下肢放射痛的疼痛评分方法,14~16分者即可以进行腰腹背肌肉的训练,如拱桥式运动、飞燕式运动、5点支撑运动,治疗后期在横木上做悬腰训练。④结果:治愈34例,好转7例[中医药导报,2007;(8):58]。

18. 贵州中医学院第一附属医院骆书颜报道运用头针态下牵引治疗腰椎间盘突出症108例。①方法:取标准头穴顶中线、患侧顶旁Ⅰ线、顶旁Ⅱ线。常规消毒后快速进针,针体进入帽状腱膜下层,当针下有吸针感时,行朱明清教授独创的朱氏泻法(即抽气法,针体平卧,用拇、食指紧捏针柄,用爆发力将针迅速向外抽提3次,然后再缓慢退回原处)。行头针法5~8分钟(抽气法1次),留置头针并行牵引治疗:使用自动牵引床,症状轻者采用平卧平牵,症状重者俯卧平牵,牵引力量以患者能忍受为准,持续牵引30分钟。

在牵引过程中,再行抽气法 3 次。②结果:临床治愈 14 例,显效 29 例,好转 20 例[浙江中医杂志,2004;(8):359]。

19. 江苏省通州市中医院杨将等报道运用针麻下推拿治疗腰椎间盘突出症 203 例。①针麻处方:体穴为合谷透后溪、内关、支正、会宗、要中、承山、跗阳、束骨;耳穴肺、腰椎。②耳麻诱导:以病人耐受重量作骨盆牵引 100 分钟时,施耳针作诱导,至 2 小时后去除骨盆牵引,令患者俯卧,针内关,并按摩腰臀及患肢。③推拿:俯腰过伸法,拔除耳针及内关之毫针;斜扳伸腿法;患者仰卧,针左侧合谷透后溪、支正,右侧会宗穴,行屈髋外展法;将患肢抬高,针束骨、跗阳穴并留针,针委中、承山,强刺激后拔出毫针,行直腿抬高法。④结果:痊愈 138 例,好转 48 例[云南中医中药杂志,2003;(3):29]。

20. 广东省开平市中医院魏汉贤等报道运用推拿按摩、骶管疗法配合三维正脊仪复位治疗腰椎间盘突出症 232 例。①推拿按摩:在三维正脊仪复位治疗前,患者先俯卧于推拿床上,根据病情分别按压委中、承山、环跳、肾俞、腰阳关等穴位,并采用揉法、擦法、按法、拍法对包括上述穴位及腰背部肌肉进行推拿按摩 30 分钟,使病人腰背部肌肉充分松弛,为第三步的三维正脊仪复位治疗做好准备。②骶管疗法:药液为 5% 碳酸氢钠 5 ml,2% 利多卡因针 100 mg,醋酸可的松针 50 mg,维生素 B_{12} 针 1 mg,加生理盐水至 20～30 ml。病人取腹部垫高枕卧位,摸准骶管裂孔做标记,常规碘伏消毒。用 8 号注射针穿刺入骶管裂孔,回抽无血及脑脊液,先注入 5 ml 药液,观察 3～5 分钟无不良反应后,加压注入其余药液。注射速度以病人能耐受为原则,如果注射过程中病人出现头晕、头痛、心慌、恶心等症状,应减慢注射速度或暂停注射,等反应消失后再注射。注射完毕后,以疼痛患肢为下方位侧卧 30 分钟。③三维正脊仪复位:根据患者的身高、体重、性别、年龄、发病部位、突出类型等确定牵引距离(一般 55～65 mm)、成角方向、成角度数、旋转方向、旋转度数的数据指令输入计算机。患者紧箍胸背固定衣和骨盆固定裙,令其俯卧于三维正脊仪上,躯腋部与骨盆分别固定在正脊仪的头胸板和臀腿板上,使病变椎间隙位于两板交界处。检查无误时启动仪器。医生的手置于病变椎间,嘱患者放松,不要屏气,此时踩脚踏开关,仪器就会按照指令自动完成定距离瞬间牵引与定角度旋转同步动作,同时医生辅以手法顶推按压,每次治疗1~3下。治疗后平推回病房,嘱患者平卧6小时,3天内限制活动。④结果:治疗时间7~21天,平均15天。疗效优193例,良26例,可7例[江西中医药,2007;(7):40]。

十三、腰椎管狭窄症

腰椎管狭窄症又称腰椎管狭窄综合征,是指组成腰椎椎管骨-纤维管道的异常改变,使椎管的前后径和左右径比正常狭窄,压迫马尾神经或神经根而引起腰腿痛的一种病症。本病是由先天性或后天性等各种原因造成,发病多缓慢,病程较长,病情呈进行性加重。先天性腰椎管狭窄症多发生在青年人;后天性多见于中年以上的病人,男多于女,患椎间盘突出症者约有50%同时存在椎管狭窄。以腰$_{4,5}$最多见,其次为腰$_5$骶$_1$和腰$_{3,4}$。本病一般属中医学"腰腿痛"、"骨痹"、"痿证"等范畴。

【病因病理】

1. 原发性椎管狭窄

原发性椎管狭窄较少见,表现在椎管前后径和横径呈均匀一致性狭窄。包括先天性短椎根、椎弓根内聚、椎板肥厚、软骨发育不全、先天性椎弓狭部不连及滑脱、先天性脊柱裂等,除造成骨性椎管狭窄,还可因软骨、纤维组织和瘢痕组织增生及粘连压迫硬膜和神经根。

2. 继发性椎管狭窄

(1)退变性椎管狭窄:退变性椎管狭窄是最常见的原因,退变一般先发生于椎间盘,椎间盘退变后其弹性生物力学功能减退,椎间隙变窄,韧带松弛,后关节紊乱,从而继发椎管骨、纤维性结构的肥大、增生,引起椎管狭窄。

(2)腰部骨病和创伤:腰椎间盘突出症、畸形性骨、脊柱结核、肿瘤、创伤等,可造成解剖关系变化,引起椎管狭窄,但这一类原因造成者,腰椎管狭窄症为其病理表现之一,诊断时多诊断原发疾病。

(3)医源性椎管狭窄:手术创伤及出血造成椎管内瘢痕组织增生及粘连;骨移植或融合术后,椎板增厚或黄韧带的增厚;手术破坏了脊椎的稳定性,继发创伤性骨、纤维结构增生,导致椎管狭窄。

(4)椎管局部组织病变:椎板、椎弓根增厚或黄韧带肥厚或松弛椎板、椎弓根增厚,可造成椎管或神经根管狭窄;黄韧带肥厚或松弛,当腰后伸时容易折叠入椎管,压迫神经根。

【诊断要点】

1. 症状

多见于40岁以上的中老年,男性较女性多。起病缓慢,常有慢性腰痛史。由于狭窄可发生于椎管、侧隐窝或神经根,因此临床表现不尽相同。可见有单纯腰痛者,也有单纯腿痛者,或表现为腰腿同时疼痛。中央型椎管狭窄在腰痛之后可渐出现双下肢酸、麻、胀、痛及乏力,腰腿疼痛多在站立或走路久后加重,脊柱后症状也加重,而弯腰、下蹲及屈侧卧疼痛可减轻或消失。患者常展现出间歇性跛行症状,即行走一段距离后出现下肢酸、麻、痛、胀、乏力等症状,坐下或蹲下休息后症状可明显减轻或消失,若继续行走又可出现同样症状。神经根管狭窄及侧隐窝狭窄,由于所压的是神经根,其症状主要表现为根性神经痛,间歇性跛行不明显。症状与后外侧腰椎间盘突出症相似,疼痛从腰臀部向下肢放射,常有麻木感。疼痛往往是持续性,体位改变对疼痛影响不大。

2. 体征

本病由于卧位检查时症状体征多已缓解或消失,故症状与体征多不一致,一般症状较重,而体征较轻。可以检查到的体征主要有以下几点:脊柱可有侧弯,生理前凸减小,腰部后伸受限,腰部过伸试验阳性,患者常喜欢屈膝、腰前屈位休息,可出现马尾神经或受压迫神经根支配的肌力、感觉减退,腱反射减弱或消失。马尾神经受压严重者常有鞍区感觉减退,排尿、排便功能障碍。单一神经根受压者可见明显根性体征,常有腰肌紧张及相应的椎压痛点,并向下肢放射痛。

3. 辅助检查

(1)X线检查:X线平片可见脊柱弧度改变,椎间隙常变窄,椎体缘骨质增生,关节突关节退变肥大,椎弓根肥大内聚,后纵韧带钙化,腰骶加大等改变,对诊断有一定参考价值。X线平片可进行椎管横径和矢状径的测量。一般认为矢状径小于12 mm为绝对狭窄。还可用脊椎指数来判定,即腰椎管矢状径与横径的乘积与同一椎体矢状径和横径乘积之比,若比值大于1∶4.5,可考虑椎管狭窄。椎管径与脊椎指数的测量和判断只对中央椎管狭窄有意义,不能说明侧隐窝和神经根管的情况。

(2)椎管造影:椎管造影对诊断和手术定位均有一定意义。常用的椎管造影剂有油性的碘苯脂和非离子型水溶性造影剂碘葡酰胺,术前均需作碘过敏试验。中央椎管狭窄造影时主要表现为蛛网膜下腔部分或完全梗阻。完全性梗阻时出现造影剂完全中断,部分梗阻表现为不同程度的单个或多个平面的充盈缺损。侧隐窝狭窄及神经根管狭窄造影时表现为神经根显影变短、变淡、扭曲、压迹或不显影等改变。

(3)CT检查:CT扫描诊断价值大,能直接看到椎管的骨性狭窄部位,包括椎体后缘、关节突、椎弓根、椎板等的增生肥大,也能看到黄韧带、椎间盘、硬膜囊、神经根等软组织情况,并能对椎管、侧隐窝的大小进行测量。

(4)MRI检查:能显示神经根受压和移位的程度,尤其是沿椎弓根走行的冠状面和旁矢状面,可以显示出神经根的上下移位,并能分辨出腹侧神经根和脊侧神经根。

4. 鉴别

注意与腰椎间盘突出症、腰椎不稳症、脊髓和神经根肿瘤、血栓闭塞性脉管炎等相鉴别。

【外治方法】

(一)中药外治方

1. 外洗方

(1)处方:蛇床子、细辛、牛膝、桂心、吴茱萸、川椒、川芎、厚朴、白蒺藜、麻黄、香附子各 30 g,白附子、天麻、白僵蚕各 15 g。

(2)方法:以上方药共捣粗末为散,用时取药 150 g,用醋浆水二斗,煮数沸,去渣,入盆中,浸浴痛处。每天 1 次,每次 30 分钟,1 剂药可连用 3 天,10 天为 1 疗程。

2. 外敷方

(1)处方:防风、桂枝、白芷、䗪虫、白芥子各 30 g,生大黄 50 g,独活、当归、红花、川芎各 20 g,生川乌、生草乌、生乳香、生没药、细辛各 15 g。

(2)方法:以上方药共研细末,贮瓶备用。治疗时取适量药末,以醋或生姜汁调敷腰骶部。

3. 热敷方

(1)处方:川芎、红花、桃仁、桂枝各 30 g,元胡、米壳各 25 g,细辛 10 g。

(2)方法:将上方药用布或纱布包裹,置入铝盆中,加凉水将药包浸泡,然后加醋 500 g,白酒 250 g,将药煎沸 10 分钟后,先将患处垫上毛巾,以防烫伤,再将药包放于患处进行热敷。每次 15～

30 分钟,每天 2 次,一剂药可连用 3 天。

4. 熨敷方

(1)处方:骨碎补、鸡血藤各 50 g,威灵仙、杜仲、红花、当归、白芷各 20 g。

(2)方法:以上方药共碾细末,用酒调,敷患处,外盖纱布,再在纱布上用热水袋热熨。每日 1 次,每次熨 1 小时。

5. 贴敷方

(1)处方:独活、桃仁、地鳖虫、生乳香、生没药、生大黄各 15 g,当归、牛膝、巴戟天、骨碎补、透骨草、生川乌、生草乌、生半夏各 20 g,细辛 3 g,三七、红花各 12 g,冰片、樟脑各 6 g,白酒适量。

(2)方法:以上方药除冰片、樟脑外,烘干碾细末,拌入冰片、樟脑,密封备用。治疗时取药粉 30 g,放入锅内,文火加热,加入适量白酒调成糊状,边加热边搅拌,待药成糊状即可,装入 8 cm×12 cm 单层纱布袋内,趁热贴于腰部,胶布固定。每日 1 次,每次 4~6 小时。10 天为 1 疗程,疗程间休息 3 天。

6. 导入方

(1)处方:熟地、白芍各 30 g,补骨脂、仙灵脾、桂枝、茯苓、桃仁、赤芍、大黄、丹皮各 15 g,附子 5 g,威灵仙 50 g,甘草 10 g。

(2)方法:以上方药水煎取汁 300 ml 备用。采用北京产 DZY-B 型电脑骨质增生治疗仪。患者倒骑坐椅上,俯靠椅背,暴露腰部,医者以 8 cm×6 cm 的 6 层纱布 2 块浸透中药煎剂,以不滴药液为度,分别平铺于治疗仪的正负两极导电橡胶布套上(布套适量浸湿以利导电),将正极置于病变之棘突部,负极置于正极的左侧或右侧,两极板间距 1 cm,外用治疗巾固定。通直流电 25 分钟,剂量监测以 10~15 mA 为宜。每日 2 次,10 日为 1 疗程。

7. 药离子方

(1)处方:川乌、草乌、生南星、马钱子、当归、丹参、桃仁、红花、乳香、没药、木瓜、威灵仙、白芍、甘草、川断、骨碎补各 30 g,半夏

10 g,干姜、大青盐各 20 g。

(2)方法:以上方药共研细末,装瓶备用。治疗时以醋、水调成糊状,每人每次用药糊 10～15 g,装入多层厚的纱布袋中,用 40～50℃的水湿透后,挤干湿适度,将正负极置于药垫上,开电疗机,通电治疗 30 分钟。每日 1 次,12 次为 1 疗程。

8. 外敷酊剂

(1)处方:葛根、黄芪各 50 g,桂枝、鸡血藤、草乌、当归、丹参、牛膝、川芎各 30 g,荆芥、威灵仙、防风、红花、没药各 20 g。

(2)方法:将上药放入盛有 95%酒精 3000 ml 的瓷罐中浸泡,用胶布封口,夏天浸泡 1 周,冬天浸泡 2 周,去渣滤汁备用。用时取医用纱布,做成 4～8 层厚的垫子,大小根据部位而定,将其放入药汁与陈醋各 100 ml 的沙锅内,烧开 2～3 分钟。然后取出,覆盖在疼痛部位皮肤上,上面再加塑料纸,用场效应治疗仪加热 30 分钟。每日 1 次,12 次为 1 疗程。

(二)针灸治疗法

1. 毫针法

(1)取穴:循经取穴,以足阳明胃经、足少阳胆经、足太阳膀胱经穴为主,常用承山、阳辅、足临泣、阳陵泉、委中、环跳、大肠俞等。

(2)操作:根据病之虚实缓急,运用迎随补泻和飞经走气手法 5 分钟,留针 30 分钟。隔日 1 次,20 天为 1 个疗程。

2. 电针法

(1)取穴:腰阳关、环跳、大肠俞、委中、承山、阳陵泉。

(2)操作:均选 28～32 号、2～5 寸长毫针,快速入穴内,用提插捻转手法,使得气。其中环跳穴针感放射至足背,腰阳关深刺 1～2 寸,双下肢或一侧有麻电感向下放射,再接上 G6805 治疗机,选连续波,频率达每分钟 200 次以上,留针 20～30 分钟。每日 1 次,10 次为 1 疗程,疗程间隔 5～7 天。

3. 芒针法

(1)取穴:环跳、委中、承山等穴。

(2)操作:根据病情不同以循经取穴为原则。于上方诸穴常规消毒后,综合传统针灸和芒针的优点,运用"迎随补泻"和"飞经走气"的手法,不留针。每次选取用3~5穴,隔日1次,10次为1疗程。根据病情轻重程度一般治疗1~3个疗程。

4. 针刀法

(1)定位:患者俯卧位,腹下垫15 cm厚垫子。在腰骶及下肢部查寻敏感压痛点,或根据影像学检查在相应棘间、棘旁定进针刀点。龙胆紫作标记,皮肤常规消毒。

(2)腰骶部施术:①棘间:针刀口线平行于后正中线,针刀体垂直于皮肤表面,加压刺入。穿过棘上韧带后,调转针刀口线方向,使之垂直于后正中线,切割、剥离松解棘间韧带及黄韧带3~5刀,并向患侧横突方向倾斜30°,沿上位下关节突根部内侧面至椎管内,刺激硬脊膜外腔粘连变性的脂肪组织。出针刀,创可贴外敷。②棘旁:棘突旁开1.5~3 cm处为进针刀点,针刀口线平行于后正中线,针刀体垂直于皮肤表面,加压刺入。至横突骨面后,调转针刀口线方向,使之垂直于后正中线。松解横突附着的肌肉、筋膜,出针刀,创可贴外敷。

(3)下肢部位施术:①刺激环跳穴:在髂后上棘和尾骨尖连线中点到股骨大转子尖作一直线,直线的中点为进针刀点,针刀口线平行于人体纵轴,针刀体垂直于皮肤表面,加压刺入。穿过臀大肌深度为4~5 cm,达梨状肌肌腹。作纵行疏通剥离,并横向平推3~5次(平推时不调转针刀口线方向)。出针刀,创可贴外敷。②刺激承山穴:用力伸小腿,腓肠肌两肌腹呈人字纹,在其凹陷处定进针刀点,针刀口线平行于人体纵轴,针刀体垂直于皮肤表面,加压刺入。穿过腓肠肌至比目鱼肌腹,感觉酸、胀、麻传导感时为进针刀深度。作纵向疏通剥离,感觉手下松动感,出针刀,创可贴外敷。

5. 头皮针法

(1)取穴：上 1/5 感觉区、上 1/5 运动区、足运感区。

(2)操作：患者取坐位或卧位，快速进针，刺入一定深度后快速捻转，不提插，持续捻转 2~3 分钟，留针 5~10 分钟后重复捻转，反复捻针 2~3 次即可取针。每日或隔日治疗 1 次，10 次为 1 疗程。

6. 梅花针法

(1)定位：第 1~第 5 腰椎两侧皮区、疼痛及感觉区。

(2)操作：自腰$_{1\sim5}$ 两侧各叩刺 3 行，第 1 行距离脊柱棘突 1 cm，第 2 行距离脊椎 2 cm，第 3 行距离脊椎 3~4 cm，每针间隔 1~2 cm。下肢则以功能障碍部位为中心，叩刺 3~5 行。以局部皮肤红晕或微出血为度。

7. 水针疗法

(1)取穴：腰椎相应部位的华佗夹脊、阿是穴。

(2)药物：当归、红花、川芎等中药注射液，维生素 B_{12} 注射液，1% 利多卡因注射液，泼尼松龙混悬液。

(3)操作：以疼痛为主要症状的选 1% 利多卡因加泼的松龙混悬液，每次 1~2 ml；以麻木为主要症状的选维生素 B_1 100 mg 和维生素 B_{12} 0.5 mg 注射液；气血瘀滞为主要症状的选用当归、川芎等注射液中任何一种，每次 2 ml。

8. 骶管封闭法

(1)药物：确炎舒松-A 注射液 30 mg，2% 利多卡因 5 ml，生理盐水 10~20 ml，654-2 10 mg，维生素 B_1 100 mg，维生素 B_{12} 1 mg，地塞米松 5 mg(激素禁忌证者不用)，5% 碳酸氢钠 5~10 ml。

(2)操作：患者俯卧位，充分显露骶尾部，肛周垫无菌纱布，常规消毒、铺巾。确定骶骨角位置，其间可触及一弹性凹陷即为骶管裂孔，于其略下方先以 5 ml 注射器刺入，不必拘泥于进针角度，需视患者胖瘦沿骶管方向进入,因为肥胖病人俯卧时骶管斜度略平坦,瘦弱病人斜度略大,对肥胖病人骶骨角触及不明显时,可据其尾骨尖上方7.0公分左右处进针,刺过骶尾韧带时有落空感,再稍进针2~5 mm,回抽无脑脊液及血性液,留置针头,退下注射器,小心注入1 ml空气(有时多次穿刺,针头内血块堵塞回抽无血性液及脑脊液,为假象,须注意)无阻力,再次回抽无血性液及脑脊液时,注入空气5~10 ml(其目的在于扩充硬膜外腔,使药液充分扩散),未见异常时留置针头,取下注射器,用另一装有上述药液的注射器将药液全部注入。注意观察病人,有时需分几次注完。然后抬高患者臀部,俯卧5~15分钟,如一侧肢体症状者,改为患侧在下方侧卧15分钟。

(三)推拿治疗法

1. 舒筋通络法

(1)拇指推揉法:患者取坐势,术者低坐于患者背后小凳上,用拇指指端部分在患者骶棘肌处有节奏的由里向外回旋运动,手指必须紧贴皮肤,使皮肤随手法而动。手指切不可在皮肤上移动摩擦。用力方向必须于肌纤维呈垂直方向进行。有时患者背部可靠于术者头部,使腰部骶棘肌放松,便于手法力量渗透至内,增加手法效果。

(2)绞腰法:患者取坐势,两手交叉抱肩。助手1人,以双膝挟住患者两膝,两手分别按住患者两侧髂前上棘,固定骨盆令勿转动,术者立于患者背后,左手分别拉住患者右手腕,右手推住右肩后部,嘱其后仰30°~40°,腰部尽量放松,并向左旋转至最大限度,术者用力使患者上身迅速向左旋转,这时可听到小关节转动的弹响声,然后用同样方法向反方向再做1次。

(3)屈肘压膝法:患者仰卧于硬板床上,令患者做双侧屈髋屈膝动作,臀部稍离床面,使腰椎处于屈曲位,医者屈曲左肘关节,以前臂按于患者双膝胫骨结节下缘,右手托起患者臀部,然后左前臂用力按压,右手托起,使患者腰部在床上作滚动样运动,反复至少10次。如医者力量较小时,可用胸部靠近左前臂,借胸部之力进行按压,有时也可听到弹响声。

(4)拇指弹拨法:腰椎椎管狭窄症患者常在病变节段棘突边,骶尾关节旁开1 cm处,膝关节外侧,腓骨小头后下缘3处压痛最敏感。为此,在该处压痛点上用拇指指端用力弹拨,能起到很好的止痛效果。

2. 理筋正骨法

(1)按揉法:患者取俯卧位,术者沿脊柱两旁竖脊肌施以按揉法,反复3~5遍,以腰部为主。

(2)㨰法:患者取俯卧位,术者在腰、臀腿部施行㨰法,并配合被动过伸大腿活动腰部。

(3)踩法:患者取俯卧位,术者从两大腿部踩起,两脚一左一右同时带动大腿向内旋转,自下往上紧旋慢移至臀部,反复3遍。用脚跟点压两侧环跳、梨状肌1分钟左右,先左边后右边。然后一脚横踩同侧臀股沟处,另一脚掌揉按同侧竖脊肌从上而下至腰骶部,再从下往上用脚掌推竖脊肌至同侧肩颈部,反复数次。同法踩另一侧。接着两脚竖放在腰骶部脊柱两旁行外"八"、内"八"脚法从下往上分推脊柱两旁肌肉,反复数次。再行蚂蚁上树脚法,以脚尖着力,脚跟提起,脚面与背部成45°角,两脚尖从下往上"爬行",反复数次。两脚跟上提,两前脚掌一前一后交替踩压脊柱,从下往上,反复数次。最后一脚站立在患者一侧按摩床上,另一脚横搓胸、腰部肌肉以放松背部肌肉。踩法的整个过程不能少于20分钟。

(4)斜扳法:患者取侧卧位,在下方的下肢伸直,上方的下肢曲膝。术者一手扶肩前,另一手放在臀上部,两手一前一后用相反方向的力量摇动脊柱,反复数次。然后扶肩的手向后用力,另一手肘部放在臀上部,向前用力,两手用力方向相反,将腰被动旋转至最大限度后,两手同时骤然用力作相反方向扳动。

(5)摇晃法:患者取仰卧位,屈膝屈髋,两腿紧贴腹部,术者一手扶着膝部,另一手托住骶尾部,行抱滚法。然后一手按压固定膝部,另一手抓着踝部向外向里推动,使腰部晃动数次。

(6)压腿法:患者取仰卧位,术者一手扶膝部,另一手抓踝部并使下肢伸直内旋,一助手压对侧下肢使之紧贴按摩床,作被动直腿抬高。

(7)抖腰法:患者取仰卧位,一助手固定上身,术者紧握患者踝部,作对抗牵引1分钟,然后抖动腰部数次。

3. 通筋牵拉法

(1)点穴按压:俯卧,先点揉肾俞、气海俞、大肠俞,在痛点处(阿是穴)稍加用力点揉,再用右手小鱼际或掌根部在腰部从上至下揉按,反复3~5次。

(2)牵拉揉按:患者双手抓住床头,两助手分别握住病人踝关节上部,将双下肢抬起,距离床面约30 cm,合力徐徐向下牵引2分钟。此时,术者右手掌搭于腰部患椎棘突上,左手掌搭右手背上,两手掌重叠在患者腰部按揉,反复5~9次,最后在用力牵引的瞬间,术者用力向下按压1~2次。然后放下双腿,术者在腰部轻揉晃2分钟。

(3)双屈滚动:仰卧,强力屈髋屈膝,患者双手环抱双膝下部;术者一手伸入患者颈下将头抱起,另一手放在患者双踝关节上部,在主动和被动配合的情况下,使患者前后滚动,反复10余次。最后分别牵引两下肢作屈伸动作。

(4)捏拿点揉:俯卧,术者从腰部开始向患肢踝部按揉、推滚。点揉环跳、承扶、殷门、委中、承山、昆仑穴。从承扶穴开始向下捏拿至足踝部,反复5~7次。最后在腰部及患肢用揉手法结束治疗,每次15~20分钟,隔日1次,10次为1疗程。

4. 松筋整复法

(1) 放松法：患者取俯卧位，首先用滚、按、揉等轻手法，使患者腰、腿部肌肉放松，后采用以下手法。

(2) 直腿高举法：患者仰卧，术者一手托踝部，一手扶住膝关节，促使下肢最大限度高举，左右各1次。使神经根受牵拉，缓解其与周围组织的粘连。

(3) 穴位按压法：患者俯卧，沿坐骨神经走行方向，取肾俞、秩边、承扶、委中、昆仑，用拇指行点穴按摩，通过经络传导，直达病所。

(4) 后伸扳法：患者俯卧，术者一手托患者两膝部，缓缓向上提起，另一手紧压在腰部患处，当腰后伸到最大限度时，两手同时用力作相反方向扳动，以调整后关节紊乱，从而相对扩大椎管和椎间孔。

(5) 拔伸牵引法：患者仰卧，双手扶床边固定上肢，术者两手分别放于踝部，与患者同时用力呈相对方向拔伸牵引，可扩大椎间孔和神经根管，减轻神经根的压迫。

5. 腰腿三步法

(1) 蹬腿牵引法：患者仰卧，术者一手托住患肢踝关节前方，另一手握住小腿后方，使髋、膝关节屈曲，双手配合，使髋关节作被动的顺时针或逆时针方向的旋转活动，各3～5圈；然后嘱患者配合用力，迅速向上作蹬腿活动，术者顺着蹬腿的方向用力向上牵引患肢，操作3～5次。

(2) 腰部按抖法：助手二人，一人握住患者腋下部，一人握住患者踝部，两人作对抗牵引，医者两手重叠在第4、第5腰椎处，进行按压抖动，一般要求按抖20～30次。

(3) 直腿屈腰法：患者仰卧，或两腿伸直端坐床上，两足朝向床头端。术者面对患者，尽量用两大腿前侧抵住患者两足底部，后以两手握住患者的两手或前臂，用力将患者向前拉，再放松回到原位。迅速操作，可重复8～12次。

6. 功能锻炼法

（1）按摩腰眼：取坐位或立位，两手对搓发热后，紧按腰部，双手用力向下推摩到尾骶部，然后向上回推到背部，重复20次，每日2~3次。

（2）风摆荷叶：取立位，两脚开立与肩同宽，双手叉腰拇指在前，腰部先自左向前、右、后作回旋动作，再自右向前、左、后回旋，练功时两腿始终伸直，膝部不能屈曲，两手轻托护腰，重复20次，每天2~3次。

（3）飞燕点水：取俯卧位，头转向一侧，两腿交替向后作过伸动作各1次，接着两腿同时作过伸动作，还原，重复20次，每日2~3次。

（4）展臂弯腰：取直立位，两脚分开，两手于腹前交叉（掌心向内）。两臂前上举，挺胸收腹，然后两臂展开经体侧下落下肩平（掌心向上）。两手翻掌向下，同时上体挺腰前屈，弯腰到最大限度，两臂体前交叉，直腰。重复10次，每天2~3次。

（5）弓步插掌：取直立位，两脚分开距离一大步，两手握拳（拳心向上）于腰部，上体左转成左弓步，同时右拳向前上方变插掌（掌心向内）还原，以相反方向完成同样动作，重复20次，每天2~3次。

【现代研究】

1.广西中西医结合医院杜艳等报道运用穴位注射与中药热敷治疗退变性腰椎管狭窄症56例。①穴位注射：药用维生素B_1 100 mg，硫酸软骨素40 mg，选5 ml消毒注射器及6号半针头吸好备用。以腰部夹脊穴为主穴，下肢疼痛或麻木者配患侧环跳、阳陵泉、阿是穴，每次主穴取2个，配穴取1个，交替使用。腰夹脊穴以45°角斜向脊椎棘突方向进针，下肢配穴直刺进针，得气后针管回抽无回血即将药物缓慢推入,腰夹脊穴每穴注射1 ml,配穴注射2 ml。②中药热敷:归尾、红花、苏木、泽兰、秦艽、牛膝、宽筋藤、两面针各500 g,乳香、没药各250 g;共研为末,经酒渍后分成每份150 g装入塑料袋中密封备用,治疗时将药物放入布袋中置锅内蒸热后敷于穴位注射处,温度过热时可将药包轻拍患处,待病人能耐受时直接敷治。③结果:治愈27例,好转25例[中医药学报,1997;(5):33]。

2. 山东省枣庄市中医院柴一峰等报道运用针刺推拿为主治疗腰椎管狭窄症280例。①针刺:取穴以病变部位相应夹脊穴为主,每天应用;另以秩边、居髎、殷门、委中、昆仑诸穴为一组,以次髎、环跳、阳陵泉、丰隆、承山诸穴为一组。交替应用,行平补平泻法,10分钟行针1次,留针30分钟。②推拿:患者先取俯卧位,医者于腰及下肢应用㨰、按揉、弹拨、拿法;继点按肾俞、关元俞、环跳、居髎、殷门、委中、昆仑诸穴;于腰骶部施以振法,沿两侧膀胱经施以擦法,以透热为度;叩击腰及下肢,然后患者取侧卧位于腰椎斜扳法;再取仰卧位,以振法施术于气海、关元穴,以透热为度;点按风市、血海、足三里、绝骨、太溪诸穴,弹拨阳陵泉,使麻感放散至足部;行下肢抖拉法及屈膝压腰法,搓抖下肢结束治疗。③牵引:应用床头重锤牵引术,牵引重量及持续时间根据患者病情、耐受程度而定,循序渐进,每日1次,每次牵引40分钟。④中药外用:杜仲、狗脊、威灵仙、桂枝、草乌、地龙、土鳖虫、穿山甲、桃仁、红花、延胡索、透骨草、络石藤、五加皮、白胡椒各20 g,细辛、白芥子、千年健各30 g,木瓜、防己、赤芍、防风、骨碎补、乳香、没药各15 g,黄芪40 g;以上诸药粉碎,盛于布包中,醋浸后应用中药雾化仪加热,放于腰部,每天1次,每次40分钟。⑤结果:痊愈91例,有效182例[山东中医杂志,2001;(12):739]。

3. 河南省郑州市骨科医院王嵩峰报道运用中药内服外敷结合手法治疗老年人腰椎管狭窄症99例。①中药内服:黄芪40 g,牛膝、皂角刺、桑寄生各15 g,三棱、莪术、地鳖虫、独活各10 g,狗脊、泽泻各30 g,肉桂6 g,血竭5 g,骨碎补、制何首乌、防己、茯苓、熟地黄各20 g。寒湿痹阻型加制川乌头15 g,先煎1小时;湿热痹阻型加虎杖30 g;气滞血瘀型加地龙20 g,蜈蚣2条;肾阳虚衰型加淫羊藿30 g;肝肾阴虚型加枸杞子30 g。每日1剂,水煎服。②中药外敷:透骨草60 g,伸筋草、皂角刺、威灵仙、制乳香、制没药、三棱、莪术、苍耳子、狗脊、石楠叶各30 g,制川乌头、制马钱子各20 g。寒湿痹阻型加细辛30 g;湿热痹阻型加芒硝、生大黄各30 g;气滞血瘀型加刘寄奴60 g;肾阳虚衰型加肉桂30 g;肝肾阴虚型加生白芍60 g,乌梅30 g。水煎热敷,每日3次,每次30分钟。③手法:患者俯卧位于硬板床上,结合临床按压及CT与MRI检查确定痛点,术者一手拇指点于此点,一手托患侧下肢,向上左右摇摆晃动下,拇指迅速向下点按痛点处,同时将患肢向上抬高,手法即告成功。每日1次。④结果:痊愈25例,显效48例,好转22例[河北中医,2007;(5):407]。

4. 山东省平邑县人民医院孙龙军等报道运用推电熏三步法治疗腰椎椎管狭窄症58例。①推拿:患者俯卧位,医者立其侧方。用滚法、掌根按揉法在竖脊肌、腰骶部、臀部、大腿后侧、小腿后侧操作15分钟。用拇指点揉肾俞、气海、关元、腰$_{3\sim5}$夹脊穴、秩边、环跳、足三里、阿是穴、殷门、委中、承山、昆仑、阳陵泉、绝骨,每穴1分钟。患者仰卧位,医者立其侧。用滚法在大腿前侧髂腰肌、股四头肌部位操作10分钟。然后做被动直腿抬高动作,动作宜缓,牵拉不能过大。患者俯卧位,掌擦腰骶脊柱两侧,以透热为度。②中频电疗:将ZZY-A型电脑中频治疗仪的导电橡胶极板及所用导电棉布垫用75%酒精进行消毒,并列置于腰骶部(上下或左右),以适宜的沙袋垫压。首先选择2号处方,开启电源后调至耐受剂量进行治疗,治疗时间为30分钟。然后选用22号处方进行治疗,治疗时间为30分钟。③中药熏蒸:风寒型患者熏蒸中药用独活寄生汤加减,瘀血型患者熏蒸中药用活血止痛汤加减,肾虚型患者熏蒸中药用补肾壮筋汤加减。患者仰卧于熏蒸床上,每次60分钟。以上治疗每日1次,15次为1疗程。④结果:痊愈24例,显效16例,有效14例[山东中医杂志,2006;(10):683]。

5. 湖北省恩施自治州中心医院黄金忠等报道运用针刺夹脊穴及按摩治疗腰椎椎管狭窄症84例。①电针:选取双侧$L_2 \sim L_5$华佗夹脊穴,用28号2寸毫针与皮肤成60°角向脊柱方向斜刺,至患者有局部酸、胀、麻、放电样感觉后,接G6805治疗仪,用间断波形,中等刺激强度,平补平泻,刺激30分钟。②推拿:患者俯卧位,医者站于患者一旁,先用滚法施于患者腰部,配合手指按压肾俞、腰阳关、气海俞、大肠俞、关元俞,并用掌根按脊椎两旁夹脊穴,接着从腰部到臀部下肢后侧至小腿施滚法;患者侧卧,医者站于一旁,用斜扳法活动腰椎,左右各1次;患者仰卧,医者站于患侧,用滚法施于大腿前侧、外侧至小腿外侧,上下往返数次,随后拿委中、承山、阳陵泉、三阴交,最后轻轻抖动患肢。③结果:痊愈47例,好转34例[中国民间疗法,2004;(7):38]。

6. 湖北省十堰市骨科医院戴自明报道运用穴注及封闭治疗腰椎椎管狭窄症80例。①穴位注射:用10%当归注射液;主穴为阿是穴或相应病变夹脊穴,配肾俞、气海俞、大肠俞、关元俞、白环俞、委中、阳陵泉、承山、绝骨。每次选2~4穴,无菌操作,以5号普通针头抽吸药液,常规进针后作轻微提插,使局部产生酸胀感并上下放散,回抽无血,即可推药缓慢注入。每穴注入药液2~4 ml,穴注后可加TDP照射。②硬脊膜外腔封闭:用泼尼松龙混悬液2 ml加0.5%利多卡因注射液1 ml。患者取侧卧位,尽量屈颈、弯腰、抱膝,根据不同病变部位分别选取$L_{3,4}$、$L_{4,5}$、L_5/S_1棘间为封闭点,在严格无菌操作下,抽吸好混合药液,常规进针至硬膜外后,如回抽无血液及脑脊液外溢,负压明显,即可将药液缓慢一次注入。注入后,应令患者保持头高脚低位,继续静卧15~30分钟,并同时加 TDP 照射。③结果：临床治愈 48 例，显效 24 例[中国骨伤，1999；(1)：33]。

7. 广州军区疗养院林健等报道运用注射及推拿治疗老年腰椎管狭窄症 206 例。①方法：根据病人的症状和体征，综合 CT 或 MRI 进行定位，选择腰神经根受压迫损伤最明显的椎间隙进行穿刺。下腰部常规皮肤消毒后，在确定间隙的两个棘突中间为穿刺点。在穿刺成功，确认在硬膜外腔后，向骶侧置管，注射醋酸确炎舒松 30 mg，2％利多卡因 7 ml 加生理盐水 10 ml，注射后患侧取卧位休息 1 小时。急性疼痛缓解后行腰椎牵引，下床佩腰带并逐渐增加腰背肌肉的功能锻炼，采用盘腰法和强力直腿抬高背伸踝关节法，以及按摩手法松解腰背部软组织，配合腰部扳法松动腰椎关节，针灸肾俞、命门、腰阳关、环跳等穴位。②结果：疗效优 130 例，良 45 例，可 23 例[按摩与导引，2002；(2)：41]。

8. 福建省第二人民医院李长辉等报道运用倒悬牵引整复配合穴位注射治疗腰椎椎管狭窄症 16 例。①放松手法：根据患者的具体情况选择俯卧位，对骶棘肌、盆带肌群及腰部韧带等运用点按、指揉、滚法等操作，以松解紧张的韧带肌群。②倒悬牵引整复：先让患者仰卧于倒悬牵引机上，将患者双踝固定，然后让患者转身俯卧，启动仪器并设定在 30°、60°暂停，在倾斜状态下放松腰部肌肉并适应环境，最后倾斜到 90°做腰部的牵抖、左右侧摆、旋转运动等整复。最后仪器回位。③药物穴位注射：回位后让患者休息片刻，再取相应狭窄阶段的夹脊穴和膀胱经腧穴，每天 1～2 个穴位轮流注射 0.5～1 ml 药液（弥可保和维生素 B_1 注射液）。根据患者具体情况，每日 1 次或隔日 1 次，一般连续治疗 10 次为 1 个疗程。症状缓解后逐步加强腰骶部肌群的锻炼。④结果：显效 12 例，有效 4 例[按摩与导引，2006；(1)：29]。

9. 山东青岛工人疗养院王玉光等报道运用牵引加骶管注射治疗腰椎侧隐窝狭窄症 38 例。①脊柱牵引：病人俯卧于牵引床上，用牵引带固定骨盆,挡柱固定腋窝,测量脊柱颈$_7$至骶棘突间长度,确定适当牵引距离。首先用按、揉等手法按摩腰部,解除肌肉痉挛。医者站立于病人一侧,双手拇指重叠按于病变处的椎突旁,脚踩开关,在牵引间距增大的瞬间,拇指用力向下按压,此时拇指下有椎间隙增宽或有微动感,然后两助手每人各握病人一踝部并在施治者按压患椎的同时,用力牵拉,直至恢复腰椎生理弯曲为度。②骶管注射:选准骶管孔,常规消毒,铺无菌巾。用9号注射针穿刺,沿着骶管纵轴方向穿刺进针。根据病人的胖瘦情况可刺入针头长度的3/4~4/5。抽吸无回血及脑脊液,推注无阻力感,可注射药物(曲安缩松30 mg,利多卡因5 ml,地塞米松5~10 mg,654-2 10 mg,维生素B_1 100 mg,维生素B_{12} 0.5 mg,灭菌注射用水10 ml),注射完毕,以无菌棉球敷盖针眼,双手置病人腰部左右摇晃数次。③结果:治愈4例,显效17例,有效13例[齐鲁医学杂志,1998;(3):210]。

10. 浙江省温州市中医院陈志坚报道运用屈位牵引配合手法治疗腰椎间盘突出症并腰椎管狭窄症69例。①骶管注射:药物为2%利多卡因5 ml,0.9%氯化钠50 ml,维生素B_{12} 0.5 mg,确炎舒松A 20 mg。患者取俯卧位,常规方法进行骶管穿刺,成功后回吸无血液,缓慢注入上药。注药完毕后外盖敷料,患者仰卧位30分钟。7天后再注射,3次为1疗程。②屈曲位牵引:采用温州市医疗器械厂生产的牵引床,作对抗定时牵引,两侧牵引重量为15kg左右。每天3次,每次40~60分钟。③手法:放松法:患者取俯卧位,医者站于患侧,用手掌或掌根直推患者脊柱中央及腰部两侧至小腿后侧各5遍,再自背部至腰骶部垂直骶棘肌纤维方向用双拇指弹拨、掌根按揉5遍,然后腰骶部用㨰法,松解腰背肌肉及骶棘肌。斜扳法:患者侧卧位,医者站于患者背后,一手握持其肩部,另一手握持髂部,两手同时向相反方向斜扳,左右各1次。屈肘压膝法:患者仰卧位,做双侧屈髋屈膝动作,臀部稍离开床面,以腰椎病变节段为支撑点。术者屈曲左肘关节,以左前臂按压于患者胫骨结节下缘处,右手托起患者臀部,然后左前臂反复多次按压,在按压同时,术者右手掌将患者臀部托起。结束手法:患者俯卧位,如有腰臀部肌筋膜痉挛,以肘尖点弹痉挛处肌筋膜1分钟,再以拇指点按压痛点、肾俞、大肠俞、环跳、委中、承山等,手法结束。每2天1次,10次为1个疗程。急性期或急性发作,表现为腰腿剧痛,呈强迫体位,不能坐立,予以20%甘露醇250 ml加地塞米松5 mg静滴,5%葡萄糖加丹参注射液20 ml静滴。④结果:疗效优者33例,良者21例,进步10例[中国临床康复,2002;(14):2141]。

11. 山东省临沂市中医院杨自顺等报道运用推拿艾灸治疗继发性腰椎管狭窄症47例。①推拿:患者仰卧位,术者立于患者右侧,以右腋夹住患者右足踝部,左手掌搭在右患肢膝关节的前侧,右肘屈曲,前臂背侧从患肢下穿过,搭于左前臂中1/3处。此时术者用力夹持患者右肢向下牵引1分钟,然后以右手掌托住小腿,左手掌托住股骨大粗隆,以强力屈曲髋、膝关节至最大限度,继而伸直髋、膝关节。以左手拇指及食指捏住股四头肌联合腱向后推按,并向前提拉,同时屈曲膝关节,并嘱患者用力屈伸蹬空,反复3～4次。患者俯卧位,术者以左手掌根沿右侧背伸肌自上而下旋转揉按,至骶髂关节止,反复2～3次。术者两手拇指分别置于$L_{4,5}$两侧骶棘肌外缘,同时向正中线挤压,待两拇指推至骶棘肌肌腹中部后,再向下稍滑,并持续用力按压至最大指力,用力向上推挤并向外旋转,逐渐放松压力。拇指在原处轻轻揉按,后移至肾俞、关元俞。术者两拇指沿骶棘肌向下移动至髂骨后上棘内缘,用力按压。术者两手拇指置于L_5/S_1骶棘肌的外缘,稍向内推后即用力按压,后拇指向上滑动并向外旋转放松。患者侧卧位,患侧在上,左下肢伸直,右下肢髋膝关节呈屈曲位,右上肢放于背后。术者立于患者背侧,左肘放于其右肩的前侧,右肘放于右髂骨翼后侧,左肘向后,右肘向前,用力向前后相反方向突然斜扳。患者仰卧位,双膝屈曲,小腿立于床。术者左手插于其两膝窝下使两膝并拢,右手持握两足踝前,将两足同时抬起,使膝关节做正反方向旋转。然后术者左前臂横压于患者双膝下部,强屈膝、髋关节,在强屈下推向外侧,再拉至内侧,移至正位强屈。最后分别牵引两下肢,并使两下肢做伸屈活动,同时患者随手法做自由蹬空动作。②神阙隔姜灸:患者仰卧,取 0.3～0.4 cm 厚鲜生姜 1 片,用针灸针或注射针头扎 7～9 个孔,放在神阙穴上。然后上置 2 cm 长的艾段并点燃,燃烧完毕后再取同长的艾段点燃,共 2 炷。若患者感到过于灼热时,可将艾炷连同姜片稍抬高。灸完后局部皮肤潮红。在灸的过程中,大多数患者有热感向四周或下腹部传导现象。每日推拿艾灸 1 次,或先灸后推,或先推后灸。治疗期间患者须卧床休息,最好采用双下肢屈曲半坐位,使腰骶角度变小,拉紧黄韧带,减少关节突重叠、扭错,以加大椎间孔间隙,缓解神经疼痛。避免用力不当增加腰部劳损,加重症状。睡觉时保持弯腰姿势,减少生理前凸。③结果:显效 35 例,好转 9 例〔山东中医杂志,1997;(8):362〕。

12.江西省南昌市按摩医院赖有期报道运用按摩治疗腰椎管狭窄症 30 例。①方法:患者俯卧,医者在其腰部督脉及膀胱经一线行推、揉、拨、按、扳等手法,在 $L_{4,5}$ 椎处行掌根压颤法,拇指揉、按命门、阳关、十七椎下、肾俞、腰俞等穴,然后在患侧臀部及腿后侧行揉、捏、拨、按、拍等手法,肘按环跳穴,指掐委中穴,接着做反扳腿法:医者一手放于患者腰部做掌颤法,另一手托扶双腿膝盖处,将双腿托起做顺时针和逆时针旋转动作及后扳动作,两手操作的节律要协调一致,后扳幅度要逐步增加。患者取侧卧位,患侧在上。医者立于其背后,一手扶肩部,另一手扶髂嵴部,用力向相反方向扭动腰部 6～8 次。患者取仰卧位,在患腿脾、胃经路线行推、揉、捏、按、擦等手法,拇指揉按风市、阳陵泉、绝骨、昆仑、阴陵泉、三阴交等穴,然后一手扶膝部,另一手握小腿,做下肢屈伸法。②结果:痊愈18例,显效9例,有效2例[按摩与导引,2002;(2):39]。

13. 上海市闵行区梅陇镇卫生院姚立群报道运用针药结合治疗腰椎管狭窄症48例。①针灸:循经取穴,以足阳明胃经、足少阳胆经、足太阳膀胱经穴为主,常用承山、阳辅、足临泣、阳陵泉、委中、环跳、大肠俞等。根据病之虚实缓急,运用迎随补泻和飞经走气手法5分钟,留针30分钟。隔日1次,20天为1个疗程。②中药:黄芪60g,丹参、枸杞各20g,当归15g,桃仁、赤芍各12g,红花9g,川芎、泽泻各6g。若疼痛较重,酌加白花蛇舌草、制川乌、地龙等;寒湿偏重,酌加附子、干姜、苍术等。每日1剂,水煎服,10天为1个疗程。③结果:显效19例,良好16例,有效11例[上海针灸杂志,2004;(1):21]。

14. 广东省深圳市中医院陈建鸿报道运用小针刀配合中药治疗退行性腰椎管狭窄症60例。①小针刀疗法:选择华佗夹脊穴为进针点,平刺达椎板,有针感后将针尖移动至小关节部,稍作提插后出针。②中药:川杜仲、川木瓜各30g,补骨脂15g,桑寄生、黄芪、白术、骨碎补、熟地黄、当归各20g,独活、细辛、防风、川牛膝、乳香、延胡索各10g。每天1剂,连服14天为1疗程。③结果:经治2个疗程后,治愈40例,好转17例[河南中医学院学报,2004;(2):40]。

15. 浙江中医学院附属医院卢建华等报道运用中药配合硬膜外封闭治疗腰椎管狭窄症56例。①中药:气滞血瘀型方用桃红四物汤加减,药用当归、川芎、赤芍、生地黄、桃仁、红花、炮山甲、地龙、蜈蚣等。湿热阻滞型方用宣痹汤加减,药用防己、杏仁、滑石、连翘、栀子、生薏苡仁、姜半夏、赤小豆、黄柏、牛膝等。肝肾不足型以肾阳虚为主者,方用补肾填精汤加减,药用肉苁蓉、吴萸肉、淮山药、补骨脂、熟地黄、肉桂、乌药、当归、生黄芪、茯苓、藁本、炒枳壳;以肝肾阴虚为主者,方用知柏地黄丸加减,药用知母、黄柏、熟地、淮山药、山萸肉、牡丹皮、茯苓、泽泻、肉苁蓉、当归、地龙等。每日

1剂,7天为1个疗程。②硬膜外封闭:患者侧卧位,腰部后突抱膝。消毒,铺巾。以1%利多卡因5 ml局麻,在病变的上节段进针,穿刺成功后,准确插入导管,注射1%利多卡因5 ml,地塞米松10 mg。注射后拔出导管,卧床休息7天。53例行1次硬膜外封闭,3例行2次硬膜外封闭。③结果:治愈30例,好转20例[浙江中医学院学报,2003;(3):42]。

16. 河南省内乡县人民医院马春光等报道运用活血化瘀法配合按摩治疗腰椎管狭窄症36例。①中药:赤芍、桃仁、威灵仙、鸡血藤、地龙、骨碎补各20 g,当归、乌梢蛇各15 g,穿山甲30 g,甘草、红花各10 g,全虫9 g。风寒较盛,络阻痛甚者,加制川乌、制草乌;气血亏虚,双下肢疼痛无力,脉微细弱者,加黄芪、熟地;脾胃气虚而见腹胀纳差、舌苔白腻者,加陈皮、薏苡仁、制半夏。每日1剂,水煎服,15天为1个疗程。②按摩:松筋镇痛法:患者俯卧于按摩床上,先在腰脊部轻手法摩、揉、滚、推15分钟,再用双手拇指在腰椎棘突两侧旁开2 cm处分节段依次按压10分钟。推拨理筋法:先用拇指腹或小鱼际在患者腰背部两侧由上到下、由浅及深反复推按4～5次,再用拇指指腹在骶肌棘垂直方向左右反复弹拨3～4次。旋转松散法:用左手固定住腰以上部分,然后右手扳住臀部由轻到重,由慢到快进行旋转晃动5分钟。每3天1次,5次为1个疗程。③结果:治愈21例,好转13例[国医论坛,2004;(2):30]。

17. 中国人民解放军第四六五医院梁文杰等报道运用综合治疗退变性腰椎管狭窄症33例。①中药:黄芪30 g,狗脊、杜仲、鹿角胶各15 g,当归、川芎、牛膝、赤芍各12 g,桃仁、红花、地龙各9 g。每日1剂,水煎服,30天为1疗程。②手法:放松法:患者俯卧位,医者在督脉及两侧足太阳膀胱经自上而下在腰部按揉,点压腰俞、腰阳关、命门、八髎,然后在下肢弹拨坐骨神经,点按环跳、委中,并用按、揉、滚等手法放松下肢肌肉。直腿屈腰法:病人仰卧位,或两腿伸直端坐床上,两足朝向床头端。医者面对患者站立在床头一端,尽量用两大腿前侧抵住病人两足底部,然后以两手握住病人的两手或前臂,用力将病员拉向自己身前,再放回到原位,一拉一松,迅速操作,重复8～12次。双屈滚动法:患者仰卧位,双侧屈髋屈膝,双手环抱双膝下部,医者一手伸入患者颈下,插其颈部,另一手放在双踝上部,双手交替用力,让患者在床上来回滚动10余次。蹬腿牵拉法:患者仰卧位,医者立于患侧,以右下肢为例。术者一手托住患肢踝关节前方,另一手握小腿后方,使髋、膝关节呈屈曲位,双手配合,使髋关节作被动的顺时针或逆时针方向的旋转活动各3～5次,然后嘱患者配合用力,迅速向上作蹬腿动作。同时,医者顺着蹬腿的方向用力向上牵引患肢,操作3～5次,必要时依同法做另一侧。隔日1次,每次25～30分钟,15次为1疗程。③结果:显效12例,有效19例[辽宁中医杂志,2001;(4):214]。

18. 广东省顺德市均安医院曾海龙报道运用综合疗法治疗腰椎管狭窄症41例。①中药:选用舒筋活血汤加减,药为羌活、防风、荆芥、牛膝、杜仲、独活、当归、红花、续断、青皮、枳壳。随症加减。每日1剂,水煎服。②推拿:患者俯卧位,于腰腿部施行㨰法、揉法,指按腰俞、腰阳关、命门、环跳、委中、承山、涌泉等穴。再予拿、捏等手法,轻拍腰腿部肌肉。最后取仰卧位,反复屈伸髋、膝关节,推按双下肢。③骶管点滴:取俯卧位,常规消毒铺巾。找到骶管裂孔,局麻下用17号长针内置针芯,斜向刺入骶管少许,然后与骶管轴线方向一致继续刺入,一般深度3～3.5 cm,注入少量空气,如无阻力感,抽吸无脑脊液或血液,即可接上点滴。点滴用药为生理盐水250 ml,康宁克通-A40 mg,维生素B_1 100 mg,维生素B_6 100 mg。一般1～2周1次,共2～3次。④结果:临床治愈25例,好转11例[河南中医,2001;(4):49]。

十四、腰椎后关节紊乱症

腰椎后关节紊乱是指腰椎后关节突关节因扭转外力而发生功能紊乱,引起疼痛和功能障碍。其实质尚不完全清楚。临床上有称腰椎小关节错缝、腰椎小关节滑膜嵌顿、腰椎后关节综合征或腰椎小关节半脱位等。理论上假定关节滑膜被嵌于两关节面间损伤致痛,但难以确定证实。本病多发于工农,男性多于女性,发病年龄在 20~40 岁,是引起腰背痛的常见原因。

【病因病理】

当腰部突然闪扭,或因弯腰前屈和旋转运动时,小关节可移动 5~7 mm,关节囊也随之移动,关节内负压增大。前屈时关节囊紧张,后伸时松弛。当关节因退变而不光滑,或肌肉疲劳及运动不协调等,可使滑膜嵌入关节间隙,腰椎后伸时则受到挤压而产生剧烈腰痛。Lewin 以 X 线片检查,发现年龄在 26~45 岁的人中有 15% 后关节退变,45 岁以上后关节骨性关节炎高达 60%。当椎间盘退变时,椎间隙较原宽度狭窄约 10 mm,上、下关节突对合失常。这种椎间盘和小关节的退变导致韧带、关节囊的松弛,椎体间活动度增加,致使滑膜易于嵌入。但陆裕朴认为当腰部由半屈曲位突然变为直立位时,第五腰椎小关节突因滑动幅度过大,下关节突缘压迫走行于骶骨上关节突下缘的第五腰神经后内侧支时出现症状,而并非滑膜嵌顿。

十四、腰椎后关节紊乱症

【诊断要点】

1. 症状

病人多为青壮年,常在弯腰劳动后突然伸直腰过程中,或在腰部旋转时,突发腰部剧烈疼痛。既往并无明显外伤史。第一次发作后可经常复发。有慢性劳损史或外伤史者发病较多。病人初次发作疼痛较重,腰部不敢活动,腰骶部疼痛范围较广,有时放射至臀部,腰部活动明显受限,尤以后伸时疼痛加重。全身肌肉处于紧张状态,以骶棘肌较重,多在棘突或棘突旁有压痛。站立时髋关节半屈位,需两手扶膝以支撑。脊柱任何活动、咳嗽震动都会加重疼痛,但不能确切指出疼痛部位。反复发作者腰部疼痛较轻,疼痛呈突然发作,自觉腰部突发绞锁感因而不敢活动。

2. 体征

检查时脊柱向痛侧呈代偿性侧弯,腰段骶棘肌出现疼痛性的保护性肌痉挛。在腰$_{4,5}$、腰$_5$骶$_1$棘突旁有压痛点。直腿抬高试验可因骨盆旋转引起腰痛而受限。

3. 辅助检查

X线腰椎摄片除示生理曲度改变外,多无其他异常;亦可能显示后关节排列方向不对称、椎间隙左右宽窄不等。小关节发生创伤性关节炎时可见关节面密度高,关节间隙狭窄。斜位片上有时可见到小关节半脱位,但此种改变对本病并无特异性。

4. 鉴别

注意与急性腰椎间盘突出,急性棘上、棘间韧带损伤,急性腰扭伤等相鉴别。

【外治方法】

(一) 中药外治方

1. 熏洗方

(1)处方:当归、骨碎补各 20 g,川芎、川断、木瓜、桃仁、牛膝、防风各 15 g,没药、乳香、红花、川椒各 10 g。

(2)方法:以上方药装袋封口,煎汤熏洗患处。每日 2 次,每次 30 分钟,10 天为 1 个疗程。

2. 药熨方

(1)处方:伸筋草、丹参各 20 g,海桐皮、透骨草、丝瓜络、威灵仙、卷柏各 15 g,川椒、防风、木瓜、川芎、白芷、乳香、没药各 10 g。

(2)方法:将以上方药水煎,已煎好的药渣倒入双层纱布中捆好,放置患者疼痛区上摆平,再将药汁倒上些,润湿药渣后再用周林频谱仪强档照射药渣,每次 45 分钟。

3. 搽擦方

(1)处方:血竭、红花、细辛、白芥子、生地各 60 g,樟脑、冰片各 30 g,高良姜 120 g,荜拨、鹅不食草各 90 g,生乳香、生没药各 45 g。

(2)方法:用白酒 5000 g 将上方药浸泡,密封勿泄气,浸泡 10 天。治疗时用脱脂棉蘸药酒外搽腰部,可配合 TDP 照射或按摩。

4. 导入方

(1)处方:川乌、草乌各 100 g,红花 50 g,生乳香、生没药各 30 g。

(2)方法:以上方药用 50% 酒精 1000 ml 浸泡 7 天,过滤存液备用。治疗时以 30 ml 药液浸透一小块白绒布,置于腰部疼痛部位,通过铅板电极连于电疗机阳极,另一阴极铅板衬垫置于腹部对应部位。固定好电极板后开机,电流量 10~15 mA,或以患者能耐受为度。每次 20 分钟,每日 1 次。

5. 外敷方

(1)处方:生南星 5 份,大黄、五灵脂、追风箭、白芷、生乳香、生没药各 2 份,细辛、生马钱子、红花各 1 份。

(2)方法:以上方药共研细末,用醋调成糊状。用时取适量放于医用胶布中央,贴于患处,每日换药 1 次。

6. 药饼方

(1)处方:秦艽 60 g,桑寄生、细辛、川芎、杜仲、羌活、独活、威灵仙、木瓜、续断各 50 g,川乌、草乌、乳香、没药、红花各 30 g。

(2)方法:以上方药共研细末,用醋调成糊状,制成直径为 5 cm,厚约 0.6 cm 的药饼备用。治疗时令患者俯卧,施手法使其腰背肌放松。然后在压痛点放置用针刺了数孔的药饼,上置艾炷,灸至皮肤发红为度。在同侧委中穴处另置药饼灸,同法治疗。每日灸治 1 次,7 日为 1 疗程。

(二)针灸治疗法

1. 毫针法

(1)取穴:主穴取肾俞、气海俞、腰阳关、人中、后溪、委中;配穴取阿是穴、相应夹脊穴、承山、昆仑。

(2)操作:每次选用 3~5 穴,局部常规消毒,快速针刺,除肾俞穴外,均用泻法。先刺人中、后溪,并嘱患者活动腰部,然后针刺其他穴位。每日 1 次,5 次为 1 疗程。

2. 电针法

(1)取穴:选夹脊穴,取病变节段及上下各一脊椎棘突下各旁开 0.5 寸。

(2)操作:先常规消毒夹脊穴,用 28 号 1.5~2 寸毫针刺夹脊穴,针尖向脊柱方向,距正中线 15°~30°进针,针 1~2 寸,以有麻胀触电感为佳,得气后停止进针。选用中国常州国营武进第三无线电厂生产的 KWD-808Ⅱ型全能脉冲电疗仪,将导线连于左右两侧夹脊穴的上下一对穴位上,两侧正负极交叉使用,如左侧上面为正极,下面为负极,则右侧上面为负极,下面为正极,将输出电流调至 0,选用疏波,输出电压调至 6V,然后打开电源开关,调节电流量,从小到大,以局部肌肉出现节律性跳动,患者能忍受为度,留针 20~30 分钟。若冷痛者,加 TDP 灯照射。每日 1 次,10 次为 1 个疗程,疗程间休息 1 日。

3. 头针法

(1)取穴:应用头皮针,取枕上正中线,即强间穴至脑户穴连线。

(2)操作:选用 32 号 1.5 寸毫针,沿该线头皮向下刺入 0.75~1 寸,采用紧提慢按手法,每隔 15 分行针 1 次。在此期间病人活动腰部,前屈后伸,左右旋转,并轻轻叩击腰部,随着疼痛减轻,活动幅度逐渐增大,直至痛止。留针 30 分钟~1 小时。

4. 耳针法

(1)取穴:腰椎、骶椎、腰肌、神门、膀胱。

(2)操作:每次选用 2~3 穴,耳廓常规消毒,快速针刺,用强刺激捻转数秒钟后留针 20 分钟,留针期间,每隔 5~10 分钟捻针 1 次,同时嘱患者徐徐活动腰部。

5. 梅花针法

(1)定位:阿是穴周围、腰部膀胱经第一侧线。

(2)操作:局部常规消毒,阿是穴重叩,使局部皮肤发红或微出血,叩后拔火罐;其他部位叩刺以局部皮肤红晕为度。

6. 腕踝针法

(1)取穴:腕踝针下$_6$。

(2)操作:取双侧穴,针体与皮肤成 30°角,快速进针,针体应在皮下浅表层,针尖朝上,针深一般为 1.4 寸。一般无针感,不提插,不捻转。留针30分钟,隔日治疗1次。

7. 钩针挑法

(1)定位:患者取俯伏坐位,暴露腰骶部,选神经挑治点:腰丛取第3~第4腰椎棘突间旁三横指,骶丛取髂前上棘联线中点与骶尾骨处1/2旁四横指,指压处应有酸麻胀感。

(2)操作:常规消毒后予局麻,钩针在神经挑治点插入皮下组织,深可达肌肉层,牵拉60~100次,左右侧牵拉次数相同,以防止两侧平衡失调,牵拉后将钩针取出,无菌纱布覆盖伤口。一般5天后再行第二次挑治。

8. 水针罐法

(1)定位:患者俯卧,先按压寻找第4、第5腰椎棘突旁压痛点。

(2)操作:先用5 ml注射器配6号半长针头抽取醋酸泼尼松龙注射液1 ml,2%普鲁卡因2 ml(皮试)。局部皮肤常规消毒后,用无痛快速进针法将针刺入皮下组织,然后针尖斜向脊椎45°缓慢推进,探得酸胀等得气感应后,回抽一下,如无回血,将药物推入,每压痛点推入1 ml。出针后在针眼处用投火法拔上火罐,要求自针眼处拔出少量紫红色瘀血,拔15分钟后起罐。起罐后用消毒干棉签拭干拔出的瘀血。3~5天1次,3~5次为1疗程。

(三)推拿治疗法

1. 提捏舒盘法

①嘱患者俯卧,医者先用滚法推拿患者腰背部肌肉2~3遍,手法由轻到重,使紧张的肌肉得以松弛。②在患者腹下垫一枕头,使腰背抬高,医者两手分开放于腰背上,从第一腰椎开始,两手用分扳法分别向上及向下用力,至骶部结束分扳时力量注意向下和向两旁使用,使其绞锁的关节分开。③从骶部肌肉开始两手捏起棘突及椎体两侧肌肉,用提捏法自下往上提捏,注意在椎体与椎体

的连接处向上用力,若闻及"叭叭"声,说明手法成功,错位的关节已复位。④重复用㨰法,配合揉法使腰部肌肉放松,患者此时即可感腰部疼痛消除,腰部松弛,可下床活动。

2. 屈髋屈腰法

①患者俯卧,医生坐其侧,用一指禅推法在腰部夹脊穴、阿是穴、大肠俞操作,手的压力由轻渐重,以不增加患者痛苦为度。②患者俯卧,医生站于患侧,用轻柔的㨰法在腰臀部操作,然后按揉有关夹脊穴、大肠俞、阿是穴等。③重按居髎、环跳、委中之穴,必要时用肘尖按点,因按之疼痛较重,患者往往忍受不住而腰部扭转活动,从而使僵硬的腰部产生自主运动。④患者仰卧,作单侧屈髋运动,先健侧,后患侧。然后作双侧屈膝屈髋运动。并将其变为屈髋伸膝动作,以仰卧位作前屈腰运动,使患者双足尖超过自己的头顶。医生一手按住患者双小腿后侧,另一手轻轻拳击患者腰骶臀部。

3. 扳转复位法

患者俯卧于治疗床上,施术者先用双掌按揉法和双拳按压法,反复按揉按压脊柱两侧肌肉,促使其放松。再用斜扳法活动腰椎,即用一手拇指抵于偏歪之棘突,用另一手扳住对侧大腿膝部,双手协同用力扳转腰椎,当触及响动,即说明已经复位。也可让患者侧卧于治疗床上,术者用侧扳法活动腰椎,即用左肘臂抵于患者肩前方,右肘臂按于臀后方,双臂协同用暴发力扳转腰椎,当触及响动,即说明已经复位,再以同样方法作对侧。再用双手拿揉法,反复拿揉腰部两侧肌肉3~5分钟。再用拇指点揉委中穴、承山穴等。然后,用手掌着力,反复推揉腰背及下肢后侧肌肉。最后,用拍子拍打腰背及下肢后侧肌肉,若无拍子,可用虚拳进行拍打。

4. 舒筋牵抖法

①患者取俯卧位,术者以双手拇指点按两侧委中、悬钟穴,待疼痛缓解后,再用其他手法治疗。②术者在患者腰骶部施用㨰法,

力量要轻,时间可稍长,待腰骶部肌肉放松后,采用整复手法。③患者取健侧卧位,健侧下肢伸直在下,患侧下肢屈曲在上,腰略前屈,术者立于患者腹侧,用一前臂尺侧抵于臂后,另一手推按患者肩部,相对用力,使腰旋转至最大限度并待患者放松后,瞬间用力,加大腰部旋转角度,听到弹响声为佳,左右各扳一次。④患者取俯卧位,一助手固定患者肩部,医生双手握住患者两踝关节。医者与助手相对用力,牵拉患者腰部,待患者腰部放松后,连续上下抖动数次,使腰部抖动幅度最大。

5. 斜扳牵拉法

①患者俯卧位,先在腰部行放松手法,在腰椎两侧自上而下行滚、按、摩、揉等手法。②当患者肌肉放松后,令其侧卧,患侧在上,健侧在下伸直,患侧屈膝屈髋,医者面对患者,一手推住患者肩部,肘关节扳住臂部,前后推扳摇晃腰部数次,在腰部放松的情况下,突然使上身旋后,骨盆旋前,使错位的小关节复位,此时往往可听到"喀哒"的复位响声。③助手双手拉住患者腋部,术者握住患者的双踝,作对抗牵引,持续2~3分钟,用力将患者以腰部为中心,上下抖动数次,患者症状随之消失。

6. 按揉抖腰法

①患者俯卧位,医者拇指触诊腰部,摸清伤情,用掌根贴着患处,在腰部压痛明显处周围按揉,时间1~2分钟。②运用拇指或肘尖点按双侧环跳、委中、承山,刺激2~3次。③五指并拢,用虚掌平拍腰部压痛明显处5~6下,用力须轻巧。④病人仰卧位,医者两手同时用力,使患者屈膝屈髋,当屈到一定程度时,即用力"猛屈下压"一下。⑤医者面对病人站立,两手或两肘分别扶按病人的肩部及臀部,作相反方向缓慢用力,当腰部扭转到有阻力时,再增大幅度猛推,此时常可听到"喀喀"响声。⑥患者仰卧屈膝,医者两虎口紧扣患者双踝,用力拉伸牵抖,将其身体抖起呈波浪状,连作5~7次。患者腰部痉挛肌肉得到缓解,嘱患者站立作腰部活动,

而后令患者再躺到床上,作局部放松动作,再站起作腰部活动,结束治疗。

7. 扣按整复法

患者端坐在无靠背的方凳上,两脚分开与肩同宽。术者正坐在患者之后。以左旋型棘突向左偏歪患者为例。首先用双拇指触诊法查偏歪的棘突。然后左手自患者腋下伸向前,掌部压于颈后,拇指向下,余四指扶持左颈部(患者稍低头),同时嘱患者双脚踏地,臀部正坐不得移动。令一助手面对患者站立,两腿夹住患者左大腿,双手压住左大腿根部,以维持患者正坐的姿势。术者右手拇指扣住偏向左侧之棘突。然后左手按患者颈部,使其身体前屈$60°\sim70°$(或略小),继续向左拐弯(尽量大于$45°$),至最大侧弯位,术者左上肢使患者躯干向内侧旋转,同时右手拇指顺向上顶腰椎棘突,立即可触觉指下椎体轻微错动,往往伴有"咯咯"一声。随后,双手拇指从上到下将脊上韧带理顺,同时松动腰肌,一手拇指从上到下顺次压一下棘突,检查偏歪棘突是否纠正,棘距是否等宽。

8. 旋腰伸屈法

①病员俯卧于治疗床上,术者立于病员左侧,用右手拇指或掌根部按棘突两侧 1.5 cm 的压痛最明显处。施按揉法,从腰到骶部,由上而下,先健侧后患侧,往返重复 8~12 次。然后两手重叠,用掌根揉压腰部两侧骶棘肌。②病员端坐椅上,两腿分开,面向椅背,两手放于靠背上。术者立于病员背后,右手上臂和肘部置于病员右腋下,前臂手腕绕过左肩上方,手掌按于颈背部,左手拇指前端顶住偏向右侧的棘突。然后两手配合,右手向右后方旋转,左手拇指用力向左前上方推动。重复操作 2~3 遍。如手法正确,可在拇指下感觉到棘突复位的动感。最后用双手拇指在扶正的棘突两侧和棘上韧带处,作上下挤压、推按,可使棘上韧带理顺复位。③病员站立,腰部尽量挺直,术者与病员背靠背,用两肘弯挽住病

员两臂之肘弯,向上慢慢地将病员背起。术者两下肢膝关节屈曲,使骶尾部抵于病员的骶尾部,然后嘱病员放松全身肌肉。术者用骶尾部抵住病员下腰部之患处,两下肢膝关节一伸一屈,用力震动15~20次,再向左右摇摆3~5次,重复2~3遍。④指压肾俞、承扶、三焦俞、委中、命门、肩外俞、后溪、阳谷、肩中俞等穴。

【现代研究】

1.广东省肇庆市端洲区华佗医院曹绍雄等报道运用热熨配合手法治疗腰椎小关节紊乱症65例。①药物热熨:赤芍、丹参、大黄、红花、苍术、桂枝、羌活、独活、秦艽、灵仙各等分;上药共粉碎成粗粒后装入20 cm×10 cm的布袋中,稍加浸泡,然后蒸热。用以热熨患者腰背部30分钟。②推拿:病人取俯卧位,揉按放松腰部肌肉15分钟;然后行左右斜扳法。病人取侧卧位,在下的腿自然伸直,上面的腿屈髋屈膝。术者面对患者站立,用两肘分别抵住患者一侧的肩部和髋部,双肘同时用力,作相反方向扳动。此时可感觉到受累腰椎关节的错动且常伴有响声,左右各1次。再嘱病人取俯卧位,并用双手抓住床头边,术者站在床尾并垫高下肢,两手紧握患者双踝关节上部,抬起约45°角,使腰部呈背伸状,进行牵引。当牵引至最大力时,突然用力向下抖动腰部,反复3次。最后术者双手合掌,用小鱼际拍打腰部,并揉按放松。③结果:治愈45例,显效17例,好转3例[中国民间疗法,2004;(6):21]。

2.四川省人民医院田正富报道运用手法配合恒温腾药治疗腰椎后关节紊乱症100例。①点法:患者取坐位或俯卧位,术者用拇指或中指点压风池、肾俞、志室、承山、绝骨各半分钟,借此手法达到镇静止痛,缓解肌肉痉挛,为复位作准备之目的。②背法:患者站立,术者背对背站立,取骑马势,用两手向后勾住患者双上臂,俯身将患者背起,尾骶部抵住患者的病变部位。患者尽量全身放松,双下肢自然下垂。借患者的下半身重量向下牵引1分钟,然后术者双膝关节自然屈伸抖3次,即颠三颠,再左右晃动术者尾骶部3次,此时,若听到腰椎小关节的响声,即复位成功。顿时患者疼痛减轻或消失,腰部活动增加,腰能伸直。但少数患者未听到响声,也不要强行追求,症状也有明显好转。③旋转法:以腰椎第4棘突向左偏歪为例。患者端坐于方凳上,两脚分开与肩同宽,双上肢自然下垂。医者坐于患者左侧,面向患侧,左手上肢自患者左腋下伸向前侧,绕颈椎下半部至健侧,手掌指扶健侧颈肩部。同时,右手拇指顶住偏向左侧棘突之后下角。然后令患者向右旋转10°,前屈60°~80°,同时术者左手往下、往左拉,使患者腰部尽量前屈,并逐渐向左旋。术者右手拇指将偏歪的棘突向内、向健侧方向推按,此时可听到"咯"的响声,手法完毕。④恒温腾药法:自动恒温腾药床制作:木床,中央开长方形窗口,以便放置贮药液锅,贮药液锅由铅板制成,放于床中央窗内盛药液。电炉:2000瓦2台,置于贮液锅下。温度自动控制器:调节温度范围10~100℃,放于床的侧方,便于开关和观察指示灯。格板:用较厚胶木板钻孔数个制成,有不传热、不变形、承受重量等优点。腾药处方:当归、艾叶、透骨草各20 g,川芎、片姜黄、桂枝、防风、白芷、川断、木瓜、肉桂、川乌、草乌、松节、陈皮、牛膝、薄荷、骨碎补、海桐皮各12 g,乳香、没药、川椒、小茴各10 g,红花、豨莶草、伸筋草、舒筋草各15 g。将上方药装入袋内,放入贮液锅内加适量水。一般每周更换1次,夏季3~4日换1次。将温度自动控制器调节到所需温度(一般秋冬季使用45~60℃,春夏季35~45℃),以防止烫伤为度。床的两端仍铺棉絮及床单,患者将患处暴露平卧床上,盖上毛巾被即可。治疗时间20~30分钟。⑤结果:痊愈82例,好转14例[湖南中医杂志,2000;(6):25]。

3. 安徽省马鞍山市中医院陶家安报道运用手法配合中药熏蒸治疗腰椎小关节错缝67例。①手法复位:以腰椎定向斜扳手法为主,配合轻柔手法按摩及封闭。首先检查患者腰部左右旋转运动,明确旋转受限相对明显的方向。让患者俯卧于治疗床上,作避开病变部位的腰部轻柔手法按摩,缓解腰背肌紧张。对腰背肌痉挛严重,患者紧张不敢稍动,不予配合者,用2%盐酸利多卡因5 ml,生理盐水5 ml,醋酸泼尼松龙25 mg,行病变小关节突封闭,缓解疼痛及腰背肌痉挛后,以旋转受限相对明显的方向作为腰部斜扳的方向,依斜扳的方向确定采用健侧卧位。按设定体位让患者侧卧,下位下肢伸直,上位下肢屈髋屈膝,医者面向患者站于患者前面,一肘放于患者肩前,另一肘全部髂嵴放于其臀部,并用食指、中指扶病变节段棘突间隙,令患者放松腰部,被动将其上身旋后,骨盆旋前,使病变椎间隙位于旋转中心,活动至最大范围时,两肘用力作一稳妥的推扳动作,可听到"喀喀"清脆的弹响声,扶病变棘突间隙的手指可感觉手下错动,说明错位小关节已复位。②中药熏蒸:采用大连产腾达SZ-88Ⅱ型电动熏蒸治疗床。药物为当归、川芎、大活血藤、透骨草各30 g,桂枝、红花、土牛膝、川椒、羌活、独活、白芷、苏木、威灵仙、川乌、草乌各15 g。患者平卧于熏蒸床上,上覆衣被,抽除腰部海绵块。将上药置于床下电热恒温锅内,加水煮沸后将温度控制在48℃左右(可上下调节,以患者能够耐受为度),进行熏蒸治疗。每日1次,每次30分钟,连熏3～5天。③结果:手法复位后熏蒸1次治愈36例,手法复位后经3次熏蒸治愈24例,7例熏蒸7次后腰部症状消失,但活动至最大限度时仍引发轻微疼痛[中医药临床杂志,2006;(2):193]。

4. 浙江省萧山市中医院郭春媛等报道运用针刺为主治疗急性腰椎小关节紊乱58例。①取穴:玉枕穴位于后发际正中直上2.5寸,旁开1.3寸,平枕外隆凸上缘的凹陷处;水沟穴在人中沟的上1/3与中1/3交界处。②方法:局部常规消毒,用28号1寸长的毫针,与头皮成15°角刺入玉枕穴,快速捻转,每分钟160～200次,捻转1分钟后留针;水沟穴快速直刺进针,得气后留针。在留针时嘱患者做腰部左右旋转、前屈后伸和蹲立活动。留针 30 分钟,每 10 分钟行针 1 次。③结果:痊愈 35 例,显效 18 例,有效 3 例[中国针灸,2000;(4):254]。

5. 南京中医药大学附属医院丁育中报道运用三步法治疗腰椎后关节紊乱 300 例。①长针透刺:患者取俯卧位,以患者左侧疼痛为例,下同。医者立于左侧,寻找局部压痛点,常规消毒,选用 5~7 寸长 28 号毫针,右手持针柄,左手拇、食二指持针尖,快速进针,针尖进入皮肤后,把毫针放平与皮肤成 15°~30°角,左手拇、食二指撑开皮肤,右手持针柄,使针体缓慢进入到所确定的阳性点,然后根据病情及局部损伤程度施以提插手法 3~5 次。要求手法轻柔,提插频率慢,并作小幅度捻转,待感觉针下患部阻力减轻,即无僵、涩、滞等感觉后,将针体退出。②手法放松:体位同前,医者于局部施四指推法 3~5 遍,用力使患者感到酸胀为宜,以达到疏通经络,缓解肌肉痉挛的目的。③手法复位:患者取俯卧位,全身自然放松,医者立于左侧,以左手拇指附着于压痛点,并用力向右侧顶推,以右手前臂环抱患者健侧下肢,使其膝部依托于医者肘内侧,并用力向后上方徐徐拔伸,缓缓扳动,到一定幅度后再用力向后上方小幅度快速扳动,此时可闻及关节弹响声,然后迅速松手,治疗结束。④结果:痊愈 148 例,显效 127 例,好转 23 例[南京中医药大学学报,2002;(5):314]。

6. 宁夏医学院附属医院田彤报道运用针刺拔罐配合推拿治疗腰椎后关节紊乱症 145 例。①针刺拔罐:患者俯卧位,在腰部找最明显的压痛点为所针刺的阿是穴,常规消毒后,取 30 号 2.0 寸毫针直刺阿是穴 1.5 寸左右,进行提插捻转刺激强度较大的泻法,得气后,留针并采用闪火法在此阿是穴处拔罐,针在罐中,留罐 15 分钟。②推拿:先以掌根揉、点按局部穴位,再用斜扳法、旋转复位法整复错位,最后以放松手法结束。③结果:痊愈 134 例,显效 9 例,有效 2 例[辽宁中医杂志,2005;(6):585]。

7. 河北省深州市医院段彦成报道运用针刺+体疗治疗腰椎小关节紊乱综合征100例。①方法:患者取站立位,暴露肘部,屈肘90°,前臂旋前30°,取曲池穴与手三里穴连线中点为针刺穴位,取名为"闪腰穴"。以75%酒精消毒,以2寸毫针在此穴直刺,当针尖有骨性抵触感时,说明针尖已至桡骨近端,随轻轻退针,改变角度使针紧贴桡骨前面进入,此时进针稍有阻力,说明针尖已进入骨膜或韧带区,当病人诉说局部酸胀明显时,停止进针,留针约10分钟。然后要求患者慢走,做体旋运动、腹背屈运动,运动幅度由小逐渐增大。②结果:痊愈86例,显效10例[颈腰痛杂志,2001;(2):154]。

8. 广东省公安边防总队医院潘长青报道运用针灸配合推拿治疗腰椎后关节紊乱症52例。①温针:患者取坐位或俯卧位,暴露针刺部位,局部常规消毒,用28号或30号毫针,常规刺入阿是穴,直到接触小关节囊为止,此时术者可觉针刺处有坚韧组织的感觉,得气后,施以捻转泻法,强刺激,嘱患者活动腰部,然后在针柄上套上2cm长的艾条,将其点燃,留针30分钟。②推拿:患者俯卧位,急性期以活血疏筋止痛、松解肌肉痉挛为主,手法宜轻,以揉、振为主;1周后按常规手法揉、拿、擦、振,在条索状或球状硬结处重点施以弹拨、理筋法;再用冯天有教授的腰椎定点旋转复位法复位,在复位前,术者和助手各抓住患者的双腿和腋下行牵引手法2分钟,然后用拇指触诊法摸清偏歪的病变椎体棘突,再用旋转手法整复错位的关节,松解滑膜嵌顿。③结果:痊愈22例,显效18例,有效8例[中国临床康复,2003;(29):4014]。

9. 河北省直属机关第二门诊部陈永胜报道运用手法配合针刺、微波治疗急性腰椎小关节紊乱52例。①手法与针刺治疗:患者背对术者坐在凳子上,术者坐在患者后侧,让患者双手抱头,向前用力弯腰,术者用双手拇指推压棘突旁,寻找到棘突旁压痛点,让患者用力咳嗽瞬间,术者用双拇指向前向中央挤压疼痛部位棘突旁,然后患者缓慢后仰,再让患者用力咳嗽,同时用双拇指再向后,向中央挤压原部位,如此往复几次,可让患者做轻微起蹲动作若干次,最后使患者恢复正坐,术者用拇指由上而下理顺棘口韧带及腰肌。然后,再用针刺激手背经外奇穴腰痛穴,留针20分钟,让患者活动腰部若干次后取针。②微波治疗:采用日本OG公司产ME-7250型微波治疗仪,让患者俯卧位,照射患部,每次辐射量为50W,微热量,时间15~20分钟。③结果:治愈48例,显效3例,有效1例[针灸临床杂志,2000;(5):25]。

10. 江苏省无锡市南长人民医院徐明成报道运用耳针配合屈腰法治疗腰椎后关节紊乱59例。①耳针:患者坐位或站位,选取其双侧耳穴神门、腰椎,按常规进针达一定深度,然后强刺激,令患者活动腰部致疼痛稍减,以运用下面屈腰法患者能忍受为度。②屈腰法:患者俯卧,医者站其右侧,令患者双手撑起,同时令其缓慢屈膝,臀部抬起后坐,医者两手扶住病员髂前上棘处向上抬,并嘱其作屈膝屈髋动作。这时,医者用两肘撅压其胸椎和骶椎上,同时用力猛一按下,使其腹肌碰到大腿,臀部碰到后跟,才算达到要求。此动作可连续重复几次,然后局部按摩几分钟。最后起针,活动腰部。③结果:全部痊愈[河南中医,2002;(5):41]。

11. 广东省肇庆市第一人民医院胡伟民等报道运用局滞阻滞加斜扳治疗腰椎后关节紊乱30例。①局部阻滞:患者俯卧,脊柱中线旁开1.5~2.5cm找出压痛点为穿刺点,7号长针垂直皮肤快速进针3~5cm,遇骨质感回抽无血液及脑脊液,注入阻滞液(2%利多卡因3ml,维生素B_{12} 1mg,地塞米松5mg)。②斜扳:患者侧卧,患侧在上,健侧下肢伸直,患侧下肢屈曲,医者站在患者前面,一肘部抵住患侧肩部,另一肘部及前臂贴紧患侧髂部向医者侧推动,两肘缓缓反向用力,当达最大限度后,再突然用力,听到"嘎巴"响声即可。③结果:全部痊愈[现代康复,2001;(4):85]。

12. 广西北流市中心医院李承伟报道运用手法合后关节突封

闭治疗腰椎后关节紊乱症 42 例。①后关节突封闭:取 2%利多卡因 5 ml,0.9%生理盐水 5 ml,曲安奈德注射液 40 mg,混合作为封闭注射液。在棘突下缘旁开 1.5～2 cm,触及压痛明显的病变后关节为穿刺点,用 4.5～6 cm 长穿刺针,垂直进入,触及关节突后,注药液。②手法治疗:封闭后,患者俯卧于推拿床上。医者先用轻柔的滚、按、摸、推、压法在腰部理筋 5 分钟,使腰部紧张的肌肉有所松弛。然后行定向斜扳,按施法前的检查,确定旋转受限相对明显的方向作为腰部斜扳的方向,依斜扳方向确定采用健侧卧位或患侧卧位。按设定体位让患者侧卧,下位下肢伸直,上位下肢屈髋屈膝,医者面向患者站于患者前面,一肘放于患者肩前,另一肘放于髂嵴处,并用手扶病变节段棘突间隙,令患者腰部放松,被动将其上身旋后,骨盆旋前,使病变椎间隙位于旋转中心,活动至最大范围时,两肘用力作一稳妥的推扳动作,可听到清脆的弹响声,扶病变棘突间隙的手可感觉手下有错动感。术毕,戴腰围保护 7～10 天。③结果:治愈 12 例,显效 28 例,有效 2 例[广西中医药,2005;(6):35]。

13. 浙江省岱山县第一人民医院翁良波等报道运用腰椎旋转复位法加局封治疗腰椎小关节紊乱症 40 例。①方法:患者坐于方凳上,腰部放松,以左侧为例。助手双下肢夹紧患者右膝,双手按住患者右大腿,避免整复时患者臀部移动。术者站于患者左侧,右手拇指顶于偏歪棘突的左侧,左手穿过患者腋窝按于颈背部。患者双手抱头,嘱患者主动弯腰,向右侧侧屈。术者左手稍用力使患者向左后方旋转到右手拇指下棘突有活动感时,左手突然施加一短促的、有控制的旋转力,同时右手拇指向右推顶棘突,此时多有复位的弹响声,并伴有拇指下棘突的弹跳感,说明整复成功。然后患者俯卧于诊疗床上,在偏歪棘突稍下缘水平线上旁开后正中线约 1.5 cm 处为进针点进行封闭治疗,配方为 2%利多卡因针 2 ml,0.9%生理盐水 4 ml,确炎舒松 A 针 10 mg。快速进皮后,垂直缓慢进针,约4.5 cm触及骨质,稍退针,回抽无血液及脑脊液,缓慢向周围推注局封液6 ml,出针。创可贴贴敷针孔,按压3分钟,术后平卧20分钟。每周治疗1次,4次为1疗程。②结果:治愈26例,好转11例[浙江中医杂志,2007;(3):159]。

14. 广西骨伤医院谢富荣报道运用定点斜扳法治疗腰椎后关节紊乱症62例。①方法:先行痛点封闭,患者俯卧于治疗床上,用0.5%盐酸利多卡因注射液5～8 ml加曲安缩松注射液1 ml,于腰椎棘突旁压痛最明显处深部注射。痛点按揉2～3分钟后,患者改侧卧位,行定点斜扳法治疗。患者右侧卧位,右下肢伸直,左下肢屈髋屈膝,术者站于病人前面,右手拇指推按偏歪棘突的左侧,右肘按压患者左臀髂骨处用力向前,左手按住患者左肩用力向后,当腰部被旋转至最大角度时,双手骤然向相反方向用力,同时右手拇指推挤病椎的棘突向右,此时可听到清脆的"喀哒"响声,且指下有移动感,即表示手法成功。②结果:治愈47例,显效10例,有效5例[广西中医药,2000;(3):10]。

15. 河南省郑州市骨科医院王俊报道运用手法整复配合电脑中频理疗治疗腰椎后关节滑膜嵌顿87例。①坐位旋转复位法:患者面向靠背椅端坐,全身放松,双上肢自然下垂。术者站在患者背后,用左手拇指顶住患者棘突,右手拉住患者左肩向患侧旋转,尽量大于45°,左手拇指顺力拨正患椎棘突,可感拇指下之棘突轻微移动并伴有弹响声,嵌顿的滑膜得以松解,此时患者自感疼痛消失或减轻,可活动脊柱。②侧卧位斜扳复位法:让患者侧卧床上,患侧在上,健腿在下伸直,患腿在上屈曲。术者站在患者背后,一手推于患侧髂前上嵴后方,一手扳肩前方,嘱患者全身放松,两手同时反向用力推扳,此时可听到"咯噔"复位声。患者下地,自感疼痛缓解或明显减轻。③电脑中频理疗:采用威海众恒医疗设备有限公司生产的ZZ-300骨创伤治疗仪,选用旋转干扰电疗法,频率50～100Hz,将4个5 cm×5 cm的可粘电极片分别置于痛区四周,面积 25 cm² 之内,电流强度以能耐受为限,治疗时患者可取卧位或坐位。每日 2 次,每次 30 分钟,3~5 天为 1 疗程。④结果:痊愈 71 例,显效 12 例,好转 4 例[四川中医,2007;(1):88]。

16. 贵阳市颈腰痛专科医院朱义生等报道运用屈腰手法配合牵引治疗腰椎后关节紊乱症 132 例。①方法:患者仰卧,术者双手扶住患者双膝,慢慢将患者双下肢呈屈髋屈膝位,屈髋至 90°时突然发力将患者双膝向胸部推压,双膝尽量靠近胸部,使患者骶部离床。在推压过程至某一角度时,患者可有剧痛短暂发作,但双膝碰到胸部后则明显减轻,重复上述手法,直至患者在屈腰过程中无明显疼痛发生,即告手法完成。休息 1 小时后再作牵引治疗,采用广州 TAT-ⅡD 型自动牵引床。患者仰卧位,固定好皮胸围和腰围,纵向牵引,牵引力量按患者体重 70% 计算,每次牵引 30 分钟。②结果:痊愈 112 例,显效 16 例,有效 3 例[颈腰痛杂志,2004;(1):44]。

17. 江苏省大丰市同仁骨科医院丁春玉报道运用牵拉复位法治疗腰椎小关节紊乱症 48 例。①准备手法:患者俯卧位,定好小关节滑膜嵌顿位,上下各垫一软枕,使损伤部位中空,损伤部位作常规消毒后,局封,以患者酸胀为度。术者用两拇指或手掌,在脊柱沿足太阳膀胱经自上而下进行轻度按摩,并点按殷门、委中、承山,重复 3 遍 3~5 分钟。②牵引整复:两助手拉住患者两腋,两助手握患者双踝关节,作持续对抗牵引,术者立于患者床边,双手相叠于患者腰部,作重力按揉,并使腰部左右摆动,持续约 1 分钟,术者手中有觉椎间隙分离的感觉,然后施行拍法,并同时作双下肢快速抖动。③侧身斜扳:嘱患者侧卧,上侧屈髋屈膝,下肢伸直,术者立于前侧,一手压臀,一手扳肩,两手相对用力,使上身旋后,骨盆旋前,令患者放松肌肉,当活动范围达到最大时,术者实施用力,听到清脆的响声。手法结束后,再以抹、搽手法放松周围肌肉约 5 分钟,外敷消肿膏,平卧。④结果:1 次治愈 40 例,2 次治愈 7 例[辽宁中医学院学报,2003;(4):368]。

18. 广西玉林市中医院黄锦文报道运用手法配合中药治疗腰椎后关节紊乱症150例。①松解法:患者取俯卧位,医者先用手掌的大小鱼际或掌根部位在两侧腰部按揉,由上而下,由轻而重,反复数次。接着用㨰法,以损伤部位腰肌为主,连续㨰3～5分钟,然后用拇指指腹在两侧竖脊肌行分筋手法,以患侧为重点,力度不够可用双手拇指重叠,3分钟,最后用拇指指腹在患椎偏歪侧痛点行镇定手法,持续约半分钟。上述手法用力大小应视病情轻重和病人耐受程度而定,一般急性宜轻,慢性可重。②定点旋转复位法:以第四腰椎棘突向右偏歪为例。患者端坐在双连椅的前椅上,两脚分开与肩同宽,双手指交叉后置于头枕部,医者正坐于后椅上,右手自患者右腋下伸向前,掌部轻压于患者颈后下部,手指扶颈肩部,左手拇指顶住偏向右侧棘突之后下角,然后令患者前屈60°～90°,同时医者右手往右拉,使患者身体向右侧弯,在最大侧弯位时,医者右手迫使患者上半身向后上方旋转,同时左手拇指将偏歪的棘向左内上方推按,此时可听到"咯咯"的响声,手法完毕。上述手法每周2～3次,10次为1疗程,疗程间休息5天。③中药:损伤初期主要使用行气活血止痛药,如当归、川芎、白芍、红花、元胡、桃仁、香附等。气滞甚可加乌药、木香;疼痛甚可加乳香、没药。损伤中期主要使用活血通络药,如当归、赤芍、川芎、牛膝、川断、威灵仙、宽筋藤、七叶莲等。湿重可加薏苡仁、苍术、独活;寒邪偏盛酌加桂枝、细辛、制川乌等。损伤后期主要使用补益肝肾、强筋健骨药,如熟地、当归、牛膝、川断、杜仲、山萸肉、五加皮、桑寄生、鹿衔草等。气虚加党参、黄芪;肝肾阴虚明显者可加龟板、女贞子、枸杞子;肾阳虚可酌加巴戟天、淫羊藿、熟附子等。④结果:痊愈78例,显效42例,有效27例[中国骨伤,2000;(6):370]。

十五、退行性腰椎滑脱

退行性腰椎滑脱又称假性腰椎滑脱。滑脱可以向后、向前及向侧方移位,其中最常见的是前滑脱。腰椎的退行性改变、韧带松弛、椎间小关节退变是本病的主要病因。退行性腰椎滑脱随年龄而增加,多在60岁左右发病。女性多见,发病率为9.1%;男性发病率为5.8%。65岁以上女性发病率高于男性发病率2~3倍。发病部位以腰$_{4,5}$最常见,约占79.5%;其次为腰$_5$骶$_1$节段,腰$_{4,5}$节段的发病率为腰$_{3,4}$的6倍。

【病因病理】

椎体滑脱的主要原因是由于椎间盘退行性变,关节突关节紊乱,周围韧带松弛,椎间隙不稳,同时常有典型脊椎退行改变,小关节增生变大及软组织黄韧带肥厚向中线靠近,棘突根部变宽向椎管内突。椎板增厚变硬而不规则,椎板间隙变小,有时相互重叠呈瓦状改变。

由于第四~第五腰椎活动较多,而易发生椎间盘、韧带的失代偿,造成关节炎退化性改变也明显。一般认为,第四腰椎的活动范围最大,第五腰椎次之,故第四~第五腰椎之间发病者最多。有的学者认为,女性的骶椎椎板较男性者发育的好,故腰骶关节有较大的稳定性。另外,女性月经期的内分泌改变可使韧带松弛,在已经不稳定的基础上又增加不稳定因素,故女性第四~第五腰椎发生退行性前滑脱者较多。40岁以上40%的人第四~第五腰椎的棘间韧带有退化破裂,且与椎间盘退化的程度有关。在第五腰椎与第一骶椎的关节稳定时,第四~第五腰椎的韧带退化更为明显。

【诊断要点】

1. 症状

主要有慢性腰痛史,常为酸胀、沉重、乏力感,时轻时重,同一姿势不能持久。神经根受压时,可下肢痛,疼痛可放射至小腿,出现牵拉、灼痛、麻木、刺痛等感觉。开始时症状多不严重,常不引起重视,病期可延续数月甚至数年。有的患者可伴有间歇性跛行,行走时疼痛明显,坐位时疼痛缓解。

2. 体征

最常见的体征是腰部屈曲范围增大(患者立位弯腰可摸到足趾),这是因骨盆至股骨大转子的肌肉及股后肌松弛之故。急性腰痛或腰肌痉挛者较少,直腿抬高试验多为阴性。第五腰神经神经被累及,常表现为小腿外侧皮肤感觉减低,伸肌张力减弱。有时小腿、大腿或臀部肌肉萎缩。膝腱反射和跟腱反射减低者约占1/5。

3. 辅助检查

本病的诊断关键是 X 线片,受累平面常为腰$_4$至腰$_5$椎体,有时两个平面可同时受累。有时伴有腰椎间盘退化,即为椎间隙狭窄,软骨板硬化或椎体骨唇形成。

4. 鉴别

注意与腰椎峡部崩裂和脊柱滑脱、腰椎间盘突出症、第五腰椎横突综合征等相鉴别。

【外治方法】

(一) 中药外治方

1. 中药熏蒸方

(1) 处方：透骨草、伸筋草各 30 g，苏木、羌活、防风、红花、鸡血藤、桂枝、制川乌、制草乌、乳香、没药、川断、艾叶、松节各 15 g。

(2) 方法：采用 HYZ 型中药汽化熏蒸治疗机熏蒸患部，每天 1 次，每次 30 分钟，10 天 1 疗程。治疗时，为防止药渣混入药液影响浸洗，将中药装入双层纱布袋中，或是药物煎煮后反复过滤，每次过滤后挤压药渣，有利药汁渗出。在熏蒸时严格掌握温度，以 40℃左右最宜，观察 5 分钟后，根据情况加温。

2. 中药外敷方

(1) 处方：当归、黄芪各 180 g，川芎、牛膝各 150 g，乳香、没药、大黄、肉桂各 60 g，杜仲、红花、续断、寄生、狗脊各 120 g，五灵脂、苍术、延胡索各 90 g。

(2) 方法：将以上方药分别碾成细末，混均备用。治疗时先正骨理筋，手法结束后，取药粉适量，用白酒和热水(4∶6)调成糊状，将药粥外敷于患处及其周围，绷带包扎固定。药干后(13～15 小时)将药取下，隔日换药 1 次。偶有患者出现患部发红、瘙痒等症状，但停药后多能自行缓解。每次换药后，嘱患者平卧硬板床休息，在骶椎处将臀部垫高 1.5～2.0 cm (用软布叠成宽 4～5 cm 即可)，这样可使腰椎前凸变小，使滑移椎体产生后移趋势，有助于改善腰椎滑脱。

3. 离子导入方

(1) 处方：川乌、草乌、杜仲各 10 g。

(2) 方法：以上方药加 5%酒精 1000 ml 浸泡 7 天后去渣取汁，

存放备用。治疗时取一块小布垫,用药液浸湿,置于腰痛部位,连接阳极,阴极衬垫放在疼痛一侧的臀部秩边穴或肢体承山穴。然后开启电疗机,电流 5~15 mA,每次治疗 20 分钟。每日 1 次,15 次为 1 疗程。

(二)针灸治疗法

1. 毫针法

(1)取穴:取主穴肾俞、大肠俞、关元俞、腰阳关、环跳、委中,配穴腰眼、秩边、阳陵泉、昆仑、阿是穴。

(2)操作:每次选取 3~5 穴,常规消毒后针刺,肾俞用补法,其余穴位用中等刺激或强刺激。肾俞穴直刺或斜刺向椎体,深 1~1.5 寸;大肠俞、关元俞均直刺 0.8~1 寸,使腰骶及下肢有酸胀麻感。留针 30 分钟,每日 1 次。

2. 电针法

(1)取穴:选取阿是穴、肾俞、命门、委中、束骨等。

(2)操作:局部常规消毒后针刺,行平补平泻手法。得气后接电针治疗仪,以疏密波,病人能耐受为度,留针 30 分钟。每日 1 次,10 次为 1 个疗程。

3. 经穴刺法

(1)取穴:环中上穴:患者侧卧,健侧在下,并将下肢伸直,患肢呈半屈位,该穴位于尾骨末端与股骨大转子最高点连线中点上 2 寸外 5 分处(即骨度分寸法中背腰部横寸法之尺寸)。

(2)操作:采用毫针,常规消毒后,针尖均垂直向下,得气后重施雀啄术,不留针。环中上穴可深刺 4~5 寸,要求每次针感均需至足。剧痛者每日针治 1 次,痛缓后可隔日针治 1 次,15 次为 1 疗程。个别患者针后疼痛反而加重,应改用轻手法针刺。对后遗小腿后侧或外侧酸困隐痛者可分别改取合阳、承山或阳陵泉、绝骨为主,并留针 10 分钟左右,往往可较快收效。

4. 水针疗法

(1)取穴:阿是穴、相应夹脊穴、大肠俞、关元俞、肾俞。

(2)药物:当归注射液、红花注射液、丹参注射液、川芎注射液、麝香注射液等中药制剂,5%～10%葡萄糖注射液、维生素 B_1 注射液、维生素 B_{12} 注射液、利多卡因注射液、泼尼松龙等西药。

(3)操作:每次选用 2～3 穴,按各药不同用量准确注入。注意严格消毒,勿注入血管内或关节腔,掌握适当针刺深度。每日或隔日 1 次,交替运用。

(三)推拿治疗法

1. 踩跷法

患者松开腰带,俯卧于按摩床上,医者先用点、按、推、拿等手法为病人充分放松腰、臀部肌肉,为踩跷作好准备。手法结束后,在患者头、胸、腹(上、下)、膝部各垫上 10～15 cm 的枕头,上腹部枕头要垫在滑脱椎体下(前滑脱)或滑脱椎体之上 2～3 椎体位置(后滑脱),下腹部枕头要垫在滑脱椎体的下 2～3 椎体位置,使病人整个身体平衡悬空。医生双手攀扶于预先设置好的扶手,以调节自身体重,控制踩踏时的力量。踩踏时先以双全足底踏于患者腰上,作轻力的踩踏,让患者心理及腰部肌肉都有准备,然后两拇趾尖踩于后滑脱椎的两侧横突跟部,前滑脱椎体之下一椎体的两侧横突跟部,作平稳有节奏的弹跳踩踏,足尖不离开腰部,踩踏的力量和幅度要逐渐增加,同时嘱患者随踩踏的一起一落张口一呼一吸,切忌进气,踩踏过程中要密切观察患者的反应,切勿盲目踩压。踩踏次数、力度以患者能忍受为宜,一般 10～20 次即可,年青体强,病程较长的,可适当加大压力和次数,年老体弱,病程短的可适当减少压力和踩踏次数。踩踏一般分几次完成,每次踩踏完后为患者去枕,再用手法为患者放松腰臀部肌肉,让病人休息一会再作第二次踩踏,反复 2～3 次即可。

2. 牵压法

(1) 常规手法治疗:患者俯卧,下腹部垫枕高约 20 cm,术者双手在腰部做推、揉、点、搓等手法。

(2) 定点牵压大手法治疗:患者俯卧,下腹部垫枕高约 30 cm,使髋关节屈曲 120°。用床单折叠成 10 cm 布带 2 条,分别扎在患者的腰部和胸部,4 个助手每人拉布带一端,分别向患者头部、足部两端拉紧,缓慢用力。到最大限度时,术者双手叠掌按压在患者滑脱椎体的下一椎体上,逐渐加力,与牵拉力同步到最大限度时,突然发力,术者手下有移动感,或听到一响声,复位成功。慢慢松开布带,患者原位休息 30 分钟。继续俯卧或仰卧屈髋休息 2 天。下床前戴上腰围,X 线片复查复位效果。

(3) 术后手法治疗:患者复位休息 2 日后继续做术后手法治疗。患者俯卧,下腹部垫枕约 20 cm 高,医者站其侧,在腰背部、臀部、下肢施推、拿、揉、点等轻手法治疗。

3. 正骨法

(1) 放松手法:患者取俯卧位,首先按揉双侧骶棘肌,自肩背部至腰骶部,反复 2~3 次,最后自上而下按压脊柱各关节突,继而术者双手同时叠掌按压棘突,自上而下,反复 2~3 遍,用以缓解肌肉紧张。

(2) 正骨手法:术者双手拇指与中指在患者 $L_{4,5}$ 间隙处施以点法,力量由轻到重,以患者有酸痛感为宜,维持 1 分钟左右。在患侧腰三角处可触摸到菱形结节,压之锐痛,术者顺结节处徐徐揉之。用以缓解肌紧张,纠正侧凸畸形并能缓解疼痛。施术 10 分钟。患者左侧卧位,左腿伸直,右下肢屈曲放在左下肢上部,术者右手推住患者右髋骨后外缘,左手拉住其右肩前部,两手相反方向用力旋转,可闻及下腰椎关节响声,同法对侧。此法有改善椎间隙作用,缓解神经根刺激。

(3) 和络舒筋手法:自腰骶部开始按揉背部衔接而下,先按臀沟,然后再按坐骨神经走行方向,顺揉到足跟部,反复3次。术中在臀沟中部、腘窝中部、小腿后外侧术者双拇指迭合按压少顷,以患者有胀痛感为宜。本法在于疏通经络,调和气血,施术5~10分钟。

4. 整复法

(1)患者体位:根据椎体和附件移位的方向,采取利于复位的体位。上椎体向前滑脱时取仰卧位;上椎体向后滑脱时取俯卧位;横向滑脱时取俯卧位;旋转滑脱时取侧卧位。

(2)前后方向滑脱整复法:先在患者腰部施揉、滚、摇等放松手法3~5分钟;然后嘱患者双手抓住床头,术者握住患者双踝向后上方牵引3~5分钟;边牵引边有节律地抖动腰部3~5次;牵抖手法结束后,缓慢放下患肢,再行轻手法按揉腰部2~3分钟结束治疗。

(3)横向滑脱整复法:先行放松手法治疗3~5分钟;然后助手握患者双踝持续水平牵引,术者立于患者一侧,一手拉患者骨盆,另一手推患者滑脱椎体处,利用剪力使患椎复位。治疗结束前先让助手缓慢松开患者双踝,术者继续行推拉手法治疗2~3分钟后再慢慢松手,按揉腰部2~3分钟结束治疗。

(4)旋转滑脱整复法:病人侧卧,患肢在上屈曲,健肢在下伸直。术者立于患者背侧,一手推患者臀部,一手固定肩部,使患者躯干扭转到一定程度,双手同时交叉用力,有节律地晃动后突然加力使患椎复位。

(5)复位后的稳定措施:退行性腰椎滑脱复位后,虽然临床症状消除,但是容易复发,必须同时采取保持腰椎稳定的可靠措施,才能避免复发。故治疗结束后在滑脱腰椎处垫一厚约5 cm的棉枕,病程短者垫枕7~10天,病程长者垫枕3~6周。这样既有利于患椎复位,又能保持椎体稳定。复位后坚持卧床休息1周,保持正确的姿势。恢复期带腰围固定带适当活动,避免劳累和姿势不正。

5. 推拿练功法

(1)推拿治疗:①腰部放松法。患者俯卧位,医者位于患侧,先用滚法、掌揉法、䏚运法于腰椎两侧及其背部膀胱经与患侧下肢往返施术,重点以腰两侧治疗为主,时间3~5分钟,以舒筋活血,放松腰部肌肉张力。②点按通络法。用两手拇指端分别按揉腰部两侧夹脊穴,往返2~3分钟,再以肘部尺骨鹰嘴按压环跳、承扶、殷门,拇指指间关节桡侧点按八髎、阳陵泉、绝骨、委中、昆仑各0.5~1分钟,局部"得气"为宜。以疏通经络,提高其疼痛阈值,以达解痉止痛的作用。③整复法。令患者仰卧,全身放松,屈膝屈髋,双手抱住膝盖下缘。医者位于其右侧,双手置于其小腿前方,逐渐用力向腹部方向按压,用力由轻到重,往返按压3~5分钟。以使向前滑移的腰椎有复位作用,从而达到理筋整复、筋络顺接,顺则气血通,通则不痛之目的。④透热活血法。让患者抱膝侧卧,医者以小鱼际侧擦腰部膀胱经,掌擦八髎穴,擦时配用红花油或冬青膏,局部皮肤灼热感为度。以上手法隔日1次,每次20分钟左右,10次为1个疗程,可连续治疗1~3个疗程。

(2)功能锻炼:①仰卧蜷腰滚动法。嘱患者仰卧位,双手抱住膝部做仰卧起坐运动,使脊柱向腹前呈蜷腰滚动状,若自己不能滚动者,可找一助手托其背部,以助完成本动作。初次可练习3~5遍,亦可因人而异,以不疲劳为宜。每日可做1~3次。②抱膝压腹法。患者仰卧,屈膝屈髋,呈抱膝位,一助手将其臀部抬起垫一20°~30°的楔形枕头,持续仰卧抱膝20~30分钟,每日1~2次。③屈膝跪床弯腰法。患者双膝屈曲跪于床上,两胫骨平放置于床面,双掌撑床,腰前俯,前俯高度因人而异,可持续跪床弯腰3~10分钟,每日1~2次。

6. 放松复位法

(1)腰部放松法:患者俯卧,医生站其一侧,从上腰部至腰骶部,用两手掌掌根或拇指按揉腰部,再用肘前臂滚揉两侧腰肌,用拇指拨揉腰肌外侧缘,然后揉压腰椎两侧,拨揉环跳、委中、承山,以缓解痉挛,放松腰肌。

(2)扳肩旋推复位法:用于腰椎后滑脱复位。患者俯卧,医者站于一侧,用掌根或肘尖推按后滑脱的腰椎,另一只手扳对侧的肩部,在患者呼气时,医者两手交错用力,反复1~3次,先旋重侧后旋轻侧。操作要轻缓协调,可听到复位的响声。

(3)拉臂旋推复位法:用于腰椎前滑脱复位。患者仰卧,医者站于一侧,先以手掌按揉患者脐下腹部,揉点髀关、梁丘、太冲,缓解和放松腹肌,然后以手根紧贴前滑脱的椎体进行推按,另一手牵拉对侧的手腕部,患者呼气时,医者两手交错用力,反复1~3次。先旋重侧后旋轻侧,可听到复位的响声。然后医者再用双手掌按揉脐下腹部,并以手掌由脐上向下推腹数次。注意不能用暴力操作,以免腔内受伤。此法对身体瘦弱的患者效果甚佳。

(4)屈伸按压复位法:用于前后腰椎滑脱复位。①后滑脱复位法。患者俯卧,医者站其一侧,双手重叠,以手根按压后滑脱的腰椎。患者双手撑床作后伸前俯自动运动,前俯时,患者吸气,医者用力蹾压,反复操作数次。②前滑脱复位法。患者仰卧,双膝屈曲,医者站其一侧,两手重叠,以手根按压在前滑脱的椎体上。患者双肘撑床作前屈后仰自动运动,患者后伸时要呼气并收小腹,医者随患者的呼气用力按压带有蹾压性,反复几次后再揉按脐下腹部。

7. 牵引按摩法

(1)牵松晃腰松解法:患者俯卧,以踝部作为对抗牵引力,绕紧牵引绳。医者手持摇把,一牵一松地来回转动摇把,逐渐加力牵引,这时可见患者腰椎关节一开一合,椎间隙逐渐增宽。牵松法可持续1~3分钟,然后绕紧牵引绳,锁住绳轴。医者两手重叠,置于患者臀部一侧进行推晃,臀部左右摇晃,腰椎关节来回旋转,左右开合,频率由慢到快,力量由小到大。牵松法要与晃腰法交替进行。

(2)牵松上提复位法:用于前滑脱复位,在第一种方法基础上,先用一条毛巾折叠成长方形的毛巾垫,垫入患者的神阙至关元一段,将腰带放入突出的椎体上扎好。牵松法后锁住绳轴,然后医者用两手持患者腰带向上提拉再放下,反复5~6次。牵松法与上提法交替进行。

(3)牵松按压复位法:用于前后滑脱,在第一法的基础上进行,牵松法后,用较大力量拉紧引绳,锁住绳轴,使腰椎关节尽量松开,椎间隙尽量增宽,再施以复位手法。①前滑脱复位法。患者仰卧牵引,医者双手重叠压在前滑脱的椎体上,先用左右横揉法,使手根逐渐深入,按压在突出的椎体上,逐渐用力蹲压。牵引与蹲压交替进行。注意在病人呼气时下压,可听到复位的响声。②后滑脱复位法。患者俯卧牵引,医者两手重叠,用手根或肘尖在患者呼气时进行蹲压,可听到复位的响声。牵松法与蹲压法交替进行操作。

8. 牵引整复法

(1)牵压整复手法:①牵引状态下的手法。沿腰段脊椎两侧用拇指由上而下按压,反复数次,然后一手搬住大腿根部,一手推压同侧肩部,再反复3~5次,目的是放松腰部肌肉和小关节。②牵引完成后的手法。病人俯卧硬板床上,腹部垫枕,以双手掌或双肘部按压分推滑脱椎体的上下椎体,以 L_4 滑脱为例。垫枕以 L_4 为中心,一手推压 L_3,一手推压 L_5,持续约10分钟,这样患椎体与相邻上下椎体所受的力方向相反,通过椎体微动来恢复正常的解剖位置关系。③抱膝屈髋抬臀法。病人仰卧屈髋抱膝,抬高臀部和头颈部,持续15分钟,早晚各1次。平时病人可自行实施。伴有腰椎间盘突出症者可配合侧扳手法。

(2)垫枕牵引法:用骨盆牵引床,采用俯卧式持续牵引,在患椎的椎体下,垫一圆形枕头(枕长约25 cm,直径约10 cm)。牵引重量先轻后重,最大重量以患者能承受为准,持续20分钟,每日1次,连续15次为1个疗程。牵引状态下增加了前后纵韧带的张力,使患椎产生了复位的动力,再加上垫枕向上的作用力,可使滑脱椎体复位。

9. 牵引兜肚法

适用于第4、第5腰椎Ⅰ度滑脱症。患者俯卧于治疗床上,腹及骨盆部垫一薄棉软枕。第二助手立于床头,双手抓扶患者双腋下,将患者稳定于床;第一助手弓箭步立于患者足部床边,双手同时握患者双踝部,术者面向患者头部双脚分开跨站于患者臀部两侧床上,弯腰将两手从患者腹侧伸向前方,十指交叉挟紧将患者抱住患椎前腹部,当口令"3"发出的瞬间,一、二助手用最大力向两头牵拉;患者同时用力咳嗽一声,术者突然将患者下腹部兜抱起抖动一下。若手法后症状改善,可重复3~5次。

10. 推膝压腹法

适用于腰$_3$、腰$_4$椎Ⅰ度滑脱及身体较瘦弱者。患者仰卧,臀部垫5 cm厚之薄枕,髋膝屈曲。术者站于一侧,一手握患者双膝向患者颈胸方向推,而另一手掌根压于患者脐下部(脐部平腰$_3$、腰$_4$椎间隙)。术者将患者双膝上推时,患者腰呈屈曲状,腰椎间隙由正常的前宽后窄变为后宽前窄,再加上术者置于患者下腹部手之压力,可助于滑脱的腰椎复位。身体较瘦弱者,腹部脂肪薄,在屈髋屈膝位时用手可触及其腰椎椎体前缘,在进行复位时可直接压于此。而腹部脂肪厚的肥胖者,其屈髋屈膝难完成,腹部厚而难按压,故难以使用此方法复位。

11. 压腘推骶法

适用于腰$_5$前滑脱,或腰骶角过大(即腰椎前凸)者。患者俯卧于床沿(如没有用人革和海绵包裹的治疗床时应加垫软枕于下腹部),术者站在患者左侧,面朝患者,左掌根置于患者腰骶部,手指头朝患者足根方向,肘要伸直。术者右手握患者左小腿远端,把其膝屈曲,术者右膝屈曲,置于患者左腿腘窝部。术者将患者左小腿向上拉,右膝把其腘窝部下压,当下压至最大限度时,术者左手骤然下推,其方向由后向前,兼带由上向下,此手法可重复2～3次。

12. 压膝托骶法

适用于腰$_5$前滑脱,或腰骶角过大(即腰椎前凸)者。患者俯卧,双手手指交叉,置于颈后方,两腿弯曲,双膝靠拢,尽量贴近腹部,术者站于患者右侧,面对患者,左手掌及前臂压在患者两膝之上,术者上腹部压在自己左前臂背侧,右手从患者两脚之间穿过,手掌置于患者骶部。术者的右手掌将患者骶椎尽量往上拉托,使患者腰骶部屈曲,而术者左手及腹部下压于患者双膝,术者双手用力,如此重复2～3次,可矫正前滑脱的腰椎及腰椎前凸。

【现代研究】

1. 云南省中医院杨云才报道运用推拿配合中药热敷治疗退行性腰椎滑脱症76例。①推拿:推拿治疗时,以腰骶部为主,根据症情不同,再辅以对臀部及大腿前、内、外侧及小腿的治疗。首先令患者俯卧位,在腰骶部施以滚法、按摩法、点法、弹拨法等,重点作用于环跳、承扶、阴市、阳陵泉、足三里、绝骨、太溪等穴,时间约5分钟。再令患者仰卧位,屈膝屈髋,术者立于床旁,一手按压在患者双下肢近膝关节处,另一手放在患者腰骶部,操作时令患者放松,自然呼吸,术者操作时置于腰骶部的手用力向上抬,同时按压在患者膝关节附近的手稍用力把患者双膝向胸腹部压,当压近胸腹部有一定幅度时,保持5～10秒,然后放下,如此反复操作6～8次。术者应注意双手协调用力,并注意患者是否用力对抗,根据患者腰骶部肌肉韧带的情况,决定操作的幅度,切忌用力过大,以免造成不必要的损伤。然后术者双手抬住患者双小腿,慢慢把患者双下肢放平。最后用以滚法、拿法、揉法、按法等作用于患者下肢，重点作用于血海、梁丘、足三里、绝骨、昆仑等穴，时间约3分钟。每天1次，5次1疗程。②中药热敷：当归、红花、桑枝、伸筋草、透骨草、细辛、秦艽、乳香、没药各15 g，牛膝、桑寄生、羌活、独活、干姜、桂枝各20 g。上药用纱布包好，放入约2000 ml水中，煎开20分钟后取汁，把毛巾放入药汁中，浸泡后拧干置于腰骶部热敷，每次15~25分钟，水温不宜过高，以防烫伤皮肤。每日1~2次，5天1疗程。③功能锻炼：在结束治疗前1周，嘱患者倒走，每天不少于600 m；原地高抬腿不少于80次。若症状无明显反复，方可停止治疗。④结果：治愈27例，显效45例，有效3例[云南中医中药杂志，2006；(5)：24]。

2. 北京龙庆峡骨质增生病医院姜永明等报道运用推拿加中药导入治疗腰椎滑脱症48例。①推拿：第一步患者取俯卧位，在下腹部垫一高枕头，用揉、滚、按等手法交替进行，沿膀胱经及患椎上下6个椎体范围内的软组织，充分理筋松解，并重点用拇指按揉痛点3分钟；然后叫患者双手抓住床头（或助手抓住患者双肩腋部），术者用力间断缓慢牵拉患者双踝部2分钟；最后术者与助手均用左手在患者腹下部扣住，托抬下腰部，同时用右手握拳，在滑脱椎体上下、左右轻敲击1分钟。第二步患者仰卧位，作双下肢屈髋屈膝，间断下压双膝部动作2分钟；然后叫患者双手抱膝扣住，被动滚动2分钟；最后拿双侧委中、承山、昆仑穴结束。②中药离子导入：以威灵仙、草乌、生乳香、生没药、海桐皮、三七、杜仲、透骨草、牛膝等组成，配制成配剂或水煎剂。使用DZY-B型电脑骨质增生治疗仪，将纱布衬垫两个煮沸，再将两层绒布药垫放入加热的中药导入剂中浸透，取出药垫平坦放在腰椎病变部位，盖上热衬垫，插入导电胶板，连接阳极导线，将另一热衬垫放在坐骨神经痛侧的臀部，插入阴极导线。调整中频导入电流，由小到大，以病人能耐受而不烫伤为度，15分钟后，变换低频脉冲电流。③结果：显效38

例,好转9例[北京中医药大学学报,1995;(6):51]。

3. 广东省佛山市中医院龙翔宇等报道运用推拿治疗腰椎滑脱症67例。①推拿:以滚、揉、推、按、拿、点作用于腰腿部,尤其以指尖按揉滑脱之椎体的棘突旁,尽量使其有酸胀等放射感,弹拨腰部双侧肌肉,重点是髂嵴上缘及结节点或条索样改变处,没伴有腰椎间盘突出症的病人仰卧屈膝屈位,术者一手抱膝下缘,一手抱臀部,将下肢抱起,大腿紧贴胸腹部作腰部屈曲旋转。术毕卧床垫臀悬腰每天1小时。②综合治疗:以桂枝、细辛等中药制剂熏蒸腰部,每次30分钟;电脑中频、超短波、神灯照射腰部等;晚上外敷玉龙散。下肢疼痛发作或急性加重者用20%甘露醇加地塞米松静滴以脱水治疗3～5天;对于腰痛轻、下肢放射痛较重的伴腰椎间盘突出症者行床边骨盆布带牵引。③结果:痊愈16例,显效24例,好转20例[按摩与导引,2001;(3):32]。

4. 西藏军区总医院詹光宗等报道运用手法加体针治疗腰椎滑脱症16例。①腰椎向前滑脱:患者俯卧位,双下肢伸直,医者站其右侧,用掌按揉腰背肌,自上而下(上自胸$_{10}$,下至骶部),而后双手拇指自上而下沿脊椎两侧足太阳膀胱经循行路线进行按摩,下行至臀部,连续十几次,并点揉承扶、委中、承筋、承山等相应穴位3～5次。患者俯卧位,术者双手交叉,右手在上,左手在下,以手掌自胸$_{10}$开始,沿督脉向下按压至腰骶部,左手在按压时稍向足侧用力,反复数次。以拇指点按腰阳关、命门、肾俞、志室等穴,再以滑脱椎体为中心,上下椎体为着力点,以交叉蝴蝶手上下分推,反复9～13次。患者仰卧,医者一手扶其双足部,另一手扶住膝下部,使双膝、髋关节屈曲到一角度,逐渐加大屈髋程度,使大腿接近腹壁,用力下压双膝一松一紧7～9次。患者仰卧,屈髋屈膝,尽量用大腿前侧抵向其腹部,医者一手臂压其膝上,另手托其臀部,双手协调使患者反复屈膝屈髋,摆腰做5～7次,放回到原位,休息2～3分钟,重复1次。患者坐位,双手抱膝屈髋,使大腿接近胸腹部,医者一手扶其双踝上,另手扶其胸背部,双手用力一紧一松前后摇摆做9次,使其腰部极度屈曲,休息3分钟,重复1次。患者坐位,双下肢伸直或稍弯曲,双上肢平肩伸,医者双手扶其腰背部用力推,使患者腰部尽量倾前屈,循序渐进,缓慢地推10～15次,休息1分钟,重复1次。手法完毕,取毫针10～16枚,上述相应穴位局部消毒,针刺采用补泻进针法,接上G6805电针治疗仪,使用疏密波,频率和强度以病人耐受为度,并用周林频谱治疗仪照射15～20分钟,热度以病人舒适为度。②腰椎向后滑脱:仍以上述腰椎前脱手法的前两点,对患者腰背部进行理伤按摩,舒经活络。患者俯卧位,一助手在其头前方,用毛巾包绕其胸前,过双腋下作固定,另两助手分别双手紧握其双踝部,缓慢地垂直牵引,用力持续而均匀,医者双手重叠,用中等力度按压其向后滑脱的患椎,2～3分钟。复位后,两助手缓慢地放松牵引。术毕,体针仍以腰椎前滑治疗方法相同,以巩固疗效。③结果:9例轻度患者,经5次治愈;7例中度患者,经10次治愈[西南军医,2007;(2):67]。

5. 广东省佛山市中医院三水分院张风华报道运用正骨手法配合针刺治疗退行性腰椎滑脱症42例。①手法治疗。松筋整复:患者取俯卧位,先自背部至腰骶部垂直骶棘肌纤维方向及腰椎小关节处用双拇指按压、弹拨2～5遍,松解腰背肌肉等。整复脊柱:患者俯卧位,术者双手置于患者腰部(腰椎)左右,交叉用力推压,使腰部左右滚动,松弛腰部深层肌肉,松动腰椎小关节,然后术者双掌重叠,用手掌根自上而下按腰椎棘突3～5遍。斜扳法:患者侧卧位,下边肢体自然伸直,上边肢体尽量自然屈曲,医者面对患者站立,两肘分别按患者的肩前部及臀部,做相反方向前后、上下的扳动,使腰部被动扭转,当扭转(扳动)到有阻力时,再稍加力,常可听到"喀喀"的响声。用同法治疗对侧。按腰搬腿法:患者俯卧位,医者一手推压住腰椎间盘突出部位或腰椎小关节处,另一手托住患者大腿部,用力向后上搬动,让腰部与床面倾斜成30°角时,使腰部及髋部过伸,此时可听到"喀喀"的响声,左右交替地进行。牵拉抖动法:患者俯卧床上,双手扶住床头,医者用双手分别握住患者双踝部,渐渐用力向后、上方牵拉,然后在牵拉的基础上进行波浪式抖动,时而作较大抖动牵拉。平推压腿法:患者取俯卧位,医者用手掌根平行推压脊柱两侧,从臀部自上而下缓慢至同侧小腿或足跟部,每侧进行3～5遍。②不同滑脱方向整复法。前后方向滑脱整复法:先在患者腰部施揉、滚、摇等放松手法治疗3～5分钟,然后嘱患者双手抓住床头,术者握住患者双踝向后上方牵引3～5分钟,边牵引边有节律地抖动腰部3～5次,牵抖手法结束后,缓慢放下患肢,再行轻手法按揉腰部2～3分钟。横向滑脱整复法:先行放松手法治疗3～5分钟,然后助手握患者双踝持续水平牵引,术者立于患者一侧,一手拉患者骨盆,另一手推患者滑脱椎体处,利用剪力使患椎复位。治疗结束前先让助手缓慢松开患者双踝,术者继续行推拉手法治疗2～3分钟后再慢慢松手,按揉腰部2～3分钟结束治疗。旋转滑脱整复法:病人侧卧,患肢在上屈曲,健肢在下伸直,术者立于患者背侧,一手推患者臀部,一手固定肩部,使患者躯干扭转到一定程度,双手同时交叉用力,有节律地晃动后突然加力使患椎复位。③针刺治疗。患者取俯卧位,使背肌放松,保持腰部平坦、舒适。取腰椎间盘突出穴(经验穴、阿是穴,即棘突旁开0.5～2寸疼痛明显处),直刺2.0～3.5寸。根据病情轻重,取2～4个穴位,每穴位刺一至数针。针下有感觉后,反复行提插、捻转,促进针感传导,以产生触电样感并放射到小腿外侧、足跟、足趾尖者为佳。留针10～30分钟,急、重症者每天针刺1次,轻者隔日1次。④结果:痊愈36例,好转6例[按摩与导引,2006;(4):40]。

6. 江苏省徐州市中医院张运甡报道运用推拿治疗腰椎滑脱症23例。①方法:患者俯卧位,腹下垫薄枕,医者用轻柔的滚、揉法放松患者腰背及下肢,约10分钟;取患者双侧天宗、肾俞、大肠俞、环跳、委中、承山及腰部阿是穴,约5分钟;嘱患者抓住床头,医者握住患者双踝做对抗牵引,约3分钟;患者仰卧位,极度屈膝屈髋,滚卷患者腰部,连续3～5次;手法结束后,在腰部拔火罐,留罐约5～10分钟。②结果:痊愈11例,好转12例[中医外治杂志,2003;(6):30]。

7. 陕西省西安市中医院张斌等报道运用过屈手法配合骶管滴注治疗假性腰椎滑脱42例。①过屈手法:先行放松手法,再行过屈手法。第一步:患者屈曲双膝髋关节,双手抱紧小腿,医者一手置于患者双小腿上,另一手置于患者双足底,反复屈曲弹压双小腿10余次,幅度逐渐加大。第二步:患者姿势同上,医者一手置于患者双小腿上,另一手托患者骶尾部,极度屈曲,按压其腰骶部,并强力按压数下,约持续1分钟,反复2～3次。第三步:患者姿势同上,医者一手托其项背部,另一手仍置于其双小腿上,两手交替用力,使患者腰骶部在床上来回滚动,2～3分钟。②骶管滴注:生理盐水200 ml,泼尼松龙25 mg,利多卡因10 ml,维生素B_1 100 mg,维生素B_{12} 0.5 mg,骶管裂孔穿刺成功后,将上述药物滴入硬膜外腔,在1小时内滴完。③腰椎牵引:患者俯卧于机械牵引床上固定可靠后,给予15～30kg小剂量牵引,时间20～30分钟。④结果:疗效优19例,良14例,可7例[陕西中医学院学报,2001;(5):39]。

8. 广州中医药大学附属骨伤科医院秦渭志等报道运用手法为主综合治疗腰椎滑脱症50例。①手法:患者俯卧位,两下肢伸直,术者立于其左侧,用掌根或四指腹(双手重叠)自下而上反复推理两侧腰背肌(下起骶骨、上至胸$_{10}$左右)使两侧腰肌放松。患者俯卧位,两下肢伸直,术者立于左侧位,先用左手大拇指按在一侧深层骶棘肌上,然后右手放在拇指上(虎口)交叉重按。左右点推,由上至下反复分筋弹拨,左右两侧骶棘肌交替点按,以滑脱的腰椎至骶部为主。患者俯卧位,双下肢伸直,术者立于左侧位,以患者滑脱椎体为中心,上下椎体为着力点,以交叉蝴蝶手上下分推,反复9~18次。患者仰卧,先抱膝屈髋,使两膝关节尽量靠近胸腹部,然后术者立于侧位,重压患者两膝向下且左右摆动5分钟,再用力托起腰骶部向胸腹部弯曲滚动6~9次,然后两下肢伸直平卧5分钟。②骨盆牵引:患者仰卧于腰椎自动牵引床上,将滑脱椎体平面置于牵引床前后间隙处,设置的牵引重量为患者体重加20kg左右,选择间歇牵引,时间为15~20分钟。③药物:内服补肾壮骨液加减,外敷药用102膏或四黄膏。治疗期间应多卧硬床休息,活动时间用腰围固护,加强腰背部肌的锻炼,指导患者做拱桥、飞燕动作,并注意腰部保暖。④结果:痊愈15例,显效17例,有效13例[按摩与导引,2002;(4):24]。

9. 江苏省靖江市中医院朱金华报道运用垫臀屈髋位角度牵引治疗腰椎滑脱症41例。①牵引:所有病例均在家庭或简易病房行垫臀屈髋位角度牵引治疗:患者仰卧于硬板床上,先将床脚垫高8~10 cm,在骶$_{1\sim3}$将臀部垫高2.5~3.0 cm(用毛巾折叠成6~8 cm宽,厚2.5~3.0 cm即可),同时屈髋屈膝。将膝以下垫高,维持髋关节屈曲80°~90°,再在骨盆部系上骨盆牵引带成角度牵引,即牵引绳方向向上与床面成20°~30°,以保持腰椎于平直位或接近平直位,通过滑轮,每侧牵引重量为患者体重的1/8~1/6,每日3次,上午、下午及晚上睡眠前进行,每次60~90分钟,2周为1疗程。治疗期间注意尽可能卧床休息,必须下地时系上腰围,且避免久站或负重,若腰痛、腿痛严重者,适当予以非甾体类消炎镇痛药和活血通络之中成药口服。②功能锻炼:牵引2周后,如患者症状缓解,则进行相应的功能锻炼。腰背肌锻炼:腹部垫软枕,使腰部尽量变平直,逐步由单腿后伸、双腿后伸,到头胸后伸,最后双腿后伸和头胸后伸同时进行,亦可根据病情轻重酌选。胸腹肌锻炼:屈髋屈膝位仰卧起坐法,乃由直腿仰卧起坐法改良而成,以减少下肢伸直时腰大肌对腰椎的前凸牵拉。锻炼幅度宜由小到大,锻炼节奏由慢而快,循序渐进。③结果:痊愈12例,显效16例,有效10例[辽宁中医学院学报,2000;(4):299]。

10. 广东省佛山市中医医院张盛强报道运用推拿为主治疗腰椎滑脱症173例。①推拿:病人取俯卧位,首先以滚法放松两侧腰肌,再用拇指按揉棘突两侧穴位及环跳、委中、承山等穴以舒筋止痛;接着病人取仰卧位,屈膝屈髋使大腿紧贴腹部,有弹性地加压,使臀部离开床面;最后抬起双侧下肢,使腰能尽量后伸并离开床位面,有节奏的抖动腰部,从而使滑移椎体趋向正常位置,有下肢症状者将下肢屈髋屈膝按压后拔伸数次。②骨盆牵引法:用骨盆带持续牵引,每次1小时,每天2次。使脊椎拉伸,增加前后纵韧带的张力,松解椎后小关节囊的扭曲嵌顿及小关节脱位,使椎体恢复原位。在牵引时应适当垫高臀部使腰部架空,以利于恢复。③仰卧屈膝屈髋垫臀法:病人仰卧,臀部用毛巾垫高2~5cm,使腰部架空,并自然屈膝屈髋,两小腿部垫高使其在骶部产生向上的拉力,而上腰部依靠躯体自身的重量产生向下的力,从而改变了腰骶部的动力结构,使滑移椎体回复原位。④中药:以补肝肾、强筋骨中药内服。⑤结果:痊愈76例,显效82例,有效14例[按摩与导引,2000;(3):40]。

11. 浙江省宁波市第一医院任维报道运用正骨手法结合功能锻炼治疗假性腰椎滑脱症42例。①松筋整复:患者取俯卧位,术者用滚法放松腰臀及腿部5分钟,再用拇指点穴法点按弹拨棘突两旁,两侧臀部及下肢后侧穴位3~5遍,约8分钟,松解腰背臀部肌肉。②坐位旋转复位法:患者取坐位,暴露腰部,屈膝约成直角。术者坐于患者背后,以棘突偏向右侧为例。一助手站于患者前方,用双腿夹住患者左膝,双手压患者左侧大腿近髋处,术者以左拇指轻顶偏歪棘突的右缘,右手经患者右腋下绕颈后搭按左肩后。嘱患者前屈,同时术者右手控制前屈角度,当弯至患椎处皮肤被绷紧,患椎的棘突顶起时,向右侧旋转,当右转至最大限度时术者适度用力,使患者腰部向右方超限转动,同时左手拇指向对侧拨推偏歪的棘突,常可听到"咯"的响声。让患者端坐,检查患椎有无复位,如复位不完全或未复位,可继续用手法纠正。棘突向左侧偏时,操作方法同上,方向相反。复位前后在腰骶部和臀部施以揉法和弹拨法放松局部的肌肉。③双手间接分压法:患者俯卧,于腰椎棘突凹陷处的腹部垫一个5~10 cm高的稍硬枕头,双手扶抓于床沿上。第二助手立于床头,双手抓扶患者双腋下,将患者稳定于床。第一助手弓箭步立于患者足部床边,双手紧握患者踝部(患者双下肢并拢比较,若左下肢略长,先握左踝部,若右下肢略长,先握右踝部)。术者两手交叉掌跟分置于凹陷棘突之上方和下方稍隆起的棘突上,嘱患者腰肌放松,术者口令"一、二、三",喊"一、二"时,第一助手将其下肢牵拉并上下抖动1~2次,当口令"三"发出的瞬间,三人同时发出爆发力,两助手分别向上、下方向拉,使椎间隙增宽,术者两手同时向下按压,三人配合,协同用力,完成整复动作。④医疗体操功能锻炼:并腿或分腿同肩宽,直腿弯腰,手摸向足尖,复原。注意弯腰时腿不弯,以能弓腰为度,复原时手不上举,身不后仰。立位下蹲抱膝,复原。注意下蹲时足跟全蹲,足跟不提起,抱膝弯时要收臀弓腰,不要翘臀。床上平坐位腿平伸,弯腰摸足尖,复原。仰卧位双手抱膝团身弓腰,上下滚动腰部。注意滚动幅度无须太大,以能滚压到患椎及其邻椎为度。各做5分钟。⑤结果:临床治愈16例,显效14例,好转9例[山东中医杂志,2007;(5):322]。

12. 广西中医学院第一附属医院何育风等报道运用推拿抱滚结合功能锻炼治疗腰椎滑脱症118例。①推拿:患者俯卧,腹部垫一软枕,术者用掌背滚法施于腰部两侧肌肉,由患侧腰臀部向下经大腿后侧至小腿后侧及外侧3~5遍,再用拇指按揉背部两侧膀胱经,重点按揉肾俞、大肠俞、八髎穴及下肢的委中、承山,以患者有酸胀感为度,由轻到重掌根按揉阿是穴至掌下发热。患者俯卧,术者用凡士林冬青油药膏或麻油作介质,用小鱼际擦法自上而下擦背部两侧膀胱经和督脉,以发红发热为度。患者仰卧,尽量屈髋屈膝,医者一手压其膝部向胸前靠拢,另一手抱住患者臀部,用力往上抬臀部尽量屈髋屈膝,然后放下,如此反复抱滚20次。推拿结束后,仍令患者仰卧,尽量双手抱膝尽量屈髋屈膝,术者在患者臀部下垫枕头,使臀部与床保持在30°的位置20~30分钟。②功能锻炼:抱膝尽量屈髋屈膝抱滚法20~30次,仰卧起坐20~30次。③结果:治愈45例,好转69例[广西中医学院学报,2005;(1):22]。

13. 天津市河北区建昌王存报道运用手法配合摇椅式练功治疗退变型腰椎滑脱39例。①方法:患者躺在硬板床上,颈胸部使用靠背架抬高20~25 cm,床尾垫高,床面向头侧倾斜30°。病人仰卧床上,两下肢微屈髋屈膝,两膝后垫一软物。第1周内每日定时骨盆牵引,重量16~24kg。间歇期练习仰卧起坐,增加腹肌锻炼。第2周开始每日牵引1次,施行整脊手法,摇椅式练功。强屈按压,旋转复位手法:患者仰卧位,屈双膝,术者左手插入两膝腘窝下使双膝并拢,右手持握双踝前,术者将两足同时抬起,使膝关节作正反方向旋转,然后术者左前臂横压于双膝下部,强屈膝、髋关节,然后在强压下推向外侧,再拉至内侧,再移至正位强屈,最后分别牵引两下肢,并对两下肢作屈伸活动,同时嘱患者随手法作自由蹬空动作。摇椅式滚动法:患者仰卧,两髋、膝关节屈曲,两臂环抱小腿,先练习髋伸屈活动,伸的限度以两臂伸直范围为标准,屈的限度以双侧大腿前侧完全贴于胸壁为宜,最后抱住双腿,使背部作摇椅式活动,逐渐增加幅度、次数,每次2~10分钟,以适应为度。练功与骨盆牵引交替进行。②结果:治愈24例,显效12例[中国中医骨伤科杂志,1999;(4):38]。

14. 江苏省常熟市中医院王方报道运用骨盆牵引配合手法治疗腰椎滑脱症60例。①骨盆牵引:患者仰卧在木板床上,呈头低足高位牵引。根据患者的体重和耐受力,一般牵引重量为10～15 kg,每天持续5～6小时。5～6天后牵引重量逐渐增加,其间每隔2～3天加重1.5 kg,以患者感到腰部有牵引力并能耐受为度。②手法:在骨盆牵引后,嘱患者两腿髋膝部均屈曲90°,腿下放坡型被褥垫好。以L_4滑脱为例,在L_5上缘水平面下方垫放一层厚约3.5 cm的毛巾被褥,切勿超过L_5上缘水平面,否则影响疗效。术者用胸部抵住患者双膝下,在患者呼气的同时,迅速用寸劲下压,使患者双膝尽量贴近胸部。每隔5～6天施术1次。待骨盆牵引和手法治疗毕,嘱患者俯卧,术者在环跳、殷门、风市、委中、阳陵泉、承山、昆仑穴点揉按摩,每穴2～3分钟。在治疗间歇期指导患者做腰部功能锻炼。③结果:20例痊愈,18例显效,15例有效〔浙江中医杂志,1999;(5):200〕。

15. 云南省中医院部军等报道运用腰骶关节活动法治疗退行性腰椎滑脱症24例。①准备手法:患者俯卧,术者采用揉、滚、按沿脊柱、膀胱经从上至下,到下肢后侧,反复5～10遍,用力由轻至重,然后点按肾俞、大肠俞、关元俞、环跳、委中、昆仑等穴,令患者肌肉放松。②骶关节活动法:患者俯卧,全身放松,下腹部放置一回形的枕垫或棒子,枕垫或棒子应置于滑脱椎体的腹部前方。术者两脚分开八字形站于患者腰部左侧,左手掌根置于患者骶椎的上方,手指头指向患者脚部的方向,腕及前臂位于患者脊柱的中心线上。右手握住左手肘关节上方,右肘关节压在左手拇指与食指之间。然后术者弯腰将自身重量下压于左手掌根处,同时并向患者骶尾关节处方向牵引,牵引的时间持续40～60秒,最后以轻轻的顿力矫正。可重复1次,双手轻轻松开。③结束手法:撤去枕垫,继续俯卧,给予轻揉结束手法,嘱患者仰卧屈膝屈髋双手抱膝,腰骶部加一枕垫,床面与腰臀部成45°,持续约20分钟。④结果:痊愈8例,好转14例〔按摩与导引,2001;(6):32〕。

16. 空军北戴河疗养院易红兵等报道运用定点旋转复位配合

垫枕按压法治疗假性腰椎滑脱症 32 例。①脊柱定点旋转复位法：患者先俯卧位，术者在患者腰部分别用滚、揉、按等法放松两侧腰肌，再用拇指按揉棘突两侧穴位及环跳、委中、承山等穴，然后在查明腰椎棘突偏歪情况下，行冯氏脊柱定点旋转复位手法。②腹部垫枕按压法：旋转复位法结束后，患者俯卧于床上，在腹部垫一稍硬的 10 cm 左右高的枕头，枕头的下缘正好与滑脱椎体平齐，让患者双手抓住床头，胸部紧贴床面，助手抓住患者双踝关节行腰椎牵引 2 分钟，牵引尽量不要让臀部抬起。然后术者双手重叠置于滑脱椎体的下一个椎体棘突上，令患者深呼吸，术者双手逐渐用力下压，在患者快速呼气末时，让助手加大力度快速后牵，同时术者双手用爆发力快速下压，有时术者可感到掌下有明显的移动感或弹响声，如此重复做 5~10 次。然后术者再以滚、揉、按等手法放松腰部肌肉，有下肢症状者辅以下肢按摩手法。③功能锻炼：患者需每日坚持功能锻炼，以矫正腰曲及增强腰背肌、腹肌和下肢肌肉力量。仰卧抱膝，双手用力抱住双膝尽量贴近胸部，臀部抬起，持续 1 分钟；腹部支撑弯腰，用椅背顶住腹部滑脱椎体相对应的部位，腰部放松，慢慢向前弯腰至最大限度；仰卧直腿抬高和侧卧抬腿锻炼；症状明显减轻后，可做仰卧起坐锻炼。平时患者要用腰围保护腰部。④结果：痊愈 19 例，显效 7 例，有效 4 例[中国中医骨伤科杂志，2004；(5)：26]。

十六、骶髂关节错位

骶髂关节错位又称骶髂关节半脱位、骶髂关节错缝,俗称落小胯。系指骶骨与髂骨的耳状关节面在外力的作用下,造成其周围韧带肌肉损伤和超出生理活动范围,使耳状关节面产生微小移动而不能自行复位者。为腰腿痛常见病因之一,临床上易误诊为腰椎间盘突出症、腰骶部扭伤。多以休息制动或牵引治疗而忽视手法整复,往往贻误病情。本病一般属中医学"痹证"、"挫伤"、"产后腰痛"等范畴。

【病因病理】

骶髂关节面有不规则的凸起和凹陷镶嵌,关节囊紧张且有韧带加固,属微动关节。关节面较垂直,其稳定性全靠韧带保持,为腰骶部的薄弱环节。所以,超过生理范围的强力扭转或暴力撞击,可导致关节损伤与错位。根据受伤时的体姿和外力作用方向,关节错位有前后之别。

(1)前错位:主要由于急剧的单髋过伸,股四头肌向前下方强力牵拉髂骨,或者外力直接撞击一侧髂骨后面而致伤。伤后髂部伸肌痉挛,可引起髋外展及骨盆向患侧倾斜。

(2)后错位:由于下肢急速伸膝屈髋,股后腘绳肌强力向前牵拉坐骨,同时有腹直肌协同收缩,使髂骨向后上移位而致伤。或因坐骨结节遭受向前上方的直接暴力而引起错位如臀下部坠地。伤后髋部屈肌(髂腰肌、股内收肌)痉挛,可引起髋内收及骨盆向患侧升高。

【诊断要点】

1. 症状

骤然发作下腰剧痛,行动困难,转侧不便,患侧的下肢不敢负重,不能平卧和部分病员出现患肢放射性抽疼,重则可卧床不起,不能翻身,完全丧失了正常的生活能力。

2. 体征

立位时,患者多以健侧负重,病侧足尖着地。坐位时,以健侧坐骨结节负重,上床时患者多以双手抱住患肢轻轻移动。检查时所见骶髂关节压痛明显,在髂后上嵴下方,骶髂关节下2/3部位有局限压痛和深部叩击痛,后者更为重要。耻骨联合处可同时有压痛。

3. 特殊检查

根据骶髂关节的解剖特点,结合症状,除仔细检查腰骶部外,同时需检查骶髂关节,对判断骶髂关节疾患十分重要。骨盆为一紧密环状结构,骶髂关节一处发生移位时,耻骨联合处也应同时受累有压痛。为了明确骶髂关节受累,应用以下检查方法,可以重复出现与临床相同的症状。

(1)骨盆压迫试验:病人仰卧于检查台上,术者两手置于患者两侧髂前上嵴部位,向下外方压迫。

(2)髋关节外展阻抗试验:骶髂关节疾患的患者,髋关节外展时因臀肌收缩,患侧骶髂同时受到牵拉产生疼痛,影响关节的外展功能。

(3)盖氏试验:患者仰卧于检查台上(或硬板床),健侧髋关节极度屈曲或术者一手置于髂骨前部固定骨盆,患侧髋关节靠近床边,做过伸动作,引起骶髂关节疼痛为阳性。但髋关节疾患的病人也可引起疼痛,腰神经根受累病变在大腿前面可出现疼痛,检查时需注意分析疼痛的部位。

(4)腰骶过伸试验:患者俯卧位,术者一手置于骶髂关节部位固定,另一手放在膝关节上方大腿的前侧做同侧髋关节后伸动作,受累侧骶髂关节可引起疼痛。此种检查法对髋关节、腰骶部疾患同样出现疼痛,应加以鉴别。

4. 辅助检查

在腰骶椎 X 线正位片上,可见患侧骶髂关节密度增高或降低,两侧关节间隙宽窄不等,两侧髂后上棘不在同一水平上,前错位者髂后上棘偏上,后错位者髂后上棘偏下。在斜位片上,病侧骶髂关节间突增宽,关节面凹凸之面排列紊乱。

5. 鉴别

注意与腰椎间盘突出症、骶髂关节结核、中枢性类风湿关节炎、致密性髂骨炎等相鉴别。

【外治方法】

(一)中药外治方

1. 消风散

(1)处方:肉桂、公丁香、生姜粉各 3 g,川芎、生白附子、生僵蚕各 6 g,羌活、独活各 4 g。

(2)方法:以上方药共研细末,用时以温开水调敷患处,每日 1 换。

2. 麻药方

(1)处方:生川乌、生草乌各 20 g,生半夏、生天南星、荜拨各 15 g,蟾酥、细辛各 12 g,胡椒 30 g,55%~75%酒精 500 g。

(2)方法:先将诸药轧碎,入酒精中密封浸泡,1 周后可使用。

使用时用清洁纱布 3～4 层,浸透药液,略加拧干,以无药液滴落为度。将纱布平铺于骶髂关节处,再用红外线灯或 100～200W 的白炽灯照射至纱布干燥,每日 1～2 次。

3. 熨伤药方

(1)处方:独活、地骨皮、生姜、五加皮、透骨草、川断各 10 g,羌活、食盐各 15 g。

(2)方法:以上方药装入布袋内,入水中煎沸,熨患处,每次 30 分钟,每日 1 次。

4. 三色敷药方

(1)处方:黄荆子(去衣,炒黑)、紫荆皮(炒黑)各 8 份,全当归、木瓜、丹参、羌活、赤芍、白芷、片姜黄、独活、天花粉、怀牛膝、威灵仙、木防己、防风、马钱子各 2 份,秦艽、川芎、连翘各 1 份,甘草半份。

(2)方法:上方药共为细末,用蜜糖或饴糖调拌如厚糊状,外敷骶髂患处。

5. 正骨烫药方

(1)处方:当归、羌活、红花、白芷、乳香、没药、骨碎补、川断、防风、木瓜、川椒、透骨草各 12 g。

(2)方法:以上方药共研粗末,装入布袋,放蒸笼内蒸热后,外敷患处烫熨。

6. 中药热敷方

(1)处方:伸筋草、透骨草、南星、杜仲、丹参、白芷、续断、骨碎补、姜黄各 100 g,牛膝、芙蓉叶各 50 g,牙皂、冰片各 10 g。

(2)方法:以上方药共打粉,过 100～120 目筛,加适量饴糖调成糊状,入瓷缸中备用。复位后患者俯卧于床上,用药膏平摊于绵纸上,范围 20 cm×15 cm,外敷在骶髂关节处,外用神灯照射,温度以不烫伤皮肤为度,每次 40 分钟,每天 1 次。

7. 中药熥熨方

(1)处方:参三七、地鳖虫、徐长卿、桂枝、苍术各 30 g,黄芪 40 g,乳香 25 g,刘寄奴 35 g,牛膝 15 g,香附 20 g。

(2)方法:以上方药按常规加工成粗末。每取 80 g 粗末平均分装在 14 cm×8 cm 的两个纱布袋中,封口。沸水中煎煮 30 分钟后放至 40~45℃时交替熥熨患侧骶髂关节。每次 30~40 分钟,每日早晚 2 次。熥熨后予以宽厚的弹性绷带环扎骨盆,卧床休息,新伤 1 周,陈伤 2 周。

8. 离子导入方

(1)处方:木瓜、红花各 30 g,草乌 50 g。

(2)方法:以上方药加 5%酒精 500 ml 浸泡 7 天后去渣取汁,存放备用。治疗时取一块小布垫,用药液浸湿,置于腰痛部位,连接阳极,阴极衬垫放在疼痛一侧的臀部秩边穴处。然后开启电疗机,电流 5~15 mA,每次治疗 20 分钟。每日 1 次,15 次为 1 疗程。

(二)针灸治疗法

1. 毫针法

(1)取穴:①前错位取正骶 1 组穴:患者俯卧位,在殷门穴左右旁开 8 分各取一穴,为 1、2 点,委中穴与殷门穴连线中点左右旁开 8 分各取一穴,为 3、4 点,加承扶穴为 5 点;②后错位取正髂 2 组穴:患者仰卧位,在髂前上棘至膝关节内侧缘沿缝匠肌连线上,平箕门穴作一横线与其相交为 1 点,平血海穴上 1 寸作一横线与其相交为 2 点,伏兔穴直上 1 寸,直下 2 寸,分别为 3、4 点。

(2)操作:除承扶穴用 28 号针外,其余穴位均用 30 号 1.5~2 寸针。进针得气后,上下斜对角为 1 组,双手大幅度捻针,至肌肉强烈收缩为度,留针 5 分钟后再反方向大幅度捻针。如复位不全则隔 2 天再依上法治疗。

2. 电针法

(1)取穴:大肠俞、中膂俞,患侧秩边、阿是穴;腹股沟内侧痛加环跳、殷门,脚踝关节疼痛加飞扬、昆仑。

(2)操作:根据穴位肌肉丰厚情况选取 1.5~3.0 寸针灸针,令患者俯卧位,常规消毒后垂直皮肤进针,接上 G6805 针灸治疗仪,用连续波,治疗 30 分钟,外加神灯局部照射骶髂关节部位。每天治疗 1 次,6 次为 1 疗程。

3. 温针法

(1)取穴:阿是穴、上髎、次髎、中髎、下髎。

(2)操作:局部皮肤常规消毒,以 28 号 3 寸毫针针刺,得气后施以平补平泻手法,然后将 2 cm 左右长的艾段套在针柄上,点燃艾灸,每穴每次灸 2 壮。每日 1 次,5 次为 1 疗程。

4. 针刀法

(1)定位:患者俯卧位,患侧骶髂关节间隙有一段走形表现为以髂后上棘为圆心的弧,将通过圆心的水平线与关节间隙相交处定位为第一部位,弧形关节间隙上距该部位约 1.5 cm 处定为第二、第三部位。

(2)操作:常规消毒后,戴无菌手套,铺灭菌治疗巾。以汉章牌Ⅰ型 3 号针刀按针刀四步进针规程进针,刀口线重合于以髂后上棘为圆心的弧上该点之切线,垂直进针 1.0~1.5 cm,有突破感后,将针体向内侧(第一部位)或内上(第二部位)或内下(第三部位)沿垂直于切线的平面上倾斜约 55°,沿骶髂关节间隙进针,致产生明显酸胀感,再轻微纵行疏通,横行剥离 2 下,出针至皮下,再向上或向下各倾斜约 30°,切割骶髂骨间韧带、骶髂后长短韧带。出针,针刀口外贴无菌敷料。

5. 头针法

(1)取穴:对侧下肢感觉区、足运感区。

(2)操作:患者取坐位或卧位。局部常规消毒,快速进针,刺入一定深度后快速捻转,不提插。持续捻转2~3分钟,留针5~10分钟后再重复捻转。反复捻针2~3次即可起针。在捻针的同时,嘱患者活动腰部。

6. 眼针法

(1)取穴:下焦区、肾区、心区,在眼球区血管变化最明显处取配穴。

(2)操作:先行推拿手法将关节复位,然后取30号0.5寸毫针在眼眶缘外2 mm进针,不提插捻转,深度不可刺到骨膜,严防局部出血。留针5~15分钟,起针缓慢拔出,急用棉球压迫针孔片刻。

7. 耳针法

(1)取穴:腰椎、骶椎、神门、膀胱。

(2)操作:每次选用2~3穴,用强刺激捻转数秒钟后,留针30分钟。在留针期间,每隔5~10分钟捻针1次。同时嘱患者活动腰部。

8. 梅花针法

(1)定位:阿是穴周围、腰部膀胱经线。

(2)操作:局部常规消毒,阿是穴重叩,使局部皮肤发红或微出血,叩后拔火罐。腰骶部常规治疗。

9. 穴位注射法

(1)取穴:阿是穴。

(2)操作:患者俯卧,常规消毒。用注射器抽取利多卡因10 ml、维生素B_1注射液100 mg、维生素B_{12} 0.5 mg、醋酸地塞米松15~20 mg,注射用水或生理盐水加至30 ml,摇匀。用20号长针头在压痛点处将药液注入到骶髂关节处及其周围。再嘱患者平卧,患肢外展,牵引屈膝屈髋,做"4"字动作。

(三)推拿治疗法

1. 按臀扳腿法

适用于骶髂关节后上错位者。以右骶髂关节后上移位为例。患者俯卧,双下肢伸直,术者立于其左侧,左手掌压在向后上移位的右髂后上棘处,右手将患者的右膝及大腿托起后伸,并逐渐扳向左后方。术者两手同时徐徐用力,并抬起、放下往返2~4次,待其适应,腰部放松后,将其右下肢扳至左后方最大角度时,左掌加大按压力,右前臂加闪动力将其右下肢再加大而有限制地扳动一下,复位动作完成。

2. 拉腿推臀法

适用于骶髂关节后上错位,患者属体格健壮者。以左骶髂关节后上错位为例。患者俯卧位,双手扶抓床沿上,第二助手立于床头,双手扶抓患者腋下,第一助手弓箭步立于患者足部床边,双手握紧患肢踝部,术者站于患侧,双手叠放,置于错位处的髂后上棘部,嘱患者腰肌放松,术者口令"1、2、3",当"1、2"时,第一助手将其下肢牵拉并上下抖动1~2次。在口令"3"发出瞬间,3人同时发出暴发力,术者向下前方冲压,第一助手向下用力牵拉抖动,第二助手用力拉住患者,有时可闻"咯"声。

3. 扳肩压腿推髂法

适用于骶髂关节后移位者。以左骶髂关节后错位为例。患者右侧卧位,患侧向上,右手掌置于左肩关节处,左肘弯曲,放在左腰部,右脚微弯,平置于床上,左脚弯曲,左脚脚背钩在右膝腘窝处,全身放松。术者面对患者而立,右手掌根压于患者左髂后上棘处,右膝关节压在患者左小腿靠近膝的部位,尽量向下方压,左手拉住患者左肩往左上方拉,当术者感觉到右掌根接触到患者被自己右膝压下患者小腿旋转所带动髂后上棘皮肤绷紧时,右掌即往患者的前下方推压,可闻"咯"声。

4. 扳肩压腿坐法

适用于骶髂关节后错位者。以左骶髂关节后错位为例。患者卧位姿势同压腿推髂骨法,术者站位及左手、右腿姿势同推髂骨法,惟一区别的是术者右手所放的位置不同,右手掌置于左侧坐骨结节部位。术者把患者左小腿下压,左手拉住患者左肩往左上方拉。当术者感觉到右掌根接触到患者左臀部的皮肤在旋动的左小腿带动下而绷紧时,右掌向患者的后上方推,可闻"咯"声。本手法与上面的手法不同的是:复位的力点不是放在错位而隆起之部位,而是在另一侧。骶髂关节的耳状关节面是骶骨与髂骨的接触处,骶髂关节的前错位与后错位实际上是与耳状关节面的相对位置改变而言。可以把耳状关节面看成翘翘板的中轴,而髂后上棘及坐骨结节则是翘翘板的两端。当术者将坐骨结节向患者的后上方推时(升高),通过中轴(即耳状关节面)的作用,翘翘板的另一端(即向后错位的髂后上棘),就会因坐骨结节的"升高"而"降低(即复位)。

5. 按骶扳髂法

适用于骶髂关节后错位者。以左侧骶髂关节错位为例。患者右侧卧位,贴床一侧下肢屈髋屈膝,离床一侧下肢向后伸直,术者立于其后,一手抓扶其髂前上棘部,另一手掌根按于其骶椎中部,嘱患者放松腰臀部,术者用暴发力,双手同时一推一拉进行扳按,可重复2~4次。若为双侧骶髂关节错位,另侧同样手法治疗。此法亦可于俯卧位进行。

6. 屈膝屈髋压髋法

适用于骶髂关节前错位者。以右骶髂关节前错位为例。患者仰卧,术者面对患者站于其右侧,将患者右下肢屈髋屈膝,右手握患者右小腿上端,以右肩近胸侧抵紧自己的右手掌背,左掌根压在患者右髂前上棘(最好用叠成数层的毛巾垫在髂前上棘部,以减少推压时的不适感)。术者弓背弯腰把患者右膝髋屈曲到最大角度时,双手同时向下压。手法完成后再用双手触诊患者两侧髂前上棘是否对称,若不对称时可重复上述手法。

7. 屈膝髋拉臀压髂法

适用于骶髂关节前错位,患者属体格健壮或较肥胖者。以右骶髂关节错位为例。术者面对患者站于其右侧,将患者右膝及髋关节屈曲,以自己右肩近胸侧抵紧患者右膝部,以右手掌置于患者右坐骨结节部,左掌根压于患者右髂前上棘部(最好用叠成数层的毛巾垫在髂前上棘部,以减少推压时的不适感)。术者弓背弯腰把患者右膝髋关节屈曲到最大角度时,右手骤然将患者坐骨结节往上拉,而左掌向下压。复位若未成功时可重复2～3次。屈膝屈髋压髂法与本手法的复位原理相同,都是通过髋膝屈曲至最大角度时,利用腘绳肌牵拉坐骨结节向前,而经过的耳状关节面就起到好像翘翘板轴心的作用,使已向前错位的骶髂关节往后移。前一手法术者以患者右髋膝屈曲,右手及胸部用力来带动腘绳肌,再加上左手掌下压的力而完成复位。而本手法是在上法的基础上,术者用右手拉坐骨结节,由上法的2点用力改为3点用力,效果更好,故体格健壮或肥胖患者宜用此法。

8. 内旋腿矫正法

适用于骶髂关节前错位造成的同侧下肢内旋者。以右骶髂关节前错位引起右小腿内旋为例。患者仰卧位,术者站于其右侧,面对患者,先整复右骶髂关节错位后,患者右下肢仍内旋时,术者右手握患者右小腿下方,左手置于其右膝,先将患者右膝髋关节屈曲,再使髋关节外展外旋,尽量靠近床面水平,最后用力把患者右下肢拉直,可重复2～3次。

9. 外旋腿矫正法

适用于骶髂关节后错位造成的同侧下肢外旋者。以右骶髂关节后错位为例。术者先整复右骶髂关节后错位后,患者改为仰卧,若患者右下肢仍外旋时,术者站于其右侧,面对患者,右手握其右踝上方,左手掌置其右膝,先将患者右膝髋关节屈曲,再使髋关节内收内旋,尽量使其右膝靠近左下肢,最后用力把患者右下肢拉直,可重复2~3次。

10. 骶髂正骨系列法

(1)旋转腰椎法:①前错位:患者坐双连椅,双手指交叉置头枕部,助手面向患者而坐,双膝夹紧患者两膝,医者与患者同向坐双连椅后座。以右侧前错位为例。医者左手拇指用力顶按右骶髂关节之髂后上棘,余4指按于骶骨上,右手穿患者右腋下搭于颈胸段,令患者弯腰,作右旋运动,在旋转过程中,可闻"咔"声,提示错位已复位。②后错位:患者、医者、助手坐姿同前,医者右拇指用力顶按骶骨上极,余4指置右髂腰肌上,医者左手穿患者左腋下搭于颈胸段,令患者弯腰,作左旋运动,在旋转过程中,可闻"咔"声,提示错位已复位。

(2)调整骨盆法:①前错位:患者侧卧,健侧伸直在下,患侧在上,深屈髋屈膝,膝部稍出床沿外。医者站患者胸腹侧,一手用力压患侧臀部,令髂骨内旋;一手推患者肩部,令腰骶部外旋,当腰骶部旋转到最大限度,医者两手反方向同时发力,常可听见患侧骶髂关节发出"咔"声而复位。②后错位:患者俯卧,医者立于健侧,一手压患者骶骨,一手托患侧膝前,作相反方向拮抗运动,当达最大限度时,两手同时顿促发力,可重复3~4次,常可听闻患侧骶髂关节发出"咔"声,提示复位。

(3)对抗牵引法:此法适用于陈旧性骶髂关节前错位或后错位。以左骶髂关节错位为例。患者俯卧,双手抓床头,第一助手牵患者左踝部用力往下拉,第二助手两手推患臀向上,医者立患侧,双掌重迭下推,反复3~4次即可复位。

(4)孕妇错位复位法:患者仰卧,手握床头,医者立患侧双手握踝部往下牵引,抖动,然后使髋部外展、内收,再使屈膝,但膝关节不贴近腹部,医者双臂压患者膝部,用一轻巧的顿挫力即告复位。

【现代研究】

1. 陕西中医学院姬军风等报道运用消肿止痛膏配合手法治疗骶髂关节半脱位52例。①基本手法：取健侧卧位。用㨰法以压痛点为中心，在患侧腰臀部、大腿后外侧部治疗5分钟左右。指按法配合弹拨法在环跳、委中、承山等穴位及压痛点治疗，以舒筋通络，解痉消肿止痛，缓解肌肉痉挛。②复位手法：骶髂关节前脱位者，患者仰卧位，健侧下肢伸直。术者立于患侧，用右手握住患肢的小腿下端，尽量屈髋屈膝，使患肢的膝部向患者胸侧靠近，髋关节外展外旋，迅速将患肢向远端拔伸牵拉数次，促使骶髂关节复位。骶髂关节后脱位者，取俯卧位。术者立于健肢侧，用一手拇指按压骶髂关节后凸处，另一手握住患肢小腿后扳，到一定限度时，突然发力，常能听到关节复位声。③整理手法：患者俯卧。术者以掌揉患侧腰臀部，再用㨰法、按法、擦法、搓法、牵抖法治疗。④消肿止痛膏外敷：威灵仙、生半夏、胆南星各150 g，生大黄120 g，黄柏、三七各90 g，青黛60 g。以上药物粉碎过筛，用凡士林调和，取适量平摊棉垫上，外敷于骶髂关节处，2天后取掉即可。⑤结果：1次复位成功39例，2次复位成功9例，3次复位成功4例[现代中医药, 2006;(2):20]。

2. 广西河池市人民医院覃祖恩报道运用手法配合中药外敷治疗骶髂关节错位96例。①预备手法：患者俯卧，医者立于患侧，先顺腰、骶髂部及臀部作掌揉法5分钟，手法须沉缓有力；再用掌平推法从上到下推数遍；然后用㨰法及抓法放松大腿肌肉。预备手法以操作10～15分钟为宜，令患者感觉较放松。②前错位整复法：屈膝屈髋法。患者仰卧位，健侧下肢伸直。医者立于患侧，一手握住患侧踝部，另一手扶住膝部，使患肢尽力屈髋屈膝后，再以两手及胸部同时快速用力下压，再用双掌交叉重叠按压法，在骶髂关节上先轻松上下起伏地按压3次,然后再快速按压1次。如此再重按原来操作手法操作1遍。③后错位整复法:后伸扳法。以右侧错位为例。患者仰卧位,医者立于左侧(健侧),右腋夹住患侧下肢踝部,右手扶于膝前,以稳定下肢。左手掌根部抵住患侧髂后上棘部,使髋关节后伸至最大限度。然后左手掌根部及右手同时反方向用力(一个向前,一个向后)骤然扳动,即可复位。再用双掌交叉重叠按压法操作2遍。治疗后,以散法、捋顺法在髋部及大腿部交替操作3分钟,作为结束手法。④中药外敷:透骨草、千年健、泽兰、桂枝、花椒、红花、王不留行、牛膝、独活、海桐皮、荆芥、五加皮、伸筋草、乳香、生大黄、鸡血藤、苏木。每日1剂,水煎至1000 ml,用毛巾湿热敷患处,每次30分钟,每日2次。⑤结果:治愈85例,好转10例[广西中医药,2006;(6):34]。

3. 山东青岛工人温泉疗养院张云深报道运用手法复位后中药外敷治疗骶髂关节错位68例。①过伸压推法:患者健侧卧位,医者立其背后,一手掌向前扶按于髂后上棘,另一手握拿踝部,施牵拉之力使髋关节逐渐过伸至最大限度,然后扶髂骨之手用力向前下方顶推。②腰后伸法:患者俯卧位,医者立于一侧,一手按压骶骨,另一手托双膝上端,两手相对用力,使双下肢过伸至最大限度。然后两手同时作相反方向骤然用力,有时可听到复位关节的弹响声。③斜扳法:让患者健侧卧位,患侧向上,屈髋屈膝,健侧下肢伸直,全身肌肉放松。医者立于患者前面,前臂置于患侧肩前部向后固定其躯体,另一上肢屈曲肘关节放于患侧臀部,两脚自然分开,双臂同时向前后交错施力逐渐增大幅度,感到有明显的抵抗时,轻巧地顿挫闪动一次。④手拉推压法:患者俯卧位,医者立于健侧,双手叠加以掌跟部着力按压在患侧髂后上棘部位,助手双手握紧患侧踝部,在助手用力拉抖患者下肢的同时,医者用力向前外下方推压。⑤拔伸法:患者仰卧位,助手双手固定两侧腋部,医者立于足侧,双手握紧患侧踝部,作强力屈膝屈髋至最大限度,然后令患者用力下蹬患肢,在患者用力下蹬患肢的同时,医者作快速伸膝的拔伸动作。⑥外敷中药:土元、寄生、青皮、白胡椒、当归、干姜、三七、乳香、没药、栀子、川断、伸筋草、杜仲、木瓜、威灵仙、独活、赤芍、牛膝、五加皮、秦艽、薄荷、肉桂、陈皮、川芎、桃仁、血竭、升麻共研细末,醋、白酒各半调成糊状,复位后每天外敷患处,每次40分钟。若配合红外线灯照射效果更佳。⑦结果:痊愈62例,好转6例[中国中医骨伤科杂志,1997;(4):43]。

4. 中国人民解放军91393部队卫生所阚兴顶等报道运用旋扳内收、外展配合中药外敷治疗骶髂关节错位36例。①松解点穴法:患者俯卧,施术者站于患侧,先以揉、按、拨、滚放松患侧腰骶部、臀部及大腿部肌肉,如揉按臀大肌、臀中肌,充分弹拨痉挛的梨状肌等。松解手法力求做到柔和渗透。只有充分松解,才便于调整复位。松解手法约20分钟,然后指按肾俞、大肠俞、关元俞、次髎、秩边、环跳、承扶、殷门、委中、阳陵泉、承山、昆仑等穴位,以患者感酸胀为度,每穴约30秒。②调整复位法:共分两种,一为旋扳内收法,用于整复骶髂关节前移位;一为旋扳外展法,用于整复骶髂关节后移位。以整复右侧骶髂关节前移位为例。患者呈左侧卧位,上身自然挺直,左下肢自然伸直处于下方,右下肢屈膝屈髋至最大生理限度,如患者屈膝髋至生理极限困难者,助手可在旁轻推患肢膝下部,患者右上臂自然放松置于上腹部。术者面对患者站立,呈弓步半蹲位,身体微前倾,右臂从患者右腋下穿过,右手中指放在患侧骶髂关节处,右肘部抵靠患者右肩前处,左肘部抵压其股骨大转子和髂后上棘之间,然后两臂同时用力作相反方向的推扳运动,即术者左肘部向其身前呈弧形扳拉,同时右肘部向患者身后略推动,使患者下位腰椎被动旋转,当双臂推扳患者躯干有明显阻力时,在此体位停顿片刻让其放松,此时术者右肘部抵稳住其右肩前部位,左肘部以弧形内收的力线,同时利用自身腰部闪动力,快速旋扳内收患侧臀部,以骤然增大骶髂关节的旋转度,此时多闻及低沉的骶髂关节弹响声。如局部韧带水肿、松弛严重者,仅术者右手中指下有错动感。③中药外敷:药用莪术、三棱、泽兰、当归、桃仁、红花、乌药、牛膝、独活、元胡、降香、肉桂、伸筋草、乳香、生大黄、鸡血藤、苏木;将上药入菜子油5000 g浸泡3～5天,以文火煎1小时,武火炸至药渣枯黄,去渣备用。将上药涂于纱布上,厚1～2 mm,外敷患处,2天1次。④结果:1次治愈6例,2～3次治愈20例,3～6次治愈7例,6～8次治愈3例[中医正骨,2004;(5):46]。

5. 广东省新会市中医院陈绪雄报道运用手法结合中药离子导入治疗骶髂关节错缝36例。①方法:先用一指禅为主,以点、按、推、揉等法对腰骶髂及患侧部常规推拿,对肾俞、小肠俞、膀胱俞、环跳、委中、压痛点等着重施术。弹拨分筋、松解韧带与周围组织的粘连。患者仰卧,术者一手握患侧踝部,一手握腘膝部,逐渐屈髋屈腰,内收内旋,然后用力快速牵拉伸直,抖到下肢。反复3～5次,动作幅度由小到大。屈髋内旋时,使患侧腰臀部离开床面,并向对侧倾斜,牵抖时力达腰部,使腰骶部受到牵引振动力。施法完毕后,让患者原位休息10～15分钟。接着进行中药离子导入治疗。导入液选用跌打药酒或腰伤药液。用时将厚8层、长10 cm、宽7 cm的棉垫或厚纸垫,泡足药液,平铺于治疗仪两极板上,分别置于患侧骶髂关节及邻位或循经取穴处。接通电源,调用治疗仪内协定操作处方,调节电流强度,由小到大,逐次渐增,每次治疗20分钟。②结果:痊愈31例,好转5例[按摩与导引,2000;(3):51]。

6. 上海市仁济医院崇明分院陶群等报道运用电针治疗骶髂关节错位40例。①电针治疗:选穴次髎、秩边、腰眼,前旋错位加患侧承扶、殷门、委中,后旋错位加患侧伏兔、箕门、血海。行齐刺法,除承扶穴用0.35 mm×75 mm毫针外,余穴均用直径0.3 mm,长度40～50 mm毫针进针。得气后接G6805-2型治疗仪,选择疏密波,每分钟 80～100 次,强度至肌肉强烈收缩,患者能耐受为度。留针 20 分钟,每日 1 次,10 次为 1 疗程。②TDP 治疗:采用 CQ-BS6TDP 治疗器照射,每日 1 次,每次 30 分钟。③结果:疗效优 27 例,良 9 例[上海针灸杂志,2006;(10):27]。

7. 重庆三峡中心医院郭强报道运用针刺加手法治疗骶髂关节紊乱症 12 例。①针刺:患者骶椎 1～2 平面,棘突旁开 2 cm,相当于次髎和中髎穴处,局部严格消毒,选用 75～100 mm 长针与皮肤成 45°刺入 2.5～3.5 寸,针下有紧涩感,患者极度酸胀,有臀部及下肢酸胀者效果尤佳。再针双侧委中穴。得气后留针 30 分钟,每 5 分钟行针 1 次。每日 1 次,10 次为 1 个疗程。②手法:患者俯卧位,下肢伸直或踝关节垫枕,嘱患者全身肌肉放松。医者立于患侧,双臂伸直,上身前倾,双手叠压于骶骨向后隆突或压痛处,用掌根部按压摇晃 2～3 次,然后运力重压 1 次,听到复位的弹响声尤佳。③注意:针刺过程中患者禁止腰骶部活动;行针时禁向一个方向旋转;出针时应缓慢,否则易发生滞针、断针;产妇仅行针刺治疗,手法不适用于疼痛剧烈者。④结果:3 次治愈 1 例,8 例经 1 个疗程治愈,其余 3 例病程长者经 3 个疗程治疗明显好转[上海针灸杂志,2005;(3):23]。

8. 河南省焦作市人民医院赵玉广等报道运用针刺配合手法治疗骶髂关节错缝 50 例。①针刺:取阿是穴、环跳、金门、束骨。患者俯卧位,全身放松,医者在患处仔细寻找痛点,选 28 号 3 寸毫针,常规消毒后,在痛点上方 1 cm 处进针,施合谷刺法。余穴常规操作,提插泻法。留针 30 分钟,中间运针 2～3 次。②手法:针后行手法治疗。第一步:患者俯卧,医者站于患侧,在腰骶部及下肢施按、揉、拿法 3 遍,然后在痛点处施分法、理法。第二步:根据不同的错缝方向选用合缝手法。旋前错缝用牵抖法:令患者俯卧,医者站于患侧旁,双手掌重叠按压在疼痛的骶髂关节后方,助手站于患侧足下方,双手紧握踝上,在助手用力向远端牵抖的同时,医者连续按压骶髂关节,一压一放,如有弹响声和关节移位感,即为成功。旋后错缝用足蹬手拉复位法:患者俯卧位,双手抓床头,医者立于足侧,双手握患侧踝关节向远端牵拉,同时一足跟向上蹬患侧坐骨结节,二力配合,顿挫发力,使其复位。最后患处施揉、理筋法3～5分钟。嘱患者仰卧硬板床休息。③结果:痊愈40例,显效8例[河南中医,2001;(1):65]。

9. 山东省青岛市人民医院张玉森等报道运用手法整复加针灸治疗骶髂关节半脱位68例。①基础治疗:患者俯卧,用滚法于骶髂关节及臀部施术10分钟,配合按揉八髎、环跳、大肠俞、关元俞等穴,手法宜轻柔,以放松解痉患侧肌肉为主;患者仰卧,屈髋分膝,鼻尖、脐、脚后跟三点成一线,嘱患者深吸气,在注意力分散时,医者用轻快的手法作分膝弹压,此法对前后脱位皆有疗效;患者俯卧位,取肾俞、命门、腰阳关、大肠俞、关元俞及骶髂关节阿是穴,常规消毒后,用75 mm毫针直刺,提插得气后将针退至1.5寸,于肾俞(双)、大肠俞(双)、阿是穴接G6805-Ⅱ型电针治疗仪,选用疏密波,患处加红外线照射,留针30分钟。②前脱位整复法:患者健侧卧位,身体靠近床边,健侧下肢伸直,患侧屈膝屈髋,医者面对面站立,一手按住患者肩部向后固定其躯体,另一手按住患侧膝部向前向下作最大限度的按压,多可闻及关节复位声。③后脱位整复法:患者俯卧位,医者站于患侧,一手向下压住患侧骶髂部,一手托住膝前部,两手对称用力,使患侧下肢后伸至最大限度,然后两手同时做相反方向的骤然扳动,多可手下感到关节松动并闻及复位声。④结果:痊愈57例,显效7例,好转2例[湖南中医药导报,2002;(5):275]。

10. 福建省农林大学医院陈传江报道运用电针结合手法治疗骶髂关节错位33例。①电针及TDP治疗:患者俯卧位,医者先于患侧骶髂关节及其周围寻找压痛点,从中取2个最痛点,用酒精棉球常规消毒后,取3寸毫针直刺1～2.5寸,行针至得气,待局部酸胀感明显后,接 G6805 电针仪,选疏密波,频率 14~16 次/分,电流输出强度以针下振动、患者感觉舒适为度。之后局部加用 TDP 照射,距离 30 cm,治疗 30 分钟。②手法:前错位者取仰卧位,健侧靠近床边,下肢伸直,患侧下肢向胸腹部呈屈膝屈髋内旋位。术者立于床边,一手按住患者肩部向后固定其躯体,另一手按住患侧膝部,嘱患者充分放松,先用力向下缓冲 3~5 次,然后固定持续用力,向下压动膝部至最大范围并感到有抵抗时,轻巧短促地用力闪动 1 次,此时若听到有弹响或感到骶髂关节部有活动感,手法即告完成。后错位者取侧卧位,健肢在下自然伸直,患肢在上,膝关节屈曲至 90°。医者站于患者身后,一手向前抵住患侧骶髂关节,一手握住患肢踝上部,慢慢后伸患肢至最大限度,嘱患者充分放松,先轻轻推拉数下,而后趁其不备,医者握踝之手使患肢过伸,另一手同时顶推患侧骶髂关节,两手向相反方向瞬间同时用力推拉,此时若听到有弹响或感到骶髂关节部有活动感,手法即告完成。③结果:痊愈 30 例,好转 3 例[实用中医药杂志,2001;(8):28]。

11. 陕西中医学院张卫华等报道运用针刺配合推拿手法治疗骶髂关节错缝 120 例。①推拿:按揉点压压痛点、大肠俞、关元俞、环跳穴;滚法及掌根按揉两则背伸肌、臀肌、大腿外侧、后侧肌群;患者仰卧,医者叉臂握踝,分别下牵左右下肢各 1~2 分钟;前错缝则过度屈膝屈髋冲压 3~5 次,后错缝患者取健侧卧位,医者站于背后,一手握踝后拉,另一手放于患侧骶髂后方前推,双手同时用力伸髋屈膝;抖动双下肢数次。②针刺:因本病主要累及足太阳、少阳两经,循经取阿是穴、患侧大肠俞、关之俞、委中、阳陵泉;平补平泻手法,每次留针 20~30 分钟,中间行针 1 次。③结果:痊愈 101 例,显效 10 例,有效 7 例[陕西中医,2002;(12):1116]。

12. 江苏省启东市茅家港镇医院陆建飞报道运用温针灸加推拿整复治疗骶髂关节错缝 108 例。①粗银针温针灸法:取患侧次髎、秩边,用 145 mm 长的粗银针 2 支。将银针快速刺入穴位,次髎进针约50mm,秩边进针约70mm,均可获得较强的下传针感。将2cm长艾条套在针柄上点燃,艾燃时热力通过针身传入病区,病人感觉局部温暖舒适。每针3段,待完全冷却出针。用创可贴封住针眼,防止感染,24小时后揭去。②推拿整复:操作分三步进行。病人俯卧位,医者站于患侧,在腰骶部及臀部用轻柔的推拿法、按揉法和㨰法操作,进一步放松肌肉,缓解疼痛。骶髂关节向前错缝者,令其健侧卧位,健侧下肢伸直,患侧屈髋屈膝,医者站其身后,一手按住病人肩前部向后固定其躯体,另一手按其患侧臀部,向前推动至最大限度,然后两手同时对称用力斜扳。骶髂关节后错缝者按上位,患膝置于90°屈曲位,医者站其身后,一手向前抵住患侧骶髂关节,一手握住患肢踝上部,向后扳至最大限度,然后两手作相反方向推拉。患者俯卧位,医者站于健侧,在患侧骶髂部用按、拨弹法理筋,然后在患侧骶髂部用擦法,以透热为度。③结果:痊愈98例,好转10例[中级医刊,1998;(12):39]。

13.广西人民医院星湖门诊部陈春宇等报道运用小针刀合手法治疗陈旧性骶髂关节错位21例。①小针刀:患者俯卧位,在腰骶臀部找到压痛点,常规消毒铺巾。以利多卡因浸润局部麻醉,在骶髂关节局部压痛点处以45°入针刀,刀口线与骶髂关节间隙平行,达筋膜层后十字切开,继续深入达骨面,切开骶髂关节后韧带,再以骶髂关节间隙为中心线向两侧铲剥,将关节边的粘连瘢痕铲起,针刀有松动感后出针刀。患侧骶骨中段边缘如有压痛点,刀口线与梨状肌方向平行45°入针刀,垂直达骨面,纵行疏通松解,再横切部分梨状肌纤维,针刀有松动感后出针刀。在骶棘肌下段、髂后下棘内下角、骶骨旁沟、臀部肌、髂胫束等如扪及痛性筋结或条索样物,则一并予以松解。然后让患者仰卧位,双膝屈曲外展,双足底相对。于耻骨及股骨内侧寻压痛点,常可扪及内收肌挛缩硬化,局部麻醉后刀口线与内收肌纤维方向平行入针刀,垂直达骨面后纵行疏通,横行铲剥,遇挛缩硬化则予以切断部分变性纤维,出针刀后针对内收肌弹压2~3下。②手法整复:小针刀术后即行手法治疗,以松解手法充分松弛腰臀部及腿部肌肉,然后做迫提法。患者俯卧位,医者立于一侧,双手交叉压在错位的骶髂关节处,逐渐加压,待压力稳固着实之后,突然将双手提起,利用反作用力,使交锁的骶髂关节得以松动,持续10~15下。前错位者以单髋过屈法、后错位者以单髋过伸法整复,复位成功后行腰臀部强壮手法结束。③骨盆功能锻炼:前错位型患者做弯腰压腿锻炼,即于站立位,患腿置于等髋高的物体上,做弯腰压腿动作,持续压20~30下;后错位型患者做弓步后仰压臀锻炼,即健肢在前并屈膝,患肢在后伸直,患侧手掌压在患侧后臀上,形成弓步,腰稍后伸,使上身重量压于后髋上,上下压臀连做20~30下。④结果:疗效优7例,良8例,可3例[广西中医药,2004;(4):17]。

14.广东省南雄市中医院赖清泉报道运用推拿拔罐治疗骶髂关节损伤或半脱位62例。①方法:患者取俯卧位,先用推抚法,从患者的腰部沿腰骶椎两侧进行推抚至双臀部3~5分钟,使局部血管扩张,肌肉松弛;再施掌揉法,以患处为中心反复施术3~5分钟,解除局部肌肉痉挛,减轻疼痛。有骶髂关节半脱位者,在上法基础上行整复手法。右侧为例,患者仰卧位,双手紧握床沿,术者立于患者右侧,用右腋夹住患侧足踝部,右肘屈曲位以前臂背侧托住患侧小腿之背侧,左手搭于患肢膝关节的前侧,再把右手搭于左手前臂1/3处,用力夹持患肢并向下牵引半分钟。若是骶髂关节前脱位,术者右腋夹住患侧足踝部,右前臂托住小腿后侧,左手握住大粗隆强屈髋二关节进行整复;若是骶髂关节后脱位者,则可强伸髋关节,推进髂骨后侧进行整复。施摇髋法,根据患者症状,调整操作幅度,先患侧后健侧,分别做顺时针与逆时针交替施摇2~3分钟,然后以患肢为重点采用下肢顿拉法3~5次,最后先健侧后患侧施斜扳腰法。推拿后局部拔火罐10分钟。②结果:治愈53例,好转7例[针灸临床杂志,2001;(2):11]。

15. 空军青岛疗养院孙瑞台等报道运用局部封闭配合手法复位治疗骶髂关节错位 68 例。①关节腔注射：根据 X 线片标记出第 2 骶椎平行处的骶髂关节腔，注入醋酸确炎松-A 20 mg，2%盐酸利多卡因注射液 3 ml，盐酸山莨菪碱 10 mg。②手法复位：根据 X 线片诊断，如骶髂关节后错位，应采取患侧下肢过伸法，即健侧下肢伸直在下，患侧下肢屈曲在上，术者一手放置在患侧髂后上棘处，另一手握病人患侧踝关节处，使患侧下肢逐渐达到最大限度后伸位时，双手分别同时用力使骶髂关节复位。如骶髂关节前错位，则应采用仰卧位足蹬法，即患者仰卧位，术者坐于患者足侧，双手握患侧踝关节，足蹬患侧坐骨结节内侧，双手与足逐渐用力，再突然顿挫发力即可使关节复位。手法复位要在关节腔药物注射后 30 分钟左右进行，复位成功后静卧 30 分钟，每周 1 次。③结果：痊愈 54 例，显效 7 例，有效 6 例[现代康复，2001；(6)：80]。

16. 广东省普宁市中医院占瑞虹等报道运用局部封闭加手法治疗产后骶髂关节错缝 21 例。①局部注射：患者俯卧位，压痛明显处作标记。0.75%普鲁卡因 10 ml 加入 20 ml 生理盐水，以 30 ml 空针抽吸备用。另用 2 ml 空针抽取醋酸泼尼松龙 25～50 mg。以 20 号腰穿针将普鲁卡因稀释液注射于骶髂上韧带及骶棘肌附着点范围内，再将醋酸泼尼松龙于压痛点最明显处在触及骨质后作小区域注射。②手法：患者俯卧，先点按委中、大肠俞、关元俞、阿是穴等，然后进行按压、滚摩、搓擦、揉捏、提拿等，以缓解肌肉痉挛，减轻疼痛。患者侧卧位，患侧向上。术者立于患者背侧，一手压住骶骨，一手握住患肢踝部，先使其膝关节屈曲 90°，然后一手推髂骨向前，另一手拉患肢向后，使之呈过伸位，先轻轻推拉数下，再重力向后一拉，使髂骨向后旋转而复位。复位后仰卧硬板床休息 1～2 周，然后逐渐进行活动。③结果：痊愈 20 例，好转 1 例[按摩与导引，2001；(4)：44]。

17. 辽宁中医药大学附属医院陆伟斌等报道运用关节内注射

治疗骶髂关节综合征45例。①方法：封闭前通过扪诊确定腰部压痛点，并做标记。封闭部位行常规消毒，术者带无菌手套。立于患者对侧，摸清患侧髂后上棘，并循髂骨后缘向下触摸，可以感到骶髂部间隙（但不是关节间隙）。左手拇指按压此间隙为指引，在距骶髂间隙1 cm处，与皮肤成45°角于标记处进针，首先注入少量2％利多卡因做局部浸润麻醉，然后循髂骨壁向深部进针，直到插入关节内，注入2％利多卡因1 ml和醋酸泼尼松龙50～100 mg。术后如症状缓解不明显，可再行2～3次封闭。②结果：治愈24例，好转14例[江西中医药,2007;(7):43]。

18. 天津中医药大学第二附属医院谷福顺等报道运用摇髋屈伸手法治疗骶髂关节半脱位220例。①准备手法：先以指按法点压腰痛穴、大肠俞、肾俞和委中穴，开达瘀滞以缓痛；继之施以掌揉法、弹拨法和滚法，施于下腰部，以缓解肌肉之痉挛。②摇髋屈伸法：令患者仰卧，施术者立于患侧，一手持患侧踝部，一手扶按膝部，顺时针和逆时针摇髋各5周，顺时针及逆时针摇髋时应充分使大腿内旋、内收或外展、外旋。向前脱位者，嘱患者主动尽力屈膝屈髋，术者助其屈至最大限度，然后快速弹性向下按压1～2次，接着轻柔地牵伸患肢使伸膝伸髋。向后脱位者，首先使患肢屈髋屈膝，然后令患者用力伸直下蹬患肢，同时术者用力牵引患侧下肢，使其骤然伸膝伸髋，术毕。③结果：1次治愈209例，2次治愈11例[天津中医药,2006;(4):299]。

十七、增生性脊柱炎

增生性脊椎炎是一种以椎体边缘及关节软骨的退变增生为主的骨关节病,又称退行性脊椎炎、肥大性脊柱炎、骨关节炎、骨质增生等。是临床常见的一种慢性腰背劳损病症。多见于中年以上的男性患者或肥胖患者。本病一般属中医学"腰背痛"、"骨痹"等范畴。

【病因病理】

本病发生的内在原因与椎间盘退变密切相关。许多文献报道腰痛与骨赘、增生无明显正相关关系,而与损伤或劳损有关,与增生的部位和程度有关。由于腰部解剖结构与功能特点,腰椎间盘一般在20岁就开始发生退变,椎间盘的退变或腰部劳损,可导致椎体及小关节的骨质增生改变,甚至形成骨刺,发生椎体不稳。随着年龄增加,脊柱骨赘、增生可限制脊椎的活动,使腰背部明显强直,故容易遭受损伤,而产生腰背痛。若发生椎体后缘和椎间小关节的明显骨赘增生,则可导致椎管或椎间孔、神经根侧隐窝狭窄,刺激和压迫神经根而发生顽固性腰腿痛。

【诊断要点】

1. 症状

中老年人逐渐出现腰背痛,无明显外伤史,疼痛一般较轻,仅感腰部酸痛、不灵活,甚至钝痛、束缚感。晨起、久坐起立时疼痛明显,稍事活动后症状反而减轻,但过度劳累则症状加重。有时疼痛可向臀部、大腿部放射,阴雨天症状加重。

2. 体征

可见腰椎生理前凸变小或消失,或有圆背畸形,活动受限。腰椎棘突叩痛,两侧腰肌紧张、压痛,沿臀上神经和坐骨神经的径路上可有压痛,甚至出现坐骨神经根性刺激症状。

3. 辅助检查

X线检查腰椎体边缘唇样变,椎间隙变窄或不对称,有的形成骨桥,椎体下沉,后关节套叠;有的出现椎体滑移现象。CT扫描可见椎间盘纤维环膨隆、椎间盘中的低密度区、椎间盘组织钙化以及椎体和椎小关节增生,韧带肥厚、钙化等。

4. 鉴别

注意与腰背肌筋膜炎、腰椎间盘突出症、腰椎椎管狭窄症、强直性脊柱炎、脊柱结核或肿瘤等相鉴别。

【外治方法】

(一)中药外治方

1. 骨刺散

(1)处方:独活、桃仁、地鳖虫、生乳香、生没药、生大黄各15 g,当归、牛膝、巴戟天、骨碎补、透骨草、生川乌、生草乌、生半夏各20 g,细辛、三七、红花各12 g。

(2)方法:以上方药烘干后共碾成细粉末,再拌入冰片、樟脑各6 g,密封备用。治疗时取本散30 g,置入锅内,文火加热,加白酒适量调成糊状,边加热边搅拌,待药散炒成膏样后装入8 cm×12 cm单层纱布袋内,趁热敷于患处(热度以患者能忍受为宜),外以胶布固定。每日1次,每次敷4～6小时,10天为1疗程,疗程间停药3天。

2. 托敷散

(1)处方:透骨草、当归、赤芍、生地各12 g,五加皮、五味子、东山楂各15 g,红花、羌活、独活、防风、花椒各10 g,炮附子6 g。

(2)方法:以上方药共装布袋内,扎紧袋口放盒内,加水煎煮15分钟。稍降温,托敷患部。每次30分钟,每日托敷2次,每剂药连用4次。

3. 化痛散

(1)处方:血竭、乳香、没药、当归、姜黄、制川乌、制草乌、白芷、红花、土鳖虫、川牛膝、川椒、地骨皮、五加皮、羌活、独活、骨碎补、元胡、枳实、香附、木瓜各30 g。

(2)方法:以上方药共研粗末,用60%白酒100 g,食盐100 g,拌匀,装布袋内,放锅内蒸15分钟,稍凉后敷患处。每日1次,药连用7～10天。

4. 痹痛散

(1)处方:透骨草50 g,川续断、补骨脂、川牛膝、狗脊、威灵仙各30 g,独活、木瓜、苍术、细辛、麻黄、三棱、白芷、水蛭各20 g,川乌、草乌、没药、冰片各10 g,蜈蚣4条。

(2)方法:以上方药研细末,装入2个用3层纱布制成的30 cm×30 cm的布袋中,用适量高度白酒浸泡24小时以备用。用时置于1∶5醋水溶液上蒸沸20分钟取出,待适宜温度时敷于患处,用绷带固定。每日睡前更换1次,2袋交替使用。

5. 骨消散

(1)处方:大黄、雷公藤各40 g,桃仁、红花、乳香、没药、羌活、独活、续断、赤芍、川芎、杜仲、牛膝、姜黄各30 g,血竭、制川乌、细辛、当归尾、防风各20 g,蜈蚣5条,鸡血藤100 g,制马钱子15 g,熟地黄60 g。

(2)方法:以上方药共研细末,分装10包。每次1包,用普通白酒20 ml加适量冷开水调成稠糊状,置于纱布上贴敷患处,厚度以0.5 cm为宜,用胶布或布绷带固定。每日换药1次,每次贴敷前用生理盐水清洗局部皮肤。

6. 药盐散

(1)处方:穿山甲、食盐各30 g,地鳖虫、远志、甘松、白蔹各20 g,生半夏、生南星、续断、细辛各15 g,生川乌、生草乌、白芥子、阿魏各10 g。

(2)方法:以上方药酒炒后研末,与陈醋及童便各半拌湿,再炒热装入布袋热熨患处。每次40分钟,每日1次。同时配合捏脊疗法。

7. 金黄膏

(1)处方:三百棒300 g,桂枝50 g,马钱子15 g。

(2)方法:以上方药共研细末过45目筛,用沸水充分搅拌混合成糊状,冷却后装瓶中备用。在患部及有明显放射疼痛的相应部位,将"金黄膏"平摊于芭蕉叶上外敷,包扎固定,每日换药1次。10天为1疗程。

8. 生药膏

(1)处方:生草乌、生半夏、生天南星各20 g,细辛、川椒、白芷、石菖蒲、姜黄、马钱子各10 g。

(2)方法:以上方药共研细末,取100～200 g,加水煮成膏状,再掺樟脑少许和匀,摊于布上,趁热敷于患处,每日6～8小时。

9. 二藤平刺膏

(1)处方:青风藤、海风藤、藤黄、麻黄、当归、川芎、生川乌、生草乌各20 g,独活、地龙、土元、补骨脂、红花各15 g,木瓜25 g,乳香、血竭、没药各10 g,樟脑、冰片各5 g,麝香2.5 g,黄丹100 g,麻油2400 ml。

(2)方法:以上方药碎断,与食用植物油(小磨麻油最佳)同置锅中。先用武火煎,并不断搅动,冒出生烟,炸枯后,去渣过滤,再炼至滴水成珠。另取黄丹加入油锅内搅拌匀。再取乳香等药研成细粉,过筛混匀,置放油锅内。待稍冷却后,另加吸收促进剂二甲基亚砜适量搅匀,分摊已备好的膏基上(如布料)即成。每张膏药净重15 g,或30 g。放阴凉处干燥备用。用时外敷患处或主要疼痛部位,7天换药1次为1个疗程。

10. 温经散结膏

(1)处方:灵仙、五加皮、姜黄、三棱、羌活、独活、穿山甲、细辛、秦艽、紫葳、文术各30 g,血竭花、牛膝、皂刺、蒺藜、乳香、没药、茜草、透骨草、赤芍各15 g,生马钱子240 g,生草乌、生川乌、生桃仁、生香附、木鳖子、冰片各60 g,木瓜、川芎各12 g,红花、三七、五灵脂、防己、白芥子、路路通各9 g,麝香1 g,广丹750 g(夏天加10 g,冬天减10 g),香油1500 g。

(2)方法:先将麝香、血竭花、冰片、三七研细末,密封备用。再将生马钱子、生川乌、生草乌、生山甲、生香附入油锅内浸泡1周。然后慢火煮煎,待药清呈灰黑色后将药渣捞出,把余下的药(除黄丹外)入油锅内改用小火煎焦后捞出,将油过滤。再慢火煮至滴水成珠,入黄丹,这时要不断地搅拌,待油由红色变为绛色,锅内烟弥漫,速将锅撤离火炉,继续快速搅拌,以防接近铁锅部分热极老化失效。待油的温度冷至60℃左右,将麝香、血竭花、冰片、三七药末倒入,继续搅拌至油完全冷却凝固即成。用时把膏药摊于较密的布上(约0.2 cm厚度),临用时烊开,撒入少许冰片粉末,贴于患处。每张膏药可贴5~7天,贴5~6帖为1疗程。

11. 五龙威灵膏

(1)处方:威灵仙、穿山甲、穿山龙、凤仙草、伸筋草、没药、乳香、老鹳草、白芥子、白芷、秦艽各30 g,川乌、草乌、羌活、独活、麻黄、五味子各20 g,血竭15 g,麝香5 g,铅丹适量。

(2)方法:以上方药除麝香、乳香、没药、血竭外,其余药全部放入植物油内(药油比例为1∶5)浸泡10天左右,然后把药和油全部置于锅内,用文火熬至药物枯焦呈黑色时,捞去药渣过滤药液,再把过滤后的药油倒入锅内,熬至药油滴水成珠不散时,投入铅丹,熬至药油呈黑色,离火,再把麝香、乳香、没药、血竭研细末加油内。浸入水中10天左右,取一定量摊于纸背或布背,对折即成。治疗时把膏药拆开,加热使膏药软化。同时用酒精或白酒棉球擦洗患处,晾干后,再用鲜姜片擦至皮肤略呈红色,即可贴敷,贴敷时间10天左右。

12. 鹅透外敷方

(1)处方:鹅不食草、透骨消各2500 g,水泽兰5000 g,生川乌、生草乌、马钱子各750 g。

(2)方法:以上方药研细末备用。治疗时取药粉60 g,加水200 ml煮沸后,再炒5～8分钟,加45%酒精20 ml调匀,装入纱布袋中,外敷患处2～3小时,每日1次。3日换药1次,6日为1疗程。

13. 乳杜渗透方

(1)处方:乳香、杜仲、草乌、羌活、川芎、桃仁各20 g,秦艽12 g,川牛膝、防己、白芷各15 g,威灵仙、蒲公英、干姜各30 g。

(2)方法:以上方药加水3000 ml,浸泡3小时左右,文武火交替煎80分钟,纱布过滤,药液备渗透用。每次治疗15分钟,每日1次,12次为1疗程,两疗程之间间隔5天。

14. 羌独二乌汤

(1)处方:羌活、独活、制川乌、制草乌、苏木、威灵仙、秦艽、防风、桂枝、木瓜、伸筋草、艾叶、松节、透骨草各100 g。

(2)方法:先在蒸浴箱内加热水约20kg,然后将上药放入箱内。接通电源,调节恒温器。待浴罩内温度上升至38～45℃后,令患者仰卧在蒸浴椅上,放下浴罩,头露在浴罩外。每次蒸浴20～30分钟,每日1次,10天为1疗程,休息2～3天后可继续蒸浴。

15. 离子透入方

(1)处方:①颈椎方:川乌、苍术、防己、牛膝、葛根、透骨草、丹参、秦艽、羌活各30 g,桂枝、红花、没药各15 g,杜仲20 g;②腰椎方:草乌、川乌、苍术、防己、牛膝、丹参、秦艽、木瓜各30 g,桑枝、杜仲各20 g,红花、没药各15 g。

(2)方法:将上方诸药分别放入沙锅内加温水600 ml,浸泡1小时,用大火煮沸,再用文火煎30分钟,滤出药液300 ml,再加水400 ml,煮沸后再煎20分钟,滤出药液200 ml,两煎混匀备用。操作时患者取舒适体位,将布垫蘸满药液放在患部,根据药液的离子性将正极或负极铅板相连的布垫盖在药垫上面,另一电极布垫放于患部附近相应的穴位或部位上,注意布垫厚的一面和皮肤或药垫紧贴,用绷带或沙袋固定好,打开电流按频率开关,顺时针方向徐徐转动,逐渐增大电量,治疗量一般为0.5 mA,患者自感局部刺激。治疗时间为25~30分钟,每日1次,12天为1疗程,休息3天,再做第2疗程。

(二)针灸治疗法

1. 毫针法

(1)取穴:以病变局部取穴为主,取颈、胸、腰、骶椎双侧夹脊穴、八髎穴,相应的督脉穴和膀胱经穴。颈椎夹脊也可按胸腰夹脊取穴法取穴,深度为0.5~0.8寸。配以神经压迫症状的远端取穴为辅。如:出现拇指疼痛、麻木,可配取鱼际、合谷、外关;出现大腿前侧疼痛、麻木,可配取环跳、四强、伏兔、鹤顶等穴。

(2)操作:治疗时取仰卧位,颈椎还可取坐位。用1~2寸毫针。督脉穴及夹脊穴均用泻法,膀胱经腧穴均用补法,四肢远端取穴可用平补平泻法。第四腰椎以上的夹脊穴可刺1寸左右,第四腰椎及以下的夹脊穴可刺2寸左右。留针30分钟,较重者留针1小时。症状较重或疗效不明显的,可每日针治1次,并配合电针,电流强度由小到大,以病人能忍受为度,通电30分钟;症状较轻者,可隔日针治1次。10次为1疗程,疗程间休息5天。

2. 电针法

(1)取穴:①腰痛组:主穴取压痛区(点)及上、下各一夹脊穴,配肾俞、后溪,均取双侧,夜寝不安者配双侧阴郄。②腰腿痛组:太阳型取主穴 L_5 夹脊透 S_2 夹脊、秩边、臀中,配穴在委中、承山、飞扬、昆仑等出现压痛或自觉痛处酌取一、二,夜寝不安者配双侧阴郄;少阳型取主穴 L_3 夹脊透 L_5 夹脊、臀中、环跳,配穴在风市、阳陵泉、外丘、悬针等出现压痛或自觉痛处酌取一、二,夜寝不安者配阴郄。

(2)操作:①腰痛组:取0.5~3寸28号毫针,在穴位常规消毒后分别进针,得气后,行提插捻转泻法,以针感扩散为度,其中后溪穴行平补平泻法。夹脊穴取痛区(点)腰椎夹脊,配上、下夹脊各一,针三至四穴,行针针感局部扩散后,以上、下各一夹脊穴针柄接G6805电疗仪电流输出线,一对电极接一侧针柄,双侧均针者分别接两对电极,不可一对电极跨腰椎接双侧针柄,选疏密波、频率14次/分,强度以患者能耐受为限,接电20分钟。②腰腿痛组:取3寸28号毫针与局部皮肤成45°角进针,斜刺夹脊穴,得气后行龙虎交战法泻之,使针感扩散患侧下肢为佳。余穴根据穴位深浅选择适当长度毫针刺之,腰臀部穴位进针得气后,均行提插捻转泻法,强刺激,以得气感向患肢远端放射为佳。患肢远端穴亦针以提插捻转泻法,得气后,使针芒向上,右手持针者,以左手拇指按压针穴下方寸余处,配合右手行针,使针感向腰臀部扩散为度。后接G6805电疗仪电流输出线,波型频率同上,负极接腰夹脊针柄,正极接患肢远端穴针柄,电针刺激20分钟。每日1次,10次为1疗程,间歇期休息3天,再行第2疗程。

3. 温针法

(1)取穴:嘱患者俯卧,取腰部肾俞、气海俞、大肠俞穴。

(2)操作:用60 mm毫针,针尖斜向腰椎,快速刺入。出现针感后,施相应的提插捻转补泻手法。再留针,于各针柄末端套置1.5 cm长的艾炷,在近穴一端点燃,待艾炷燃尽,针柄冷却后,小心去除灰烬。继而出针,拔罐。每穴2壮。每日1次,10次为1疗程。

4. 埋线法

(1)取穴:选脊柱疼痛最甚的部位1～3个,取其夹脊穴,以及双侧肝俞、肾俞、太溪、委中、膈俞穴。

(2)操作:患者取俯卧位,在穴位埋线点处用龙胆紫作出进针点的标记,常规消毒局部皮肤后,在标记处用0.5%利多卡因注射液作皮肤浸润麻醉。然后取1～3 cm长的无菌铬制羊肠线(根据肌肉厚薄度和穴位深度,选择不同长度的铬制羊肠线),放置在腰穿针针管的前端,再将针芯插入针管后端,左手绷紧进针部位皮肤,右手持腰穿针迅速刺入穴位,穿过皮下,达到所需深度,局部出现酸胀感时,即缓慢退针,边推针芯,边退针管,将羊肠线埋植在穴位肌层内。最后将针孔消毒后用创可贴覆盖,3～5天后去掉创可贴即可。穴位埋线20天1次,连续治疗2次为1个疗程。

5. 针刀法

(1)定位:在患椎棘突两侧压痛点(此处痛点多为最长肌的附着点,此附着点因腰椎旋转移位而损伤,结瘢粘连)作为进针点并做标记。

(2)操作:皮肤常规消毒,铺巾、按小针刀操作常规进行纵向和横向剥离松解后出针,有几个痛点就施术几个点,若伴有神经症状则配合松解患侧风市穴。同时配合注射适量的曲安缩松与利多卡因。

6. 火针法

(1)取穴:颈部取风池、天柱、大椎、局部阿是穴,腰部取命门、肾俞、夹脊、阿是穴等。

(2)操作:选穴后用指甲掐"十"字标志,用75%酒精消毒,左手持酒精灯靠近皮肤,用26号1寸长的火针,把针体烧至需要进的深度,待针通红时快速点刺穴下,旋即用干棉球按压针孔片刻。每次选2~3穴,隔日1次。

(3)注意:初针者应避开其视野,消除其恐惧心理,避开血管,进针深度0.5~1.2 cm;如针孔出血用干棉球按压1~2分钟;2日内忌洗浴,避寒风;针眼处出现瘙痒时切忌搔抓,以防感染;有出血倾向病人禁用火针。

7. 九宫热针法

(1)定位:自T_{12}~S_1沿脊椎自上至下仔细压诊,寻找最明显的压痛点,参阅X线摄片或CT片,确定病变椎节。以压痛点最显著的病变椎节棘突间定为中宫,沿督脉在中宫上下棘突间各定一穴,分别称为乾宫、坤宫,然后挟乾宫、中宫、坤宫旁开0.5~0.8寸,依次取巽、兑、坎、离、艮、震六宫穴。因取穴定位是按伏羲八卦九宫方位图,故称腰椎九宫穴,简称九宫穴。

(2)操作:根据中宫定位,采取俯卧位或侧卧位。进针时应尽量使中宫部位棘突突起,椎间隙加大,以利于进针。进针顺序为:先针中宫,次针乾宫、坤宫,直刺或略向上斜刺0.8~1.2寸,然后按巽、兑、坎、离、艮、震六宫穴依次进针,针尖斜向椎体,进针1.5~2寸,获得针感后,行捻转补泻手法。九宫穴的行针顺序与次数,按"络书九宫数"施行,即"戴九履一,左三右七,二四为肩,六八为足,而五居中"。一度行针后,坎、离宫加用热针,应用GZH型热针仪,热针温度指标40~70℃,留针20分钟。

8. 挑刺放血法

(1)用具及备料:自制不锈钢针1枚(长约18 cm,柄宽约3 cm,呈锥子形,针尖呈小棱形),鲜姜削薄片(直径约0.5 cm)浸泡于75%酒精中,2%利多卡因5 ml,一次性5 ml注射器1支,另备碘伏及纱布、胶布等。

(2)部位选择:以椎体增生部位为主,局部可见玫瑰色变皮肤,如色变不明显,找压痛最明显处。一次挑刺3点,即棘突之间(属督脉)和其旁开0.5~1寸处(属夹脊穴)。

(3)操作方法:施术部位用碘伏常规消毒,用2%利多卡因于所选3点分别作一皮丘(约0.5 cm),右手持挑刺针,先挑破皮丘处皮肤长约0.5 cm,再逐一向深处挑断皮肤下白色纤维,挑尽纤维后,局部放血10滴左右,最后压迫止血后贴敷姜片,纱布包扎固定。7~10天1次,连续3次为1疗程。

9. 腕踝针疗法

(1)取穴:主穴取腕踝针下$_1$、下$_5$、下$_6$,腰椎及椎旁压痛点,下肢外侧疼痛麻木加委中、阳陵泉。

(2)操作:用0.30 mm×40 mm毫针,在踝关节上3寸,沿皮刺针尖朝向腰部病变部位。不要求针感,嘱针刺后患者活动腰部。患者卧床在腰椎及椎旁压痛点处取2~3穴,常规针刺,再用温灸器置于腰部,温灸40分钟。每日1次,连续治疗10次为1疗程。

10. 头针治疗法

(1)取穴:对侧下肢感觉区、足运感区。

(2)操作:患者取坐位或卧位,常规消毒后,用28号3寸毫针沿皮下缓慢捻转进针,使之达到应有深度,不提插。捻转时频率为每分钟200次左右,且幅度大,留针20分钟。每5分钟行针1次,起针时用干棉球压迫1~2分钟,以防出血。

11. 穴位注射法

(1)取穴:1组取肾俞、腰阳关;2组取华佗夹脊(与腰椎增生相对应)、委中。

(2)操作:两组穴位交替应用,每日取1组。将选好的穴位进行常规消毒后,用5 ml无菌注射器抽取4 ml当归注射液和1 ml维生素B$_{12}$注射液,快速将针刺入穴位皮下组织,缓慢进针至"得气"后,先回抽看无回血后即可将药物缓缓推入,每穴注射剂量根据取穴多少而采用平均量。15次为1疗程,连续治疗3个疗程。

12. 李氏大灸法

(1)取穴:以腰椎夹脊穴、棘突压痛点为主穴,下肢痛加患侧环跳、阳陵泉、足三里、阿是穴等。

(2)制作:选等量的羌活、独活、生川乌、生草乌、生南星、生半夏、生栀子、生姜黄、生大黄、土茯苓、香附、苦荞头根为主药,用300 ml白酒浸泡,春秋两季泡5天,夏季泡3天,冬季泡7天即可取用。用时即以棉纱蘸药贴于相关穴位。

(3)方法:选好穴位,上覆以药酒浸过的棉纱,再以黄草纸折成浅浅的纸盒,用水浸湿,放于浸水的棉纱上,内盛浅浅一层艾绒,点燃灸治。视患者之感觉,若感觉太热时,将纸盒移至另一覆有浸酒棉纱的穴位上灸治,直到艾绒燃尽。每日1次,7次为1疗程,疗程间休息1日。

(三)推拿治疗法

1. 推拿正脊法

(1)推脊柱法:患者俯卧位,术者立于患者头前侧方,以右手拇指侧端与大鱼际和掌根部着力,在第一胸椎至第二腰椎棘突的连结上涂以油剂或滑石粉,分别自上而下,反复直推20~30次,用力均匀而不可太重,频率为30~60次/分。

(2)滚脊柱法:术者在患部用双手或单手小鱼际部位滚动,来回均匀用力滚3~5分钟。

(3)拇指运气点按揉夹脊法:患者俯卧,术者将气运于双拇指端的桡侧面或单手拇指端桡侧面,在脊柱旁约1.5 cm的两条平行线上,自上而下点按揉,每一移动点按揉2分钟,用力方向要始终朝向脊柱的前内方,两侧平行线各操作3~5遍。

(4)双掌交叉分推脊柱法:术者位于患者侧方,以双手平掌的掌根部为着力点,分别自上而下作反方向用力推按50~100次。

(5)叠掌颤压脊柱法:术者位于患者侧方,以重叠为着力点,上身前俯,两肘挺直,以上身加手臂按力,分别按压脊柱的患部1~3分钟,按压时手臂要作小幅度弹性震颤。

(6)拇指运气点按患者腧穴法:首先重点按肩井,接着点按大椎、命门、气海俞、阳关、大肠俞、关元俞、八髎、环跳、委中、阳陵泉、承筋、承山、昆仑、悬钟。

(7)掌分腰法:术者位于患者侧方,先以双手平掌的掌根部或大鱼际为着力点,分别自腰椎棘突线开始,向两边分抹30~50次,如果病症为虚,手法宜轻。

(8)掌拍脊柱法:术者位于患者侧方,以右手空拳拍法自上而下快速拍击,反复3~5遍,拍力要以腰劲为主,频率较快,声音清脆富有节奏感。

(9)侧扳腰法:患者俯卧,术者立于患者患侧,一手臂挺直按住腰部,另一手托两大腿远端用猛力将两下肢抬高20°~30°,迫使患者腰部后伸,重复2~3次。

(10)屈膝屈髋牵拉法:患者仰卧位,术者立于侧方或后方,一手握患者脚踝部,一手按患膝部下面,作外旋和内旋屈膝屈髋8~10次,接着两手协同患者向后上方牵拉,反复3~5次。

2. 理筋牵扳法

(1)松解法:先以滚法、揉法施于患者背、腰及臀部和双下肢,自上而下往返10余次。

(2)弹拨法:在患者脊柱两侧,沿膀胱经用拇指作理筋弹拨法,在两侧胃俞、三焦俞、肾俞、大肠俞、小肠俞、膀胱俞、次髎等穴位上加重力量弹拨,进行4~5次后,再点压数次。

(3)抚颤法:以右手掌根置于患者腰部,左手掌压于右手背上,用力抚颤,频率约200次/分,速度要均匀,约2分钟。

(4)扳摇髋关节法:一手按压住腰部,一手托起一膝关节,作扳、摇、旋转动作,同法施于对侧各10次;再以一手抵按腰部,一手托起双侧大腿,向上作扳、左右摇、旋转 3～5 次,注意用力大小以患者能耐受为限。

(5)斜扳法:取侧卧位,上腿屈膝,下腿伸直,以一手或肘后按住肩前,一肘抵住髂骨翼后侧,同时将肩臂向后推,骨盆向前推,慢慢摇动数次后突然用力,可闻到腰部有弹响声,同法施于另侧腰部。

(6)牵拉法:取侧卧位,一手抵按腰部,一手握住上面腿的踝关节,向后作牵拉 3～4 次,同法施于对侧。

(7)屈膝摇髋法:取仰卧位,让患者屈双膝,两足平放于治疗台上,使其腰骶部腾空 3～4 次。

(8)抬腿法:取仰卧位,一手按住一侧膝部,一手抬举同侧足跟,尽力向上抬,同法施于对侧后,一手按住两膝,一手抬举双足跟,尽量让双腿伸直,各 4～5 次。

(9)提抖法:患者仰卧,术者双手抱住腰部,作提、抖运动各 5～7 次;再以双手握住一踝部作抖动,同法施于另侧后,双手握住两踝部,用力提抖,尽量使腰部抖动,各 5～7 次。

3. 三卧位手法

(1)俯卧位:点揉脊柱两侧,疏通背部、臀部和下肢后侧的经络。腰部两侧均提拉,每侧提拉 10 次左右。点揉两侧腰部、臀部、骶椎两侧边缘、大腿后内侧肌肉、小腿腓肠肌、比目鱼肌的疼痛点(如无疼痛点可以不用),每次点揉之后,再用按揉方法。助手一人,牵拉患者两足踝部,医者双手重叠于患者腰部,向下抖腰 10 次左右。扣击督脉经和推足太阳膀胱经循行路线。以上手法作为一节,连续作三节后更换体位。

(2)侧卧位:患者侧卧,下面腿伸直,上面腿屈曲。医者主要推摩其大腿外侧的疼痛点。先用小鱼际沿大腿外侧股外侧肌及髂胫束自上而下推动,一般推 5～10 次。然后用掌根或小鱼际摩揉痛点,轻重要适中,摩揉 3～5 遍,可使局部肌肉由较僵硬或紧张状态下得到松弛和柔软,疼痛也随之而减轻或消失。如两侧均有痛点,两侧均须施行手法。

(3)仰卧位:拿揉大腿两侧的痛点,由上而下拿揉3遍,并同时点揉小腿外侧的肌肉痛点。拿揉和点揉均须依据痛点分布,集中疼痛部位施行手法。开始时有疼痛加剧的反应,但经过3~5次手法后,疼痛程度就显著减轻。在拿揉和点揉以后,再对大腿的内外侧进行平推,使紧张的肌肉松弛。扳腿压膝:医者一手心托住患者足跟,另一手压住其膝部勿使屈曲,逐步用力使其直腿抬高,抬高到不能再高时,而后向上做屈膝屈髋活动,连续10次左右。手法时由助手一人固定另一侧下肢,保持另一侧处于伸直位置上不动。一侧手法后,再作另一侧,两侧均须进行。此步手法可使患者腰臀部粘连拉开,增加关节活动功能。凡是直腿高举时腰臀部有牵拉疼痛感者,均须应用此法。对拉腰背:患者一腿伸直,一腿屈曲。医者一手置于其膝部,向上、向对侧用力上推,另一手推住对侧的手腕,向下、向对侧后拉(如推左膝则拉右手,推右膝则拉左手,交叉推拉)。推拉时要两手同时用力,一紧一松连续10次左右。凡腰背旋转屈伸活动不灵活或腰背酸痛者,均须应用此法。

4.肘臂揉按法

(1)手法运用:根据肘臂揉按法的刺激强度和运用部位,可将该手法分为肘按、肘揉、前臂揉和肘臂揉按几种类型。肘按:肘按又称肘点,是以医者尺骨鹰嘴突部位向下加力压迫病变处的一种治疗方法。力量可轻可重,一般操作时多由轻到重,缓慢加压,待患者不能忍受时,再逐渐放松压迫。此手法多适用于腰部、臀部、大腿后侧等肌肉肥厚处。年老体弱、肌肉菲薄者,压迫力量宜轻;年轻力壮、肌肉发达者,刺激力量可适当加重。肘揉:即用尺骨鹰嘴突和接近尺骨鹰嘴突的前臂部位在患处作反复的揉摩或轮状揉摩,轮状揉摩一般为顺时针方向,其刺激力量可轻可重。前臂揉:即用前臂内侧在患处作与前臂纵轴横行的揉擦动作。此手法的刺激力量较轻,适用于腰腿部及全身的大部分位置。肘臂揉按:即以上3种手法的综合。根据病变的不同部位和患者肌肉的肥瘦,灵活掌握刺激强度或刺激部位。

(2)操作过程:对于单纯的腰部疼痛,在痛点作反复的肘按、肘揉即可。对于腰、臀及坐骨神经走向牵扯疼痛者,应以肘臂揉按为主结合肘按点压气海俞、大肠俞、关元俞、秩边、环跳、殷门、委中、承山、承筋等穴,自上而下,点按3~5遍,肘臂揉按10分钟左右。

(3)治疗加减:对于急性腰椎后关节紊乱者,在施用手法前,应先点按患者双侧委中穴。施用肘按、肘揉手法后,可配合作腰部斜扳法或屈膝屈髋压腰法。对于坐骨神经痛患者,施用手法前,应先点按患侧京骨、金门、申脉、昆仑、跗阳、承山、承筋诸穴。施用肘臂揉按法后,可配合作抖腰法或屈腿拉伸法。

【现代研究】

1. 山东省枣庄市薛城区中医院闫颖智报道运用中药熏蒸治疗腰椎增生性脊柱炎928例。①方法:威灵仙、苏木、透骨草、伸筋草各30 g,络石藤、土元各20 g,川乌、草乌、独活、寄生、红花、赤芍、川芎、元胡、狗脊、川断、肉桂各15 g。将上药装入布袋,放于熏蒸床电热锅内,加入一定量水浸泡后,加热50~70℃,视患者对热耐受情况调节温度。令患者腰部暴露,平卧于熏蒸床上,腰部对准电热锅,使中药蒸汽直接熏蒸患处,每次40分钟,每天1次。②结果:临床治愈514例,显效234例,好转143例[中医外治杂志,2005;(1):9]。

2. 江苏省南京市玄武医院邵东平等报道运用中药离子导入法治疗脊椎骨质增生218例。①方法:秦艽12 g,防己、牛膝、白芷各15 g,乳香、杜仲、草乌、川芎、桃仁、羌独活各20 g,蒲公英、威灵仙、紫花地丁、干姜各30 g。上药加水1000 ml,浸泡1小时,煎沸后30分钟用纱布滤出药液约500 ml,第二煎加水500 ml,再煎沸20分钟后,滤出药液约400 ml,两煎药液混合后煎沸,分装瓶内备用。用绒布做成8 cm×12 cm大小、厚约1 cm布套垫二块,再做同样大小,厚约0.2 cm的药垫一块。操作时将两块布套垫在温水中浸湿,各套在仪器的正、负极铅板上,将备好的药液加温至45℃左右,手持木夹子将药垫在药液中浸透并稍拧干,放于骨质增生疼痛部位,上置正极布套板,再将负极布套板放于邻近的相应部位,如颈椎骨质增生伴左上肢不适者,正极置于颈部,负极置于左肩,两处均用沙袋压紧。接通电源,旋转控制开关,至病人能耐受为度,电流量一般为8～15 mA。每日1次,每次20分钟。②结果:显效184例,好转33例[中医外治杂志,1998;(5):13]。

3. 陕西省丹凤县医院侯文凤报道运用电针配合中药离子导入治疗增生性脊椎炎1200例。①电针:选取与增生脊椎相应的夹脊穴(双侧);肩臂麻痛者加病侧肩井、曲池,下肢坐骨神经痛者加病侧环跳、阳陵泉。患者取坐位或俯卧位。穴位常规消毒后,针刺相应穴位,得气后针柄接G6805-Ⅱ型治疗仪(同侧上下夹脊穴为一组,配穴为一组),选疏密波,强度以患者能耐受为限,留针30分钟。②中药离子导入:川乌、草乌、威灵仙各60 g,乳香、没药、红花、川芎、延胡索、羌活、独活、天南星、白芷、蒲公英、伸筋草、透骨草各30 g。共研细末,用水2000 ml浸泡3小时后,共煎2次,将两次药液过滤后混匀并浓缩至1000 ml备用。治疗时取药液适量放入容器中煮沸再放入2个药垫(2层绒布或4～6层纱布制成),使其充分浸润后用手轻拧,以药液不下滴为度,将温热药垫放在病变脊椎处,接GZ-ⅢA型骨质增生药物电泳治疗仪电极板,用塑料膜盖好后压上沙袋,检查无误后接通电源,调节电流量以患者感到舒适为度,治疗30分钟。以上治疗每日1次,12次为1疗程。③结果:经治1～3个疗程后,显效998例,好转202例[陕西中医,2002;(1):65]。

4.吉林省松原市中心医院来艳玲等报道运用推拿配合中药离子透入治疗颈腰椎骨质增生症70例。①推拿手法:患者采用俯卧位,医者双手拇指点按颈椎、腰椎部夹脊穴。如果上肢麻木用食指点按外关、扶突穴,腿痛按秩边、环跳,腰痛轻按委中穴。然后用㨰法从背至骶部反复操作,手法略重,约10分钟。再用按、揉法,以调理脊柱两侧竖脊肌肌肉。随后医者站在患者一侧,双手重叠沿骶棘肌走行反复按压。腰部则选用擦法,以透热为度。②中药离子透入:采用山东 TC-K83C 型电脑中频治疗机。中药为复方制剂,由川乌、草乌、细辛、透骨草、皂角刺、牛膝、木瓜、丹参、乳香、没药、红花、甲珠、葛根、桂枝、伸筋草各30 g组成,将以上中药加入水和醋各半,浸泡1小时后,文火煎至500 ml备用。把4块药垫泡在药液中,加温40℃,放置于患处后,再放电极,然后固定。接通电源,电流量因人和部位不同调节,以患者有针刺感、敲击感以及能耐受为度,每次30分钟。以上治疗每日1次,10天为1疗程。③结果:颈椎骨质增生42例,基本治愈18例,显效16例,好转6例;腰椎骨质增生28例,基本治愈20例,显效5例,好转1例[吉林中医药,2007;(4):48]。

5.福建省宁德市闽东医院黄立雄等报道运用斜扳法配合外敷骨痛散治疗腰椎骨质增生102例。①方法:先施斜扳手法,让患者侧卧位,下肢自然伸直,上面的下肢屈曲。医者面对病人站立,两手分别扶病人肩前和臀部,向相反方向缓缓用力扳动,使腰部扭转,扭转到有阻力时,再施1个增大幅度的推法。此时可听到"喀喀"响声,说明施法成功。手法结束后外用中药骨痛散:淫羊藿、透骨草各10 g,川芎12 g,鸡血藤15 g,红花、细辛各5 g,桑寄生、前胡各20 g;上药共研细末,加酒醋调匀摊于敷料上,敷于患者骨质增生部位,或疼痛部位,加敷料覆盖,上置热水袋,每次敷贴1小时,每日1次。②结果:治愈53例,显效36例,好转13例[中国民间疗法,2005;(8):55]。

6. 江苏省扬州市第一人民医院孙深报道运用电针配合温针灸治疗腰椎骨质增生58例。①方法：选取第一～第五腰椎夹脊穴、肾俞、大肠俞、委中；伴有下肢酸麻疼痛者加秩边、殷门、阳陵泉。患者取俯卧位，暴露针刺部位，局部常规消毒。取28号2.5寸毫针快速刺入穴位，施提插捻转补泻手法，出现针感后接G6805电针治疗仪，用连续波，电流强度以患者能耐受且有舒适感为宜。同时，在肾俞、大肠俞深刺得气后，将2 cm长的艾段插在针柄顶端，在艾段靠近皮肤一端将其点燃，艾段燃完后除去灰烬，连灸3壮，留针时间以艾段燃完为止。每日1次，10日为1个疗程，疗程间休息3～4日。②结果：痊愈36例，好转20例[河北中医,2002;(11):836]。

7. 新疆石河子大学医学院第一附属医院王凡星等报道运用针刺拔罐治疗增生性脊柱炎80例。①方法：取命门、腰阳关、肾俞、腰俞、腰眼、与增生腰椎相对应的华佗夹脊穴。臀腿部疼痛者配秩边、环跳、承扶、阳陵泉、委中等穴。常规消毒后进针，采用提插捻转开阖补泻手法。命门、腰阳关、肾俞、腰俞、腰眼用补法，其余穴位均用泻法，留针15～20分钟，中间行针1次，出针后在针孔处用闪罐法反复吸拔多次，至皮肤潮红为度。②结果：临床治愈12例，显效36例，有效29例[中国针灸,1998;(8):462]。

8. 成都军区总医院廉南等报道运用皮肤针结合体针治疗增生性脊柱炎116例。①方法：中医辨证属肾阳虚者，选华佗夹脊、腰阳关、命门及阿是穴等；肾阴虚者，选肾俞、照海、华佗夹脊及阿是穴等；气滞血瘀者，选行间、华佗夹脊、膈俞、委中及阿是穴等。选用单头皮肤针，消毒后在上述穴位部位轻叩，以局部皮肤发红为宜。疼痛明显者重叩，以皮肤稍出血为度，皮肤破损者，按经络走向选择叩刺部位。同时配合体针法：按上述方法确定相应腧穴，选择适宜毫针，常规消毒后，根据针刺部位的不同，采用直刺或斜刺，进针30～60 mm，以局部酸胀为宜，手法平补平泻。②结果：痊愈

34例,显效50例,有效22例[四川中医,2002;(2):73]。

9. 中国人民解放军93383部队医院赵凌峰等报道运用脊椎旁注射结合针刺治疗增生性脊柱炎25例。①注射疗法:配置药液为1%利多卡因15 ml,地塞米松5 ml,维生素B_{12} 1 ml。腰椎棘突旁开2 cm左右寻找压痛点,每次选6个点,用5号4 cm长注射针头,直刺尽量达骨面,回抽无血液,即缓慢推注配制药液,每点4 ml,3天注射1次,共注射7次。②针刺疗法:选相应节段腰椎夹脊穴或背俞穴,配合环跳、委中,均为双侧取穴。针刺深度直达横突或关节突,每10分钟行针1次,留针30分钟。针后在针刺部拔罐。每日1次,20次为1疗程。③结果:显效12例,有效10例[牡丹江医学院学报,2006;(1):66]。

10. 湖南中医药高等专科学校陈美仁报道运用小针刀加拔罐治疗腰椎骨质增生症108例。①方法:采用朱汉章教授发明的Ⅰ号4型小针刀。患者躯体放松,在相应的椎体旁触摸或按压寻找敏感点(痛点),用龙胆紫药水标记。皮肤常规消毒,用5 ml注射器抽取2%普鲁卡因适量做皮丘局麻。针刀线与脊柱纵轴方向平行,针刀与手术区骨面垂直,加压刺入,刀口达到骨面后纵行疏通和横行剥离,再将针刀提至皮下,刀口线调转90°,横行排切至骨面2～3刀出针。伤口处加拔火罐5～7分钟,出血量5～10 ml。取罐,消毒伤口,用无菌纱布覆盖,止痛膏药贴敷。每次可作2～3个部位,10天1次,3次为1疗程。②结果:经治1～2个疗程后,痊愈25例,显效30例,有效44例[医药世界,2006;(6):47]。

11. 甘肃金川公司职工医院刘婧报道运用穴位埋线治疗腰椎骨质增生60例。①方法:取肾俞、腰阳关和阿是穴,两组穴位交替。将选好的穴位用龙胆紫作标记,常规消毒,再在所选穴位以1%利多卡因局麻,将浸泡好的肠线装入穿刺针头内,迅速刺入穴位皮下,再将针缓慢刺入适当深度,提插使之产生酸、麻、胀感后,边退针边推针芯,将线留于穴位深部,出针后贴创可贴,防止感染。

15～20天埋线1次,4次为1个疗程。埋线3日内不吃鱼虾及发物,如酒、牛肉等;神经干及大血管分布的表浅部位避免埋线,以免损伤;皮肤局部感染或溃疡处不宜埋线;发烧、感冒、急性心脑血管疾病、神志不清、身体极度衰弱及有出血倾向性疾病者均不能使用本法。②结果:治愈48例,好转12例[上海针灸杂志,2002;(3):47]。

12.山东省文登市第一人民医院迟万芝等报道运用挑治加姜片贴敷治疗肥大性脊椎炎68例。①方法:操作者立于患者侧面,在腰背部找出皮肤颜色呈花斑样处为挑治点,每次取3～4个点。局部消毒后,先挑破皮肤,再挑断肌肉的纤维,挑净为止。挑后局部有轻微出血,可用无菌纱布擦净,然后用新鲜姜块去皮切成薄片,贴在挑治点上,纱布覆盖,胶布固定即可。每隔4天挑治1次,7次为1个疗程。②结果:经治1个疗程后,全部获效,多数患者在1次治疗后即感症状消失或明显减轻,腰部活动正常,随访未见复发[中国民间疗法,2001;(10):17]。

13.上海市闸北区彭浦地段医院陆鸿飞报道运用温针配合推拿治疗增生性脊柱炎78例。①方法:患者暴露腰背俯卧床上,先取环跳穴强刺激后留针,随后取相应椎体膀胱经穴,在腰背脊柱上下横突间进针,选用0.30 mm×50 mm毫针,深度为1.5寸,使患者感到酸胀为宜,不作任何针法,左右各施一针,并温针灸1壮,燃尽后取针。然后做腰背部点揉、按、滚、推拿手法,最后拍打脊柱,结束治疗。②结果:痊愈55例,好转19例[上海针灸杂志,2003;(10):10]。

14.广西百色地区人民医院陈苍海等报道运用针刺拔罐加手法治疗增生性脊柱炎93例。①方法:选取命门、腰阳关、肾俞、腰俞、腰眼与增生腰椎相对应的华佗夹脊穴,臀腿部疼痛者配秩边、环跳、承扶、阳陵泉、委中等穴。华佗夹脊穴采用28号针灸针针刺,穴位常规消毒后进针,采用提插捻转开阖补泻手法,命门、腰阳关、肾俞、腰俞、腰眼用补法,其余穴位均用泻法,留针20~30分钟,每间隔10分钟行针1次。并配合推拿:两手拇指分别置于两侧骶棘肌外缘,拇指纵轴与肌纤维呈垂直方向,其他四指环抱两侧髂骨。两拇指同时向中心横行挤压,待拇指分别推到骶棘肌肌腹中部。两拇指依皮肤之滑动向下稍滑并用力向下按,要求缓慢加重到术者最大指力,按压持续半分钟后再用力向上推挤,同时拇指外旋转逐渐放松压力,最后两指在原处轻轻揉压。用掌根推法和横擦法分别沿两侧骶棘肌纵行方向直推5~15次,横擦命门区域5~15次,手法结束时双掌用内劲搓热后按压在命门处,使病人感到温热深透之感觉。最后在针孔处拔火罐10分钟。②结果:临床治愈14例,显效46例,有效30例[右江医学,1999;(5):295]。

15.重庆市沙区中医院袁其伦报道运用复合针灸法治疗增生性脊柱炎115例。①电针:以相应增生椎骨旁的夹脊穴为主,并以产生症状侧为重点穴。根据患者症状配穴,如上肢可加风池、肩井、肩髎、曲池、外关等;下肢可加命门、腰阳关、委中、足三里等。用毫针分别针刺所选各穴,得气为度。四肢穴可用手指循划,以诱导感传至患处。留针30分钟,并保持针感。针刺后即可加用电针2~3对接线,用G6805电针机或WQ-10C治疗仪的低频率档,电流强度以患者舒适为度,每次通电约20分钟。②穴位注射:取毫针后,以10%葡萄糖水或生理盐水20 ml,分别对症状明显的颈、胸、腰部的夹脊穴或阿是穴作穴位注射,每穴5~10 ml,必要时可加红花液或维生素B_1等药物一并注射。注射时以产生胀感或传导感为佳。③按摩:注射后用中等强度的揉按等手法按摩局部,以消除注射后的肿胀为度。④辅助方法:根据患者的多种症状,还可加用局部拔火罐、施灸及耳穴贴压等。⑤结果:临床痊愈48例,显效47例,好转20例[针灸临床杂志,1998;(9):23]。

16.广西民族医药研究所附属医院韦英才报道运用经筋疗法治疗腰椎骨质增生症64例。①方法:本法由经筋手法、经筋针刺、拔罐疗法三部分组成,贯彻"以灶(痛)为腧"的诊疗法则,对腰椎骨质增生患者结合 X 光片和临床症状进行"查灶"取穴(或治疗部位)。"经筋病灶"一般多在腰$_1$、腰$_2$、腰$_3$、腰$_4$、腰$_5$棘突旁,腰三横突点以及脊、腰、臀、腿等部位可出现肌筋拘紧压痛,或形成索样变筋结状态,触压异常疼痛,或向下肢放射,即定为"筋结病灶点"。经筋"查灶"定位后,先采用点、按、推、揉等理筋手法,对"筋结病灶点"进行重点"松筋解结",并对足太阳经筋、足少阳经筋及足阳明经筋循行的腰腿段进行全线松筋理筋。在肌筋充分松解后,采用 28 号 2~3 寸毫针进行"固灶行针",即用左手拇指尖切压固定病灶点,右手持针行刺,要求针达病灶,使病灶点出现酸、胀、麻、痛或向周围放射后即可出针。加拔火罐 10 分钟左右即可。②结果:痊愈 24 例,显效 26 例,好转 10 例[四川中医,2001;(9):69]。

17. 福州市第二人民医院黄莉华等报道运用直流电针灸按摩治疗脊柱骨质增生症 156 例。①方法:取阿是穴为主,分部配穴:颈椎取椎点(C_7 两侧缘)、后心(T_7 棘突旁开 0.5 寸,男取左,女取右);腰椎取连排点(T_7~L_5 棘突旁开 1.0 寸)、棘点(T_5 棘突);尾椎取棘点(同上)、灵点(骶骨孔外上方 0.5 寸,第一骶孔外上方为灵$_1$,依次类推灵$_2$、灵$_3$、灵$_4$)。以上均为人身 108 个穴中的小穴(安全点)。全部采用国产 LY-5 型电子针灸按摩器,频率调至 A 键 10.0~20.5Hz,电极面积 0.8 cm×0.8 cm,先主穴后配穴,每个穴位持续刺激 8~10 分钟;然后关闭 A 键,调至 M 键 20.0~28.0Hz 进行穴位按摩,每个穴位采取持续、间断交替刺激 3~5 分钟。治毕卧床休息 10 分钟,每日 1 次。②结果:痊愈 78 例,显效 51 例,好转 24 例[福建中医药,2001;(4):19]。

18. 浙江省常山县中医院黄兴土报道运用手法结合牵引治疗腰椎增生性脊椎炎 180 例。①手法:首先依据 X 线平片或 CT 显示病变部位,采用㨰、揉等手法由上而下,从轻到重,放松腰背肌、骶棘肌、臀肌,理顺经络。然后用压颤法,以双手掌根先按压在压痛最明显的棘突旁,作有节律的弹性按压颤抖,一般按压5～6次。接着作腰部斜扳法,让患者侧卧,术者立于患者侧面,一手按肩部,一手按在臀部,作对向推扳运动,操作时以能听到"喀嗒"声为准,没有声响也不必非强求。最后用拍打法拍击腰骶部,由上而下,由轻到重,拍击5～6遍。手法治疗每次20分钟左右。②牵引:采用骨盆牵引带作胸、骨盆的对抗牵引,结合患者年龄和体质,牵引力(重力)由轻到重,以患者能忍受为度,牵引时间每次30分钟。以上治疗每日1次,10次为1疗程,疗程间休息3～5天。③结果:经治2～3个疗程后,临床治愈65例,好转98例[实用中医药杂志,2007;(7):454]。

十八、强直性脊柱炎

强直性脊柱炎是一种血清反应阴性,病因不明的常见关节疾病;是一种独立性、进行性、全身性疾病,由骶髂关节向上,髋关节,椎间关节,胸椎关节侵犯性发展性疾病;以侵犯中轴关节及四肢大关节为主,并波及其他关节及内脏,可造成人体畸形及残疾,故成为严重危害人类身体健康的疾病。本病多见于青壮年男性,发病高峰年龄为20~30岁。本病一般属中医学"骨痹"、"腰背痛"等范畴。

【病因病理】

本病病因病理目前还不十分清楚,各家学说颇多,但综合起来有以下几点。

(1)本病与种族、性别有关。

(2)本病的发作也与年龄有关。强直性脊柱炎多见于中青年人。李瑞林报告29~40岁患强直性脊柱炎者占50%;焦柏魁报告15~30岁患强直性脊柱炎者占79%;李在尧报告21~40岁患强直性脊柱炎者占其所调查人数的70%。以上报告平均年龄为25岁。这提示本病对于中青年人,特别是青年人,症见腰背疼痛、晨僵、脊柱活动不便者,诊断一定要审慎,不要有漏诊。

(3)本病为血清反应阴性的脊椎关节病,但人淋巴细胞组织相容抗原(HLA-B_{27})90%以上为阳性,一方面是显示强直性脊柱炎实验室检查之特性,一方面也表明了强直性脊柱炎流行病学与

HLA-B$_{27}$ 阳性分布密切相关。

(4)本病的发作有一定的遗传性。潘之清引 Stecher 报告,本病是染色体显性遗传,男性外显率为 70%,女性为 10%。聂志伟报告患强直性脊柱炎有明显家族史者占 22.8%。本病 HLA-B$_{27}$ 的阳性率在 90% 以上,其家族成员阳性率比正常对照组高 30 倍左右,也足证本病与家族遗传密切相关,这在诊断学上有一定意义。

(5)也有研究表明此病的发生与细菌感染、内分泌失调等因素相关。

【诊断要点】

1. 病史

本病多发生于 10~40 岁,高峰年龄为 20~30 岁,40 岁以后发病者少见。女性较男性少见。病情进展比较缓慢,加之本病发病隐匿,早期常为人们忽视,诊断较迟。如详细询问病史,许多病人在就诊前数年以至 10~20 年前便有症状。

2. 症状

(1)疼痛和功能受限:本病初发症状常为下腰、臀、髋部疼痛和活动不便(腰僵),阴天或劳累后加重,休息或遇热减轻。其疼痛常因腰部扭转、碰撞,或咳嗽、喷嚏而加重。一般持续数月即缓解消失。以后随着病变的进展,疼痛和腰僵均变为持续性,卧床休息后不能缓解,疼痛的性质变为深部钝痛、刺痛、酸痛或兼有疲劳感,甚至可使患者在凌晨从睡梦中痛醒。部分患者可出现单侧或双侧的坐骨神经痛,此多系骶髂关节疼痛反射到坐骨神经,而非腰椎间盘突出症。数年之后,疼痛和脊柱活动受限逐渐上行扩展到胸椎和颈椎,只有少部分呈下行性发展。此时,患者可出现胸痛、胸部呼吸运动减弱,甚至消失。胸椎和肋椎关节病变可刺激肋间神经,引起肋间神经痛,如发生在左侧易误诊为心绞痛。患者为减轻疼痛,无论站立或睡卧都喜欢采取脊柱前屈的姿势,日久脊柱发生驼背畸形。该畸形早期属可逆性,久坐加重,平卧则减轻。

(2)其他症状:有15%年龄较小的患者,始发症状为单侧或双侧的膝、距小腿关节肿痛,易与类风湿性关节炎混淆。部分患者早期可在大转子、坐骨结节、跟骨结节和耻骨联合等肌腱附着点出现疼痛、压痛或肿胀。约有20%的患者呈急骤发病,患者可有较高的体温和明显的全身症状,除脊柱和骶髂关节外,髋、膝、距小腿、肩等关节均可同时被累及。如果脊柱和双侧髋、膝关节均在畸形位强直,患者多数被迫卧床不起,如勉强行走必须借助于拐杖或板凳;如强直在功能位,患者尚能直立,并能利用身体的转动和距小腿关节的背屈和跖屈活动缓慢步行。如不幸跌倒,常易导致颈椎骨折、脱位,甚至四肢瘫痪。有20%的患者经常患有复发性虹膜炎,引起复发性眼痛和视力减退。

3.体征

(1)脊柱僵硬和姿势改变:早期即可见到平腰(腰椎前凸减少或消失)及腰椎背伸受限;晚期可见到腰椎前凸反向变为后凸,脊柱各方面活动均受到限制。除非髋关节有内收、外展畸形,脊柱侧凸很少见到。晚期有脊柱侧凸时可见到弓弦征,即侧弯活动时,凹侧椎旁肌肉像弓弦一样紧张。当患者整个脊柱发展成纤维性或骨性强直时,脊柱活动则完全丧失,脊背呈板状固定,严重者呈驼背畸形,甚至迫使有的患者站立时只能脸向地面,只可向下看而不能向前看,更不能向上看,有的患者需由别人牵手引路才敢前行。测量脊柱活动度的方法有多种,较常用的方法是改良Schober试验:测量髂后上棘水平以上垂直距离10 cm处的脊柱前屈度和腋中线上任何20 cm距离的脊椎侧屈度。前屈或侧屈达到5~10 cm者为正常。测量前屈时,指尖到地面的距离反映总的适应性和髋部状态,而不代替脊柱本身的运动,但由于本项测量简便易行,故常作为评价整体功能状态的指标之一。

(2)胸廓呼吸运动减少:一般认为,胸部的周径扩张度少于3 cm者为阳性,表示其扩张受限。严重时可消失。

(3)骶髂关节检查法:挤压或旋转骶髂关节而引起疼痛,是早期骶髂关节炎可靠的体征。检查骶髂关节一般可使用以下四种方法。①骨盆分离法:双手压患者髂骨前嵴处向后,向外压迫,使骶髂关节张开。②骨盆挤压法:于患者髂骨嵴处,用力向中线挤压髂骨,从而使骶髂关节受到挤压。③骶骨下压法:患者俯卧,检查者用双手压迫骶骨向前。④床边试验法:患者仰卧床上,患侧腿放于台外,检查时一手放于患腿股骨下端,另一手放在对侧髂骨嵴上,双手同时用力下压,使患侧髋关节过伸,牵动髂骨旋转而引起骶髂部疼痛。

(4)周围受累关节的体征:早期可见受累关节肿胀、积液和局部皮肤发热,颇似类风湿性关节的体征。晚期可见各种畸形,髋关节常出现屈曲挛缩和内收、外展或旋转畸形,骨性强直机会多;膝关节可呈屈曲挛缩畸形,常可见到髋膝综合征和站立时的"Z"形姿势。

(5)肌腱附着点病变体征:尽管大转子、坐骨结节、髂骨嵴、耻骨联合和跟骨结节都能发生病变,但因前四者都接近该病变的中心发病区,症状、体征易被掩盖。而跟骨结节远离发病中心部位,且位置表浅,故症状、体征易引起注意,且特别突出明显。早期即可见跟腱附着处红、肿、热、压痛、跛行,如合并跟腱前、后滑膜囊炎,则肿胀更显著。晚期,因骨质增生,可看到或触知局部骨性粗大畸形。

4. 实验室检查

本病的实验室检查缺乏特异性。在早期和活动期,80%的患者血沉增快,在静止期或晚期血沉多降至正常。但是,即便在病变的活跃时期,也有约1/5的病例血沉不快。因此,决不能因血沉不快而否定本病的诊断。另一方面,当临床和X线片尚不足以诊断本病时,如血沉较快,则可增加诊断的依据。贫血和白细胞增多不常见,偶见血浆α和γ球蛋白的增多和白蛋白降低。狼疮细胞多为阴性。脑脊液蛋白稍增加(0.45～0.60 g/L),尤其多见于合并坐骨神经痛的病例。90%以上的患者其组织相容抗原($HLA-B_{27}$)为阳性。

5. X线检查

(1)骶髂关节改变:这是诊断本病的主要依据。可以这样说,一张正常的骶髂关节X线片几乎可以排除本病的诊断。本病早期骶髂关节的X线片改变比腰椎更具有特点,更容易识别。一般地说,骶髂关节可有三期改变。①早期:关节边缘模糊,并稍致密,关节间隙加宽;②中期:关节间隙狭窄,关节边缘骨质腐蚀与致密增生交错,呈锯齿状;③晚期:关节间隙消失,骨小梁通过,呈骨性融合。

(2)脊柱改变:病变发展到中、晚期可见到:①韧带骨赘(即椎间盘纤维环骨化)的形成,甚至呈竹节状脊柱融合;②方形椎;③普遍骨质疏松;④关节突关节的腐蚀、狭窄,骨性强直;⑤椎旁韧带骨化,以黄韧带、棘间韧带和椎间纤维环的骨化最常见,晚期呈"竹节样脊柱;⑥脊柱畸形,包括腰椎和颈椎前凸消失或后凸,胸椎生理性后凸加大,驼背畸形多发生在腰段和上胸段;⑦椎间盘、椎弓和椎体的疲劳性骨折和寰枢椎半脱位。

(3)髋膝关节改变:髋关节受累常为双侧,早期可见骨质疏松,闭孔缩小和关节囊膨胀;中期可见关节间隙狭窄,关节边缘囊性改变或髋臼外缘和股骨头边缘骨质增生(韧带骨赘);晚期见关节间隙消失,骨小梁通过,关节呈骨性强直。

(4)肌腱附着点的改变:多为双侧性,早期骨质浸润致密和表面腐蚀,晚期可见韧带骨赘形成,骨质疏松,边缘不整。

6. 鉴别

注意与类风湿性关节炎、脊柱结核、骶髂关节化脓性关节炎、致密性骨炎等相鉴别。

【外治方法】

(一)中药外治方

1. 中药熏蒸方

(1)处方:桂枝、防风、伸筋草、透骨草、川乌、草乌各 30 g,红花、川芎、牛膝、红花各 50 g。

(2)方法:采用熏蒸治疗床,将诸药放入电热锅内,加水 2000 ml,加热煮沸 20 分钟后,患者仰卧于熏蒸治疗床上,对病变部位熏蒸,温度 40~45℃,以患者耐受为宜,每次 30 分钟。每日 1 次,10 次为 1 个疗程。

2. 中药汽浴方

(1)处方:豨莶草、黄芪各 30 g,防己、鸡血藤、红花、麦冬、独活、五加皮、青风藤各 20 g,丹参、牡丹皮、秦艽各 15 g,露蜂房 10 g。热象明显,血沉快者,加土茯苓 50 g,生石膏 20 g;寒象明显,血沉正常者,加麻黄、干姜各 10 g。

(2)方法:将上述药物加水浸泡 2 小时,加热煎煮 2 次制成 5000 ml 原液。使用时患者坐入蒸汽浴房中,先用蒸汽熏蒸 15 分钟,使全身汗毛孔开,然后开始进行药浴。将中药液反复均匀地喷淋在皮肤上,重点在腰骶部位,时间为 20~30 分钟。在熏蒸过程中嘱患者不断活动各关节,以使长期疼痛、僵硬的关节功能得到改善。隔日进行 1 次,15 次为 1 疗程。

(3)注意:药浴过程中,要密切观察患者的神志、呼吸、面容、出汗多少等。随时询问患者的自我感受,如头晕、恶心、乏力等,如有不适要及时终止治疗。药浴结束后嘱患者淋浴净体,出浴房后,协助患者穿上浴衣,严防感冒。有严重心血管疾病、肝炎、活动性肺结核等各类传染性疾病及各种疾病引起体虚者忌用。

3. 松脊展筋方

(1)处方:制川乌、制草乌各15 g,桂枝、透骨草、伸筋草、鸡血藤、络石藤、海风藤、五加皮、川椒、羌活、独活、防风、合欢皮、乳香、没药、桃仁、红花各10 g,海桐皮20 g,细辛6 g。

(2)方法:以上方药装袋后置入TQ-98B型汽化药热疗器,对患者腰骶部及背部进行熏蒸治疗,根据每个患者的个体差异和耐受程度,设定温度在45~50℃,每天1次,时间为40分钟。15天为1个疗程,连续治疗2个疗程。

4. 药袋热敷方

(1)处方:山柰、羌活、独活、川芎、白芷、徐长卿、青木香、苏木、桂枝、当归、制乳香、制没药、细辛各15 g,冰片5 g。

(2)方法:以上方药共研为末,与淘净的细沙30 g拌匀,装入布袋内。治疗时将药袋放锅内隔水蒸30分钟取出,放于疼痛处,留置30分钟,每日1次。

5. 离子导入方

(1)处方:生川乌、生草乌、秦艽、威灵仙各90 g。

(2)方法:将以上方药投入75%酒精600 ml中浸泡半月过滤备用。治疗时用绒布或滤纸浸透药液敷于疼痛明显处,上盖浸湿的绒布垫,内夹铅板连接电疗机导线之阳极,阴极置于腹部对应部位。开通电疗机,以病人能耐受为宜,每次20分钟。每日1次,10次为1疗程。

6. 活络外洗液

(1)处方:当归、川芎、木瓜、制乳香、制没药各20 g,独活25 g,狗脊、杜仲、伸筋草、川椒各30 g。

(2)方法:上方使用时将药用纱布包好后放入大号沙锅中,加水 2000 ml 浸泡 30 分钟,文火煎沸 20 分钟后将药液倒入熏洗床的贮槽内,加入食醋 100 ml。令患者暴露其脊柱及骶髂部周围,仰卧于床上,上盖棉被保暖熏蒸,待药物不烫手时,用棉布擦洗患处,边洗边按摩,使药力充分到达患处。每次熏洗时间一般在 40 分钟左右,也可根据患者体质情况适当调整,熏洗时勿令感受风寒。每日熏洗 2 次,1 剂药可洗 2 天,再次使用时适量加水煎沸即可,每 30 天为 1 疗程。

7. 通痹灵洗剂

(1)处方:川椒目、海藻、鸡血藤各 30 g,桂枝、昆布、透骨草各 15 g,忍冬藤 20 g。

(2)方法:以上方药按比例配制粉碎加工成 100 目粉末,包装成 150 g/包。每次 1 包,用开水冲泡后倒入盛有温水的浴缸中,水量以能浸泡整个人体为度,每次药浴半小时。每 2 日 1 次,1 个月为 1 疗程。

8. 中药外搽剂

(1)处方:生川乌、生草乌、生附子、生麻黄、干姜、肉桂各 30 g,生乳香、生没药、生南星、细辛各 20 g。

(2)方法:以上方药用 60% 酒精或高度白酒 1000 ml 浸泡,半月后滤汁备用。治疗时以其外搽患处,同时可配合按摩或外用 TDP 照射。

9. 八味镇痛散

(1)处方:伸筋草、透骨草、川乌、草乌、乳香、细辛、制马钱子、樟脑各 90 g。

(2)方法:先将前七味药烘干加工粉碎过罗,然后将樟脑粉碎加入上药拌匀制散剂。先用稀布缝 1~2 个布袋,布袋的长短大小应根据患者脊柱长度决定。一般应超过脊柱及骶髂部周围痛点的上下左右 2 cm。然后在桌上铺一 50 cm² 的塑料布,将八味镇痛散放在塑料布上用适量的米醋拌湿,拌匀。一般湿度为用手一握成团,放下后可自动散开为佳。不可过湿或太干,因过湿或太干都可影响药物的疗效。最后将拌好的药物装入缝好的布袋内封口,装好药袋的厚度平均在 1~1.5 cm,最多不超过 2 cm(因太厚不易加热,影响疗效)。将药袋放在脊柱及骶髂关节部,药袋直接放在皮肤上,将装入 7~8 成满的热水袋放在药袋上加热或用电热袋加热均可。热敷的时间,一般在 40 分钟至 1 小时,每日 1~2 次,3 个月为 1 个疗程。每袋药可热敷 3~5 天,如用 3~5 次之后,发现药袋内的药变干,可再加米醋调湿拌匀装入药袋继续使用。

10. 蜈蚣三七散

(1)处方:蜈蚣、三七、全蝎各 5 g,炙乌梢蛇、僵蚕、地龙、蜣螂虫、炙豹骨、露蜂房(炒黄)、细辛、牛膝、乳香、没药、马钱子、大黄(麻油煎)各 10 g,麝香 0.5 g,蟾酥 2 g,冰片 3 g,白及 20 g。

(2)方法:以上方药共为细末,最后加麝香、冰片、蟾酥三药,兑匀装瓶封固备用。一般早期急性炎性活动期用上药粉加陈醋适量,调为糊状涂于患关节处,每日 1 次。若慢性、稳定期用肥生姜、鲜葱白带须各 30 g,共为泥混合上药粉,加适量黄酒为糊膏状,外敷于患关节加绷带固定,3 天换药 1 次。

(二)针灸治疗法

1. 毫针法

(1)取穴:颈椎关节取华佗夹脊穴、风池、天柱、大椎、列缺、足三里;胸椎关节取大杼、膈俞、人中、后溪、胸夹脊穴、大椎、身柱、太溪、足三里;腰椎、骶椎关节取肾俞、命门、大杼、腰阳关、次髎、太溪、关元俞、小肠俞、委中、气海俞、上髎、后溪、足三里、膈俞。

(2)操作:①颈椎关节:每次选 3~5 穴,每日或隔日针刺 1 次,10 次为 1 疗程,华佗夹脊穴和督脉穴以得气为度,其余穴位均平补平泻法。②胸椎关节:每次选 3~5 穴,每日或隔日 1 次,10 次为1疗程,胸夹脊和督脉穴以得气为度,其余穴位均平补平泻法。大杼和膈俞穴针尖向椎体方向斜刺0.5～0.8寸,肾俞穴直刺并微斜向椎体,深1～1.5寸。③腰椎、骶椎关节:每次选3～5穴,每日针刺1次,10次为1疗程。肾俞、命门、大溪、足三里用补法,其余穴位用中等刺激。肾俞针刺微斜向椎体,深1～1.5寸,关元俞直刺0.8～1寸,使腰骶部及下肢有酸胀麻感,次髎直刺1～1.5寸,使骶、下肢有酸胀感。

2. 温针法

(1)取穴:双侧第10胸椎以上华佗夹脊穴;八髎、环跳、承扶、秩边、足三里、阴陵泉、阳陵泉。

(2)操作:先针刺患者双侧第十胸椎以上华佗夹脊穴,左右交叉选穴,盘龙刺法(华佗夹脊穴的一种刺法,沿脊柱取华佗夹脊穴,从上向下左右交叉,如取第一胸椎左侧夹脊,后取第二胸椎右侧夹脊,左右交替,因其状如龙盘于柱故得名盘龙刺法),刺左不刺右,刺右不刺左,行捻转补法,隔日换针对侧。另取八髎、环跳、承扶、秩边、足三里、阴陵泉、阳陵泉针刺,行捻转补法。再于所有针尾部放1寸艾炷点燃。每次留针30分钟,隔日1次,15次为1个疗程,连续治疗3个疗程。

3. 电针法

(1)取穴:以督脉和足太阳膀胱经穴为主,如灵台、至阳、筋缩、中枢、脊中、悬枢、命门、腰阳关、十七椎下、膈俞、肝俞、脾俞、胃俞、肾俞、气海俞、大肠俞、关元俞、秩边等穴。选穴时以病变累及部位上2个脊椎节段开始向下取穴。每次取上述穴位7～9个为1组。

(2)操作:常规消毒,先上后下针刺,待有针感时接电针仪,同名经穴相连,负极接上部穴位,正极接下部穴位。每次留针30分钟,每日1次,10次为1疗程。

4. 针挑法

(1)取穴:颈$_4$～骶$_5$ 的华佗夹脊、膀胱经穴(包括1、2线)、督脉、双髋、骶部的阿是穴。

(2)操作：每次于上方中选取 2 穴（左右对称），常规消毒，用 2%的利多卡因作局部表皮麻醉，稍片刻后挑治。选用大号缝衣针，右手横向持针，左手食指轻压穴侧以固定局部皮肤，把针尖放在挑点中心处，缓慢进针，当穿过皮肤后，可放松左手，右手同时把针尖翘高一点，提高针体作左右摆动，把挑起的表皮拉断，然后再将针尖伸进缺口皮下，挑出一些带黏性的皮内纤维，挑一点拨出一条，反复多次，直至把针口周围的纤维挑完为止。在挑治过程中，一定要随时旋转针体让纤维缠绕在针体上，纤维随针摆动而拉长，拉出一定长度后，又随之把纤维旋缠在针体上，边摆边旋转，直至把纤维拉出为止。摇摆时，感到右手指下抵抗力明显减弱时，切勿大力提拉，以免纤维中断。如果中断，可用针重新挑拨，直至不能挑出皮内纤维为止。如纤维过长，缠满针尖，不利操作，可剪掉。在整个操作过程中，针体与皮肤要保持平行状态。术后用消毒纱布固定，每次针挑的时间需 15～30 分钟。每日 1 次，15 天为 1 疗程，疗程间间隔 3 天。

5. 银质针法

(1)针具：参照浙江宁波陆氏银针定制，其针柄粗 2.0 mm，长 7.0 mm，针体粗 1.0 mm，长度分别为 7 cm、9 cm、11 cm、13 cm、15 cm 五种规格。

(2)操作：患者取俯卧位，暴露脊背部，常规消毒，按无菌技术要求操作。选择脊背部以胸腰椎为中心，左右各三排，针距为 2 cm，根据部位深浅选用一定数量长度合适的银针。进针处作普鲁卡因皮试点，然后将所选定银针从上至下刺入病变部位，而后用 TDP 照射针刺部位，25～30 分钟后起针，针眼敷酒精以防感染。同一部位 3～5 天治疗 1 次，4 次为 1 疗程。

6. 穴位埋线法

(1)取穴：肾俞、白环俞，均取双侧。

(2)操作:患者俯卧,先用龙胆紫在穴位处作一进针标记,以0.5%碘酊常规消毒后,用2%利多卡因局部麻醉,医者右手持针,针头顶压于所埋穴位,左手将一段已消毒的0号羊肠线(将0号羊肠线剪成1.5 cm的小段,使用前浸泡于75%酒精中30分钟)套于埋线针尖端的凹槽内,然后左手拇指绷紧穴位皮肤,右手持续缓慢进针,针尖缺口向下以15°~40°角刺入,直至肠线头完全埋入皮下,再进针0.5 cm,将肠线埋于穴内肌层,随后出针,针孔用碘酊再次消毒,外敷无菌纱布。15~20天埋线1次,3次为1疗程,埋线后5天内嘱患者切勿洗澡,以避免针孔感染。

7. 针刀松解法

(1)定位:患者俯卧,松解部位下面垫枕头,使脊柱保持后突,后侧软组织绷紧,以利于操作。每次松解4个椎板、椎小关节囊及其周围肌腱及肌腱韧带钙化组织。第一次选择脊柱活动度大的部位T_{11}~L_2,以此为中心逐次向上下扩展。若为解决颈部活动时,可先从上胸段开始。胸椎小关节间隙由后下向前上倾斜,关节面与水平位成60°~70°角,而腰椎小关节间隙于矢状位相一致,并由内向外稍有倾斜。

(2)操作:针刺前可在松解部位注射2%利多卡因1~1.5 ml,加泼尼松龙1 ml于椎板及小关节周围,一般在松解节段棘突旁2 cm刺入皮下进针到椎板,其松解顺序:椎板周围、小关节囊、关节周围、棘间韧带。特别应该提及的是小关节松解时应按倾斜方向及角度进行。当针尖刺入小关节囊时有磨沙感,严重者有刺入石灰块内的感觉,可多次循序渐进,松动后针尖可达小关节间隙内并顺其方向摆动。术后一般不出血,贴创可贴于针孔处。松解后抽去枕头,患者抓住床栏,术者持患者双小腿持续用力牵拉3~5分钟后,术者用手掌由轻到重按压脊柱,此时可见后突部位下沉、变直,以病人耐受程度适可而止。病人站立后活动脊柱,包括前屈后伸、左右弯曲及旋转,术者以手掌放在松解区,可感到有撕裂样感,同时脊柱活动度增加。一般伸屈可增加20°～30°,同时感到胸腹部畅快、腹部发热。术后坚持每天2次的腰部锻炼,包括牵拉单杠、摆腰、扩胸、俯卧撑等。坚持不懈地防止小关节及周围组织再度粘连,保持其活动度。

8. 夹脊火针法

(1)取穴:根据X线片提示病变部位及症状选用相应的夹脊穴。

(2)操作:先用银针在所选穴上点按标记,然后将穴位用碘酒、酒精常规消毒。术者右手持细火针在酒精灯上烧至白亮,对准穴位速进疾出,针刺深度以1寸为宜。刺毕在针孔上拔火罐10分钟。每3天1次,10次为1疗程。

9. 夹脊针罐法

(1)取穴:夹脊穴为主,督脉穴为辅。

(2)操作:根据病变所在相应部位的夹脊穴,常规消毒后,用3.5寸毫针,根据病人胖瘦体型的不同,选准穴位,直刺1.5～2寸深,以有放射感为佳,用泻法,速刺不留针,出针后局部拔火罐,以拔出瘀血少许。每日1次,1周后改用隔日1次,12次为1疗程。

10. 扬刺夹脊法

(1)取穴:以相应病变椎体部位的夹脊穴和骶髂关节痛点为治疗点。

(2)操作:患者取坐位或俯卧位,暴露病变部位后,医者用30号1.5寸毫针,常规消毒后选2～4个夹脊穴,正中刺入一针,施轻度均匀的提插手法使针感向四周传导,以有放电样感觉向对侧脊柱或肢体传导为佳。之后在穴位四傍各浅刺一针。并在主穴针上接通G6805电针仪,留针20～30分钟。然后,让患者变换体位,并牵拉活动髋关节寻找骶髂关节的痛点,依上法针刺,手法以中度提插捻转和刮柄法为主,留针30分钟后,取大号火罐用闪火法在针刺部位拔火罐。6天为1个疗程。

11. 刺络放血法

(1)取穴:风池、大椎、命门、脊柱关节阿是穴。

(2)操作:穴位局部常规消毒,用梅花针重叩或挑刺后,拔火罐,吸尽瘀血。每次选取2个穴位,每周2次。

12. 蜂针治疗法

(1)过敏试验:蜂针治疗的前1天,应首先进行过敏试验:上午在病人腰椎的一侧皮肤上用一只蜜蜂螫刺,10秒钟后拔出,若无明显反应,下午在另一侧皮肤上再用一只蜜蜂螫刺,1分钟后拔出,观察局部和全身反应,测量体温、血压,翌晨做尿常规化验检查。若半小时内仅有轻度局部反应(红肿范围直径在5 cm以内),体温与血压无明显变化,尿化验检查、尿糖与蛋白均为阴性者,为敏试阴性。若呈中度局部反应,须进行脱敏后,再行治疗。

(2)螫刺方法:过敏试验阴性者,即可行螫刺治疗:①局部常规消毒,用镊子轻轻夹住蜜蜂头部,使其腹部末端接触治疗皮肤,蜜蜂即弯曲腹部伸出尾部的钩针刺入。②30分钟后用镊子拔出螫针,再局部消毒,每日1次。③蜜蜂只数逐渐增加,最多1次用20余只蜜蜂。

(3)螫刺穴位:肾俞、气海俞、大肠俞、关元俞、小肠俞、膀胱俞等。

(4)疗程:30~50天为1疗程,蜜蜂总量为400~1000只左右,病程长的,中间休息1周后,可再治疗1个疗程。

13. 刮痧治疗法

(1)定位:①近取范围:患者背部以脊柱为中心的病变区域,即以X线提示的脊柱病变最高位置为上限,以骶部为下限,两侧腋后线之间的范围。②远取部位:双侧涌泉穴。

(2)操作:①患者俯卧在治疗床上,显露背部,全身放松。②术者确定刮痧范围,在相应部位涂上一层"舒筋活络油",并轻松按摩穴位,放松有关肌肉组织。③术者用消毒刮板在皮肤上以45°的倾斜角,沿着一定方向进行刮摩,一般自上而下,由内到外,依次顺刮。其接触面应尽可能拉大、拉长,非平面部位可用棱角刮摩。操作中依据病情、病变特点,灵活运用点、线、面的结合,针对性刮摩重点部位。④刮摩力度以患者体质、胖瘦、病程及对疼痛的耐受程度而确定,一般胖者,病程长者重刮;反之则轻刮。但用力应均匀,始终如一。⑤术者应全神贯注,意念作用于手指,将自身正气通过刮具传达到皮肤,并与刮摩力相合,借助刮具快慢节奏变化,实施补泻手法。⑥刮摩背部同时,交替对双侧涌泉穴者进行强力刮拭。⑦每个部位刮拭3~5分钟,30~50次为宜,直至出现紫红色斑块,示体表出痧。刮摩完毕,嘱患者饮用大量热茵陈赤小豆汤,而使其周身汗出。⑧每7天刮1次,4次为1疗程,连续治疗3个疗程。

14. 穴位敷贴法

(1)取穴:①督脉穴位为大椎、至阳、筋缩、命门、腰阳关;②膀胱经第一侧线穴位为大杼、膈俞、肾俞;③膀胱经第二侧线穴位为膏肓俞、志室、秩边;④阿是穴。

(2)药物:主要成分为乳香、没药、皂刺、白芥子、川乌、草乌、威灵仙、透骨草、穿山甲、吴茱萸;共研细末,密封保存。

(3)操作:用高纯度白酒将药粉和为糊状。先用热醋敷贴穴位30分钟,然后每穴贴花生米大小药糊1块,胶布固定,12小时后去掉。第1、第4组穴每次必贴,第2、第3组穴斟酌选用。每日1次,10次为1疗程,疗程间休息5天。

15. 铺灸治疗法

(1)定位:取督脉大椎穴至腰俞穴。

(2)药物:斑蝥1份,丁香、肉桂各2份,共研细末备用,麝香0.5 g;取大蒜1000 g绞碎去汁,留蒜泥备用;桑皮纸1张(8 cm×80 cm),艾绒适量。

(3)操作:患者取俯卧位裸背,穴位常规消毒后,涂以少量蒜汁,将以上药粉均匀敷于穴位,铺桑皮纸,将蒜泥隔纸置于穴位上,压紧砌成宽 5 cm,高 2.5 cm 的长方体。蒜泥中央再铺宽 3 cm,高 2.5 cm 三角形长艾炷,点燃头、身、尾 3 点施灸,燃尽为 1 壮,灸 2~3 壮。灸毕,除去蒜泥,用纱布蘸温水擦去药粉,揩干。灸后皮肤渐红,可起水泡,第 3 天消毒引流泡液,并涂以龙胆紫药水,暴露患处,直至结痂脱落,皮肤愈合。每年三伏施灸 1 次,3 年为 1 个疗程。

16. 激光针刺法

(1)取穴:主穴取肾俞、命门、腰阳关、大肠俞、华伦夹脊穴,配穴取大杼、阳陵泉、悬钟。

(2)操作:每次取其中 3~6 穴。应用 JG-10 型激光针灸仪,激光波长为 6328Å,光纤输出功率>2 mW,穴位皮肤常规消毒后,将光纤插入高压消毒过激光空心针中,刺入相应穴位,提插捻转得气后,打开开关,留针 15~20 分钟。每日 1 次,10 次为 1 个疗程,疗程间休息 7 天。

(三)推拿治疗法

1. 松凝正骨法

(1)预备手法:患者俯卧,解除腰带,全身放松,术者立于床边,用㨰法自颈肩、胸腰背、臀、股、小腿至足跟,主要放松和温通足太阳膀胱经脉,反复 6 次。再以左右拇指分别置于脊柱两侧,顺足太阳膀胱经的大杼、肺俞、心俞直至膀胱俞等穴位进行点按,又顺双下肢膀胱经和少阳胆经自臀至足,重点点按环跳、承扶、殷门、委中、阳陵泉、承山、昆仑等穴,每穴点按 3~5 息(一呼一吸为一息)。以上手法共用时约 15 分钟。

(2)松凝分筋:术者立于患者一侧,双手拇指并拢,首先触摸到第一腰椎横突,指腹用力顶住横突处,将横突间韧带、骶棘肌、横突间肌和腰背筋膜等组织向内后方向进行弹拨,反复进行 3~5 次。

每次弹拨时要配合患者的呼吸,力度轻重以患者能耐受为度。然后拇指顺势下移至第二、第三、第四、第五腰椎及臀部进行同样手法操作,直至使触及的腰背肌腱、韧带等出现一定的松弛感。一侧手法治疗结束后,术者再移至患者另一侧进行治疗。以上手法用时约 10 分钟。

(3)掌推正骨:术者侧身立于患者一侧,一手掌置于第七颈椎棘突,另一手掌置于其上协同用力。术者前臂和掌根的用力方向与患者身体成 45°角,着力点在术者掌根部,自颈胸段开始,沿棘突由上向下顺势推按,每次按压时注意配合患者呼吸(呼气时向下按,吸气时放松),按压力度由轻到重,并随时询问、观察患者的反应,每次推按至骶尾部结束。如此往返 3~5 次,用时约 10 分钟。

2. 整脊平衡法

(1)预备手法:患者取俯卧位,解除腰带,全身放松,术者位于床边,用滚法自颈肩、胸背、腰臀、腿至足根反复 10 次,主要使组织放松和温通足太阳膀胱经,再用左右拇指分别置于脊柱两侧,顺足太阳膀胱经的大杼、肺俞、心俞直至膀胱俞进行推按,顺双下肢膀胱经和少阳经自臀部至足跟推按。一指禅推大椎、命门、肾俞、腰俞、腰阳关、肝俞、脾俞、膀胱俞、四髎、环跳、承扶、殷门、委中、阳陵泉、承山、昆仑等穴 3~5 遍。

(2)整脊平衡法:①脊柱前后运动法:令患者俯卧或侧卧,术者双手拇指按压两棘突间做前后运动 200 次。②棘突左右侧运动法:令患者俯卧位,术者双手拇指放置于棘突左右旁侧,向对侧推动 200 次。③棘突左右斜 45°运动法:术者双手拇指置于棘突旁侧,用力方向向对侧成 45°角推动 200 次。④脊柱小关节前后运动法:术者双手拇指按压棘突旁小关节,力的方向向腹侧直线进行,起伏按压 200 次。治疗顺序为自上而下,上自环椎下止骶椎,每个运动节进行手法调整平衡运动频率以 60 次/分为宜,手法中应在肩、肘、腕关节放松空虚进行起浮性按压局部,动作要柔和、轻巧,手到心会,由轻到重,逐渐用力,达到局部力学平衡的治疗作用,每20次1个疗程。

3. 理筋通筋法

(1)一般常规手法:手法为一指禅推法、滚法、揉法、弹拨法、踩背法;部位为脊柱、双侧骶髂关节、膝关节;取穴为胸背部两侧膀胱经背俞穴及骶髂关节、膝关节周围穴位。操作要求:患者取俯卧位,尽可能放松整个背部及双侧骶髂关节、膝关节周围的组织。按照手法操作由面到点、由上而下、由轻到重的原则。总时间为30分钟。

(2)推拿特效手法:手法为擦法、拿法、振法、不倒翁动作、捏脊法、侧扳法。操作要求:上述手法在一般手法完成后进行。擦法要求力透脊柱深层,以擦至全身出汗为度;拿法要求两手同时分上下拿住一侧脊柱旁的深层肌,同时用力往上提,以听到"喀"的一声声响为度;振法要求两手分置脊柱两侧,边振边移动,以振后患者有明显舒适感为度;捏脊法要求每个脊柱节段都能听到"喀"的一声声响为度;侧扳法要求力点集中于病变节段;不倒翁动作为结束手法,患者坐床上,双手交叠抱紧膝关节,胸部向前贴紧,头部尽量前屈,医生一手扶住患者胸背部,另一手扶住患者膝关节,两手协同用力,使患者身体以臀部为中心进行前后滚动,反复10次,在操作过程中勿使患者身体左右摇晃,并嘱患者始终抱紧膝关节。

4. 推拿导引法

(1)推拿手法:俯卧位,视病情可适当腹部垫枕。①脊柱部推拿:第一步按揉弹拨。背向腰骶部沿骶棘肌进行叠指、叠掌按揉,用力由轻到重,再自上而下以腰骶部为重点作弹拨法,配以点按膀胱经穴,反复施之。如配合梅花针刺络走罐,更具温通肌筋,缓急止痛之功效。接着第二步平推振压。自上而下,背脊部用拇指平推,腰骶部取肘平推法,沿骶棘肌内侧束施行,然后有节奏地从背至腰骶进行弹性振压。第三步擦背温通。取介质少许,沿膀胱经及棘旁从上而下行小鱼际侧擦法,腰骶部、骶髂部务以透热为佳。②髋部以下手法:用掌根、肘部按揉法,拳背滚法,弹拨法,舒松臀肌痉挛及粘连;在大腿后侧及髂胫束用掌根按揉法、滚法。掌平推小腿,点按委中、承山,拿小腿及跟腱。酌情施以下肢屈膝压腰或后伸压腰。最后仰卧位,适当背部、颈部垫枕。行点按气海、关元穴,揉摩腹部;滚、按揉大腿前侧,弹拨股内收肌,摇髋关节,搓大腿。

(2)自我导引:①仰卧位,腰骶置薄枕,如圆背畸形明显者在颈背部垫枕以舒适为宜。初练功者可意念丹田部或命门,有一定的基础可意念骶髂部、髋部等病变部位。可默念字句、数息等促使入静。呼吸从腹式自然呼吸逐渐适用逆腹式呼吸及胸式呼吸。入静至一定程度,逐渐意想脊柱、髋部,体会局部的松舒感受。然后摩揉小腹至热,搓手浴面结束。或可依小周天功练之。②高坐或站立,揉颈项,手与项争,抬肩缩颈,擦胸胁,摩腹,擦少腹及腹股沟,直擦腰骶,屈膝下蹲或背靠墙站立或膝关节转轮活动,依次操练。可配练《易筋经》韦驮献杵势。

5. 脊柱推拿法

(1)骶棘肌膏摩法:病人取俯卧体位,医生以祛瘀止痛膏摩为介质,用掌根按揉法,在病变脊椎两侧骶棘肌自上而下反复多次地施行手法,亦可用滚法在两侧骶棘肌作自上而下反复多次地施行,以作放松、诱导治疗。这两种手法的接触面均较大,尤其是按揉手法,对大面积的背部疾病最为适用。

(2)背部膀胱经穴及督脉经穴的按揉和弹拨法:对肺俞、膈俞、脾俞、胃俞、三焦俞、肾俞、秩边、大椎、身柱、至阳、筋缩、命门、腰阳关、上髎、次髎、中髎、下髎、居髎、环跳等穴作重点的按压法。

(3)单侧挺胸压脊法:病人继续取俯卧位,医生站在患者的左侧,以左手托住患者的右肩前部作向后的动作,而右手手掌按压患者的胸段棘突作向下的按压动作,双手配合默契,同时施力,这样就可使胸段脊椎产生单侧挺腹为主的伸展运动。右手手掌按压的胸椎部位可有规律地由上逐渐向下移动,这样就可以完成整个右侧挺胸为主的被动伸展运动。

(4)腰、腰骶、骶髂、髋关节被动后伸法:医生位于患者的左侧,左手分别在腰部、腰骶部、骶髂部、髋关节作向下按压的动作,右手握住患者的左腿或右腿作向后伸的动作。双手配合默契。同时用力,完成腰、腰骶、骶髂、髋关节的被动后伸法。

(5)髋关节的被动旋转法:以左侧髋关节为例,患者继续取俯卧位,医生位于患者的左侧,左手以祛瘀止痛摩膏为介质,用掌根在臀部施按揉法;右手握住患者的右踝,被动屈膝后,配合左手的按揉法,作被动的髋关节内旋和外旋被动运动。

(6)擦脊法:同样以祛瘀止痛摩膏为介质,用擦法,分别在督脉及两侧膀胱经上分段(胸段、腰段、腰骶段)施行擦法,透热为度。

(7)仰卧运髋法:患者取仰卧位,医生用掌根按揉法施于股前、股外侧、股内侧,并可按压髀关、伏兔、风市等穴。

(8)扩胸伸脊法:患者取坐位,双手指交叉握紧于后脑枕部,医生位于患者的背后,用膝关节抵住患者的胸段脊椎,双手扶住患者的两肘,做手法前的准备。医生的双手将患者的双肘推向前方,躯体随之前屈,并嘱患者作呼气动作;而后医生双手将患者双肘拉向后方,躯体亦随之后伸,使医生的膝关节抵住患者的胸段棘突,同时尽可能地使肘关节向后过伸,并嘱患者作吸气动作,如此反复3～5次。这是一种有效的被动扩胸运动,治疗时如能配合好,又肯坚持煅炼,胸廓扩张运动受限定能得到改善。最后以按揉胸部、背部,擦两胁肋,拿风池,拿肩井,搓胁结束治疗。

6. 脊柱拉压法

采用JQ-1型脊柱牵引机,患者俯卧机上,背腰部按摩后固定骨盆和腋部,根据患者体重、脊柱长度及病情选定拉力、拉距及床面角度,慢速牵引2～3次。配合按摩挤切,点叩摇晃,拍击理肋,按摩舒筋,推拿松骨等手法,施术15分钟。鼓励患者术后锻炼背腰肌。

【现代研究】

1. 广西中医学院第一附属医院仁爱分院唐业建报道运用五虎散外敷加按摩治疗强直性脊柱炎48例。①五虎散外敷:通城虎、两面针、毛老虎、爬山虎、虎杖、九节风、透骨消、五加皮、三七、骨碎补各100 g,土鳖虫、地龙各150 g,桂枝80 g。上药打成粉,过20目筛备用。用时将白酒与醋以3∶1的比例调和药粉,用手抓起药粉稍加握力,以药液从手指缝挤出而不滴下为适度。再将药粉装入纱布袋压扁成药饼,厚度以1~1.5 cm即可。视患者情况取俯卧、侧卧或坐位式,将药饼敷于患病部位,同时用风湿电泳仪进行药物离子导入。每天治疗1次,每次50分钟,15次为1疗程。②按摩:每次敷药结束后即进行手法按摩。患者取俯卧或侧卧位,以全身处于相对舒适为度。术者在患者右侧,以按、揉、弹拨、分筋、理筋等手法,沿脊柱两侧自上而下往复治疗5次,后用双手拇指指腹在脊椎旁两侧自上而下逐个椎体点按1次,每次5分钟即可。施术完毕,嘱患者全身放松,取侧卧位,下肢稍曲,闭目养神5分钟后慢慢睁开眼睛。每天按摩1次。③功能锻炼:要求患者每天做扩胸和伸腰运动1~2次,每次10分钟。④结果:临床控制5例,显效15例,有效25例[新中医,2007;(7):62]。

2. 甘肃中医学院附属医院杜小正等报道运用针刺加穴位贴敷治疗强直性脊柱炎32例。①针刺:取督脉大椎至腰俞之间所有腧穴(包含第二、第四、第八、第十二胸椎和第三、第五腰椎棘突下)和足太阳膀胱经第1侧线上的所有背俞穴;督脉的腧穴针刺用郑魁山教授创立的温通法,不留针;足太阳膀胱经上的背俞穴用平补平泻法,不留针。每日1次。②穴位贴敷:中药膏剂由附子、桂枝、细辛、白芥子、冰片、姜汁和蜂蜜制成;针刺5天后用中药膏剂贴敷于督脉腧穴上,5日1次,每次8小时。于每年夏季头伏的前1周开始,每年连续治疗8个疗程。③结果:痊愈6例,显效18例,好转7例[云南中医学院学报,2002;(3):11]

3. 江苏省徐州市粮食局医院李永报道运用督脉理论指导针刺药浴结合治疗强直性脊柱炎125例。①针刺:取督脉穴位长强、腰阳关、命门、悬枢、脊中、中枢、筋缩、至阳、灵台、神道、身柱、陶道、大椎。患者依其病变发展所波及的脊柱部位选择位置相应的几个腧穴。长强与大椎穴每个患者均针刺。治时患者取俯卧位,脊柱后凸变形不能俯卧者可在其腹部或胸前垫一薄枕。穴位常规消毒后选适宜尺寸毫针,长强穴针刺时使针尖方向与骶骨平行,向上斜刺。腰部诸穴及大椎穴直刺,腰俞及胸椎段诸穴向上斜刺,进针深度0.5～1寸,平补平泻手法,每15分钟行针1次,每次留针45分钟。②药浴:羌活、独活、细辛、防风、防己、川乌、仙灵脾、杜仲各200 g;上方诸药用水浸泡24小时再煎煮40分钟,取药汁500 ml分10份备用。普通单人浴盆加入40℃温水100L,倒入1份药汁。患者净衣后全身浸泡,每次30分钟,浴时配合脊柱功能锻炼。浴毕不用冲洗身上残留药液以保持药效,晾干后穿衣。③结果:临床痊愈14例,显效36例,有效73例[针灸临床杂志,1998;(4):12]。

4. 吉林省人民医院万学文报道运用针罐结合治疗强直性脊柱炎32例。①方法:取病变脊柱相对应的棘间隙、横突间隙,病变的骶髂关节部位,委中。患者俯卧位,背部肌肉处于完全放松状态。针刺皮肤常规消毒后,沿着病变脊柱相对应的棘间隙直刺,横突间隙向椎体方向成45°角斜刺25～30 mm,行提插捻转泻法,以80～120次/分的频率快速捻针1～2分钟,务使针下沉紧,患者感局部酸胀并可沿肩背传导;病变的骶髂关节部位采取围刺方法,即中间一针,上、下、左、右各一针,针下感觉如碰沙石为止;委中采取平补平泻法。留针15分钟。针刺完毕后,迅速在每个针孔上用大号真空玻璃罐行闪火法拔罐,留罐3~5分钟,以拔出瘀血、痰湿效果为佳。②结果:临床缓解20例,显效6例,有效4例[中国针灸,2005;(8):551]。

5.辽宁省大连市中医院李洵报道运用温针及刺络放血治疗强直性脊柱炎43例。①温针灸:取大椎、至阳、筋缩、脊中、命门、阳关、腰俞、阳陵泉、华佗夹脊穴(第一胸椎至第五腰椎)、阿是穴。用1.5寸针采用平补平泻手法,阿是穴采用泻法,并加艾灸。每日1次。②刺络放血:取大椎、命门、腰俞、华佗夹脊穴、阿是穴,每次选取4个穴位,以三棱针刺破,于针口加拔火罐。每周2次。③结果:显效22例,有效15例[针灸临床杂志,2005;(5):53]。

6.山东省汶上县人民医院高猛等报道运用火针并电针治疗强直性脊柱炎117例。①电针:取穴以督脉和足太阳膀胱经穴为主,如灵台、至阳、筋缩、中枢、脊中、悬枢、命门、腰阳关、十七椎下、膈俞、肝俞、胆俞、脾俞、胃俞、肾俞、气海俞、大肠俞、关元俞、八髎、秩边等。选穴时以病变累及部位的上两个脊椎节段开始向下取穴,每次取上述穴位7~9个为1组(膀胱经双取)。若口苦咽干加太溪、太冲;若引起髂胫束紧张加风市、环跳;若疼痛沿坐骨神经放射,加承扶、殷门、委中等穴。操作时先常规消毒,然后先上后下针刺,进针得气后行补法(多用呼吸补泻或徐疾补泻的补法或烧山火手法),待出现针感传导或有温热感时留针,接G6805型电针治疗仪,督脉穴与督脉穴连接,膀胱经穴与膀胱经穴连接,负极接上部穴位,正极接下部穴位,每次留针30分钟。②火针:取穴以足太阳经穴为主,如膈俞、肝俞、胆俞、脾俞、胃俞、三焦俞、肾俞、气海俞、大肠俞、关元俞、小肠俞、秩边、承扶等穴。临证时以病变侵及部位为依据选取4~5个穴。操作时先做常规消毒,用中等粗度的火针在酒精灯上烧红迅速刺入腧穴,背部向下斜刺,腰骶部直刺,一般刺入1~1.5寸,速进疾出,出针后急按揉针孔,从上往下按顺序焠刺。火针在1个疗程中使用2次,即在电针治疗的第4天与第8

天同时配合火针治疗,火针在电针起作用后使用。注意用火针焠刺的腧穴2天内不得用电针治疗。③结果:痊愈72例,显效30例,好转15例[山东中医杂志,1997;(7):310]。

7.中国人民解放军第89中心医院李邦雷等报道运用针刀与短波治疗强直性脊柱炎94例。①方法:根据患者的病变疼痛部位及X线片所显示的病变部位,选取颈背部脊柱两侧旁开1.5 cm处及脊柱间隙及臀部、骶髂关节、膝关节的压痛点进行治疗。治疗时严格按针刀常规操作方法施术。每次治疗时根据患者病情可选5~10个点。晚期脊柱强直者,可在颈椎、胸椎、腰椎棘突旁1.5 cm及棘突间适当多选痛点进行治疗。治疗时患者俯卧位,腹下垫枕头,常规消毒,术者戴口罩、无菌手套。治疗时患者有明显的胀、麻、痛感。臀部治疗时,有时感觉放射到下肢是正常反应。7天治疗1次。针刀治疗后的第2天开始短波治疗,每天治疗2次,每次20分钟,微热量。10天为1疗程。②结果:临床治愈51例,显效29例,有效9例[中国针灸,2006;(7):501]。

8.宁夏灵武市中医院谭振纹等报道运用挑刺治疗强直性脊柱炎33例。①方法:选取颈背腰部的膀胱经、华佗夹脊穴、督脉共7条线的穴位。采用挑针,选好穴位,常规消毒。将针横刺刺入穴点的皮肤,将针尾压低,针尖翘起,将穴位皮内浆液性白色纤维挑出,让纤维缠在针体上拉出,提高针体做左右摇摆、上下提拉等动作,然后挑断,如此直至把针口周围的纤维挑完为止。一般先取膀胱经穴,由下往上顺序挑治,然后取华佗夹脊穴,最后取督脉穴。如疼痛较甚,应先取疼痛部位相应的穴位或阿是穴。每天1次,每次取4~6个穴位(左右对称),15次为1个疗程,疗程间休息3天。②结果:经治2个疗程后,临床缓解3例,显效10例,有效15例[上海针灸杂志,2007;(7):29]。

9.山东省聊城市中医院蒋向东报道运用针灸配合穴位注射治疗强直性脊柱炎63例。①方法:用6寸毫针沿背部夹脊穴从第二胸椎旁开 0.5 寸处、1.5 寸处向第七胸椎透刺,然后从第八胸椎处按上法向第十二胸椎透刺,再从第三腰椎旁开 0.5 寸处、1.5 寸处、3 寸处向骶骨方向透刺,然后用艾条沿脊柱施灸,30 分钟起针。然后结合病情自第二胸椎夹脊穴开始注射当归寄生注射液 10 ml,维生素 B_1 4 ml,维生素 B_6 4 ml,维生素 B_{12} 500 μg,混合后每穴注入 1 ml。针刺每日 1 次,穴位注射隔日 1 次。对于关节僵硬较重者切不可急功近利,可配合针刀治疗和手法按摩,并嘱患者加强功能锻炼。②结果:基本治愈 27 例,显效 24 例,好转 9 例[黑龙江中医药,2002;(3):55]。

10. 甘肃省天水市第二人民医院万小卫报道运用针灸推拿治疗强直性脊柱炎 30 例。①针灸:患者俯卧位,取其相应病变脊柱的华佗夹脊穴,如病变广泛可取疼痛比较敏感部位夹脊穴,配风池、环跳。局部 75% 酒精棉球消毒后,用 0.3 mm×50 mm 毫针于相应脊椎棘突下旁开 0.5 寸进针,针尖向小关节方向透刺,令患者感到针处酸胀得气后,留针 40 分钟,夹脊穴温灸 3 壮,每日 1 次。②推拿:患者俯卧于按摩床,医者立于一旁,先于督脉及膀胱经施以点揉法,自上而下 3～5 遍,双手拿脊柱两旁肌肉 2～3 遍;捏脊,自长强穴至大椎穴捏脊 3～5 遍;再点按风池、天宗、长强、秩边、委中各 1～2 分钟;最后以膀胱经为重点施以擦法 3～10 分钟。③结果:临床治愈 11 例,好转 14 例[针灸临床杂志,2003;(12):7]。

11. 山东省聊城市东昌府人民医院袁志太报道运用针刺夹脊穴配合推拿治疗强直性脊柱炎 23 例。①针刺:取"王氏夹脊穴",自 T_2 开始,各椎棘突下旁开 0.3 寸,隔一椎一穴,直至 L_4,左右共计 16 穴,配以后溪穴。针用泻法,中等刺激量,穴位消毒后选用 60 mm 毫针,据病人胖瘦体形的不同,可针刺 1.5～2.0 寸深。以有针感上下传导为佳。后溪穴用平补平泻法。留针 30 分钟,同时可用红外线灯照射背部,中间行针 1 次。②推拿:先用擦法在脊柱两侧足太阳膀胱经线之间,从上至下左右各做 5 遍。继用一指禅推法在脊柱棘突两侧,从上至下左右各做5遍。再用捏脊法,自下而上做3遍。每日1次,10次为1个疗程。嘱患者背部保暖,脊柱做左右、前后、旋转以配合治疗。③结果:痊愈12例,显效6例,有效3例[上海针灸杂志,2003;(6):35]。

12. 新疆石河子大学医学院第一附属医院王凡星等报道运用针灸拔罐按摩综合治疗早期强直性脊柱炎48例。①方法:取穴大椎、命门、腰阳关、肾俞、腰俞、腰眼,与病变脊柱相对应的华佗夹脊穴。常规消毒后进针,采用提插捻转开阖补泻手法。命门、腰阳关用补法,华佗夹脊穴用泻法,其他诸穴用平补平泻法,留针15~20分钟,中间行针1次,针刺大椎、命门后加灸,温灸时间为5~7分钟。出针后在腰骶部及针孔处用闪罐法反复吸拔多次,至皮肤潮红为度。拔罐后让患者俯卧,先用㨰法施术于腰背部,再用掌根揉两侧骶棘肌及脊柱棘突部,轻而不浮,重而不滞,使腰脊肌充分放松,用一指禅推揉督脉及两侧膀胱经的5条经络线路,弹拨华佗夹脊两条线,自下而上掌按脊柱及两侧骶棘肌,力要贯足,慢慢移动,刺激缓和。拇指按揉膀胱经背俞穴,宁失其穴,勿失其经。弹拨棘突下,直推督脉,横擦带脉,推按腰骶部。最后令患者坐位,拿肩井,㨰颈项,拿风池,拨颈椎夹脊,被动扩胸后,结束手法治疗,时间约30分钟。②结果:疗效优22例,良18例,可8例[中国针灸,2003;(9):518]。

13. 杭州市中医院詹强等报道运用刮痧疗法结合推拿手法治疗强直性脊柱炎40例。①推拿:先在颈、胸、腰、背部两侧沿膀胱经第一侧线及夹脊穴用㨰、揉、一指禅等手法放松,时间约为15分钟,以手下有微热,局部肌肉有柔软感为度。②刮痧:用温经热敷剂(由红花、当归、川芎、桂枝、伸筋草、千年健、苏木、蜈蚣等药物组成)掺入筋络宁膏中调匀,均匀涂抹于颈、胸、腰椎两侧,用水牛角刮痧板斜45°角自颈至腰沿膀胱经第一侧线刮至皮肤潮红。③结果:痊愈18例,显效16例[浙江中医学院学报,1996;(5):41]。

14. 广州中医药大学第一附属医院陈杏梅等报道运用电脑中频中药离子导入加运动疗法治疗强直性脊柱炎35例。①方法:采用电脑中频治疗仪,根据治疗部位选用适当电极,衬垫加用具有活血化瘀、解痉止痛、补血通络、温补肾气、除湿祛寒功能的复方中药金红止痛消肿酊剂用纱块(纱块以不滴出药水为宜)浸湿置于病变部位,并置两电极间距不小于3 cm。选用机内贮存处方,强直性脊柱炎选用1号处方,用对置法,电流强度以治疗终止后,治疗局部仍有麻颤感、束缚感为宜。每次20分钟。②结果:临床治愈2例,显效16例,有效13例[现代医院,2005;(9):70]。

15. 山东省莒县中医院林庆学等报道运用长蛇灸治疗强直性脊柱炎89例。①方法:取麝斑粉1~1.5 g,去皮独头蒜捣烂成泥适量(500~700 g)及艾绒适量备用。病人俯卧,裸露背部。脊柱两侧皮肤常规消毒,在督脉大椎至腰俞部位涂上蒜汁,并均匀撒上麝斑粉,用3寸宽的桑皮纸覆盖,纸上再铺敷2寸宽、5分厚的蒜泥。然后在蒜泥上铺长蛇形艾炷1条,点燃头、身、尾三点,让其自然燃烧,为1壮。燃尽后再铺艾炷施灸。每次以灸2~3壮为宜。灸毕,移去蒜泥,用湿毛巾轻轻将皮肤揩干。灸后局部皮肤上如起水泡,可用消毒针刺破水泡放出渗液,并用药棉揩干,涂以甲紫水,覆盖消毒纱布,用纱布固定。隔日换药1次,直至结痂脱落。②结果:临床治愈41例,好转40例[中国民间疗法,2004;(10):22]。

16. 机械部青岛疗养院刘步先等报道运用泼尼松龙硬膜外腔封闭后拉压治疗强直性脊椎炎31例。①硬膜外腔注药:采用泼尼松龙75 mg,地塞米松10 mg,维生素B_1 300 mg,维生素B_{12} 1.5 mg,ATP 60 mg,2%利多卡因10~13 ml混合液;无菌操作下由麻醉师腰段硬膜外腔穿刺(此类患者因脊柱强直,穿刺多较困难,且硬膜外腔较狭窄,负压不明显,故操作时务必谨慎),证明无误后,将上述混合药液分次缓慢注入,拔出穿刺针后用无菌小纱布遮盖针口,平卧15~20分钟,观察血压无变化,即行下列手法。②斜扳:目的在于开大关节突间关节隙,有利于恢复脊椎力学平衡。患者左侧卧位,左下肢伸直,右下肢屈膝屈髋,右足放于左膝部,医者站于其后,左手向后拉其右肩,右手向前推压骨盆缘至最大限度,此时,两手向相反方向作稳定的推冲动作,可听到"咔巴"样响声。然后右侧卧,同法斜扳左侧。③拉压:目的在于加大椎间隙,松弛脊椎诸韧带及腰背肌的纤维粘连。患者俯卧位,双手抓住床头拉手,2~4名助手分别握住患者双小腿下端,持续用力平行牵引。术者立于左侧,双手掌重叠,自胸腰段依次向下按压各腰椎棘突,常可听到"咔巴"样响声。然后助手再向斜方向牵引双下肢,使患者腹部离床呈悬空状,术者适当用力向下按压使脊柱背伸,以牵拉前纵韧带。继之以手顶推腰之侧方,分别向左、右方向牵拉,以利脊柱各方活动功能之改善。④三屈:目的在于松解骶髂关节,促其活动范围加大。病人仰卧,屈膝屈髋屈颈(三屈),双手抱住双膝使大腿尽量靠向腹壁,术者立于右侧,右臂抱其双膝,左手环抱其颈部,缓缓向胸部按压数次。继之左侧卧,术者左手推其腰部,右手分别握其左、右小腿下端逐步用力向臀部牵拉,使髋髂关节向前移动,借以增加其活动度。⑤骨盆带间断牵引:每日以25~30kg重量用骨盆带作仰卧位牵引1~2小时,然后改为俯卧位,在牵引下采用按揉挤切、点叩摇晃、拍打理筋、推压松骨等各种手法15分钟,即松开牵引,鼓励病人锻炼腰背肌。⑥理疗:采用电脑中频加TDP行肾俞、膀胱俞等穴治疗或超短波、微电脑等二种疗法合用,每日1次。⑦酒醋疗法:取防风、荆芥、乳香、没药、胡椒、威灵仙、伸筋草、桑枝、桂枝各等分,共研细末,取适量白酒、食醋调成糊状,涂于纱布上贴于腰背部,以四层干毛巾盖上,用场效应治疗仪(或热水袋)局部热敷,每日1次,每次1~2小时。⑧结果:临床治愈11例,好转17例[按摩与导引,1993;(1):10]。

十九、骨质疏松症

由于多种因素造成全身骨含量减少、骨密度下降、骨组织的显微结构发生改变的一种病症,即称为骨质疏松症。本病是最常见的代谢性骨病,是老年人腰背疼痛较多见的原因之一,多发于绝经后妇女、老人和多种慢性疾病患者,男女比例为1:7。临床分为原发性和继发性两大类。原发性骨质疏松症占本病的90%,它包括绝经后和老年性骨质疏松症、特发性成人骨质疏松和幼年骨疏松;继发性骨质疏松症是由各种疾病和各种药物所引起的。本病一般属中医学"腰痛"、"痹证"、"骨痛"、"骨痿"、"骨痹"等范畴。

【病因病理】

1. 内分泌因素

与骨质疏松有关的内分泌激素主要有8种:雌激素、甲状旁腺素(PTH)、降钙素(CT)、活性维生素D、甲状腺素(TH)、雄性激素、皮质类固醇激素、生长激素及细胞因子等,其中以前4种激素及细胞因子为主要。

(1)雌激素:能降低甲状旁腺素的促骨吸收作用,达到抑制骨吸收;能促进降钙素的分泌,增加肠钙吸收率,改善钙代谢,从而促进骨形成。当雌激素不足时,破骨细胞过于活跃,这是老年和绝经妇女发生骨质疏松的主要原因。同时,在成骨、破骨细胞上均发现了雌激素受体,说明了雌激素对骨吸收和骨形成有直接的调控作用。

(2)甲状旁腺素:对骨代谢的调节作用表现为小剂量可刺激成骨细胞形成新骨,而大剂量则使破骨细胞活跃,使骨吸收增强。当雌激素缺乏时导致肠钙吸收减少,继发甲旁亢而PTH分泌增加,骨吸收增强,同时亦使骨对PTH敏感性增强,从而导致骨钙释放,骨矿物质加速丢失。

(3)降钙素:主要作用是抑制骨吸收,在幼小时CT最高,随着年龄增长而降低。女性的CT水平较男性贮备少,故CT减少是女性发生骨质疏松较男性多的原因之一。

(4)活性维生素D:对骨代谢影响是多方面的,它是骨重建的调节因素,通过促进肠钙吸收,抑制肾钙排泄,升高血钙,从而加速骨的形成。绝经后患者活性维生素D水平多较低下。

2. 营养因素

包括钙、磷、蛋白质和微量元素如氟、镁、锌等。钙是人体重要元素,骨钙占人体总钙量的99%。钙降低可引起PTH升高,使骨吸收加强,同时钙的减少造成骨盐的减少。血钙水平受PTH、CT及活性维生素D的调节。饮食中钙摄入不足则导致骨钙释放,骨量即可丢失。血磷具有促进骨基质合成和骨矿沉积的作用,磷的缺乏使钙难以沉积于骨。高磷会降低钙浓度,使PTH分泌增加,加快骨吸收,诱发骨质疏松。镁与钙、磷、骨代谢及调节素PTH、CT、活性维生素D有密切关系,长期低镁可致骨质疏松。蛋白质和氨基酸是构成骨基质的基本原料,若摄入不足,将致新骨形成障碍,如果合并钙质不足则骨质疏松更严重。其他元素如氟、锌、铜等摄入不足均会对骨量的维持产生不良的影响。过度吸烟及饮酒亦可加速骨质疏松的发生。

3. 物理因素

包括是否经常运动,日光照射情况,重力负荷等因素。近年来越来越注意到肌肉的机械拉力和体重的负荷是影响骨量的重要因素。四肢废用、长期卧床、运动减少、光照不足和重力负荷少均可引起全身或部分骨量丢失而诱发骨质疏松。

4. 免疫因素

免疫系统对骨骼代谢的影响,目前认为主要通过以下几个环节来实现。①破骨细胞和成骨细胞的数量和活性变化;②有关的体液因子如白细胞介素、前列腺素、破骨细胞活化因子等均将参与成骨细胞及破骨细胞的骨形成和骨吸收过程,从而实现对骨重建的调节作用。

5. 遗传因素

白种人、黄种人比黑种人发生骨质疏松较多,身材矮小的人较身材高大的人易发生骨质疏松,以及在同等条件下有的人发生骨质疏松,说明了骨质疏松与遗传基因有关。研究表明,人体峰值骨量由遗传因素所决定。最近的研究证明,骨量峰值的不同有19%~20%是由维生素D受体基因的等位基因变异造成的。

【诊断要点】

1. 症状

腰背疼痛是骨质疏松的最常见、最主要的症状,其疼痛特点为:①初期由安静状态到活动时出现腰背痛,逐渐发展到持续性疼痛;②久坐、久站等长时间固定姿势时疼痛加剧;③突然发力,尽管力量不大却会引起明显疼痛;④降钙素治疗有效。

2. 体征

(1)身长缩短、驼背:由于脊椎椎骨骨质疏松,受压变形,从而导致身长变短。活动较大,负重量大的第十一、第十二胸椎和第三腰椎,变形显著或出现压缩性骨折,则使脊柱前倾,背屈加重,形成驼背。有的还出现脊柱后侧凸、鸡胸等胸廓畸形。驼背越重则腰背疼痛越明显。

(2)骨折:骨质疏松骨折特点有以下三点。①在抽身、持物等日常活动中,即使没有较大的外力作用可以发生骨折;②骨折发生部位比较固定,好发为胸及腰椎椎体、桡骨远端、股骨上端、踝关节等;③各种骨折的发生,分别与年龄及绝经时间有一定的关系。

3. 辅助检查

(1)X线检查:通过X线片,主要观察骨骼的密度、皮质的形态、骨小梁的数量、质量和排列、有无骨硬化及骨折来确定骨质疏松的程度。主要表现为不同程度的密度降低,据其程度一般分为3度。①轻度:表现为骨小梁变细、中断,皮质轻微变薄或无明显改变;②中度:表现为皮质变薄、骨小梁变细小,分布不均匀,可见区域性小梁缺少或消失;③重度:表现为骨密度明显降低,皮质薄,小梁稀少,髓腔扩大,骨的密度与软组织接近,可发生椎体、股骨颈、肋骨、耻骨、腕骨、桡骨等骨折。另外,还有股骨颈骨小梁分度法(七度)和跟骨小梁指数法。X线片反应骨密度改变的敏感性不高,在骨量丢失30%以上时才能显示,精确度误差达10%,并且受主观和客观因素的影响,但可以帮助评价骨质疏松程度和骨折情况,并排除其他疾病,如骨硬化和骨软化。

(2)骨密度测量:骨密度(MBC)可以反映单位体积骨量,是反映骨质疏松程度,预测骨折危险性的重要依据。常用的骨密度检测法有:光量子吸收法、X线吸收法、定量计算机测量法、定量超声测量法、核显像测量法等。

(3)骨形成的指标:①血清碱性磷酸酶(ALP)和骨碱性磷酸酶(BALP):其中BALP为反映骨形成较为敏感指标之一。随着年龄的增加,血清中的ALP有所增加,其增加与骨钙素呈正相关而与骨矿含量呈负相关。②骨钙素:反映新成骨细胞的活性状态,为特异性指标,随年龄增加有下降的趋势。③血清Ⅰ型前胶原展开肽或Ⅰ型前胶原羧基端前肽,由成骨细胞合成分泌,反映骨代谢的变化。

(4)骨吸收的指标:①羟脯氨酸(HOP):反映机体胶原代谢。

血尿中 HOP 的含量可反映骨生成和骨吸收的变化,与钙从骨的释出呈正相关,而与破骨细胞数量呈负相关。②血浆抗酒石酸盐酸性磷酸酶(TRAP):来源于破骨细胞,血浆 TRAP 水平反映破骨细胞活性和骨吸收的状态。③尿中胶原吡啶交联(PYR)或 I 型胶原交联 N 末端肽(NTX):成熟胶原有两种不能还原的吡啶交联,即赖酰吡啶并啉(LP)和羟赖吡啶并啉(HP),吡啶交联是 I 型胶原(骨)的 II 型胶原(软骨)的标志物,尿中 HP 和 LP 是比 HOP 更具特异性和灵敏的反映骨吸收和骨转换的指标。④空腹尿钙/肌酐比值:是常用的反映骨吸收的指标。

(5)骨矿物质的指标:由于新骨的形成和旧骨的吸收将伴有骨矿物质如钙、磷、镁等一些微量元素不断被沉积于骨中,同时又不断从骨组织中释放出来,进入血循环,因此测定这些骨矿物质在骨及血循环中的含量可帮助了解骨代谢过程中矿物质的平衡状态,有助于对骨质疏松易患倾向的判断。常检测血钙、磷及镁和尿钙、镁、磷。

(6)骨组织形态计量学检查:可提供即时的骨结构和骨含量的形态学依据,动态地监测骨质疏松的发展情况和治疗效果。但属于创伤性检查,一般活检病人难以接受,且不能客观反映全身骨骼情况,只作一种研究手段。

4. 鉴别

注意与骨髓瘤、癌症骨转移、骨质软化症、脆骨病、强直性脊柱炎等相鉴别。

【外治方法】

（一）中药外治方

1. 骨灵膏

（1）处方：杜仲、全当归、川芎、山慈姑、蚤休、羌活、独活、白药子各 500 g，苍术、生半夏、生南星各 300 g，威灵仙 600 g，麝香 2 g，麻油 4000 g，醋精粉、广丹各适量。

（2）方法：以上方药除麝香外均放麻油中浸 3～5 天，先用武火熬 30～40 分钟，待药渣至枯黄色后去渣，再用文火熬干滴油成珠，下广丹充分拌匀，再稍冷加醋精粉及麝香充分搅拌后收膏，然后摊于牛皮纸上。用时取骨灵膏火上烤熔后趁热敷患处，2～3 天更换 1 次。

2. 通络散

（1）处方：鸡血藤 15 g，秦艽 20 g，花椒 12 g，杜仲 25 g，透骨草、伸筋草、当归各 10 g，莪术 9 g。

（2）方法：以上方药共研细末，用生姜汁和烧酒调成稀糊状，敷贴于患者的颈、腰、背的皮肤上，并配合适当的推揉手法。每次 20～30 分钟，每日 1 次。

3. 温经热敷方

（1）处方：川乌、草乌、透骨草、骨碎补、狗脊各 30 g，红花、威灵仙、伸筋草各 20 g。

（2）方法：以上方药共碾细末，装入纱布袋中。放笼中蒸 30 分钟取出，温度适宜时热敷患处，每日 1～2 次。

4. 活络熏洗方

（1）处方：狗脊、五加皮、木瓜各 30 g，透骨草、杜仲、川续断、鸡血藤各 20 g，玄胡、红花、白芷各 25 g。

(2)方法:以上方药水煎取药汁,趁热熏患处,待药液温度适宜时,用毛巾浸药液洗患处,每日1~次。

5. 两乌外敷方

(1)处方:防风、灵仙、川乌、草乌、透骨草、川断、狗脊各100 g,红花、川椒各60 g。

(2)方法:以上方药均粉碎成细面,每次用50~100 g,以醋调成稀面状放入纱布袋中,将纱布袋放于患处皮肤上,再将热水袋放在药袋上热敷半小时,每日1~2次。

6. 荷桂外洗方

(1)处方:半枫荷60 g,桂枝18 g,大黄20 g,生草乌、生川乌、宽筋藤、海桐皮、王不留行、入地金牛、透骨草各30 g。

(2)方法:以上方药加水2000 ml,煎取汁1000 ml,待药液温度适宜时,用小毛巾浸泡药液后稍拧干,置于腰背部湿热敷,反复多次,直至药液变凉。每天2次,10天为1疗程。

7. 药物涂搽方

(1)处方:川乌、草乌、透骨草、骨碎补各30 g,白芷、红花各20 g,细辛、薄荷各10 g。

(2)方法:以上方药水煎取汁,外搽骨痛部,每日3~5次。

8. 乳没敷贴方

(1)处方:乳香、没药、红花、透骨草各12 g,桃仁、黄柏、白芷各10 g,当归、川断、灵仙、骨碎补、狗脊各20 g,自然铜、赤芍、土鳖虫各9 g。

(2)方法:以上诸药共研细末,经熬制成膏药备用。用时先消毒患部,再敷贴于患处。每日换药1次,10~15次为1疗程。

9. 中药酊剂方

(1)处方:川椒、桂枝、当归、川芎、防己、独活各15 g,桃仁、三七、乳香、杜仲、没药各10 g,苏木、鸡血藤各30 g。

(2)方法:将上述诸药放入50%酒精3000 g中,浸泡2周即可使用。可外擦于患部,亦可用纱布5层浸湿药液,敷贴于患处,再用电吹风加热,旋转移动,使热度均匀。每次15~20分钟,每日1次。

10. 离子导入方

(1)处方:熟地20 g,山药、杜仲、当归各15 g,山萸肉、枸杞子、女贞子、菟丝子各12 g,狗脊、川断各30 g,桃仁、红花、土元、陈皮各10 g。

(2)方法:将以上方药捣成粗末,装入两个纱布袋内备用。采用河北沧州产KF-IC型电离子透入治疗机,先将装有药末的两个纱布袋一起煎煮15~20分钟。冷热适度后,分别放于腰部两侧,再将两块极板放于纱布袋上,正极放于疼痛较重的一侧,负极放于另一侧。调节电流以患者能耐受为度,每日1次,每次30分钟。10天为1疗程。

(二)针灸治疗法

1. 毫针法

(1)补肾强筋法:多选用足少阴肾经、足太阳膀胱经经穴为主,辅以任、督二脉及足厥阴肝经经穴。针刺补法,阳虚者多灸或拔火罐。每日或隔日1次,每次10~20分钟,10次为1个疗程。取穴为肾俞、命门、关元、太溪、大杼、阳陵泉;肾阳虚者重灸关元、命门,肾阴虚者加复溜,痛甚者配人中,失眠者补太溪、泻神门,头晕耳鸣者加悬钟。

(2)健脾壮骨法:以足太阴脾经、足阳明胃经经穴为主,辅以足少阴肾经、足太阳膀胱经经穴。针刺补法,阳虚者多灸或拔火罐。每日或隔日1次,每次10~20分钟,10次1个疗程。取穴为脾俞、胃俞、中脘、章门、足三里、三阴交;腹痛拘急配公孙,水肿加阴陵泉,泄泻重灸关元、肾俞。

(3)祛瘀生新法:取足太阴脾经、足少阴肾经、足厥阴肝经经穴为主,或补或泻,每日或隔日 1 次,每次 10～20 分钟,10 次为 1 个疗程。取穴为脾俞、肾俞、太溪、太白、太冲、三阴交、血海。

2. 电针法

(1)取穴:腰椎$_{1\sim4}$夹脊(每节腰椎取 1 穴,2 侧交叉取穴),股骨大转子周围阿是穴(以股骨大转子为中心取 2 点),肾俞,脾俞,命门,足三里,阳陵泉。

(2)操作:常规消毒,夹脊、阿是穴针刺得气后,接 G6805-2 型电针仪,1 组输出接在 1 侧夹脊穴上,阿是穴 1 次取 2 点接 1 组输出;电针刺激参数为:频率 8 Hz,连续波,强度为局部可见肌肉收缩,留针刺激 30 分钟。肾俞、脾俞、命门、足三里、阳陵泉作常规毫针针刺,得气后留针 30 分钟。1 周治疗 3 次,10 次为 1 个疗程,疗程间隔 7 天。

3. 温针法

(1)取穴:大椎、肾俞(双)、关元俞(双)、足三里。

(2)操作:穴位局部常规消毒,选用 28 号 1.5 寸毫针针刺,在行针得气基础上运针以紧按慢提,小角度捻转后留针,继而将预先切好的 2 cm 左右的艾灸段穿套在针柄上,点燃艾灸,使之缓缓燃烧,待艾条完全燃尽即出针。隔日治疗 1 次,15 次为 1 疗程。

4. 埋线法

(1)取穴:患者俯卧位,取双侧肾俞、委中穴。

(2)操作:局部常规消毒后,用 2% 利多卡因 5 ml,氟美松 5 mg,维生素 B_{12} 0.5 mg,当归注射液 2 ml 混合药液,用 5 号针头刺入穴位,提插得气后,每穴位注入混合剂 2～3 ml。取羊肠线(长 2～3 cm),选 12 号腰穿针 1 具,将针芯退出使羊肠线置入针管内,在所选穴位刺入,避开血管、神经,得气后将针芯向前推动,针管向后退,将肠线植入穴位内,拔出腰穿针,外用创可贴固定。

5. 放血疗法

(1)取穴:双侧肾俞为主,阿是穴为配穴。

(2)操作:患者俯卧位,先用75%酒精在穴位部进行消毒,再用三棱针点刺肾俞穴,深度0.3~0.5 cm,然后医者用拇、食2指在穴位部由上向下推按顺压被点刺的穴位,并刺断少许红色的纤维组织,使之充分出血。为增强疗效,可用拔罐以吸出适量血液。同样方法应用于阿是穴。注意不宜使之出血过多,去罐后用消毒棉球消除瘀血,干棉球按压针孔,以彻底止血。隔日1次,5次为1个疗程。

6. 耳针治疗法

(1)取穴:腰椎、骶椎、肾、神门、脾、肾上腺。

(2)操作:在耳廓上找准上述诸穴,严格消毒耳廓,以0.5寸毫针针刺,得气后快速捻转,留针10~15分钟。每日1次,10次为1疗程,两耳交换使用。

7. 耳穴压籽法

(1)取穴:肾、脾、腰椎、胸椎、肾上腺、阿是穴。

(2)操作:先在耳廓上找准以上诸穴,常规消毒,再用王不留行籽或莱菔子按压在诸穴上,然后用胶布粘压。每日嘱患者自行按压数次,以耳廓发红、发胀,患者能耐受为宜。4日换1次,7次为1疗程。

8. 脊柱走罐法

(1)定位:颈、腰、背部。

(2)操作:先在火罐口及腰、颈、背部的皮肤上涂一些润滑油,将火罐吸附于颈部,手握罐底,使罐沿肌肉、肌腱行走方向沿颈部到腰部或由腰部到颈部来回推移,至皮肤潮红为止。每日1次,10次为1疗程。

9. 穴位注射法

(1)取穴:第1组取肾俞、足三里;第2组取关元俞、三阴交。

(2)药物:黄芪注射液,每次每穴1 ml,每次注射2穴,左右共4穴。

(3)操作:穴位部位常规消毒后,选用 5 ml 一次性注射器,采用快速进针法将注射针头快速刺入皮下,行提插手法至得气,回抽无血液即将药液缓慢推入。隔日治疗 1 次,每次治疗选用 1 组穴位,两组穴位交替使用。3 个月为 1 个疗程,休息 15 天后,继续第 2 个疗程。

10. 隔姜灸治法

(1)取穴:阿是穴、腰阳关、肾俞、命门、身柱。

(2)操作:患者俯卧,找准上述诸穴,先将生姜片置于诸穴的皮肤上,再将艾炷放在姜片上,分别点燃艾炷,进行隔姜灸,每次每穴 2~3 壮。每日 1 次,10 次为 1 疗程。

(三)推拿治疗法

1. 局部推拿法

(1)滚法:患者俯卧,术者运用腕关节的伸屈运动和前臂的定转运动作用于患者的腰背部,伸屈腕关节是以第二到第四掌指关节背侧为轴来完成的;前臂的旋转运动是以手背的尺侧为轴来完成。手法吸紧的部位要紧贴体表,不能拖动、辗动或跳动。压力、频率、摆动频度要均匀,动作要协调而有节律。

(2)揉法:患者俯卧,术者用手掌大鱼际或掌根吸定于患者的腰部或背部,腕部放松,以肘部为支点,前臂作主动摆动,带动腕部作轻柔缓和的摆动。操作时压力要轻柔,动作协调而有节律,一般速度为 120~160 次/分。

(3)平推法:患者俯卧,术者用手掌的大鱼际或小鱼际附着在患者腰背部脊柱的两旁,进行直线来回摩擦,操作时腕关节伸直,使前臂与手接近相平。以肩关节为支点,上臂主动,带动手掌作前后或上下往返移动,手掌下的压力不宜太大,但推动的幅度要大,用力要稳,动作要均匀连续,频率 100~120 次/分。

(4)捏法:患者俯卧,术者用大拇指与食、中指夹住患者脊柱两旁的竖脊肌,相对用力挤压,在作相对用力挤压动作时要循序而下,均匀有节律性。

(5)点揉法:患者俯卧,术者立于床边,先放松患者的颈、肩、腰及双下肢肌肉,再点揉肾俞、阿是穴、腰阳关、命门、委中、阳陵泉、太溪、涌泉等穴,手法宜轻柔,每次 15～20 分钟。

2. 足部按摩法

选取涌泉、太冲穴,足底肾经部位。取直径为 0.6 cm 的圆头按摩棒,以中等强度力量分别按压,每次各 10 分钟。每周 3 次,6 个月为 1 个疗程。足穴反射区按摩通过按压刺激涌泉穴、太冲穴和肾经有关经穴,有良好的补肾作用,从而能对骨质疏松症起到满意的治疗效果。

3. 运动功能法

①第 1 节:扩胸运动。患者站立位,两臂胸前平屈侧平举,然后上举,重复 20 次,加强胸背部肌肉锻炼。②第 2 节:伸背运动。患者俯卧床上,两臂后伸,用力后伸头及背部,维持 10 秒,重复 15 次,加强背部肌肉和脊柱锻炼。③第 3 节:仰卧撑。患者屈膝仰卧位,腰腹部向上抬起,维持 5～10 秒,重复 20 次,锻炼腰背、肩部肌肉。④第 4 节:下肢提起运动。患者仰卧位,双下肢伸直向上抬起,重复 10～15 次,加强腹肌锻炼。⑤第 5 节:肘关节运动。患者屈膝仰卧位,肘关节外展 90°,屈曲支撑,用力起胸,维持 5～10 秒,重复 10 次,加强上背肩胛肌锻炼。⑥第 6 节:下肢后提运动。患者于床上双肘伸直,手触按床上,膝屈曲 90°,双膝支撑床面(俯跪式),然后两腿交替向后提起,重复 10 次,以加强腰部和髋关节锻炼。⑦第 7 节:下肢外展运动。上肢外展位侧卧,下肢做外展运动,重复 20 次,加强股骨颈部肌肉锻炼。体操每日早晚各做 1 次,每次 20～30 分钟。

【现代研究】

1. 湖北中医学院周亚娜等报道运用针刺治疗原发性骨质疏松症96例。①方法：取穴双侧悬钟、双侧肾俞、命门。患者俯卧位，常规消毒，安定患者情绪，调整患者呼吸。悬钟穴以规格0.30 mm×50 mm毫针，采用指切法进针，直刺，进针1.5～2.5 cm，得气后，采用捻转补泻法或提插补泻法，针由浅入深，由左向右，重插及左转，轻提及右转，频率为20～30次/分，留针45分钟；肾俞穴采用指切法进针，直刺，进针1.5～2.5 cm，得气后行手法同悬钟穴；命门穴采用指切法进针，针尖斜向上约75°刺入，进针1.5～2.5 cm，得气后留针同悬钟穴。每日针刺1次。②结果：临床痊愈8例，显效42例，好转38例[湖北中医学院学报，2004；(4)：82]。

2. 上海中医药大学刘炎等报道运用针刺补肾健脾法治疗骨质疏松症51例。①方法：取穴肾俞、脾俞、足三里、太白、太溪。每于上午10时，先令患者取仰卧位，针刺双侧足三里、太白、太溪穴。令患者咳嗽1声，随咳嗽缓慢进针，进针得气后施以提插、捻转等手法。提插顺时向前，频率慢，120次/分。各穴分别施行以上手法5分钟，然后留针20分钟，留针时针尖向着该经循行走向而刺。出针时亦令患者咳嗽一声，随吸气而快速出针，出针后按揉针孔，令患者休息10分钟后，再取俯卧位，针刺双侧肾俞、脾俞，并施行以上之手法。针刺结束后令患者平卧休息10分钟。隔日治疗1次。②结果：腰膝酸软等20项能够反映人体衰老程度的指标治疗前后积分有显著差异，治疗前后雌激素水平变化与尿Ca/Cr变化亦有显著相关性[针灸临床杂志，1996；(7)：24]。

3. 贵阳医学院附院中医科李湘海等报道运用针刺治疗原发性骨质疏松症30例。①方法：取穴关元、足三里（双）、命门、肾俞（双）。关元穴采用0.20 mm×25 mm一次性不锈钢毫针向气海方向斜刺,治疗前嘱患者排空小便,以防针刺关元穴时伤及膀胱。双侧足三里穴、肾俞穴及命门均采用 0.30 mm×40 mm 毫针直刺,均用补法,吸气时进针,行提插捻转,得气后留针 30 分钟。②结果:经治后,骨密度均有不同程度的提高,与仙灵骨葆胶囊组比较有显著性差异[贵阳中医学院学报,2007;(4):42]。

4. 重庆市南岸区第二人民医院杨莉报道运用温针灸为主治疗骨质疏松症腰背痛 43 例。①方法:取穴大杼、膈俞、肝俞、肾俞、脾俞、命门、足三里、绝骨、阳陵泉、太溪、关元。根据病痛部位,每次选 3~4 个主穴,2 个配穴。用 1.5 寸毫针快速进针,缓慢捻转得气后,将 3 cm 长的艾段头朝下套入主穴针柄点燃。艾段下方垫薄纸皮,以防烫伤。每次起针均以皮肤潮红微痛为宜。每日 1 次。同时配合服用钙尔奇 D 片或壮骨关节丸。②结果:痊愈 25 例,显效 17 例[实用中医药杂志,2005;(1):28]。

5. 江苏省省级机关医院卓铁军等报道运用针药结合治疗绝经后骨质疏松症 32 例。①方法:取穴足三里、三阴交。令患者呼气时将 30 号 2 寸不锈钢毫针缓慢刺入,得气后行重插轻提手法 1 分钟,而后留针 30 分钟,其间行针 1 次,出针时令患者吸气,将针疾速提至皮下,出针后揉按针孔。隔日 1 次。同时配合服用钙尔奇-D。②结果:经治疗 6 个月后,腰椎的骨密度有显著提高[针灸临床杂志,2000;(11):1]。

6. 黑龙江中医药大学附属第二医院韩晶等报道运用针药结合治疗绝经后骨质疏松症 30 例。①方法:取背部第 5 颈椎至第 5 腰椎棘突下旁开 0.5 寸华佗夹脊穴 40 个,分两组(隔 1 椎取 1 穴)交替;背俞穴中脾俞、肝俞、肾俞、三焦俞。夹脊穴针刺以 45°或 75°角向脊中线刺入 0.5~1 寸;背俞穴平刺。进针得气后,施平补平泻法,接电针治疗仪,留针 20 分钟。隔日 1 次。同时配合服用珍牡肾骨胶囊。②结果:显效 10 例,有效 14 例[中医药学报,2005;(1):52]。

7. 甘肃中医学院临床医学院徐亚莉等报道运用针刺加穴位贴敷治疗原发性骨质疏松症 44 例。①方法：选取神阙、关元、气海、命门、肾俞、脾俞。局部消毒，先针刺，行捻转补法，得气后取针（神阙穴不针刺），将密骨丹穴位透皮贴剂（由甘肃中医学院附属医院中药制剂室提供，药物组成：补骨脂、骨碎补、续断、川芎、制川乌、透骨草、牛膝、细辛等 10 味；透皮贴剂直径约 1.5 cm，厚 0.5 cm，每贴含药量相当于生药 10 g）贴敷穴位，6~8 小时将透皮贴剂取下，耐受性好的患者可以延长敷贴时间至 8~12 小时，每周 3 次。②结果：显效 24 例，有效 15 例［中国针灸，2006；(2)：87］。

8. 湖北省天门市中医院熊周清报道运用推拿配合针罐疗法治疗骨质疏松症 17 例。①推拿：患者俯卧位，解去腰带，裸露背腰部，先在肾俞穴处轻揉 1 分钟，然后用掌振法在背腰部推拿 10 分钟，旨在放松腰部肌肉。医者两手指交叉，指尖向上，用双掌根对挤对按，交替缓揉，左右慢拨，两侧背腰部 5 分钟。按压经穴肾俞、志室、膈俞、腰阳关、太溪、涌泉等各 1 分钟。双手掌各放于背部，大拇指腹从督脉向膀胱经推，自上向下推 5 分钟。双手掌擦膈俞、肾俞、八髎各 3 分钟，以热透腹胸部。手法必须轻柔、缓和、持久，切忌用力过猛，每次手法治疗需 25 分钟左右。②针刺：取穴肾俞、志室、腰阳关、膈俞、腰眼、太溪、三阴交；以毫针先刺肾俞、志室、太溪，弱刺激，行补法，腰阳关、膈俞、三阴交强刺激，行泻法，留针 20 分钟，中间行针 2 次。③火罐：起针后各穴立即拔火罐，留罐 10 分钟后起罐，再行抚摩局部数分钟。④结果：显效 11 例，好转 4 例［按摩与导引，1996；(4)：18］。

9. 广西中医学院附属瑞康医院黄丽欢报道运用中药烫疗合艾灸治疗老年骨质疏松症 28 例。①方法：穴位艾灸采用艾条温和灸，选穴以局部取穴为主，循经穴为辅，一般选用气海、关元、膏肓腧为主穴，以从气海旁开左右 2.5 寸两点为辅穴，每次选 3~5 个穴位。点燃艾条，将点燃的一端在距离施灸穴位皮肤 3 cm 左右处进行熏灸,以局部有湿热感无灼痛为宜,一般每穴灸15分钟,至局部皮肤红晕为度。艾灸后用十一方酒(医院中药验方制剂)适量,浸湿纱布棉垫,使用创效益治疗仪包扎带覆盖敷于疼痛的腰椎及四肢关节等部位,并包扎好,加热调节至中或低档,时间为15～20分钟。艾灸每天1次,中药烫疗每天2次。配以内服补钙药物。②结果:连续治疗3个月后,显效9例,好转16例[现代中西医结合杂志,2006;(19):2700]。

10. 天津空军水上村医院孙军强等报道运用中药熏洗配合离子导入治疗Sudeck外伤性骨质疏松症11例。①方法:采用中药熏蒸、熏洗,外敷跌打活血膏或中频药透等治疗,并配合红外线、超短波理疗和功能锻炼。中药熏蒸和熏洗方剂主要由秦艽、伸筋藤、红花、赤芍、乳香、没药、桑枝、川芎等组成。熏蒸是将中药在电热锅蒸煮产生的热汽熏蒸患处,熏洗是将中药煎熬后,患足置于药水中泡洗,两者要求每日2～3次,每次10～15分钟。中频药透是用中药当归、川芎、红花、乳香、没药、羌活、防风、樟木、透骨草、地丁、公英、甘草等组成,用陈醋泡制成浸液,贴敷于患处,然后用中频电疗仪电极板扣压在药垫上,调节通电进行治疗,每日1次,每次20分钟。②结果:疗程3周～4个月,平均2.5个月。随访9例(2例未坚持治疗失访),随访时间3～20个月,平均7个月。患足疼痛消失或负重时轻痛,皮肤颜色、血循正常,X线显示骨质疏松明显改善(骨皮质增厚,骨小梁纹理增强、密集等)5例;患足症状体征减轻,X线显示骨质疏松程度有改善4例[中国骨伤,2007;(7):436]。

11. 福建省漳州市芗城医院李冬冬等报道运用手法与中药治疗老年性胸腰椎骨质疏松症60例。①点穴法:取脊柱两旁的肾俞、三焦俞、气海俞、大肠俞、关元俞、八髎,配合委中、承山。每穴点按10～20秒钟,而后拔火罐4～8分钟,3～5天1次,并外敷风伤膏。②熏洗法:用黄芪、陈皮、穿山龙、入骨丹、海桐皮、路路通、桃仁、红花、鸡血藤、桂枝、鱼腥草、甘草。将诸药加水3000 ml,煮沸3～5分钟,加米醋60 ml,用毛巾浸湿,热敷腰背部,每次30分钟,每日2～3次。③内服中药:初期宜健脾化湿,理气化痰,用温胆汤加山楂、麦芽、白芷、黄芪,连服5～7剂。中期宜益气健脾,活血行滞,用二陈汤加当归、鸡血藤、黄芪、山楂、白术、龙骨、巴戟天,连服5～7剂。后期宜补肝肾,益气血,用青娥汤加仙灵脾、生地黄、黄芪、茯苓、鸡血藤、甘草,连服5～7剂。而后宜服用知柏地黄丸,连服2个月。④结果:治疗后5～7天腰背部疼痛显著缓解者42例,8～15天腰背痛减缓并能自理生活者18例[中国骨伤,1999;(2):47]。

12. 湖北省襄樊市中医院张国中报道运用中药治疗痛性骨质疏松症28例。①熏洗方:当归、红花、透骨草、莪术、三棱、海桐皮各15 g,伸筋草30 g,苏木、桂枝各20 g。每2～3日1剂,水煎熏洗患处,每日2次。并嘱患者适当进行功能锻炼,勿受风寒湿邪侵袭,注意调节饮食。②内服药:熟地黄、山萸肉、鹿角胶、龟板胶各10 g,怀山药12 g,枸杞子、菟丝子各15 g,川牛膝9 g。瘀血未尽加苏木、丹参;兼肾阳虚者加杜仲、川断、巴戟天;兼气虚者加黄芪、党参;血虚者加当归、阿胶;寒湿甚者加川乌、薏苡仁。每日1剂,水煎取汁分次温服。③结果:痊愈15例,显效9例,有效3例[中国中医骨伤科,1994;(4):9]。

参考文献

1 徐三文,姚振国主编. 颈肩腰腿痛中医外治法. 科学技术文献出版社,2006年
2 徐立刚,徐三文,杨植群主编. 骨与关节病中医外治法. 科学技术文献出版社,2007年
3 徐三文,周寿昌,戴莉玲主编. 风湿病中医外治法. 科学技术文献出版社,2006年
4 蒋沁蓓,徐三文,涂仲良主编. 常见内科病中医外治法. 科学技术文献出版社,2007年
5 徐三文,金福兴,董超主编. 中国骨伤秘方全书. 科学技术文献出版社,2002年
6 金福兴,徐三文主编. 中西医结合治疗难治颈肩腰腿痛病的良方妙法. 中国医药科技出版社,1998年
7 金福兴,徐三文主编. 颈肩腰腿痛效方300首. 科学技术文献出版社,1997年
8 徐三文,金福兴主编. 骨与关节病效方300首. 科学技术文献出版社,1999年
9 徐三文,蒋沁蓓主编. 颈椎病效方400首. 科学技术文献出版社,2005年
10 徐三文,张向农主编. 腰腿痛效方400首. 科学技术文献出版社,2006年
11 郭雪申,徐三文主编. 风湿病效方400首. 科学技术文献出版社,2005年
12 伊智雄主编. 实用中医脊柱病学. 人民卫生出版社,2002年
13 潘之清主编. 实用脊柱病学. 山东科学技术出版社,1996年
14 尚天裕,董福慧主编. 实用中西医结合骨伤科学. 北京医科大学、中国

协和医科大学联合出版社,1998年
15 刘柏龄主编. 中医骨伤科学. 人民卫生出版社,1998年
16 孙国杰主编. 针灸学. 人民卫生出版社,2000年
17 钟士元主编. 脊柱相关疾病治疗学. 广东科学技术出版社,2005年
18 府强主编. 实用针灸疗法临床大全. 中国医药科技出版社,1991年
19 吴绪平,陈永祥,黄克阳等主编. 骨伤科疾病针灸推拿治疗学. 中国医药科技出版社,2003年
20 查炜主编. 实用穴位疗法全书. 江苏科学技术出版社,2004年
21 李义凯,叶淦湖主编. 中国脊柱推拿手法全书. 军事医学科学出版社,2005年
22 周文新主编. 针灸推拿治疗学. 上海科学技术出版社,2001年

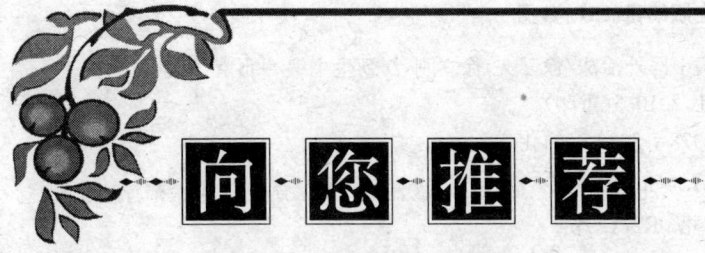

向您推荐

临床用药技巧

肿瘤内科临床治疗与合理用药	62.00
神经内科疾病临床治疗与合理用药	38.00
精神科疾病临床治疗与合理用药	32.00
内分泌科疾病临床治疗与合理用药	22.00
血液科疾病临床治疗与合理用药	32.00
小儿内科疾病临床治疗与合理用药	59.00
耳鼻咽喉科疾病临床治疗与合理用药	65.00
皮肤性病科疾病临床治疗与合理用药	42.00
妇产科疾病临床治疗与合理用药	42.00

注:邮费按书款总价另加 20%

图书在版编目(CIP)数据

脊柱病中医外治法/徐三文,徐立刚,汪劲生主编.-北京:科学技术文献出版社,2010.5(重印)

ISBN 978-7-5023-5904-1

Ⅰ.脊… Ⅱ.①徐… ②徐… ③汪… Ⅲ.脊椎病-中医治疗法:外治法 Ⅳ.R274.915

中国版本图书馆 CIP 数据核字(2008)第 008177 号

出 版 者	科学技术文献出版社
地 址	北京市复兴路 15 号(中央电视台西侧)/100038
图书编务部电话	(010)58882938,58882087(传真)
图书发行部电话	(010)58882866(传真)
邮购部电话	(010)58882873
网 址	http://www.stdph.com
E-mail	stdph@istic.ac.cn
策 划 编 辑	白殿生
责 任 编 辑	白殿生
责 任 校 对	赵文珍
责 任 出 版	王杰馨
发 行 者	科学技术文献出版社发行 全国各地新华书店经销
印 刷 者	北京国马印刷厂
版 (印) 次	2010 年 5 月第 1 版第 2 次印刷
开 本	850×1168 32 开
字 数	342 千
印 张	13.875
印 数	6001~9000 册
定 价	24.00 元

ⓒ 版权所有 违法必究

购买本社图书,凡字迹不清、缺页、倒页、脱页者,本社发行部负责调换。